編集：鈴木正司／伊丹儀友
企画：臨牀透析編集委員会

CKD・透析関連領域
ガイドライン

日常診療にどう生かすか

GUIDELINE 2016年版

日本メディカルセンター

■ 編 集

鈴木　正司　信楽園病院腎センター
伊丹　儀友　日鋼記念病院腎センター

■ 企 画

「臨牀透析」編集委員会

■ 執筆者一覧 (執筆順)

鈴木　正司　信楽園病院腎センター
伊丹　儀友　日鋼記念病院腎センター
原　　茂子　虎の門病院腎センター内科/沖中記念成人病研究所
　　　　　　現 原プレスセンタークリニック
三瀬　広記　虎の門病院腎センター内科/
　　　　　　現 岡山大学医歯薬学総合研究科腎免疫内分泌代謝内科学
星野　純一　虎の門病院腎センター内科
寺脇　博之　福島県立医科大学人工透析センター
中山　昌明　福島県立医科大学腎臓高血圧・糖尿病内分泌代謝内科
金井　英俊　小倉記念病院腎臓内科
小松　康宏　聖路加国際病院腎臓内科
濱田千江子　順天堂大学腎臓内科
伊藤　恭彦　名古屋大学腎不全システム治療学
水野　正司　名古屋大学腎不全システム治療学
鈴木　康弘　名古屋大学腎不全システム治療学
清　　祐実　名古屋大学腎臓内科/現 静岡共立クリニック
平松　英樹　増子記念病院臨床工学部
松尾　清一　名古屋大学腎臓内科
春口　洋昭　飯田橋春口クリニック
宮形　　滋　明和会中通総合病院泌尿器科
増子　佳弘　札幌北クリニック
大平　整爾　札幌北クリニック
兵藤　　透　倉田会くらた病院・えいじんクリニック/北里大学医学部泌尿器科学教室/
　　　　　　Sen Sok International University 医学部付属病院血液浄化センター(カンボジア王国)
石井　大輔　北里大学医学部泌尿器科学教室
吉田　一成　北里大学医学部新世紀医療開発センター先端医療開発部門臓器移植・再生医療学
廣谷紗千子　東京女子医科大学腎臓病総合医療センター外科
中井　　滋　藤田保健衛生大学医療科学部臨床工学科
西　　慎一　神戸大学大学院腎臓内科
栗山　　哲　東京慈恵会医科大学腎臓・高血圧内科
木戸口　慧　東京慈恵会医科大学腎臓・高血圧内科

西尾信一郎	東京慈恵会医科大学腎臓・高血圧内科
高橋　康人	東京慈恵会医科大学腎臓・高血圧内科
松井　浩輔	松江生協病院腎・透析科
窪田　　実	白報会王子病院
横山啓太郎	東京慈恵会医科大学腎臓・高血圧内科
風間順一郎	新潟大学医薬学総合病院血液浄化療法部
大矢　昌樹	和歌山県立医科大学腎臓内科
根木　茂雄	和歌山県立医科大学腎臓内科
重松　　隆	和歌山県立医科大学腎臓内科
冨永　芳博	名古屋第二赤十字病院移植・内分泌外科
庄司　哲雄	大阪市立大学大学院医学研究科老年血管病態学
小林　修三	湘南鎌倉総合病院腎臓病総合医療センター
田部井　薫	自治医科大学附属さいたま医療センター腎臓科/現 南魚沼市民病院
常喜　信彦	東邦大学医療センター大橋病院腎臓内科
田中　友里	東邦大学医療センター大橋病院腎臓内科
西村　眞人	桃仁会病院循環器科
長谷　弘記	東邦大学医療センター大橋病院腎臓内科
鶴屋　和彦	九州大学大学院包括的腎不全治療学
横井　宏佳	小倉記念病院循環器内科
秋葉　　隆	東京女子医科大学腎臓病総合医療センター血液浄化療法科
原田　孝司	衆和会長崎腎病院
舩越　　哲	衆和会長崎腎病院
洞　　和彦	JA長野厚生連北信総合病院
田中　榮司	信州大学医学部内科学第二講座
菊地　　勘	下落合クリニック
森　　克仁	大阪市立大学大学院医学研究科代謝内分泌病態内科学
稲葉　雅章	大阪市立大学大学院医学研究科代謝内分泌病態内科学
加藤　明彦	浜松医科大学附属病院血液浄化療法部
土田　健司	川島会川島透析クリニック腎臓科（透析・腎移植）
道脇　宏行	川島会川島病院臨床工学部
廣瀬　大輔	川島会川島病院臨床工学部
水口　　潤	川島会川島病院腎臓科（透析・腎移植）
山下　芳久	埼玉医科大学保健医療学部医用生体工学科・臨床工学技士
日ノ下文彦	国立国際医療研究センター腎臓内科/臨床研究連携・バイオバンク部門

編集委員　川口　良人　大平　整爾　浅野　　泰　鈴木　正司　原田　孝司　秋葉　　隆　伊丹　儀友　小松　康宏
　　　　　西　　慎一　中山　昌明　加藤　明彦　宇田　有希　下山　節子　水附　裕子　佐藤　久光　中原　宣子
　　　　　市川　和子　齋藤かしこ　峰島三千男　山下　芳久

序　文

　単身で多方面の雑多な日常性疾患の患者を取り扱ういわゆる「開業医」や「診療所の勤務医」を，最近では「かかりつけ医」とも言い換えることが多い．「かかりつけ医」のみならず病院の勤務医にとっても，つい最近までは「今日の診断指針」や「今日の診療指針」はまさに「バイブル」であり「頼みの綱」であった．これらの「指針書」はほぼ毎年に内容が up-date されており，その点でも頼りがいがあったものである．その時点では「evidence based medicine；EBM」とか「clinical guideline；CGL」なる概念は未だに一般化しておらず，臨床経験の豊富な「権威ある」先達が「診断指針」や「診療指針」を執筆しておられた．

　しかし，近年の医学・医療の進歩は目まぐるしく速くなり，新しい技術による新しい診断方法，画期的な薬剤の登場があり，それらは情報化社会を背景に一般日常臨床にも急速に普及する時代となった．しかもそれらの情報は一般人の間でも得ようとすれば容易に入手可能な時代である．

　加えて社会経済学的な見地からも，証拠に基づいた医療（EBM）を，多くの患者に適切に提供することの必要性が広く認識されるようになった．そこで多くの専門医集団が EBM を背景にした臨床ガイドライン（CGL）を作成・公開する時代となった．

　CGL は臨床上で遭遇する多くの問題（clinical question；CQ）に対して EBM に基づいて適切であろうとする答えを示しているが，逆に切実な CQ に対して十分な EBM が存在しない場合には，明確な答えは提示されていない．そのような部分は解説部分で触れている場合が多い．

　慢性腎疾患や透析患者を日々診療するスタッフにとって，関連する分野は多岐にわたり，それぞれの CGL は確かに有用である．しかし CGL はすべての患者にピタリと当てはまるわけではなく，個々の患者の病状や特徴，さらには個別な状況などを総合的に判断して診療するのは結局のところ主治医である．さらに CGL と一致した診療を行わないで，結果的に患者が不利益を受けた場合の「訴訟」にも配慮が及ぶ．

　本書はこのような点をも含みながらも，関連する各種 CGL の主要部分のアウトラインと，実際の使用を前提とした具体的 CQ に対してどのような指針が示されているのかを解説いただいた『臨牀透析』誌 2012 年増刊号の内容を，up-date し書籍としてまとめたものである．

　実のところ，CGL を上手く使いこなすことも案外に楽なものでもない．ましてや CGL に振り回されるようでは医療人として「本末転倒」と言わざるをえない．このことを肝に銘じて本書をご利用いただければ幸甚である．

2016 年 3 月

信楽園病院　鈴木　正司
日鋼記念病院　伊丹　儀友

CONTENTS

総論

臨床医の視点からのガイドライン活用の問題点

鈴木　正司　23

- I．「診療GL」の拘束力はどれほど強いか？／23
- II．「診療GL」はテーラーメイド診療を否定し医療を画一化するか？／24
- III．医療保険の縛りと「診療GL」の内容／24
- IV．evidenceの収集・評価の過程での情報は均質か？／25
- V．evidenceが存在しない部分の「診療GL」は存在しない？／25
- VI．「診療GL」作成を巡ってのその他の問題／25
- VII．医療訴訟と「診療GL」の関係は？／26

各論

1　CKD診療ガイドと透析導入前治療

1　非糖尿病CKD患者

鈴木　正司，伊丹　儀友　31

- I．いつから腎臓専門医に紹介すべきか？／31
- II．いつから腎代替療法（血液透析・腹膜透析・腎移植）について説明を開始するか？／34
- III．いつから腎代替療法を開始すべきか？／38

― CQ ―
① 顕微鏡的血尿のみのケースをどう考えるか？／32
② 腎障害の進行が停止～回復する可能性のあるケースでは？／33
③ 高齢者でも同じ基準で判断してよいか？／33
④ 小児の場合でも同じ基準で判断してよいか？／33
⑤ 専門医への紹介が遅れたことの影響は重大か？／34
⑥ 腎代替療法の説明はどのように行うか？／35
⑦ 近い将来に生体腎移植のチャンスが皆無なケースでも，腎移植の説明は重要か？／35
⑧ 腎代替療法を開始するまでの準備期間はどれくらい必要か？／36
⑨ preemptiveな腎移植はどう扱うべきか？／37
⑩ 透析に導入されていないケースでも臓器移植ネットワークへ登録できるのか？／37
⑪「適正な透析導入基準」の具体的な判断基準とは？／38
⑫ eGFRで判断してよいのか？／38
⑬ 腎代替療法を開始しないという選択は？／38

2　糖尿病

原　茂子，三瀬　広記，星野　純一　41

- I．どのステージから腎臓・透析専門医は関与すべきか？／41
- II．糖尿病患者におけるCKD治療の特徴／42
- III．CVD（心血管疾患）―心腎連関／45

Ⅳ．導入と治療法選択に当たっての考え方／46

CQ
- ① 早期の DM 腎症では寛解がみられるが，進展した CKD ステージでは不可逆性か？／43
- ② 糖尿病に対する薬物療法の注意点は？／43
- ③ DPP-4 阻害薬や糖吸収抑制薬の使用は可能か？／43
- ④ DM 腎症の進展したステージで，目標までの血圧管理は可能か？／44
- ⑤ DM 患者の透析導入に当たって注意すべき点は？非 DM 患者と同様に考えてよいか？／46
- ⑥ DM 例での透析療法の選択と，その管理の注意点は？／47
- ⑦ DM における腎移植は？／47

2 腹膜透析ガイドライン

1 PD の適応・開始をどう判断するか？ ……… 寺脇 博之，中山 昌明 49

Ⅰ．本邦における導入基準策定の経緯／49
Ⅱ．腹膜透析ガイドライン／51
Ⅲ．導入基準に関わる今後の課題／54

CQ
- ① PD を含む腎代替療法に関連した情報は，腎機能がどの程度に低下したら提供されるべきか？／52
- ② PD 導入に当たり明確な開始基準は存在するか？／52
- ③ PD と HD の治療効果に差はあるのか？／53
- ④ どのような患者を PD 治療にすべきか？／53
- ⑤ PD はどれだけ長期に継続可能なのか？／54
- ⑥ PD は通院困難な高齢者の在宅治療として好ましいのか？／54
- ⑦ EPS は回避可能なのか？／54

2 APD の患者フレンドリーな使い方とは？ ……………………… 金井 英俊 56

Ⅰ．欧米のガイドラインでの APD に関する言及／57
Ⅱ．APD の実践／58
Ⅲ．特殊な病態と自験例の提示／59

CQ
- ① どのような症例に APD を適応すべきか？／58
- ② APD と CAPD で予後に差はあるのか？／58
- ③ APD 療法は真に"フレンドリー"か？／59
- ④ Assisted APD としての普及とは？／59
- ⑤ APD は睡眠時無呼吸症候群（SAS）に有効か？／60
- ⑥ APD は高齢者と糖尿病性腎症の症例に有用か？／60

3 腹膜透析における低たんぱく食の意義はあるのか？ ……………… 小松 康宏 62

■腹膜透析患者の栄養状態と食事療法／62

CQ
- ① 低たんぱく食は PD 患者の予後，栄養状態を改善するか？／64
- ② 低たんぱく食は残存腎機能を保護するか？／64
- ③ 低たんぱく食は腹膜機能を保護するか？／65
- ④ 低たんぱく食は PD 患者の尿毒症症状，腎不全合併症を軽減するか？／65
- ⑤ 低たんぱく食は PD 患者の QOL を改善するか？／66

4 腹膜透析の中止タイミングと中止後の管理（洗浄）をどうするか？
   …………………………………………………………………… 濱田千江子　68

　Ⅰ．腹膜透析の中止タイミング／68
　Ⅱ．中止後の管理：腹腔洗浄／70

CQ
① PD 歴 3 年で無尿となり尿毒症状があるケースでは？／68
② PD 歴 8 年で PET は low～low average であるケースでは？／69
③ 腹部 CT で腹膜の石灰化を認めた場合は？／69
④ HD 併用療法で，10 年を経過したケースでは？／69
⑤ PET が high average の寝たきり高齢者のケースは？／70
⑥ 腹腔洗浄はどんな症例に行うとよいか？／70
⑦ 洗浄の具体的な方法やスケジュールは？／71

5 腹膜炎管理 ─ ISPD ガイドラインを本邦の実地臨床にいかに活用するか？本邦のガイドラインをいかにすべきか？
　………………………………………… 伊藤　恭彦，水野　正司，鈴木　康弘
　　　　　　　　　　　　　　　　　　　　清　　祐実，平松　英樹，松尾　清一　73

　Ⅰ．世界，本邦における PD 腹膜炎の実態／73
　Ⅱ．国際腹膜透析ガイドラインでは，どう述べられているかを検証し，PD 腹膜炎の治療をオーバービューする／74
　Ⅲ．世界における腹膜炎ガイドラインから本邦の腹膜炎ガイドラインを考える／80

CQ
① 日本における腹膜炎発症率は大変低いといわれていたがどう考えるのか？／74
② 腹膜炎の診断はいかに行うべきか，また初期治療はどうするべきか？／74
③ 腹膜炎の感染経路はどのように考えればよいか？／74
④ 腹膜炎の症状から気をつける必要がある点はどこか？／75
⑤ 透析液が混濁した際，外来で行うべきことは？／75
⑥ PD 排液の適切な細菌学的培養方法は？／75
⑦ 混濁した排液の鑑別疾患は？／75
⑧ 腹膜炎の治療の原則は？／76
⑨ 黄色ブドウ球菌腹膜炎の特徴と治療は？／76
⑩ コアグラーゼ陰性のブドウ球菌の特徴と治療は？／76
⑪ 難治性腹膜炎，再燃性，再発性，反復性腹膜炎とは？／77
⑫ 連鎖球菌と腸球菌の特徴と治療は？／77
⑬ コリネバクテリウム属による腹膜炎の特徴と治療は？／77
⑭ 複数菌による腹膜炎の特徴と治療は？／78
⑮ 真菌性腹膜炎の特徴と治療は？／78
⑯ マイコバクテリウム属による腹膜炎の特徴と治療は？／79
⑰ 腹膜炎治療期間は？／79
⑱ 腹膜感染におけるカテーテル抜去と再挿入の問題点は？／79
⑲ 侵襲的処置時の抗菌薬投与は？／79
⑳ 本邦における腹膜炎予防・治療のガイドラインはどのようにあるべきか？／80

3 血管アクセスガイドライン

1 プライマリーアクセスの作製時期と術前の血管評価をどのように行うか？
　……………………………………………………………………… 春口　洋昭　83

　Ⅰ．腎臓専門医はいつ外科医にアクセスを依頼するべきか？／84

Ⅱ．アクセス外科医はいつVAの手術を行うのが望ましいか？／85
Ⅲ．術前の血管評価／86

CQ
① 外科医への紹介時期は実際にはどうやって決めるのか？／84
② 紹介する時期として，CKDのステージ以外に考慮すべき点は何か？／85
③ 紹介する前に腎臓専門医が気をつける点は何か？／85
④ 実際には，透析のどれくらい前にVAを作製するのが望ましいか？／85
⑤ AVGもAVFと同様の時期に作製するべきか？／86
⑥ AVFを作製するときの理学所見の取り方で気をつけることは何か？／87
⑦ 超音波検査は全例に行う必要があるか？／87
⑧ どのような症例に対して血管造影を行うべきか？／87

2　VAをどのように選択するか？
― AVF，AVG，動脈表在化，カテーテルの選択 ……………………… 宮形　滋　89

Ⅰ．自己血管使用内シャント（AVF）／89
Ⅱ．人工血管使用内シャント（AVG）／90
Ⅲ．動脈表在化／92
Ⅳ．血液透析用カテーテル／93

CQ
① AVFの作製部位はどこがよいのか？／89
② AVFの吻合方法はどうすべきか？／90
③ AVGを選択すべき適応は？／91
④ 人工血管の種類とその選択は？／91
⑤ 動脈表在化の適応は？／92
⑥ なぜ動脈を表在化するのか？／92
⑦ 表在化できる動脈は？／92
⑧ 返血する静脈がない場合にはどうするのか？／93
⑨ 血液透析用カテーテルの適応は？／93

3　VAの維持管理と合併症対策をどのように行うか？ … 増子　佳弘，大平　整爾　95

Ⅰ．VAの維持管理をどのように行っていくのか？／95
Ⅱ．VAトラブル（狭窄や閉塞）への対応はどうすべきなのか？／98

CQ
① モニタリングとサーベイランスはどう違うのか？／95
② VAの血流量はどこで測定すればよいのか？／96
③ VAの血流量はどれくらい必要なのか？／97
④ 静脈圧はどの時点で測定するのがよいのか？／97
⑤ 再循環率はどのように測定するのか？／98
⑥ 再狭窄病変に対するインターベンション治療の間隔はどれくらいあけるべきか？／98
⑦ 脱血良好で静脈圧上昇がなければ狭窄があっても問題ないのか？／99
⑧ 狭窄に対するインターベンション治療では完全拡張すべきであるのか？／99
⑨ 繰り返す強固な狭窄に対するステントの適応は？／99
⑩ 血栓閉塞に対しては外科的治療とインターベンション治療のどちらを選択すべきであるのか？／99

4　VA関連感染症をどのように予防し，治療するか？
………………………………………………… 兵藤　透，石井　大輔，吉田　一成　101

Ⅰ．バスキュラーアクセス感染予防方法／101

II．バスキュラーアクセス感染の評価と治療方法／105

CQ
① MRSA 保菌者への対処方法は？／101
② 感染の3徴候を認めた場合の対処は？／102
③ ガイドラインでは AVG での穿刺の際には滅菌手袋を推奨しているか？／102
④ 穿刺前の皮膚消毒の具体的方法は？／102
⑤ カテーテルと回路の着脱は熟練を要するか？／102
⑥ カテーテル接続部のシステムの進歩とその効果／103
⑦ カテーテルを点滴，中心静脈栄養などのルートとして使用できるか？／103
⑧ カテーテル出口部ケア／104
⑨ 有効な感染予防策はあるか？／104
⑩ カテーテル感染関連菌血症のリスクは？／105
⑪ カテーテル挿入部のシャワー浴は有効か？／105
⑫ AVF と AVG での局所感染の徴候は？／106
⑬ 局所感染との鑑別の必要な病態は？／106
⑭ 局所感染での治療方法は？／106
⑮ 全身感染を起こした場合の AVF と AVG への処置は？／106
⑯ 全身感染での抗生剤治療期間は？／106
⑰ グラフト感染の頻度は？／107
⑱ グラフト感染でのグラフト抜去の頻度と起因菌の割合／107
⑲ 感染した瘤の治療方法は？／107
⑳ カテーテル感染の分類は？／107
㉑ 出口部感染の定義は？／107
㉒ カテーテルトンネル感染の定義は？／107
㉓ 出口部感染の治療法は？／107
㉔ トンネル感染の治療方法は？／107
㉕ カテーテル内感染の診断基準は（血液培養検査がなされている場合など）？／108
㉖ カテーテル内感染の診断基準は（血液培養検査がなされていない場合など）？／108
㉗ カテーテル内感染の治療方法は？／108
㉘ カテーテルにカテーテル外に連続する血栓が伴っている場合の対処法は？／108

5　VA の補修と再造設をどう行うか？　……　廣谷紗千子　111

I．診断と評価／112
II．治　　療／114

CQ
① VA 狭窄が血液透析の円滑な実施を妨げるとは，どのようなことか？／112
② VA 狭窄が透析効率に悪影響を及ぼすとは，どのようなことか？／112
③ 透析治療が円滑に進まない，透析効率が低下するというのは，必ず VA 狭窄が主たる原因なのか？／112
④ VA 狭窄に対する正しい診断と評価を行うに当たって注意すべきことは何か？／113
⑤ 臨床的医学的異常が出現したら，PTA と外科的治療のどちらを選択するのが良いか？／114
⑥ VA 狭窄治療条件としての ① 血流低下，② 静脈圧上昇，③ 再循環率の上昇，とは？／114
⑦ 臨床的医学的異常が出現したら，治療開始はいつとすべきか？／114
⑧ 血栓による合併症とは，どのようなことがあげられるか？／115
⑨ 早急な治療，というのはどのくらいのタイミングか？／115
⑩ 血栓の確実で安全な体外排除法には，どのような方法があるか？／115
⑪ 合理的かつ経済的なプランニングとは何か？／116

4　腎性貧血ガイドライン

1　目標 Hb 濃度の維持は大切なのか？　……　中井　滋　119

I．血液透析（HD）患者の腎性貧血をどう考えるか？／119
II．腹膜透析（PD）患者の腎性貧血をどう考えるか？／122
III．目標 Hb 濃度の維持は大切か？／123

- CQ
  - ① Hb 濃度を用いるのか，ヘマトクリット値を用いるのか？／119
  - ② HD での採血タイミングや採血時姿勢が測定値に与える影響は？／119
  - ③ わが国の HD 患者の Hb 値は諸外国の患者より高いか？／120
  - ④ 欧米よりも低いわが国の HD 患者の Hb 値は予後悪化要因となっているのか？／121
  - ⑤ PD 患者の貧血をどう考えるのか？／123
  - ⑥ Hb 濃度を低値に維持した場合の影響は？／123
  - ⑦ Hb 濃度を高値に維持した場合の影響は？／123

2　ESA の選択はどのようにすべきか？　………　西　慎一　126

- Ⅰ．長期作用型 ESA により腎性貧血の目標 Hb 値が維持しやすくなるのか？／127
- Ⅱ．長期作用型 ESA は鉄代謝に関して異なる結果をもたらすのか？／129
- Ⅲ．長期作用型 ESA の投与法，とくに投与経路は異なるのか？／131

- CQ
  - ① 目標 Hb 値の遵守率を上げられるか？／128
  - ② Hb 変動は改善するのか？／128
  - ③ Hb 値オーバーシュートは増加しないのか？／129
  - ④ 異なる鉄剤の使用方法を考えるべきか？／130
  - ⑤ 鉄代謝マーカーは低下するのか？／130
  - ⑥ 静注投与でも Hb 維持が可能であるか？／131

3　鉄補充で注意すべき点は何か？　………　栗山　哲，木戸口　慧　西尾信一郎，高橋　康人　133

- Ⅰ．鉄剤の投与基準，鉄充足，中止基準／133
- Ⅱ．鉄剤の投与経路／135
- Ⅲ．鉄剤の投与量と鉄毒性の認識／136

- CQ
  - ① 腎性貧血と鉄欠乏貧血は，鑑別が容易ではないのでは？／134
  - ② 鉄充足状態の検査頻度は？／134
  - ③ 鉄欠乏は何で判断するか？／134
  - ④ 鉄剤の開始基準，充足，中止基準は同じか？／135
  - ⑤ 経口と静注の違いは？／135
  - ⑥ 血液透析（HD）患者の鉄喪失量はどの程度か？／136
  - ⑦ HD 患者ではなぜ1クールを 10～13 回程度にするのか？／136
  - ⑧ 経口鉄剤投与は本当に安全か？／136
  - ⑨ 鉄剤投与経路はどのように決める？／137
  - ⑩ 鉄過剰症の診断は？／137
  - ⑪ 鉄過剰では何が起こる？／137
  - ⑫ 鉄の囲い込みとは？／138
  - ⑬ 鉄剤投与の禁忌例は？／138
  - ⑭ 鉄過剰回避のためクリニックで明日からできる工夫は？／139

4　ESA 低反応性の問題点は何か？　………　松井　浩輔，窪田　実　142

- Ⅰ．ESA 低反応性とは何か？／142
- Ⅱ．ESA 低反応性の原因と考えられる因子は何か？／144

CQ
① 各国でのESA低反応性の定義は異なるものか？／142
② わが国のESA低反応性の頻度はどのくらいか？／143
③ どのように鑑別を進めていけばよいのか？／144
④ ESA誘導性赤芽球癆の診断・治療は？／144
⑤ カルニチン欠乏症の診断・治療は？／145
⑥ ビタミンC欠乏症の診断・治療は？／145
⑦ ビタミンE欠乏症の診断・治療は？／145
⑧ 亜鉛欠乏症の診断・治療は？／145
⑨ 銅欠乏症の診断・治療は？／145
⑩ 欠乏症の診断・治療の注意点は？／145
⑪ ほかにESA低反応性に関与する原因はないか？／146

5 CKD-MBDガイドライン

1 CaとPをどう管理するか？―目標とモニタリング ……………… 横山啓太郎　149

CQ
① 実際の採血はどの程度の頻度で行えばよいか？／150
② ガイドラインではなぜPやCaの管理をPTHに優先させたのか？／150
③ ガイドラインの「新9分割図」では新たな薬剤はどのように扱われているか？／151
④ ガイドラインでは添付文書に従って適切に薬を服用すること（アドヒアランス）を重視しているか？／152
⑤ 活性型ビタミンD薬を原則的には全例に投与するという考え方があるが？／152
⑥ P吸着薬について実際の使用とその根拠になるエビデンスは？／157

2 活性型ビタミンD製剤とシナカルセト塩酸塩をどう使うか？ … 風間順一郎　161

Ⅰ．CKD-MBDのP・Ca管理／162
Ⅱ．CKD-MBDのPTH管理／163

CQ
① 高Ca血症への対策はVDRAの減量か，それともCCの増量か？／162
② 高P血症への対策はVDRAの減量か，それともCCの増量か？／163
③ 中等度以上の副甲状腺機能亢進症に対する内科治療はVDRAが第一選択か，それともCCが第一選択か？／164
④ 軽度の副甲状腺機能亢進症を重症化させないための内科治療はVDRAが第一選択か，それともCCが第一選択か？／164

3 リン吸着薬をどのように使い分けるか？ ………… 大矢　昌樹，根木　茂雄，重松　隆　167

■ Pの治療目標の設定と治療指針は？／168

CQ
① Ca含有P吸着薬は，どのように位置づけるか？／168
② Ca非含有P吸着薬はどのように位置づけるか？／168
③ 保存期CKDのP吸着薬の使用の意義は？／170

4 副甲状腺腫大の治療法をどう選択するか？
― 手術と内科的治療法および限界 …………………………… 冨永　芳博　173

■症例提示／178

CQ
① intact PTH 500 pg/mL 以上になれば PTx を考慮すべきか？／173
② intact PTH 500 pg/mL 以下の値であっても PTx の適応を検討する場合とは？／174
③ 副甲状腺の腫大の確認は内科的治療を予測する要因となるか？ シナカルセト塩酸塩の使用に際しても同様か？／174
④ 内科的治療にもかかわらず SHPT が管理困難な症例で US にて腫大した副甲状腺が認められない場合はどうしたらよいか？／175
⑤ シナカルセト塩酸塩登場後，PTx の適応はどう変わったか？／175
⑥ シナカルセト塩酸塩出現後，PEIT の役割はどう変わったか？／176
⑦ SHPT に対する術式はどれが適切か？／176
⑧ PTx 後のカルシウムの補充療法に変化はみられるか？／176
⑨ 外科的治療が困難な症例はどのように対応すべきか？／177

6 循環器合併症ガイドライン

1 透析患者の脂質代謝異常・動脈硬化症の評価と治療をどう行うか？
………………………………………………………………… 庄司　哲雄　181

Ⅰ．透析患者の脂質管理にどんな意義があるか？／181
Ⅱ．透析患者の動脈硬化はどのように評価するか？／183

CQ
① 血液透析患者においても脂質レベルは下げるべきか？／181
② 血液透析患者の脂質管理目標はどう考えるか？／182
③ 血液透析患者の脂質異常症治療に用いる薬剤は？／182
④ 血液透析患者の高 TG 血症はどうすればいいのか？／182
⑤ 脂質レベルの低い血液透析患者にはどうすればよいか？／183
⑥ 腹膜透析患者への対応は血液透析患者と同じでよいか？／183
⑦ 動脈硬化評価には何を用いるべきか？／183
⑧ 異常所見がある場合にどう対処すべきか？／183

2 透析患者の高血圧はどう評価し，治療するか？ ………………… 小林　修三　185

CQ
① 高血圧の病態はどういったものか？／186
② 血圧測定はいつ行うか？ 家庭血圧の重要性，WAB とは？／186
③ 降圧目標値はどう考えるべきか？／187
④ 高血圧治療の実際は？／187
⑤ 適正な DW 設定のための指針は？／188
⑥ 体液量の評価は？／188
⑦ DW 達成までの期間は？／189
⑧ 降圧薬の選択は？／189

3 透析関連低血圧をどう防ぎ，治療するか？ ……………………… 田部井　薫　192

CQ
- ① 透析低血圧とは，どの程度の血圧低下をいうのか？／192
- ② 透析低血圧は予後規定因子か？／192
- ③ plasma refilling rate とは何か？／193
- ④ plasma refilling rate はどのように観察するのか？／193
- ⑤ 特殊な機器を使用しないで循環血液量を知る方法は？／193
- ⑥ 低栄養（低アルブミン血症）の改善にはどのような方法があるのか？／193
- ⑦ 透析中の血圧低下と循環血液量の関係は？／194
- ⑧ 循環血液量の減少がないのに血圧が下がることがあるのか？／194
- ⑨ 適正な除水速度とは？／194
- ⑩ 透析間体重を増やさない方法は？／195
- ⑪ 透析低血圧を防ぐ透析方法の工夫は？／195
- ⑫ 透析低血圧を防ぐための薬物療法にはどのようなものがあるか？／195
- ⑬ DW はどのように考えるのか？／196
- ⑭ DW はどのくらいの頻度で検討すればよいか？／196

4 透析患者の心不全をどう診断し，増悪予防・治療を行うか？
…………………………………………………… 常喜　信彦，田中　友里　198

CQ
- ① うっ血性心不全とは？／198
- ② 心臓性浮腫（うっ血性心不全）or 非心臓性浮腫？／198
- ③ うっ血性心不全の原因疾患は？／199
- ④ 非心臓性循環不全とは？／199
- ⑤ バイオマーカーの使用はできる？／199
- ⑥ 血液透析患者特有のサインは？／199
- ⑦ うっ血症状を見たら，まず何を考え，どう対処する？／200
- ⑧ 薬物介入の位置づけは？／200

5 透析患者の虚血性心疾患をどう診断し，治療（外科的治療を含む）するか？
………………………………………………………………… 西村　眞人　204

- Ⅰ．無症状透析患者の虚血性心疾患をどのように検出し，診断するか？／204
- Ⅱ．急性心筋梗塞をいかに診断するか？／206
- Ⅲ．透析患者の虚血性心疾患の治療／207

CQ
- ① 無症状透析患者の心筋虚血をどのように見つけるのか？／204
- ② 非侵襲的検査のなかでも有用性の高い検査は何か？／205
- ③ 心電図検査は有用ではないのか？／206
- ④ 心筋シンチは心事故リスク評価によいのか？／205
- ⑤ 透析患者の急性心筋梗塞の特徴は？／206
- ⑥ 血液心筋マーカーは疑陽性が多い？／207
- ⑦ 心血管系薬剤治療は，透析患者の心事故を減らすというエビデンスはあるのか？／207
- ⑧ 貧血補正はどの程度がよいのか？／207
- ⑨ PCI と CABG のどちらを選択すべきか？／208

6 透析患者の不整脈をどう治療し，心臓突然死を防ぐか？ ……… 長谷　弘記　209

- Ⅰ．透析患者で重要となる不整脈を診断するうえで重要な点は何か？／210
- Ⅱ．透析患者で積極的な治療の対象となる重要な不整脈は何か？／210
- Ⅲ．透析患者に合併した心房細動を治療するときに注意することは何か？／211

> **CQ**
> ① 不整脈を見つけるにはどうすればよいか？／210
> ② 不整脈の種類から器質的心疾患を推測することは可能か？／210
> ③ 心室細動や心室粗動，持続性心室頻拍を予防することは可能か？／210
> ④ 致死性不整脈を発症した透析患者に対する有効な治療法は何か？／211
> ⑤ 洞不全症候群や洞房ブロック，高度房室ブロックを伴う透析患者の治療法は何か？／211
> ⑥ 心房細動を合併した透析患者の脳梗塞予防法は何か？／211
> ⑦ 透析患者に対しての心房細動自体の治療法は何か？／212
> ⑧ 透析患者における PT-INR 測定で注意すべき点は何か？／213

7 透析患者の脳血管障害をどう予防し，治療するか？ ……… 鶴屋　和彦　214

　Ⅰ．脳出血の予防・管理／214
　Ⅱ．脳梗塞の予防・管理／216

> **CQ**
> ① 急性期の脳浮腫管理をどう行うか？／214
> ② 急性期の血圧管理をどう行うか？／214
> ③ 急性期の腎不全管理をどう行うか？／215
> ④ 一次予防，二次予防としての血圧管理をどう行うか？／215
> ⑤ 無症候性微小脳出血の意義は？／216
> ⑥ 脳梗塞の初期診療および診断は？／216
> ⑦ 急性期の血圧管理をどう行うか？／216
> ⑧ 急性期の腎不全管理をどう行うか？／216
> ⑨ 急性期の脳浮腫管理をどう行うか？／217
> ⑩ 抗血栓療法をどう行うか？／217
> ⑪ 慢性期治療・再発予防（二次予防）をどう行うか？／217
> ⑫ 心房細動患者の脳梗塞予防はどう行うか？／218
> ⑬ 頸動脈狭窄に対する頸動脈内膜摘除術と血管内治療／219
> ⑭ 一次予防，二次予防としての血圧管理はどう行うか？／219
> ⑮ 新規（非ビタミン K 阻害）経口抗凝固薬は使用可能か？／219
> ⑯ 血栓溶解療法は可能か？／219

8 透析患者の末梢動脈疾患の予防，早期発見・治療をどう行うか？ … 横井　宏佳　223

　Ⅰ．病　　態／223
　Ⅱ．診　　断／225
　Ⅲ．治　　療／226

> **CQ**
> ① 透析患者の PAD の特色とは？／223
> ② 透析患者の PAD の頻度は？／224
> ③ PAD を有する透析患者の予後は？／224
> ④ 透析患者の PAD の早期診断に有効な方法は何か？／225
> ⑤ PAD に対する有効な画像診断は？／225
> ⑥ 生活習慣や運動についての指導は？フットケアは？／226
> ⑦ 透析患者の PAD に対する薬物療法の留意点は？／226
> ⑧ 透析患者での血行再建の適応と成績は？／226

9 透析患者での循環器薬の使用方法は？ ……………………………… 秋葉　隆　229

　Ⅰ．ワルファリン／229
　Ⅱ．β遮断薬／230

Ⅲ．スタチン／231
Ⅳ．ジギタリス／231

CQ
① 心房細動患者はどう治療するか？／232
② 慢性心不全患者はどう治療するか？／232
③ 高脂血症患者を診たらどうするか？／233

7 C 型肝炎ガイドライン

1 予防，スクリーニングをどのように行うか？ ……… 原田 孝司，舩越 哲 235

Ⅰ．透析患者の肝機能検査では C 型肝炎ウイルス（HCV）感染がわかるか？／235
Ⅱ．透析患者の血清トランスアミナーゼの測定頻度はどのようにしたらよいのか？／236
Ⅲ．肝機能（トランスアミナーゼ）が上昇したときには HCV の検査はどのようにしたらよいのか？／238
Ⅳ．院内感染と思われる HCV 陽性者が出たらどのように対処したらよいのか？／238

CQ
① 透析患者では血清トランスアミナーゼが正常値でもなぜ HCV 感染が否定できないのか？／235
② 透析患者はなぜ血清トランスアミナーゼが低いのか？／235
③ 透析患者のトランスアミナーゼの検査の頻度はどのようにしたらよいか？／236
④ 透析導入および転入時に HCV 感染の有無を検査する必要があるか？／236
⑤ 透析患者の HCV 抗体検査の頻度はどのようにしたらよいのか？／236
⑥ HCV 感染を早期に診断するにはどのような検査を用いたらよいか？／238
⑦ 新規 HCV 陽性患者が出たときにはどのような対応をしたらよいか？／238

2 HCV 感染患者の経過観察法と保存的治療をどう行うか？
（インターフェロン以外） …………………………………… 洞 和彦，田中 榮司 240

Ⅰ．HCV 感染透析患者の肝臓評価／240
Ⅱ．HCV 感染透析患者の予後／242
Ⅲ．フォローアップ／243
Ⅳ．鉄剤の投与／244
Ⅴ．インターフェロン以外の治療法／245

CQ
① 慢性肝炎の重症度の評価は？／240
② 透析患者に肝生検がとくに推奨される場合は？／241
③ HCV 感染透析患者の肝組織病変は，腎機能正常者と比べ，程度に差があるのか？／241
④ 肝生検がなされていない場合の肝病変の評価は？／241
⑤ HCV 感染透析患者の予後に関する報告は？／242
⑥ HCV 抗体陽性透析患者の肝硬変・肝細胞癌の発症頻度については？／243
⑦ フォローアップの目的は？／243
⑧ 具体的な経過観察法は？／243
⑨ 鉄はなぜ C 型慢性肝炎によくないのか？／244
⑩ 腎性貧血のガイドラインでは鉄の補充が推奨されているが？／244
⑪ 肝庇護薬の使用方法とは？／245
⑫ Virus removal and eradication by DFPP (VRAD) 療法とは？／245
⑬ IFN を使用しない抗ウイルス療法とは？／245

3 インターフェロンをどの患者にどう使うか？ ……………… 菊地 勘 247

Ⅰ．HCV 感染透析患者のインターフェロン治療の適応／247
Ⅱ．インターフェロン治療の詳細／249

CQ

① 生命予後が期待できる患者とはどのような患者か？ 何歳くらいまでの患者が治療対象になるのか？／248
② 重篤な心血管合併症のない患者とはどのようにして判断するのか？／248
③ 腎移植を予定している患者が治療適応なのはなぜか？／248
④ HCV 感染は透析患者の生命予後に影響を与えるか？／248
⑤ C 型急性肝炎が治療適応となる理由は何か？／249
⑥ なぜ透析患者では IFN 単独療法が推奨されるのか？ 腎機能正常者では標準的な治療法であるリバビリン併用療法が，なぜ透析患者では推奨されていないのか？／250
⑦ 透析患者に対する抗ウイルス療法の効果はどの程度か？／250
⑧ 治療前および治療中の貧血への対応は？／251

8 血液透析患者の糖尿病治療ガイド

森 克仁，稲葉 雅章 255

Ⅰ．糖尿病透析患者における血糖管理の意義は？／255
Ⅱ．糖尿病透析患者における血糖管理指標・目標値は？／256
Ⅲ．糖尿病透析患者の経口血糖降下薬による治療法は？／258
Ⅳ．糖尿病透析患者のインスリン療法は？／260

CQ

① 合併症が進展した糖尿病透析患者における血糖コントロールの重要性は？／255
② 糖尿病透析患者における血糖管理指標は？／256
③ 糖尿病透析患者における血糖管理の目標値は？／257
④ 糖尿病透析患者で禁忌・投与すべきでない経口血糖降下薬は？／258
⑤ 糖尿病透析患者で投与可能な経口血糖降下薬は？／259
⑥ 糖尿病透析患者におけるインスリン療法は？／260

9 食事療法基準

加藤 明彦 263

Ⅰ．保存期 CKD 患者の食事療法／263
Ⅱ．血液透析患者の食事摂取基準のポイント／267

CQ

〈保存期 CKD 患者〉
① エネルギー摂取量はどうする？／263
② たんぱく質摂取量はどうする？／265
③ 食塩摂取量はどうする？／265
④ カリウム摂取量はどうする？／266
⑤ リン摂取量はどうする？／266

〈血液透析患者〉
⑥ 必要エネルギー量は？／267
⑦ たんぱく質摂取量はどうする？／267
⑧ 食塩摂取量はどうする？／267
⑨ リン摂取量はどうする？／268
⑩ 栄養補助食品の効果は？／268
⑪ 透析中高カロリー輸液の効果は？／269

10 血液透析処方ガイドライン

土田 健司，道脇 宏行，廣瀬 大輔，水口 潤　271

I．血液透析量とその効果：小分子物質／271
II．血液透析量とその効果：中分子物質／273
III．血液透析濾過の適応とそれを効果的に使用するためには？／275

CQ
① 血液透析量（小分子物質）をどう考えるか？／271
② 透析時間をどう考えるか？／272
③ 血流量や透析液流量をどう考えるか？／272
④ 血液透析量（中分子物質）をどう考えるか？／273
⑤ 血清 β_2-M 濃度が 30 mg/L 未満をどう考えるか？／273
⑥ 血清 β_2-M 濃度が 30 mg/L 未満は妥当か？／273
⑦ 血清 β_2-M 濃度 30 mg/L 未満を達成するためには？／274
⑧ HDF の適応をどう考えるか？／275

11 水質基準ガイドライン

山下 芳久　279

I．ET と生菌数は，どのように測定すればよいのか？／279
II．サンプリング（検体採取）の方法は，どのようにすればよいのか？／283
III．透析用水，透析液の管理は，どのようにすればよいのか？／285

CQ
① ET 活性値測定法の比濁法と比色法の特徴は？／280
② ET 活性値測定に電解質の影響はないのか？／280
③ 培地と培養方法は何がよいのか？／280
④ 適正な培養温度と培養期間（時間）は？／282
⑤ 適正な検体量は？／282
⑥ 培養検査を実施するための設備はどのくらい必要なのか？／282
⑦ いつ（時間），サンプリングを行うのか？／284
⑧ どこから（部位），サンプリングを行うのか？／284
⑨ どのくらい（量），サンプリングを行うのか？／284
⑩ コンタミネーション（細菌汚染）を起こさないためには？／284
⑪ 透析装置や配管の洗浄消毒は？／285
⑫ ET retentive filter（ETRF）は，どのように使用すべきか？／286
⑬ カプラについては？／286

12 HIV 透析患者ガイドライン

日ノ下文彦　289

CQ
① HIV 陽性透析患者のスクリーニングはどのようにして行うか？／291
② HIV 陽性患者に対する維持 HD はどのようにすべきか？／292
③ HIV 陽性 HD 患者の治療はどのようにするのか？／293
④ HIV 陽性 HD 患者の予後はどうか？／293

13 維持血液透析の見合わせ（非導入と継続中止）に関する提言

大平　整爾　297

CQ
① 「ガイドライン」ではなく「提言」とした理由は何か？／298
② この提言は，誰が読んで活用することを想定して作成されたのか？／299
③ 個々の患者が明確な意思表明をなしえるか？／299
④ 患者の意思に従うことが常に正しいのか？／299
⑤ 倫理的判断の根拠はどこにあるのか？／299
⑥ 自己決定（権），事前指示（書）や代理判断は法的に有効であるか？／300
⑦ この提言に準拠して透析の非導入や継続中止を決定し実施した場合に，その行為は法的に容認されるか？／300
⑧ 医療の有意性をどう捉えるべきか？／301
⑨ 終末期をどう定義するのか？／301
⑩ いわゆる終末期医療やケアは，いつ開始されるべきなのか？／301
⑪ アメリカの透析見送りガイドラインはどうなっているか？／301

索　引………304

本書の記載について

・略語について
　GL：一定の手順を経て作成されたガイドラインでの記載
　OP：オピニオン．専門家の意見，筆者の見解であり，裏付けとなるエビデンスは必ずしも存在しない．
・「ガイドラインの概要・考え方」に附記されている，エビデンスレベル・推奨度などについては，出典のガイドラインの表記に従っています．詳細は出典文献をご参照ください．

臨床医の視点からのガイドライン活用の問題点

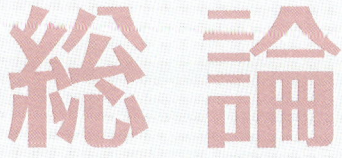

総論 臨床医の視点からのガイドライン活用の問題点

Some problems in application of the clinical guidelines

はじめに

　小生が卒業後の研修を開始した時代（昭和40年代）の大学病院では，たとえば虫垂摘出術でも術前管理，手術手順，術後管理には「第一外科」「第二外科」によるそれぞれ伝統的な「流儀」が存在した．それらの多くは経験豊富な指導医（教授など）やその集団（いわゆる大学医局）の「カン」や「コツ」を背景にしたものであった．臨床医として独り立ちするために，それらの「流儀」を習得することが大学医局への「入局」の動機でもあった．

　しかし20世紀末に入ると，あらゆる分野でいわゆる「グローバル化」が急速に進行し，それは医学・医療の分野でも例外ではなかった．新たな知識や技術，治療薬が登場すると，それは急速に「グローバル化」し，さらにそれらはとどまることなく更新される．同時に医学・医療の広がりと細分化が進行し，それぞれの分野が，「専門化」に向かっている．

　そして一方ではなるべく多くの患者に，専門医レベルの治療を提供したいという普遍的な考え方が存在する．しかしながら一人の臨床医が学び，習得できる範囲や量にはおのずから限界がある．このような時代にあって，これまでの「医局の流儀」を伝承する方法はもはや通用しなくなった．そのため各分野で専門医集団の知識・経験を集約した「手引き書」の類が多数登場することになったのも必然であった．

　その後の米国では，有効で安全で，同時に医療経済の面からも効率的である医療の実践を支援する「診療ガイドライン（診療GL）」を，体系的なやり方で作成することが政策として進められた．それこそが「evidenceに基づく医療（evidence-based medicine；EBM）」であり，「evidenceに基づく診療GL」の始まりであった．わが国でも近年になって専門医学会が主導となり，多くの診療分野で「診療GL」が作成され，適宜up-dateされている．本稿では，「診療GL」を活用する際の，臨床医の視点からの疑問点や問題点をいくつか取り上げる．

I 「診療GL」の拘束力はどれほどに強いか？

　診療上の「standard」とは，outcomeがはっきりしていて個人差がなく，ほぼ100％の患者に当てはまる診療行為を指す．GLの診療内容が意味することは，患者集団から得られたデータの推計学・統計学的な結論を反映しているものといえる．GLの勧める診療とは，複数の選択肢が存在する場合，outcomeが状況によって異なるものの65〜95％の患者に当てはまる診療行為を意味しているとされる[1]．このようなことから，GLに記された強い根拠，中等度の根拠の診療内容ですら，当該疾患を有するすべ

ての患者に例外なく当てはまると考えることは大きな誤りである．

一方では有効で安全で，同時に医療経済の面からも効率的な医療の実践を目的とする際に，一人の臨床医が収集できる正確な情報量には限界があることから，現在の臨床場面ではこの「診療 GL」をまったく無視することは適切ではない．だからといって GL に振り回されることになってもいけない．

欧米での GL の位置づけは，勧告（recommendation）よりも弱く，指令（directive）や規制（regulation）よりもさらに弱いとされている[2]．

II 「診療 GL」はテーラーメイド診療を否定し医療を画一化するか？

臨床医にとっての強い関心は，「診療 GL」が臨床医の診療行為をある程度厳しく規制することから，目前の患者に対して，GL に沿った診療（検査や投薬・処置）が義務づけられるのではないかとの危惧である．

すなわち「診療 GL」は，いわば大多数の人々の平均的サイズに合わせた既製服みたいな治療というべきものである．しかし疾病状況は患者個人ごとに異なっており，一様なものではない．それゆえに患者個人に合わせた治療法（いわゆる order-made or tailor-made medicine）の必要性はだれしもが否定できないことである．

また，人種，体格，生活習慣，生活地域が異なり，薬剤の認可量も異なる欧米人の evidence から生まれた GL を参考にしてまで，わが国の診療パターンをあえて統一的にすべきなのであろうか．

この点に関しては，たとえば日本感染症学会が作成・公表している「成人肺炎の治療 GL」（市中肺炎[3]，院内肺炎[4]，医療・介護関連肺炎[5]）では，「GL が優れた臨床判断による診療を制限するものではないこと，GL どおりに治療することを義務づけるものではないこと」を明記している．

また，日本腎臓学会の「CKD 診療ガイドライン」[6]でも，GL は医師の診療行為を縛るものではなく，「医師の診療の裁量のなかで診療の助けになることを期待するものである」と明記している．

日本高血圧学会の「高血圧治療ガイドライン」[7]でも患者個々の病態を勘案して，「主治医の裁量によって決定すべきである」と記してある．

このように GL は医師の経験を基にした「裁量」によるテーラーメイド診療を否定するものではない．

III 医療保険の縛りと「診療 GL」の内容

「診療 GL」の診療内容が「医療保険給付の枠内に限定される」と明示するものもある．しかし健康保険給付の認可を得るための臨床治験は，すべてが「多施設・無作為化・対照のある・二重盲検化での臨床試験（RCT）」で実施されたものとは限らないから，健康保険給付の枠内が科学的 evidence としてよいか否かにも問題が残る．

さらに，たとえば erythropoiesis stimulating agent（ESA）による貧血治療では，ヘモグロビン（Hb）の増加効果を主たるエンドポイントとして RCT をも含む臨床治験が行われて，保険給付の認可が与えられているが，患者の長期生存との関わりなどに触れた治験は実施されていない．このように保険給付を獲得するための治験データのみから，GL の診療内容を枠内に抑えるように言及することは EBM の見地からはいささか問題といえる．

逆に，evidence から得られた GL の内容が医療保険の縛りを超える内容であった場合には…医療保険の枠内で診療を行うべきか，それを超えてまでも GL に従った診療を行うべきかについては，事後の医療費問題の処置・対応をも含めてまさに医師の裁量に含まれるものであろう．

ましてや GL が強く推奨する薬剤がわが国で

は認可されていないものであった際には，患者と医師との十分な相談・合意のうえで「個人輸入」という手法がある．この場合にも医師の裁量として自らの判断・決断が求められよう．

IV　evidenceの収集・評価の過程での情報は均質か？

現在の「診療GL」は科学的evidenceに基づいて作成されている．つまり「GL作成委員会」を立ち上げ，臨床現場での疑問点をclinical questions（CQ）として抽出し，それに関する情報（文献）を収集して吟味し，evidenceとして採用された文献をそれぞれにevidenceの質（レベル）で評価・決定し，最終的に「診療GL」にevidence levelをつけて採用する．その際には文献の収集，採用，さらにevidence levelの決定の仕方を明示する．最終的にevidence levelは，たとえば，A＝強い根拠，B＝中等度の根拠，C＝弱い根拠，D＝根拠なし，E＝実施すべきではない，などと表現される[8]．

このようなGLではRCTがもっとも強いevidenceとして重視される．しかしこれまでのわが国ではそのような大規模臨床試験はほとんど行われてこなかったため，日本人を対象にしたevidenceがほとんど存在しない．そのため，欧米人の間で実施された大規模臨床試験をevidenceとして採用する場面が多くなる．しかし前述のごとく，人種，体格，生活習慣などの異なる外国人グループの臨床試験データ（情報）は，われわれ日本人グループとは必ずしも均質とはいえない．

また多くのRCTは，通常ではできるだけ患者背景を揃えて実施されている．つまり重篤な合併症を有さない患者が対象とされている．しかし，それらのRCTの結果をevidenceとしたGLを，目の前の患者に当てはめようとすると，個々の患者の既往症や後遺症あるいは現症を十分に考慮することが必然的に求められる．

V　evidenceが存在しない部分の「診療GL」は存在しない？

evidence作成には，これまで標準的と考えられてきた治療法が，本当に患者の生命予後を改善しているのかの検証が必要である．それには多施設が参加したRCTがもっとも強いevidenceとして重視される．

ところが前述のごとく欧米と異なり，これまでのわが国では現場の医師個人や「医局」という小集団の経験を基にした「医師の裁量」で薬剤や治療法が選択される場面が多かった．つまり多施設大規模臨床試験を実施する環境には程遠く，日本人を評価対象とする情報（文献）がきわめて少なかった．したがってevidence確認プロセス過程が成立しないCQについては，答えが存在しないことになり，その部分の「診療GL」は作成されないことになる．

ところが臨床の場では，現実になんらかの判断を迫られるCQは少なくない．結局そのような場面では，専門医や経験豊富な権威者の「opinion」で埋め合わせられている部分が多い．つまり「opinion」が多い「診療GL」ではEBMの基本スタンスから遊離しており，従来までの「手引き書」の域を出ていないといわざるをえない．

VI　「診療GL」作成を巡ってのその他の問題

"evidenceが存在しない医学"として必ず取り上げられるものに，漢方薬，鍼・灸などの東洋伝統医学がある．これらの東洋医学は歴史的には「空理空論を言わずに，実際にあった事柄から，その本質を見つけ真理を追究する」姿勢から生み出されたものであるとされる[2]．その点ではまさにEBMの先駆者であったともいえる．しかし，現在の西洋医学的な方法論では「evidenceとして検証することが困難」な部分がきわめて大きいことも事実である．だからといってこのような東洋伝統医学を「EBMに馴

染まない」として無視することは誤りであろう．私的な経験でも，筋肉ヒキツリに対する「芍薬甘草湯」の効果は疑いの余地はない．今後の研究者が探検に乗り出すべき大きな未開の大陸であろう．

一方では，いわゆる「手かざし（therapeutic touch）」は米国看護界ではかなり広く支持されており，正規の教科としてカリキュラムに含めているところも多いようである．これは「人間の身体は開かれたエネルギー場であり，このエネルギーのバランスが崩れると諸々の疾患が発生する．このバランスの崩れを感知し正す」との発想から出ている．最近になってこの「手かざし」効果について，正規のトレーニングを受けた施術者と，この効果に懐疑的な施術者との間で，患者の倦怠感がいずれも減少し，両群間で有意差がなかったとの報告が出て話題になっている[9]．同時期に「代替医療」は多くがプラセボ効果でしかないとする著書も刊行されて，東洋伝統医学を含む「代替医療」への風当たりは決して甘くはない[10]．

もう一つの問題は研究の背景に「だれ」が関与しているかの問題，いわゆる「利害の衝突（conflict of interest；COI）」がある．たとえば受動喫煙の有害性では，たばこ産業から研究資金を受けていた場合ではその有害性は低く，受け取っていなかった場合では高かった．したがってevidenceを探し評価する時点から，COIにも配慮が必要とされる[2]．

VII 医療訴訟と「診療GL」の関係は？

前述のごとく「診療GL」がEBMを背景にして，「強く勧める」～「勧める」内容の診療を，65～95％の患者に妥当な標準的医療として明記していることは間違いない．しかし，それらはあくまでも一般的な患者を想定した際の「標準的」な診療指針とその根拠を示したものである．

それでもあえて「診療GL」から外れた診療を行って，結果的に医療訴訟となった際にはどのような結果が想起されるであろうか．

Institute of Medicine of the National Academies[11]によれば，「診療GL」とは「evidence-based medicine（EBM）の手順で作成することに最大の特徴がある」ものであり，「医療者と患者が特定の臨床現場で適切な決断を下せるよう支援する目的で，体系的な法則で作成された文書である」としている．

前述のごとくGLは，優れた臨床判断による診療を制限するものではなく，GLどおりに治療することを義務づけるものではない（「成人肺炎の治療GL」[3]），さらに医師の診療行為を縛るものではなく，医師の裁量のなかで診療の助けになるものであり（「CKD診療GL」[6]），患者個々の病態を勘案して，主治医の裁量によって決定すべきものである（「高血圧治療GL」[7]）．またEBMは万能ではなく，文献からのevidence情報は個々の医師の専門技能に代わるものではなく，情報が目の前の患者に当てはまるかどうか，あるいはどのように当てはめていくかの判断は，医師の能力に懸かっている（「CKD診療GL」[6]）…などと記載がある．

そして最後にGLは，「医事紛争や医療訴訟における判断基準を示すものではない」（「CKD診療GL」[6]）と明記されている．

おわりに

「診療GL」は，「医師や患者が特定の臨床現場で，適切な判断を下せるように支援するもの」として作成されたものではあるが，同時に「有効で安全で，しかも医療経済の面からも効率的である医療の実践を支援するツール」として急速に発展してきた．限りある医療資源の有効利用をEBMを背景にして押し広めようとするものであるが，一方では医療の広がりと細分化・高度化のため一人の医師がすべてを習得・理解することが不可能となってきたことや，すべての患者が専門医レベルの診療を希望する時代になってきたことを考えれば，必然的な結果であるともいえる．

さらにわが国では，医療費支払い制度が従来までの出来高払いから，厚生労働省主導で

DPC（Diagnosis Procedure Combination）方式に移行しつつあり，そのためには「診療 GL」と clinical pass はともに重要なツールになりつつある．

文　献

1) Eddy, D. M.：Clinical decision making from theory to practice. Designing a practice policy. Standards, guidelines and opinions. JAMA　1990；263：3077-3084
2) 芳田　工：医療における診療ガイドライン―診療ガイドラインに"振りまわされない"ために．臨牀透析　2006；22：812-826
3) 日本呼吸器学会呼吸器感染症に関するガイドライン作成委員会：成人市中肺炎診療ガイドライン．2007, 日本呼吸器学会，東京
4) 日本呼吸器学会呼吸器感染症に関するガイドライン作成委員会：成人院内肺炎診療ガイドライン．2008, 日本呼吸器学会，東京
5) 日本呼吸器学会：医療・介護関連肺炎診療ガイドライン．2011
6) 日本腎臓学会 編：エビデンスに基づく CKD 診療ガイドライン 2009．2009, 東京医学社，東京
7) 日本高血圧学会 編：高血圧治療ガイドライン 2009．2009, ライフサイエンス出版，東京
8) 福井次矢：診療ガイドラインの作成手順．日内会誌 2010；99：2944-2949
9) 李　啓充：続 アメリカ医療の光と影，セラピューティック・タッチ．週間 医学界新聞 第 2967 号，2012 年 2 月 27 日
10) サイモン・シン，エツァート・エルンスト 著，青木薫 訳：代替医療のトリック．2010, 新潮社，東京
11) Institute of Medicine of the National Academies；Field, M. J., Lohr, K. N.（eds.）：Clinical Practice Guidelines：Directions for a New Program. 1990, National Academy Press, Washington DC

（鈴木　正司）

CKD 診療ガイドと透析導入前治療	1
腹膜透析ガイドライン	2
血管アクセスガイドライン	3
腎性貧血ガイドライン	4
CKD-MBD ガイドライン	5
循環器合併症ガイドライン	6
C 型肝炎ガイドライン	7
糖尿病治療ガイドライン	8
食事療法基準	9
血液透析処方ガイドライン	10
水質基準ガイドライン	11
HIV 透析患者ガイドライン	12
維持血液透析の見合わせ（非導入と継続中止）に関する提言	13

各論

各論 1 CKD診療ガイドと透析導入前治療

1. 非糖尿病CKD患者

Non-diabetic chronic kidney disease

はじめに

わが国の成人人口の約10％が慢性腎臓病（CKD）となっており，400人に1人は透析患者であるといわれる時代となってきた．患者数の多さに比べ腎臓専門医は3,000人前後と少なく，透析患者発生数の減少のために腎臓・透析専門医と専門医以外との連携を効果的に行うことが重要な課題となってきた．連携を円滑に行うことを目標に日本腎臓学会から「CKD診療ガイド」が2007年に発刊され，2009年，2012年に改訂[1]され，あわせて「エビデンスに基づくCKD診療ガイドライン」も2009年，2013年[2]と改訂がなされている．

CKDは，①尿異常（おもに蛋白尿），腎形態異常，②糸球体濾過量（GFR）が60 mL/min/1.73 m² 未満に低下した状態のいずれか一方，または両者が3カ月以上持続した状態を示す[1]．腎機能低下が進行し，透析療法や腎移植が必要となった状態または差し迫った状態がCKDステージG5といわれる（表1）．

そこで本稿では，非糖尿病患者で，CKDステージG4以降から透析導入までのCKD診療に「ガイドライン」を生かすべき点について述べる．

I いつから腎臓専門医に紹介すべきか？

●ガイドラインの概要・考え方

▶ 日本腎臓学会「CKD診療ガイド2012」[1]
- CKD患者診療のエッセンス
1) 尿蛋白 0.50 g/gCr 以上　または検尿試験紙で尿蛋白2＋以上
2) 蛋白尿と血尿がともに陽性（1＋以上）
3) 40歳未満 ················· GFR 60 mL/分/1.73 m² 未満

   40歳以上70歳未満 ···· GFR 50 mL/分/1.73 m² 未満

   70歳以上 ················· GFR 40 mL/分/1.73 m² 未満

のCKD患者を，腎臓専門医に紹介するタイミングとして挙げている．

- 尿蛋白の急激な増加，eGFRの急速な低下（3カ月以内に血清Cr値が30％上昇）が認められた場合には，直ちに腎臓専門医に紹介する．

▶ 日本腎臓学会「エビデンスに基づくCKD診療ガイドライン2013」[2]

18章 透析治療―導入まで
- CKDステージG3区分以降（遅くてもステージG4）においては，専門医が診療することで，腎機能低下速度が緩やかになり，透析導入すべき時期を遅延できる可能性があるため，腎臓専門医への紹介を推奨する（推奨グレードC1）．

表1 CKDの重症度分類

原疾患	蛋白尿区分		A1	A2	A3
糖尿病	尿アルブミン定量 (mg/日) 尿アルブミン/Cr比 (mg/gCr)		正常 30未満	微量アルブミン尿 30〜299	顕性アルブミン尿 300以上
高血圧 腎炎 多発性嚢胞腎 移植腎 不明 その他	尿蛋白定量 (g/日) 尿蛋白/Cr比 (g/gCr)		正常 0.15未満	軽度蛋白尿 0.15〜0.49	高度蛋白尿 0.50以上
GFR区分 (mL/分/ 1.73 m²)	G1	正常または高値 ≧90			
	G2	正常または軽度低下 60〜89			
	G3a	軽度〜中等度低下 45〜59			
	G3b	中等度〜高度低下 30〜44			
	G4	高度低下 15〜29			
	G5	末期腎不全 (ESKD) <15			

重症度は原疾患・GFR区分・蛋白尿区分を合わせたステージにより評価する．CKDの重症度は死亡，末期腎不全，心血管死亡発症のリスクを　　のステージを基準に，　，　，　の順にステージが上昇するほどリスクは上昇する．
〔KDIGO CKD guideline 2012 を日本人用に改変，日本腎臓学会 編：CKD 診療ガイド 2012. 2012, p.3, 東京医学社[1]より引用〕

Clinical Question 1
顕微鏡的血尿のみのケースをどう考えるか？

多い蛋白尿では腎機能の低下速度に強い傾向があり，多い蛋白尿と多い血尿を有する場合にはさらに腎機能低下速度が強くなる[3]．しかし蛋白尿が陰性で，顕微鏡的血尿のみが繰り返し指摘されるケースをどう扱うべきなのか．「エビデンスに基づくCKD診療ガイドライン2013」[2]では，腎障害を示唆する所見（検尿異常，画像異常，血液異常，病理所見など）の存在のみでもCKDであると表記している．血尿は間違いなく尿異常である．したがって血尿だけのケースでも，それが3カ月以上持続すればCKDと診断される．まず，適切な泌尿器科的検査で，尿路結石症や腎臓癌（とくに40歳以上では）などの有無をも検索する必要がある．

一般的には顕微鏡的血尿のみで発見されるCKDの予後は良好で，10年以内に半数の例では血尿が消失し，残り10％が血尿・蛋白尿ともに陽性となる[4]．

それでも変形赤血球や病的円柱を認める場合には腎生検を考慮し，光学顕微鏡および免疫蛍光染色法でも異常所見がなく，電子顕微鏡レベルで糸球体基底膜の菲薄化のみ存在すれば「良性血尿」(thin basement membrane disease) と判断される．この場合には基本的に進行性はなく，通常では検尿で経過を観察するのみでよい．

CQ 2
腎障害の進行が停止～回復する可能性のあるケースも含まれるのでは？

確かにステージ G3 の CKD 患者群でも，その疾患の病態や背景を正しく把握して適切な対応を行った場合には，腎機能障害が維持～改善（回復）する可能性があるケースが含まれている．

そのなかでもっとも多いものは，薬剤性の腎障害によるものであり，抗生物質，非ステロイド抗炎症薬（NSAIDs；nonsteroidal anti-inflammatory drugs），造影剤，抗がん剤，重金属（カドミウム，白金など），などがよく知られている．とくに臨床的に重要なものは NSAID の長期使用である．CKD が NSAID の誘因であると早期に判断し，投与を中止すれば尿異常が軽減～改善し，腎機能の進行性低下が停止～回復する場合も少なくない．以前にはフェナセチンの長期連用による「フェナセチン腎症」がよく知られていた．

CQ 3
高齢者でも同じ基準で判断してよいか？

同じ血清クレアチニン（Cr）値でも 30 歳代と 70 歳代では推算 GFR（eGFR）には大きな差異が生じる．そこで腎機能を血清 Cr 値ではなく eGFR で評価することで，高齢者の CKD に対してもタイミングを外さずに対応が可能である．さらに高齢者では，筋肉量の減少のため Cr の産生量が相対的に少なくなることから血清 Cr 濃度もその分だけ少ないため，eGFR 値が過大に評価される傾向がある．

ただし高齢者では，腎臓以外の諸臓器でも多少の機能低下や予備力低下があることは考慮しなければならない．また Cardio-Renal-Anemia 症候群として知られているごとく，心機能の低下，貧血は CKD の進行と相互に関連している．さらに，脱水，溢水，高血圧，高脂血症，アシドーシスなどは，高齢者での腎機能の悪化因子として重要である．

「CKD 診療ガイド 2012」[1] では，高齢者（70歳以上）では CKD の進行が相対的に緩い傾向にもあるため，専門医への紹介は eGFR 40 mL/min/1.73 m^2 未満となった時点とされている．

CQ 4
小児の場合でも同じ基準で判断してよいか？

日本腎臓学会の提示した eGFR の計算式は成人を対象にしたもので，小児には適応できない．最近，日本小児腎臓病学会の小児 CKD 対策委員会による多施設共同研究によって，イヌリンクリアランス法による試験に基づいて酵素法に基づく Cr 値から，日本人小児（2～11 歳）の eGFR を求める換算式〔eGFR (mL/分/1.73 m^2)＝k×身長（cm）/血清 Cr 値（酵素法）〕と k＝0.35 が設定された[5]．

表2 学校検尿において異常が判明した患児の現時点での専門医紹介基準

1. 早朝尿蛋白および尿蛋白/クレアチニン比（g/gCr）がそれぞれ
   1+程度：0.2～0.4 g/gCr は，6～12 カ月程度で紹介．
   2+程度：0.5～0.9 g/gCr は，3～6 カ月程度で紹介．
   3+程度：1.0～1.9 g/gCr は，1～3 カ月程度で紹介．
   ただし，上記を満たさない場合も含めて，下記の 2～6 が出現・判明すれば，早期に専門医に相談または紹介する．
2. 肉眼的血尿（遠心後肉眼的血尿を含む）
3. 低蛋白血症：血清アルブミン 3.0 g/dL 未満
4. 低補体血症
5. 高血圧（白衣高血圧は除外する）
6. 腎機能障害の存在

注）尿蛋白の検査では濃縮尿で尿蛋白/クレアチニン比が正常（<0.2 g/gCr）でも陽性のことがあり，先天性腎尿路疾患などでは希釈尿で+/－程度でも異常のことがあるため，尿蛋白/クレアチニン比の検査での上記紹介基準を推奨する．

表3 CKDステージG4，5での主要な対策事項

対策事項	目的
血圧管理（130/80 mmHg 未満）	心血管事故の予防・低血圧を避ける
水分管理（塩分5g以下/day，利尿薬投与）	肺水腫・心不全予防
栄養管理	低栄養・るいそうを避ける
貧血管理（鉄剤補充，ESA剤投与）	腎機能低下速度を遅延させる（?），生活の質（QOL）を持続
CKD-MBD 管理	異所性石灰化，副甲状腺機能亢進，骨病変の進展を阻止する
アシドーシスを避ける	諸代謝の正常（働き）を維持する
高カリウム値を避ける	不整脈・突然死予防
治療可能な腎障害因子の治療	腎機能の保持
非ステロイド抗炎症薬や造影剤使用を避ける	腎機能の保持
上腕での採血・点滴中止	バスキュラーアクセス部位の確保/保持

さらに小児ではCKDの保存療法が，患児の身体および精神の成長に大きく影響するため，先行的腎移植（preemptive renal transplantation）をも考慮して対応を行う必要がある[6]．そのためeGFRで20〜30 mL/min/1.73 m²となった時点から先行的腎移植を想定し，臓器移植ネットワークなどへの登録も積極的に勧める必要がある．

また，「CKD診療ガイド2012」[1]では，学校検尿において異常が判明した患児の専門医紹介基準を提示している（表2）．

CQ 5
専門医への紹介が遅れたことの影響は重大か？

欧米ではlate referral（その定義も1〜6カ月間と各報告者で異なるが，概ね専門医紹介後3カ月以内に透析導入となる患者）の生命予後が悪く，医療費が高くつくと考えられている．そのためeGFRでCKDステージG4，5と判断された患者は必ず腎臓・透析専門医にコンサルトするよう強く非腎臓・透析医に訴える必要がある．

CKDの合併症のなかでも発症頻度が増えるものに対する予防や早期発見・治療，およびそのおもな対策の概要を表3に示した．より具体的な内容についてはそれぞれの項目を参照されたい．

診療のポイント

① 腎機能は血清Cr値ではなく，必ずeGFRで評価する（GL）．
② 小児のeGFRの計算は成人の場合とは異なる（OP）．
③ 血尿単独でも尿異常と捉える（GL）．
④ 無症状でも初めて尿所見や腎機能異常を示した患者を診たときには1カ月以内に再診させ，CKDの急性増悪や急速進行性腎炎を見逃さないようにする（OP）．
⑤ 高齢者（70歳以上）での専門医への紹介はやや遅れ気味（eGFR 40 mL/min/1.73 m² 未満）であっても許される（GL）．
⑥ 小児では先行的腎移植をも想定して対応すべきである（OP）．

II いつから腎代替療法（血液透析・腹膜透析・腎移植）について説明を開始するか？

●ガイドラインの概要・考え方

▶「CKD診療ガイド2012」[1]
10-1 CKDのフォローアップ：成人
• ステージG3以降では，腎代替療法（透析療法や腎移植）に関する情報提供が必要である．一般的にはeGFR 50 mL/分/1.73 m² 未満，ただし70歳

以上では eGFR 40 mL/分/1.73 m² 未満で行う.
- 詳細な腎代替療法に関する情報提供は，腎障害が進行性であり，eGFR 15〜29 mL/分/1.73 m² の時期に行うことを推奨する.

▶「エビデンスに基づく CKD 診療ガイドライン 2013」[2] 19章 腎移植
- 透析導入前の腎移植（先行的腎移植）は透析療法を経てからの腎移植に比べ生命予後を改善する可能性があるため推奨する（推奨グレード C1）.

CQ 6
腎代替療法の説明はどのように行うか？

ガイドラインでは腎代替療法に関する情報提供は，一般的には eGFR 50 mL/分/1.73 m² 未満，ただし 70歳以上では eGFR 40 mL/分/1.73 m² 未満で行うとされている．そのための導入前教育・ケアを行う手段として，外来や教育プログラムを効果的に組み合わせて，医師と他の医療従事者を含んだ多職種が参加してチーム医療で行う．その際には，① 医療チームは個々の患者の理解の程度に合わせた十分な情報を提供する，② 医療チームは患者から生活環境や家族環境および患者自身の病態や腎代替療法の選択肢各々の長所や短所の理解および判断能力などについて十分な情報を収集する，③ 治療の選択権は患者ならびに家族にあり，医療チームは判断能力がある患者が意思決定する過程を共有して尊重することが支援のあり方として必要となる[7]．判断能力がある患者が意思決定した治療選択肢を尊重すること（自己決定の尊重）が重要である[7]．この場合，腎代替療法を開始することを患者自らの意思で強く拒否する事例も含まれる．このような事例には腎代替療法の必要性について医療チームは誠実に真摯な態度で，家族なり近親者にも連絡し，患者に納得してもらうよう努力する．患者の意思決定が変わらなければその意思を尊重する．家族もその決定に同意していることが望ましい．なお，判断能力がない患者については，日本透析医学会の「維持血液透析の開始と継続に関する意思決定プロセスについての提言」[7]（以下，提言）を熟読することを勧める．

しかしながらステージ G4 以降では，多くの CKD 患者にとって避けたかった透析が避けられない状況に至ったという「うっ屈した」心理をもつ治療過程である．このような場面では患者と医療者間の信頼関係のなかで進めることが重要となる．信頼関係の構築なしの腎代替療法の説明は，時として患者の心理的な拒否，怒りなどを生じさせ，その後の腎代替療法の選択や教育についての説明と同意が円滑にいかないことも念頭におく．

CQ 7
近い将来に生体腎移植のチャンスが皆無なケースでも，腎移植の説明は重要か？

腎代替療法として血液透析，腹膜透析（PD），腎移植の三つの選択肢があることは，たとえ移植のチャンスがないと思われる場合においても説明を行うべきである（図）.

各療法についての説明は長所・短所を含め偏見なく中立な立場で説明すべきであり，日本腎臓学会，日本透析医学会，日本移植学会，日本臨床腎移植学会の 4 学会合同による解説書「腎不全―治療選択とその実際」〔参考 URL[1]〕が発刊された（表4）．それぞれの治療法を選択する際に，個々の患者で医学的に不適応と考えられる治療法が存在すれば，それは早い段階で理解してもらう必要がある（図）.

生体腎移植のチャンスがなくとも，臓器移植ネットワークを介しての腎臓提供を待つ道は開かれている．

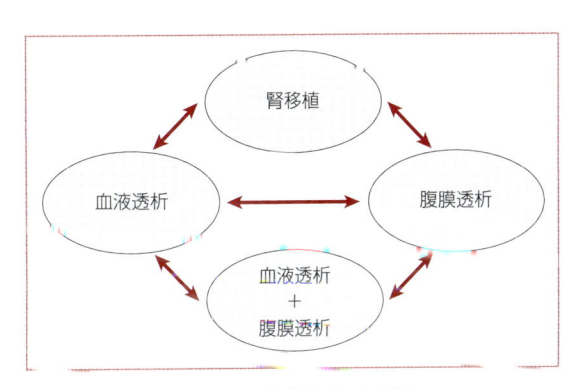

図 腎代替療法の選択肢

表4　状態による最適な治療法の選択

	血液透析	腹膜透析	腎移植
腎機能	悪いまま（貧血・骨代謝異常・アミロイド沈着・動脈硬化・低栄養などの問題は十分な解決ができない）		かなり正常に近い
必要な薬剤	慢性腎不全の諸問題に対する薬剤（貧血・骨代謝異常・高血圧など）		免疫抑制薬とその副作用に対する薬剤
生存予後	移植に比べ悪い		優れている
心筋梗塞・心不全脳梗塞の合併	多い		透析に比べ少ない
生活の質	移植に比べ悪い		優れている
生活の制約	多い（週3回, 1回4時間程度の通院治療）	やや多い（透析液交換・装置のセットアップの手間）	ほとんどない
社会復帰率	低い		高い
食事・飲水の制限	多い（蛋白・水・塩分・カリウム・リン）	やや多い（水・塩分・リン）	少ない
手術の内容	バスキュラーアクセス（シャント）（小手術・局所麻酔）	腹膜透析カテーテル挿入（中規模手術）	腎移植術（大規模手術・全身麻酔）
通院回数	週に3回	月に1〜2回程度	移植後1年以降は月に1回
旅行・出張	制限あり（通院透析施設の確保）	制限あり（透析液・装置の準備）	自由
スポーツ	自由	腹圧がかからないように	移植部保護以外自由
妊娠・出産	困難を伴う	困難を伴う	腎機能良好なら可能
感染の注意	必要	やや必要	重要
入浴	透析後はシャワーが望ましい	腹膜カテーテルの保護必要	問題ない
その他のメリット	医学的ケアが常に提供される，もっとも日本で実績のある治療方法	血液透析に比べて自由度が高い	透析による束縛からの精神的・肉体的解放
その他のデメリット	バスキュラーアクセスの問題（閉塞・感染・出血・穿刺痛・バスキュラーアクセス作製困難）除水による血圧低下	腹部症状（腹が張るなど）カテーテル感染・異常腹膜炎の可能性蛋白の透析液への喪失腹膜の透析膜としての寿命がある（10年くらい）	免疫抑制薬の副作用拒絶反応などによる腎機能障害・透析再導入の可能性移植腎喪失への不安

〔参考 URL[1]）より引用〕

CQ 8
腎代替療法を開始するまでの準備期間はどれくらい必要か？

　選択した療法を実施に移す場合，安全・経済的にそれを施行するための「準備期間」が必要であるが，ガイドラインではその点に触れていない．
　血液透析ではバスキュラーアクセスが必須となるが，わが国のバスキュラーアクセスガイドライン（GL）[8]）ではバスキュラーアクセスは初めて使用する2〜3週間前には作製されていることを求めている．また欧州のEBPG（European Best Practice Guideline）[9]）では初回穿刺の最低6週間前，2〜3カ月前が望ましいとされている．
　腹膜透析（PD）では残存腎機能の未だある時期に導入することが，導入時期の合併症の回避，患者生命予後改善のために重要である．そのため尿毒症症候が出現する以前に，前もってPDカテーテルの挿入と埋め込みを行うSMAP法（PD段階的導入法）も考慮する[10]）．

さらに先行的腎移植では6カ月前にはdonorとrecipientの精密検査を施行し[11]，必要なワクチンなどは済ませておく必要がある．

CQ 9
preemptiveな腎移植はどう扱うべきか？

このような腎移植は主として小児を念頭においたものではあるが，条件が整えば必ずしも小児のみに限定されるものではない．

この場合の患者・家族への説明と同意のための活動はCKDステージG4のなかでも，eGFR 20〜30 mL/min/1.73 m^{2}の時期に行うことが多学会で同意されている．

これは前項でも述べたような諸準備に必要な期間と，残存腎機能を考慮した結果である．

CQ 10
透析に導入されていないケースでも臓器移植ネットワークへ登録できるのか？

透析治療を経験しないで腎移植を行う先行的腎移植は最近になって急速に関心を集めている領域であり，とくに成長期の小児では望ましい治療法である．

しかしこれまでの臓器移植ネットワークではこのようなケースを想定していなかったことから，関連5学会（日本腎臓学会，日本透析医学会，日本小児科学会，日本移植学会，日本臨床腎移植学会）による先行的腎移植の適応評価を行う機構である先行的献腎移植登録審査委員会で検討された．

その結果この治療の説明はeGFR 20〜30 mL/min/1.73 m^{2}で行われ，eGFR 15 mL/min/1.73 m^{2}でこの登録審査委員会に申し込む．ここで「適応あり」と判定されれば，日本臓器移植ネットワークに待機者リストとして登録される．

さらに2015年8月1日以降は，成人例に限り登録審査委員会を経由せずに直接に日本臓器移植ネットワークに申請するシステムとなった（小児例は従来どおり，登録審査委員会への申し込み方式は変らない）．

診療のポイント

① CKDステージG4以降で患者との信頼関係を有していることが重要（OP）．
② 機能回復が困難と判断された時点から，将来の腎代替治療法の選択の情報を提示する（GL）．
③ 患者の体調や心理的状態に合わせて説明し同意を得る（OP）．
④ 患者が抱く疑問や不安（表5）[12]を考慮しながら，同じ説明を繰り返すことや同意を得るのに時間がかかることを念頭におく（OP）．
⑤ 手術に耐えうる体力があり，身近に腎臓提供者となりうる人がいる患者では年齢にかかわらず腎移植専門医と連携をとる（OP）．
⑥ CKDステージG4以降の腎専門医による診察頻度は1〜3カ月間隔とする（GL）．
⑦ 前回のeGFRとの差（Δ）を検討し，その値からeGFR 10〜15 mL/min/1.73 m^{2}に到達するまでの期間を大雑把に予想する（OP）．
⑧ 医師，看護師，管理栄養士，薬剤師，医療ソーシャルワーカー，保健師，訪問看護師，ケアマネジャーなど多岐にわたる職種よりチームを構成し，定期的なミーティングを行う（OP）．
⑨ 各種治療法の開始予想時期に合わせ，患者の状態に応じてバスキュラーアクセス作製やPDカテーテル挿入を行う，先行的腎移植の諸準備を行う（OP）．
⑩ 先行的腎移植ではeGFR 20〜30 mL/min/

表5 患者が抱いている透析療法に対する不安や疑問

1) 避けることができないのか？
2) いつごろ必要になるのか？
3) そもそもどういう治療なのか？
4) 透析を受けていくことは辛いことなのか？
5) 入院期間はどれくらいか？
6) 具合が悪くなる治療らしいが本当か？
7) どのような生活スタイルになるのか？

〔宮崎真理子，他：臨牀透析 2009；25：1645[10]より引用〕

1.73 m² で患者・家族に十分な説明を行い，5 学会で構成される先行的腎移植評価機構での判定の後で，eGFR 15 mL/min/1.73 m² で臓器移植ネットワークに登録申請する（OP）．

III　いつから腎代替療法を開始すべきか？

●ガイドラインの概要・考え方

▶「エビデンスに基づく CKD 診療ガイドライン 2013」[2]
第 18 章　透析治療—導入まで
- 尿毒症症状の出現のない eGFR 8〜14 mL/分/1.73 m² 程度での早期導入は，透析導入後の予後改善に寄与しない．一方で，症状がなくとも eGFR 2 mL/分/1.73 m² までに導入することが望ましい．

CQ 11
「適正な透析導入基準」の具体的な判断基準とは？

透析療法を導入するタイミングについての具体的な基準は，現在のところ十分なエビデンスに基づいて策定されていない．本邦で広く受け入れられている透析導入基準は，1991 年に厚生科学研究腎不全医療研究事業[13]により策定された基準である（表6）．これは年齢や尿毒症合併症や日常生活障害度を考慮した基準で，点数制をとっており 60 点以上に達したら導入としている．導入時合計点数が高値なほど予後不良で，80 点以下の患者社会復帰率が高いことが明らかとなっていた[13]．しかし，60 点未満の導入が，1992 年の 3.1％から 2006 年で 22.4％と 7 倍増加しており基準の見直しが検討されている[14]．

2013 年の日本透析医学会による「維持血液透析ガイドライン：血液透析導入」[15]では，eGFR ＜15 mL/min/1.73 m² で腎不全症候・日常生活の活動性・栄養状態を総合的に判断したうえで，透析療法以外ではそれらを回避できない場合を透析導入タイミングとしている．

CQ 12
eGFR で判断してよいのか？

日本透析医学会の統計調査委員会[16]による 1988 年導入患者と 1989 年導入患者をまとめて解析した結果では，低い eGFR で導入された患者ほど生命予後が良く，高い eGFR で導入された患者の死亡のリスクは eGFR 4〜6 mL/min/1.73 m² を対照とすると，eGFR 10〜12 mL/min/1.73 m² は 1.571 倍，eGFR 12 mL/min/1.73 m² 以上は 1.698 倍と高く不良であった．これは高い eGFR で導入せざるをえない患者の予後が悪いこと示しているものと考えられている．オーストラリアとニュージーランドから 828 人を無作為に導入時期 eGFR 10〜14 mL/min/1.73 m² と eGFR 5〜7 mL/min/1.73 m² とに割り付けして，導入後 3.59 年経過観察した研究では両群間に死亡率や心血管事故や感染症の頻度に差を認めなかった[17]．

以上のごとく適切な腎代替療法の開始時期のタイミングを，具体的な eGFR で決定することはきわめて困難といわざるをえない．

CQ 13
腎代替療法を開始しないという選択は？

2014 年度末の新規透析導入患者全体の平均年齢は 69 歳であり，高齢化と糖尿病性腎症の患者が多く，併発症を多くもつ患者やフレイルの患者が増加してきた．75 歳以上の患者では併発症が多いと透析導入患者と導入しなかった患者の予後は差がなかったとか[18]，透析療法自体が体に与える侵襲性も問題となり米国のナーシングホーム居る患者の QOL は透析導入によって改善せず，ADL は悪化したと報告もある[19]．それゆえ，近年では腎代替療法を開始しないという選択もありうる．

「提言」[7]では医療チームが開始しない状態を 2 つ分けている．①腎代替療法を安全に施行することが困難な場合—生命維持が極めて困難な循環・呼吸状態で多臓器不全や持続低血圧の存在や血液透析実施のたびに抑制や鎮静がなけれ

表6 透析療法導入基準（1991年厚生科学研究 腎不全医療研究事業）

保存的療法では，改善ができない慢性腎機能障害，臨床症状，日常生活能の障害を呈し，以下のⅠ～Ⅲ項目の合計点数が原則として60点以上になったときに長期透析療法への導入適応とする．

Ⅰ 臨床症状
- 以下のうち3個以上あるものを高度，2個を中等度，1個を軽度とする．
1. 体液貯留（全身性浮腫，高度の低蛋白血症，肺水腫）
2. 体液異常（管理不能の電解質・酸塩基平衡異常）
3. 消化器症状（悪心，嘔吐，食欲不振，下痢など）
4. 循環器症状（重篤な高血圧，心不全，心包炎）
5. 神経症状（中枢・末梢神経障害，精神障害）
6. 血液異常（高度の貧血症状，出血傾向）
7. 視力障害（尿毒症性網膜症，糖尿病性網膜症）

程度	点数
高度	30
中等度	20
軽度	10

Ⅱ 腎機能

血清クレアチニン値（mg/dL）	クレアチニンクリアランス値（mL/min）	点数
8以上	10未満	30
5～8未満	10～20未満	20
3～5未満	20～30未満	10

※年少者（10歳以下），高齢者（65歳以上），全身性血管合併症のあるものについては10点を加算する．また，小児においては血清クレアチニン値を用いないでクレアチニンクリアランス値を用いる．
※血清クレアチニンが高い場合には上記Ⅰのような症状に気をつけ，症状が出たときには我慢せず，病院に連絡するか来院するようにする．

Ⅲ 日常生活障害度

	程度	点数
尿毒症症状のため起床できないもの	高度	30
日常生活が著しく制限されるもの	中等度	20
通勤，通学あるいは家庭内労働が困難となった場合	軽度	10

〔川口良人：透析導入ガイドラインの策定と追跡調査に関する研究．1993, 156-164[13]より引用〕

ば体外循環を安全に確保・維持できない状態，②完治不能な悪性疾患のため死期が近い状態や脳血管障害や頭部外傷の後遺症による重篤な脳機能障害のため腎代替療法の維持の理解が困難な状態や経口摂取できず人工的水分栄養補給が長期にわたって必要とされる状態などの患者の全身状態がきわめて不良で，上記状態での患者自身の腎代替療法の拒否の意思が明示されている場合か家族が患者の拒否の意思を推測できる場合を挙げている．その際CQ6で述べた支援のあり方が実施されていることが前提となる．開始しないという選択も状況，状態の変化によって変わり，当然腎代替療法開始する症例も出てくる．「開始しない」を選択された症例については患者の価値観や人生観に合ったケア計画や緩和ケアを専門家交えて行い，痛みのない患者QOLの高い終末期医療を行う[7]．

診療のポイント

① 現時点では2013年の日本透析医学会の

表7 腎不全症候とは

腎機能低下に伴って生じる以下の兆候
- 体液貯留（浮腫，胸水，腹水）
- 栄養障害
- 循環器症状（心不全，高血圧）
- 貧血
- 電解質異常（低Ca血症，高K血症，低Na血症，高P血症）
- 酸塩基平衡異常（アシドーシス）
- 消化器症状
- 神経症状

「維持血液透析ガイドライン：血液透析導入」[15]に準拠し，CKDステージG5（GFR 15.0 mL/min/1.73 m^{2}未満）の患者で，治療に抵抗性の腎不全症候（表7）や日常生活の活動性および栄養状態を総合的に判断し，加えて1991年に厚生科学研究腎不全医療研究事業[13]により策定された基準（表6）を参考に導入を行う（UP）．

② CKD ステージ G5 やステージ G4 でも腎不全症候が強いと診断した患者では，月1回程度（状態が悪ければより短期期間内）の再診を行い，腎不全症候の悪化や新たな出現を見逃さないようにする（OP）．

おわりに

20年前頃から腎臓・透析専門医への紹介が遅い患者（late referral）の予後は不良であるとの報告[20]がなされ，適切な時期での腎臓・透析専門医へ紹介が検討された．現在ではガイドラインの多くはCKDステージG4になったら患者を専門医に紹介することを勧めている．これは大規模な介入研究に基づくものではなく，今後も検証が必要である．しかし，現行のガイドラインがCKD患者の生活の質を高め，予後を改善するものであると期待したい．

文 献

1) 日本腎臓学会編：CKD診療ガイド2012．2012，東京医学社，東京
2) 日本腎臓学会編：エビデンスに基づくCKD診療ガイドライン2013．日腎会誌 2013；55：585-860
3) Iseki, K., et al.：Proteinuria and the risk of developing end-stage renal disease. Kidney Int. 2003；63：1468-1474
4) Yamagata, K., et al.：Prognosis of asymptomatic hematuria and/or proteinuria in men. High prevalence of IgA nephropathy among proteinuric patients found in mass screening. Nephron 2002；91：34-42
5) Nagai, T., et al.：Creatinine-based equations to estimate glomerular filtration rate in Japanese children aged between 2 and 11 years old with chronic kidney disease. Clin. Exp. Nephrol. 2013；17：877-881
6) Kasiske, B. L., et al.：Preemptive kidney transplantation：the advantage and the advantaged. J. Am. Soc. Nephrol. 2002；13：1358-1364
7) 日本透析医学会：維持血液透析の開始と継続に関する意思決定プロセスについての提言．透析会誌 2014；47：269-285
8) 日本透析医学会：2011年版 慢性血液透析用バスキュラーアクセスの作製および修復に関するガイドライン．透析会誌 2011；44：855-937
9) Tordoir, J., et al.：EBPG on vascular access. Nephrol. Dial. Transplant. 2007；22(Suppl. 2)：ii88-ii117
10) 日本透析医学会：2009年版 腹膜透析ガイドライン．透析会誌 2009；42：285-315
11) Abboud, H. and Henrich, W. L.：Clinical practice. Stage IV chronic kidney disease. N. Engl. J. Med. 2010；362：56-65
12) 宮崎真理子，他：末期腎不全患者への医療情報提供と準備―血液透析．臨牀透析 2009；25：1645-1650
13) 川口良人：平成4年度厚生科学研究腎不全医療研究事業報告書．透析導入ガイドラインの策定と追跡調査に関する研究．1993, 156-164
14) 日本透析医学会統計調査委員会：図説 わが国の慢性透析療法の現況（2006年12月31日現在）．2007, 45-53
15) 日本透析医学会：維持血液透析ガイドライン：血液透析導入．透析会誌 2013；46：1107-1155
16) 日本透析医学会統計調査委員会：わが国の慢性透析療法の現況（2006年12月31日現在）CD-ROM版．2007
17) Cooper, B. A., et al.：A randomized, controlled trial of early versus late initiation of dialysis. N. Engl. J. Med. 2010；363：609-619
18) Murtagh, F. E., et al.：Dialysis or not? A comparative survival study of patients over 75 years with chronic kidney disease stage 5. Nephrol. Dial. Transplant. 2007；22：1955-1962
19) Kurella Tamura, M., et al.：Functional status of elderly adults before and after initiation of dialysis. N. Engl. J. Med. 2009；361：1539-1547
20) Jungers, P., et al.：Late referral to maintenance dialysis：detrimental consequences. Nephrol. Dial. Transplant. 1993；8：1089-1093

参考URL（2016年2月現在）

1) 日本腎臓学会，日本透析医学会，日本移植学会，日本臨床腎移植学会：腎不全―治療選択とその実際（2015年版）
http://www.jsn.or.jp/jsn_new/iryou/kaiin/free/primers/pdf/2015jinfuzen.pdf

（鈴木　正司，伊丹　儀友）

1 CKD診療ガイドと透析導入前治療

2. 糖尿病

Diabetic nephropathy

はじめに

慢性腎臓病（CKD）の疾患概念が導入された背景には，透析導入例の増加と，その予後が不良であり，さらに医療費の増大をきたしていることなどへの対策として，早期発見と管理が必須となったことがある．

その管理としてCKDの診断にとどまらず原疾患管理がもっとも重要である．1997年以来，糖尿病性腎症（DM腎症）による導入が第1位を占め，2014年の全国調査では導入例の43.3％を占めている[1]．

糖尿病（DM）治療の進歩により2009年に比し減少傾向がみられるが，DM腎症の透析例の5年生存率は約50％である．DMのCKD対策が最重要課題である．DMに起因する病態を把握し管理するとともに，CKDの管理をすることが重要である．「CKD診療ガイド2012」[2]および「エビデンスに基づくCKD診療ガイドライン2013」[3]をDM腎症のCKD管理においてどのように生かすべきか，さらに透析導入前後におけるDMの特殊性に関しても述べる．

I どのステージから腎臓・透析専門医は関与すべきか？

●ガイドラインの概要・考え方

▶日本腎臓学会「CKD診療ガイド2012」[2]
以下のいずれかがあれば，腎臓専門医に紹介することが望ましい．
1) 0.5 g/gクレアチニン以上または検尿試験で尿蛋白2+以上
2) 蛋白尿と血尿がともに陽性（1+以上）
3) 40歳未満 ……………… GFR 60 mL/分/1.73 m² 未満
   40歳以上70歳未満 …… GFR 50 mL/分/1.73 m² 未満
   70歳以上 ……………… GFR 40 mL/分/1.73 m² 未満

▶日本腎臓学会「エビデンスに基づくCKD診療ガイドライン2013」[3]
- CKDステージG3区分以降（遅くてもステージG4）においては，専門医が診療することで，腎機能低下速度が緩やかになり，透析導入すべき時期を遅延できる可能性があるため，腎臓専門医への紹介を推奨する．

本邦では2型のDMが主体であり，細小血管障害に加えて大血管障害の合併が高頻度にみられる．高齢者が多く，また糖尿病医での診療が主体として行われて，腎生検による確定診断が実施されていない．DM腎症の診断は臨床経過で，①5年以上のDM罹病期間がある，②網膜症がある，③尿所見では，微量アルブミン尿ないしは蛋白尿がみられ，血尿が乏しいことから診断される．腎不全期においても画像で腎のサイズが保たれていることも特徴である．

微量アルブミン尿が陰性であるが，推算糸球体濾過量（eGFR）が低下を示す場合には腎硬化症の病態が推察される．現在，透析導入例の

41

表1 糖尿病性腎症病期分類（改訂）とCKD重症度分類との関係

アルブミン尿区分	A1	A2	A3
尿アルブミン定量 尿アルブミン/Cr比 (mg/gCr) (尿蛋白定量) (尿蛋白/Cr比) (g/gCr)	正常アルブミン尿 30未満	微量アルブミン尿 30〜299	顕性アルブミン尿 300以上 （もしくは高度蛋白尿） (0.50以上)

GFR区分 (mL/分/1.73 m²)				
≥90 60〜89	第1期 （腎症前期）	第2期 （早期腎症期）	第3期 （顕性腎症期）
45〜59 30〜44				
15〜29 <15		第4期（腎不全期）		
（透析療法中）		第5期（透析療法期）		

〔糖尿病性腎症合同委員会：糖尿病性腎症病期分類2014の策定（糖尿病性腎症病期分類改訂）について．糖尿病 2014；57(7)：531より引用〕

全国調査には，腎硬化症や他の腎疾患が包括されている可能性が推察される．

腎臓専門医受診の時期に関して，「科学的根拠に基づく糖尿病診療ガイドライン」[4]では，顕性蛋白尿の時期から，腎臓専門医との連携が推奨されている．

「CKD診療ガイド2012」[2]では，CKD重症度分類として原疾患，GFR区分，蛋白尿区分を合わせたステージで重症度が評価されている（p.32参照）．CKD重症度分類と，従来のDM腎症の病期分類を改訂したものとの関係が2013年に作成されている（表1）．

DM腎症では，CKDステージG3区分以降（遅くともステージG4）では定期的な腎臓専門医の関与が必要である．

II 糖尿病患者におけるCKD治療の特徴

●ガイドラインの概要・考え方

▶「CKD診療ガイド2012」[2] および「エビデンスに基づくCKD診療ガイドライン2013」[3]
- DM腎症の管理は重要課題であり，発症・進展抑制には，厳格な血糖値と血圧コントロールが重要である．
- 腎症の進展とともに大血管障害の合併リスクが高くなるために，肥満，脂質異常症，喫煙などの危険因子の管理も必要である．

1) 糖尿病治療の基本である食事療法・運動療法と，CKDへの食事療法
- 総エネルギー量：CKDステージG1〜G2では25〜30 kcal/kg/日
- BMI 25以上では，いずれのステージでも日本肥満学会の推奨する適切なエネルギー量とする．
- たんぱく制限：ステージG3では0.8〜1.0 g/kg/日，ステージG4以降では0.6〜0.8 g/kg/日
- 食塩摂取量：3 g/日以上6 g/日未満
- カリウム制限：高カリウム血症があれば，ステージG3以降では1.5 g/日かそれ未満
  DM腎症例では，非DM例に比べ高カリウム血症の出現が早期に，高頻度にみられる．低レニン性低アルドステロン症による4型尿細管性アシドーシスや，低インスリン血症などがこの高カリウム血症に関係する．CKDステージG3a以降から高カリウムが高頻度にみられ，高カリウムへの管理が必要となる．

2) 血糖管理
- 目標はHbA1c 6.9％未満（国際標準値 NGSP），

日本糖尿病学会による「熊本宣言」では 7.0 ％未満
- CKD ステージ G3b 以降では，経口糖尿病薬やインスリンによる低血糖に注意が必要
- G4 以降では，インスリン治療が原則

3）血圧管理
- 血圧 130/80 mmHg 以下．高齢者では 140/90 未満を目標に降圧し，緩徐に 130/80 mmHg 以下に降圧する．収縮期血圧 110 mmHg 未満の降圧を避ける．
- 第一選択薬：アンジオテンシン変換酵素阻害薬（ACE 阻害薬），アンジオテンシン受容体拮抗薬（ARB）
- 目標血圧が達成できなければ，第二選択薬：カルシウム（Ca）拮抗薬，利尿薬
- 食塩摂取量 3 g/日以上 6 g/日未満の減塩療法が必須

4）脂質異常症の管理
- DM 腎症の心血管疾患（CVD）合併を抑制するために，血糖，血圧，脂質コントロールを含む，多角的強化療法が必要である．
- 脂質管理の管理目標：低比重リポ蛋白（LDL）120 mg/dL 未満
- スタチン，フィブラート，エゼチミブ

5）ステージ G3 以降での CKD 管理
- 高カリウム血症管理，アシドーシスの是正，浮腫の管理（利尿薬），腎性貧血管理（エリスロポエチン），CKD-MBD（CKD-mineral and bone disorder）などへの管理

Clinical Question 1
早期の DM 腎症では寛解がみられるが，進展した CKD ステージでは不可逆性か？

集学的治療により，2 型 DM の早期腎症例の寛解（remission）が可能となっている[5]．

DM 診療[4] の管理目標の，①HbA1c 6.5 ％未満，②血圧 130/80 mmHg 未満，③脂質正常化〔トリグリセリド（TG）150 mg/dL 未満〕の 3 項目が達成されていると早期腎症の寛解率は 6 倍である[5]．

顕性腎症期以降では，腎症進展に対する厳格な血糖コントロールによる効果は明らかにされていないが，進展した CKD ステージでも多角的強化療法で，寛解例や腎機能の進展を遅延させることは可能である．CKD ステージ G3a の顕性蛋白尿の 1 型 DM 例で，厳密な DM 管理，血圧管理と腎症へのたんぱく制限，食塩制限など集学的治療により完寛となり，経時的腎生検所見でも改善し 15 年間の寛解が続いている（図1）[6]．2 型 DM で腎生検により確認された CKD ステージ G3a 相当例でも同様に寛解例[7] が報告されている．すなわち，CKD ステージ G3 でも可逆性でありうる．積極的に強化療法を試みるべきであり，今後多数例での集積が望まれる．

CQ 2
糖尿病に対する薬物療法の注意点は？

CKD の進展したステージ G3b 以降では，経口薬からインスリンに変更することが推奨される．チアゾリジン薬はステージ G4 や G5 での使用は困難で，ビグアナイド薬はステージ G3 以降では使用しない．

インスリンは半減期が延長するために，低血糖を起こすことがある．ステージ G4〜G5 ではインスリン必要量が減少し，さらに透析導入前では尿毒症による消化器症状も加わり，低血糖を合併する．1 日 4 単位前後の少量とするか，まったく中止できる場合もある．

CQ 3
DPP-4 阻害薬や糖吸収抑制薬の使用は可能か？

ジペプチジルペプチダーゼ-4（DPP-4）阻害薬では，CKD ステージ G5 や透析例でも薬剤の種類により使用可能であるが，少量からスタートし，低血糖には注意を要する．糖吸収抑制薬（α₁グルコシダーゼ阻害薬）は使用可能であるが，時に蓄積することがあり注意をして使用する必要がある．

【症例】55歳，女性，インスリン依存性DM（IDDM），身長162 cm

	'85	'90	'95		'00	'05
治療			腎生検	1回目	2回目	
インスリン	28	42		32		22
降圧薬		ACE				
スタチン						
HbA1c（%）	13〜12		6〜6.5	5〜6	6〜7	
	不可	不可	良	優	良〜可	
TG（mg/dL）		167		55		71
LDL						112
T-Chol		387		170		171
血圧（mmHg）	140/82	150/90	120/80	110/60	100/60	100/60 100/62
蛋白尿（定性）	1+	2+	3+	2+	−	
（g/日）			2.6 g			
微量アルブミン尿				±	− − −	
eGFR（mL/min）		51	60		74	75
推算摂取食塩量（g/日）	15	10	8.8	7.4	7.0	
推算摂取たんぱく量（g/日）	75	35〜40	35	40	40	
BW（kg）	56.5	58.5	60.5	58.5	57.0	

腎生検所見の推移

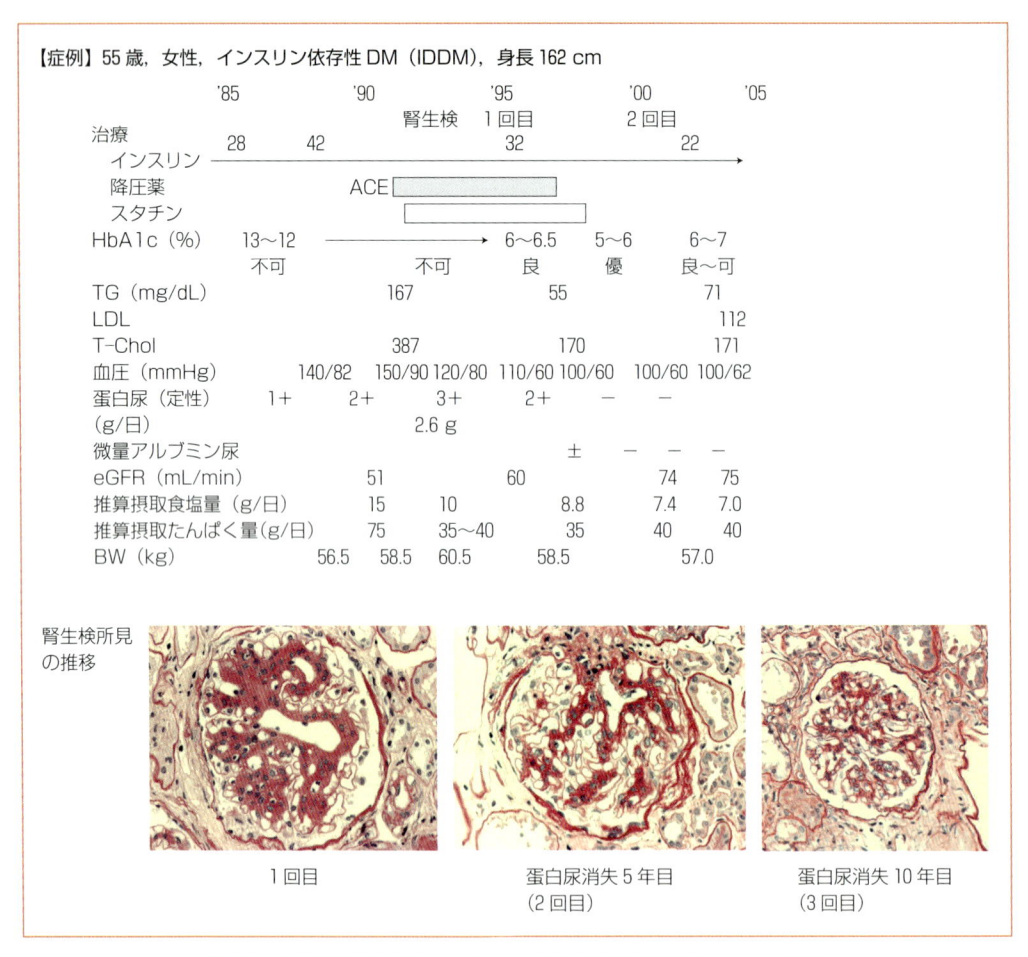

1回目 | 蛋白尿消失5年目（2回目） | 蛋白尿消失10年目（3回目）

図1 多角的強化療法により15年間寛解が継続している症例

CQ 4
DM腎症の進展したステージで，目標までの血圧管理は可能か？

目標血圧を維持することは困難である場合が多い．平均クレアチニン（Cr）値2.0 mg/dL以上（eGFR 30/分/1.73 m² 以下相当）のDM・非DM例の家庭血圧と来院時血圧についての当院の検討結果では，DM群でともに管理良好が23.5 %，管理不良が52.9 %で，非DM例ではともに管理良好は53.2 %，ともに管理不良は19.1 %であった．DM群では管理不良が高頻度であり，DM例での血圧管理はより困難である[8]．

使用降圧薬では，アンジオテンシンII受容体拮抗薬（ARB）に加えてCa拮抗薬など3剤以上の使用頻度はDM群では23.5 %で，非DM群の14.9 %（P<0.05）に比し高い．仮面高血圧はDM群20.6 %，非DM群17.0 %であった[8]．

食塩摂取量をみると，来院時および家庭血圧管理良好群のDM例は8.3±2.7 g/day，ともに管理不良では10.1±3.18 g/dayであり，管理良好群では塩分摂取が有意に少なかった．「CKD診療ガイド2012」[2]，「エビデンスに基づくCKD診療ガイドライン2013」[3]で推奨されている食塩制限3〜6 g/dayは管理良好に相当する．Boeroらはアンジオテンシン変換酵素（ACE）阻害薬，ARB使用による血圧管理，蛋白尿減少効果は食塩摂取が6 g/dayでみられるが，9 g/dayでは

効果がないと報告し，ナトリウム（Na）は腎不全進展因子であると示唆している[9]．

仮面高血圧は，DM 20.6 %，非 DM 例 17.0 %で[8]，仮面高血圧では心血管イベント発症危険率は血圧コントロール良好例に比し 2.06 倍であり[10]，早朝高血圧と腎症との関連も報告されている．

III CVD（心血管疾患）―心腎連関

●ガイドラインの概要・考え方

▶「CKD 診療ガイド 2012」[2]
- CKD では，心筋梗塞，心不全および脳卒中の発症率および脳卒中および死亡率が高くなる．
- CKD と CVD（心血管疾患）の危険因子の多くは共通である．
- CVD では，CKD の有無を確認する必要がある．

▶「エビデンスに基づく CKD 診療ガイドライン 2013」[3]
- 腎機能の低下は，CVD の危険因子である．
- 蛋白尿およびアルブミン尿は心血管病の危険因子であり，排泄量が増加するごとに CVD 発症リスクが増加する．

2型 DM 腎症の進展と大血管障害の推移および生命予後に関する大規模疫学研究（UKPDS 64）では，心血管死による年間死亡率は，正常アルブミン尿期 1.4 %に比し，微量アルブミン尿期では 3.0 %，さらに末期腎不全で透析療法に至ると 19.2 %と増加がみられる[11]．

治療介入で蛋白尿，アルブミン尿の減少が CVD を抑制する[3]．

CKD ステージ別に大血管障害の頻度を見たわれわれの検討では（図2），ステージ G2 に比し，ステージ G3 は有意に増加し，ステージ G4〜G5 では高頻度である．ROC 解析から血管障害合併の eGFR の critical level を求めると，46.4 mL/min/1.73 m^2 であった[12]．

CKD の重症度分類では，ステージ G3 が，

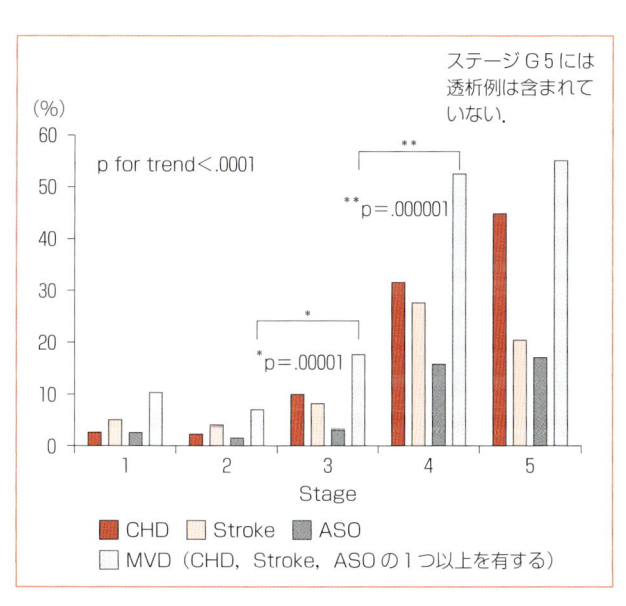

図2 2型糖尿病性腎症における CKD ステージ別に見た大血管障害の頻度（n=1,493）
〔Tanaka, K., Hara, S., et al.：Clin. Exp. Nephrol. 2011；15：391-397[12] より引用〕

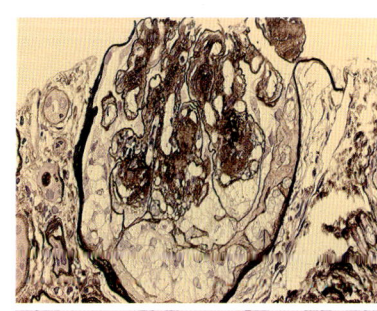

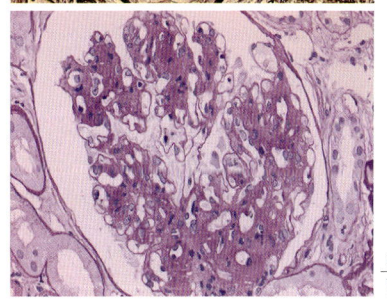

図3 腎生検組織所見
a：51歳・男性，1型 DM．Cr 3.7 mg/dL で腎生検．糸球体では半月体形成様の像がみられる．
b：64歳・男性，2型 DM．Cr 3.0 mg/dL で腎生検．diffuse type．

eGFR値45 mL/min/1.73 m²未満のG3aと45以上のG3bに分類されている．血管障害合併の頻度から見たわれわれの検討結果からは，この数値はきわめて近似している．ステージG3aでは造影剤による検査は可能であり[2]，このステージで心血管系を含めた血管障害の有無を把握し，対処することが重要である．虚血性心疾患が腎不全を悪化させ[13]，また腎機能悪化が心血管系合併症を進展させる．さらにステージG4以降では血圧管理の困難例が多くなり，腎不全は加速度的に進展する．

IV 導入と治療法選択に当たっての考え方

●ガイドラインの概要・考え方

▶日本透析医学会「維持血液透析ガイドライン：血液透析導入」(2013)[14]

3．透析導入の準備
- 透析導入の少なくとも1か月以上前のAVF (arterio-venous fistula，内シャント)，AVG (arterio-venous graft，人工血管内シャント) の作製は，透析導入後の生命予後の観点から望ましい．

4．血液透析導入のタイミング
- 透析導入時期の判断は，十分な保存的治療を行っても進行性に腎機能の悪化を認め，GFR<15 mL/min/1.73 m²になった時点で必要性が生じてくる．ただし実際の血液透析の導入は，腎不全症候，日常生活の活動性，栄養状態を総合的に判断し，それらが透析療法以外に回避できないときに決定する．
- 腎不全症候がみられても，GFR<8 mL/min/1.73 m²まで保存的治療での経過観察が可能であれば，血液透析導入後の生命予後は良好であった．ただし腎不全症候がなくとも，透析後の生命予後の観点からGFR 2 mL/min/1.73 m²までには血液透析を導入することが望ましい．

透析導入の適応は腎機能，臨床症状，日常生活活動性などで60点以上とされていた[15]．本基準が作られてから20年が経過し，透析導入の背景の変化や統計的検討から，早期導入での生命予後は不良とする報告もみられ，ガイドラインが新たに作成されるに至った[14]．

CQ 5
DM患者の透析導入に当たって注意すべき点は？ 非DM患者と同様に考えてよいか？

DM例では，GFRがガイドラインの数値に至る前に早期の透析導入が必要となる場合がある．心不全・肺水腫で緊急透析導入に至る頻度は高いが，われわれの検討では導入に至る経過は大きく3つのタイプに分けられる[16]．

1) 高度の浮腫を伴い，急速進行性の経過を示すタイプ

若年のDM腎症例に多く，高度の蛋白尿でネフローゼ症候群を呈する．eGFRは高値でも導入が必要．心機能は正常．腎生検では，半月体形成様の像（図3a）[16]である．糸球体への過剰濾過により，高度の蛋白尿から糸球体内のボーマン氏嚢内には漏出した蛋白成分とともに，それへの反応性に上皮細胞が増生すると推察される．

2) 虚血性心疾患の合併から導入を要するタイプ

高齢者にみられ，虚血性心疾患の合併が腎不全を進展悪化させ，透析療法が必要となる．動脈硬化性病変が主体で，導入後に心不全症状が改善すると，透析を離脱しうることがある．eGFR値はガイドラインでの数値より高い値で導入が必要．

3) 慢性の経過で長期に保存的管理をしうるタイプ

虚血性心疾患の合併なく，心機能正常であり，保存的管理が可能である．腎生検では，メサンギウム基質のびまん性硬化像（図3b）である．eGFR値は2 mL/min/1.73 m²までも管理が可能である．エリスロポエチン不反応性の貧血や消化器症状で導入を要する．

タイプ1）および2）では従来の透析適応の基準ではCr値が8 mg/dL以下（GFR 15 mL/min前後に相当）でも導入が必要であり，透析導入時の心不全肺水腫には，タイプ1）やタイプ2）の虚血性心疾患が起因することが高頻度

である．透析導入後の冠動脈造影の施行では65％に冠動脈病変がみられるとの報告もある[17]．導入後には積極的に負荷心電図，心筋シンチ，冠動脈造影を施行し，治療により生命予後の改善をはかる[18]．

2013年のガイドは，すべてのCKDにおける透析導入のタイミングのガイドラインである．DMと非DMでは心血管系合併症の頻度はDMでは高頻度である．DM透析導入のガイドラインの策定には心血管系合併症の有無による策定も必要と考えられる．

CQ 6
DM例での透析療法の選択と，その管理の注意点は？

透析方法では，血液透析〔血液透析（HD），濾過を併用する濾過透析（HDF）〕とCAPD（持続携行式腹膜透析）があるが，血液透析が主体に行われている．

CAPDでは液からの糖負荷で糖・脂質代謝障害が悪化する．CAPD例の大血管障害の進展に関与していることが示唆されている．ポリマーのグルコース液の使用でブドウ糖の吸収が少なく，糖代謝，脂質代謝が改善する結果が報告されている[19]．

高度の心機能低下例や，バスキュラーアクセス不良例ではCAPDが良い適応となるが，腹膜炎や，腹膜機能の限界などで普及していない．1型DMでは腎移植も選択肢となりうる．

CQ 7
DMにおける腎移植は？

免疫抑制薬や，血糖・血圧の管理などの進歩から，生体腎移植のみならず死体腎移植においても，DM例と非DM例の差はなくなってきている．

一般的に腎移植の適応年齢は60歳程度までと考えられているが，最近では60歳以上でも施行される．発症年齢が若年で，腎不全となりやすい1型DM例がその対象となる場合が多い．多数を占める高齢の2型DMの腎不全症例は腎移植の適応外となることが多い．近年，先行的腎移植（preemptive transplantation）の報告[20]がみられ，移植後の生着率が良好であると報告されている．

おわりに

DM腎症では，糖尿病管理とともにCKD管理が必須であり，全身の血管病変の把握と対策が必須である．また，CKDステージG3より腎臓病医，循環器医，眼科医との連携での管理が必要である．

透析例も含めた糖尿病病態の特殊性に基づく多角的なClinical Practice Guidlineとして日本透析医学会「血液透析患者の糖尿病治療ガイドライン2012」[21]が策定されている．

文　献

1) 日本透析医学会統計調査委員会：わが国の慢性透析療法の現況（2013年12月31日現在）．2014
2) 日本腎臓学会：CKD診療ガイド2012．2012，東京医学社，東京
3) 日本腎臓学会：エビデンスに基づくCKD診療ガイドライン2013．日腎会誌　2013；55：585-860
4) 日本糖尿病学会 編：科学的根拠に基づく糖尿病診療ガイドライン．2004，南江堂，東京
5) Araki, S., Haneda, M., Sugimoto, T., et al.：Factors associated with frequent remission of microalbuminuria in patients with type 2 diabetes. Diabetes　2005；54：2983-2987
6) Haraguchi, K., Hara, S., Ubara, Y., et al.：Complete remission of diabetic nephropathy in a type 1 diabetic patient with near-nephrotic range proteinuria and reduced renal function. Diabetes Research and Clinical Practice　2009；83：295-299
7) 赤井裕輝：集約的治療．槇野博史 編：新しい診断と治療のABC-61 腎：糖尿病性腎症．2009，121-129，最新医学社，東京
8) 原　茂子：各種腎疾患別の分子病態生理学―成因，病態，治療：腎不全 尿毒症症候群．日本臨牀　2006；64（増刊号2 分子腎臓病学―分子生物学的アプローチと分子病態生理学）：497-503
9) Boero, R., Pignataro, A., Quarello, F.：Salt intake and kidney disease. J. Nephrol.　2002；15：225-229

10) Bobrie, G., Chatellier, G., Genes, N., et al.：Cardiovascular prognosis of "masked hypertension" detected by blood pressure self-measurement in elderly treated hypertensive patients. JAMA 2004；291：1342-1349
11) Adler, A. L., Stevens, R. J., Manley, S. E., et al.：Development and progression of nephropathy in type 2 diabetes：the United Kingdom Prospective Diabetes Study (UKPDS 64). Kidney Int. 2003；63：222-232
12) Tanaka, K., Hara, S., Kushiyama, A., et al.：Risk of macrovascular disease stratified by stage of chronic kidney disease in type 2 diabetic patients：critical level of the estimated glomerular filtration rate and the significance of hyperuricemia. Clin. Exp. Nephrol. 2011；15：391-397
13) Eijelkamp, W. B., deGraeff, P. A., van Veldhuisen, D. J., et al.：Effect of first myocardial ischemic event of renal function. Am. J. Cardiol. 2007；100：7-12
14) 日本透析医学会：維持血液透析ガイドライン：血液透析導入．透析会誌 2013；46：1107-1155
15) 川口良人：平成4年度厚生科学研究腎不全医療研究事業報告書．透析導入ガイドラインの策定と追跡調査に関する研究．1993, 156-164
16) 原 茂子：糖尿病患者における透析療法と問題点．荒木栄一編集主幹，西川武志 編：糖尿病臨床のすべて 糖尿病合併症―鑑別ポイントとベスト管理法．2011, 95-102, 中山書店，東京
17) Joki, N., Hase, H., Nakamura, R., et al.：Onset of coronary artery disease prior to initiation of haemodialysis in patients with end-stage renal disease. Nephrol. Dial. Transplant. 1997；12：718-723
18) 香取秀幸，藤本 陽，原 茂子：糖尿病透析患者の冠動脈疾患の管理基準．透析会誌 2004；37：1561-1563
19) Babazono, T., Nakamoto, H., Kasai, K., et al.：Effects on icodextrin on glycemic and lipid profiles in diabetic patients undergoing peritoneal dialysis. Am. J. Nephrol. 2007；27：409-415
20) Becker, B. N., Rush, S. H., Dykstra, D. M., et al.：Pre-emptive transplantation for patients with diabetes-related kidney disease. Arch. Intern. Med. 2006；166：44-48
21) 日本透析医学会：血液透析患者の糖尿病治療ガイドライン2012．透析会誌 2013；46：311-357

（原　茂子，三瀬　広記，星野　純一）

各論

2 腹膜透析ガイドライン

1．PDの適応・開始をどう判断するか？

The rationale regarding indication and initiation of peritoneal dialysis

はじめに

腎機能の低下により体内恒常性の維持が不可能となった慢性腎不全患者では，生命を維持するために透析療法が必要となる．透析導入による患者そして周辺社会へのインパクトはきわめて大きいため，透析導入は一定の基準に従って行われるべきものである．

本邦および欧米諸国においておのおのの透析導入基準が策定されている（表1）が，これらはいずれも腹膜透析（PD）と血液透析（HD）とを区別することなく，一定の腎機能および尿毒症状の発現をもって透析導入を行うことを推奨している．

一方，PDの残存腎機能への保護効果は血液透析よりも優れている可能性が高いこと，残存腎機能が高いほどPD患者の予後は良いことが，複数の臨床研究より確認されている．したがって，PD患者における透析導入基準は，残存腎機能をほとんど無視しうるHD患者とは異なる観点で策定されるべきなのかもしれない．その意味で，2009年に上梓され世界で初めてPD独自の導入基準を示した日本透析医学会「腹膜透析ガイドライン」[1]は，特筆すべきmilestoneとなる可能性がある．

本稿では，本邦における導入基準策定の経緯を振り返るとともに，PD患者にとっての導入基準につき論じる．

I 本邦における導入基準策定の経緯

1971年にAmerican Heart Associationから慢

表1 海外のおもな透析導入ガイドライン

	透析導入基準	腎機能評価法
CSN ガイドライン （カナダ，2014）	GFR<12 mL/min/1.73 m² （随伴症状あり） GFR<6 mL/min/1.73 m² （随伴症状なし）	GFR （C_{UN}とC_{Cr}の平均）
Cari ガイドライン （豪・ニュージーランド，2005）	GFR<10 mL/min/1.73 m² （随伴症状あり） GFR<6 mL/min/1.73 m² （随伴症状なし）	GFR （C_{UN}とC_{Cr}の平均）
ERBP ガイドライン （欧州，2002；2011年にも追認）	GFR<15 mL/min/1.73 m² （随伴症状あり） GFR<6 mL/min/1.73 m² （随伴症状なし）	GFR （C_{UN}とC_{Cr}の平均）
KDIGO ガイドライン （米，2012）	GFR≤5 mL/min/1.73 m² （随伴症状あり） GFR<6 mL/min/1.73 m² （随伴症状なし）	CFR （MDRD推定式）

表2 身体障害（じん臓機能障害）認定基準

Ⅰ．障害程度等級表

級別	じん臓機能障害
1級	じん臓の機能の障害により自己の身辺の日常生活活動が極度に制限されるもの
3級	じん臓の機能の障害により家庭内での日常生活活動が著しく制限されるもの
4級	じん臓の機能の障害により社会での日常生活活動が著しく制限されるもの

Ⅱ．障害程度等級表解説

(1) 等級表1級に該当する障害は，じん臓機能検査において，内因性クレアチニンクリアランス値が10 mL/分未満，または血清クレアチニン濃度が8.0 mg/dL以上であって，かつ，自己の身辺の日常生活活動が著しく制限されるか，又は血液浄化を目的とした治療を必要とするもの，若しくはきわめて近い将来に治療が必要になるものをいう．

(2) 等級表3級に該当する障害は，じん臓機能検査において，内因性クレアチニンクリアランス値が10 mL/分未満，または血清クレアチニン濃度が5.0 mg/dL以上，8.0 mg/dL未満であって，かつ，家庭内での極めて温和な日常生活活動には支障はないが，それ以上の活動は著しく制限されるか，又は次のいずれか2つ以上の所見があるものをいう．
a．じん不全に基づく末梢神経症，b．じん不全に基づく消化器症状，c．水分電解質異常，d．じん不全に基づく精神異常，e．エックス線写真所見における骨異栄養症，f．じん性貧血，g．代謝性アシドーシス，h．重篤な高血圧症，i．じん疾患に直接関連するその他の症状

(3) 等級表4級に該当する障害は，じん臓機能検査において，内因性クレアチニンクリアランス値が20 mL/分以上，30 mL/分未満，または血清クレアチニン濃度が3.0 mg/dL以上，5.0 mg/dL未満であって，かつ，家庭内での普通の日常生活活動，若しくは社会でのきわめて温和な日常生活活動には支障はないが，それ以上の活動は著しく制限されるか，又は(2)のaからiまでのうち，いずれか2つ以上の所見のあるものをいう．

(4) じん移植術を行った者については，抗免疫療法を要しなくなるまでは，障害の除去（軽減）状態が固定したわけではないので，抗免疫療法を必要とする期間中は，当該療法を実践しないと仮定した場合の状態で判定するものである．

(注1) 内因性クレアチニンクリアランス値については，満12歳を超えるものについては適用することを要しないものとする．
(注2) 慢性透析療法を実施している者の障害の判定は，当該療法の実施前の状態で判定するものである．

(厚生労働省，2003年)

性腎不全の重症度分類が発表され[2]，これを下敷きにして本邦の身体障害認定基準（表2）が作成された．身体障害認定に関わる「診断書作成に際しての留意事項」を表3に示す[3]．

上述の身体障害認定基準では血清クレアチニン値が重視されているのだが，この血清クレアチニン値は年齢・筋肉量の影響を強く受けるため，腎機能をこれのみで判定するのは適当ではなく，したがってこの身体障害認定基準によって透析導入時期を決定するのは困難である，との見識より，1992年に厚生科学研究腎不全医療研究事業による透析導入基準案（以下，厚生省導入基準案）[4]が策案された（p.39参照）．

基準は「Ⅰ．臨床症状」「Ⅱ．腎機能」「Ⅲ．日常生活障害度」の3項目（各項目は30点満点）について身体状況を評価し，年少者（10歳以下），高齢者（65歳以上），全身性血管合併症がある場合さらに10点加算する．その結果，合計60点以上において透析導入とする．この導入基準案の妥当性はいくつかの施設における追跡調査により検証され，その結果は平成4年度および6年度の報告書としてまとめられた[5,6]．

しかしながら，実際の透析導入に際しては身体障害認定基準（表2）および「診断書作成に際しての留意事項」（表3）に基づき作成された診断書が必要とされているため，医療現場における導入基準のin fact-standardとして機能

表3 身体障害者診断書作成に際しての留意事項

身体障害者診断書においては，疾患等により永続的にじん臓機能の著しい低下のある状態について，その障害程度を認定するために必要な事項を記載する．併せて障害程度の認定に関する意見を付す．

(1) 障害名について
　「じん臓機能障害」と記載する．

(2) 原因となった疾病・外傷名について
　じん臓機能障害をきたした原因疾患名について，できる限り正確な名称を記す．たとえば単に「慢性腎炎」という記載にとどめることなく，「慢性糸球体腎炎」等のように種類の明らかなものは具体的に記載し，不明な場合には疑わしい疾患名を記載する．傷病発生年月日は初診日でもよく，それが不明な場合は推定年月日を記載する．

(3) 参考となる経過・現症について
　傷病の発生から現状に至る経過および現症について障害認定のうえで参考になる事項を詳細に記載する．現症については，所見欄の内容をすべて具体的に記載することが必要である．

(4) 総合所見について
　経過および現症からみて障害認定に必要な事項，特にじん臓機能，臨床症状，日常生活の制限の状態について明記し，併せて再認定の要否，再認定の時期等を必ず記載する．

(5) じん臓の機能障害の状況及び所見について
　① 腎機能：機能程度の認定の指標には，内因性クレアチニンクリアランス値および血清クレアチニン濃度が用いられるが，その他の項目についても必ず記載する．なお，慢性透析療法を実施しているものについては，当該療法実施直前の検査値を記載する．
　② 臨床症状：項目のすべてについて症状に有・無を記し，有の場合にはそれを裏付ける所見を必ず記載する．
　③ 現在までの治療内容：透析療法実施の要否，有無は，障害認定の重要な指標となるので，その内容を明記する．また，じん移植を行った者については，抗免疫療法の有無を記す．
　④ 日常生活の制限による分類：日常生活の制限の程度（ア～エ）は，診断書を発行する対象者の症状であって，諸検査値や臨床症状とともに障害程度を認定する際の重要な参考となるものであるので，当該項目を慎重に選ぶ．日常生活の制限の程度と等級の関係は概ね次のとおりである．（ア―非該当，イ―4級相当，ウ―3級相当，エ―1級相当）

〔厚生省社会局更生課：改訂身体障害認定基準―第6章 じん機能障害．1990，p.403[3]より引用〕

しているのは，厚生省導入基準案ではなく身体障害認定基準である．そしてこの身体障害認定基準がHD・PDの両modalityを区別することなく適用される状況が続いていた．

II 腹膜透析ガイドライン

HDにおいては，重篤な合併症が進展する以前に導入することにより良好な生命予後が得られるとの可能性が示されている[7]反面，早すぎる導入には医療コスト増大・残存腎機能の早期廃絶などが伴うことより，無節操な早期導入は適切ではないと考えられる．一方PD（とくにCAPD）については，近年PD first policyが広く提唱されるようになっている．PD first policyとは，PD（とくにCAPD）ではHDと比較して残存腎機能の保持にすぐれる可能性が高い[8]ため，残腎機能が十分ある間に導入を行う必要があるという考え方である．かかる状況を背景に，PDの特徴を勘案した独自の導入基準が必要との考えのもと，腹膜透析ガイドライン[1]においてその導入基準が示された．

後述のように，「腹膜透析ガイドライン」における導入基準は大きく二部構成となっている．一つは導入に際しての医療環境の整備，もう一つは導入の具体的な医学的基準である．

● ガイドラインの概要・考え方

▶ 日本透析医学会「2009年版腹膜透析ガイドライン」[1]
第1章 導入
1) 腹膜透析導入に際しては，血液透析，腹膜透析，さらに腎移植に関する十分な情報の提供を行い，同意のもと決定する．（エビデンスレベルⅥ：委員会オピニオン）
2) 腹膜透析の有用性を生かすために，患者教育を行い，計画的に導入する．（エビデンスレベルⅢ）
3) CKDステージ5（糸球体濾過量 15.0 mL/min/1.73 m² 未満）の患者で，治療に抵抗性の腎不全徴候が出現した場合，透析導入を考慮する．（エビデンスレベルⅥ：委員会オピニオン）
4) 糸球体濾過量が 6.0 mL/min/1.73 m² 未満の場合は透析導入を推奨する．（委員会オピニオン）

Clinical Question 1
PDを含む腎代替療法に関連した情報は，腎機能がどの程度に低下したら提供されるべきか？

「腹膜透析ガイドライン」は，医療情報の整備に関して，患者に対する十分な医療情報の提供，計画的な患者・家族教育の重要性を強調し明文化している．このことは，shared decision makingの観点からのみならず，後述のように予後担保およびPDの適応判断の観点からも重要である．

情報提供と生命予後との関連については，腎代替療法の開始が必要となる6〜12カ月前における情報提供が腎代替療法の後の生命予後を改善させるとする複数の報告がある[9)〜11)]．とくにChenらの報告[11)]では，透析導入6カ月以上前の腎専門医への受診とそれ未満での受診を比較し，eGFRが 15 mL/min/1.73 m² に到達した時点からの生存期間が前者で有意に長かったとしている．

一方，すべての患者が希望する腎代替療法（PD，HD，腎移植）を選択できるわけではなく，PDの適応判断を行う意味でも情報提供は重要である．具体的には，PDでは癒着を伴う腹部手術の既往，横隔膜交通症，重症の呼吸不全，回腸導管や人工肛門，腹部肥満，筋肉量が多いことなどが不向きであり，HDでは前腕血管の荒廃（AVFを作成できる血管が乏しい），循環動態が不安定であること，尖端（針）恐怖症が不向きと考えられる．また腎移植では悪性腫瘍，全身性感染症，活動性肝炎例が禁忌である．さらに，腎代替療法の選択には，年齢，性別，就労の有無，家庭環境といった社会的因子も影響を及ぼす．

さらに，患者が先行的腎移植（preemptive transplantation）の適応となりうる場合，やはり早期の情報提供が望まれる．Cankayaらの報告によると，eGFRが 30 mL/min/1.73 m² に到達してから "pre-dialysis education program"（腎代替療法を中心とした腎不全に関する情報提供）を生体ドナー候補と一緒に行った患者群では，行わなかった患者群と比較して，pre-emptive transplantationの施行率，および生体ドナーが配偶者・両親・兄弟以外の親族であった割合が，それぞれ有意に高かったとされている[12)]．またFissellらは，eGFRが 15 mL/min/1.73 m² 以上で移植リストに載った患者群のほうが，そうでない患者群よりも移植後の生命予後が優れていたことを報告している[13)]．

以上より，エビデンスレベルは「弱」に相当すると考えられるが，腎代替療法に関する準備のための情報提供は慢性腎臓病（CKD）ステージG4（GFR 15〜30 mL/min/1.73 m²）に至った時点で行うことが推奨される．

CQ 2
PD導入に当たり明確な開始基準は存在するか？

「腹膜透析ガイドライン」では導入の具体的な医学的基準に関して，PD導入の対象患者を，①CKDステージ5で保存的治療に抵抗性の尿毒症症状を呈した例（絶対的対象），②自覚症状がなくともGFR＜6.0 mL/min/1.73 m² に至った例（相対的対象），と明示している．

絶対的対象の医学的妥当性を支持する知見と

して，IDEAL（the Initiating Dialysis Early and Late study）研究[14),15)]を挙げることができる．この研究では早期導入と晩期導入との生命予後比較が行われたが，結果として両群間に違いはなく，特定のGFR値ではなく臨床症状に基づいたタイムリーな導入の重要性が示された．したがって，抵抗性の尿毒症症状を示した症例では，腎機能の多寡にこだわることなく速やかな導入が必要である．

一方，相対的対象の根拠としては，CANUSA研究[16)]やHong Kong研究[17)]を代表とした「一定の透析量を確保することが予後担保に有利である」との知見があげられる．CANUSA研究からは，週当りのクレアチニンクリアランス60 L以上の確保が推奨されたが，GFR 6.0 mL/min/1.73 m^{2}はおおよそこのレベルに相当する．

なお今回のガイドラインでは，腎機能低下を推定する基準として，血清クレアチニンやクレアチニンクリアランスではなく推定GFRが採用されている．この理由として，血清クレアチニン値が筋肉量の多寡に左右される問題を回避すること，世界的な趨勢としてGFRを用いた腎機能評価が定着していること，などが挙げられる．

以上より，保存的治療に抵抗性の尿毒症症状を呈した例，それに自覚症状がなくともGFR＜6.0 mL/min/1.73 m^{2}に至った例では，PD治療の開始が推奨される．

CQ 3
PDとHDの治療効果に差はあるのか？

HDとの比較において，PDでは残存腎機能の維持，QOLおよび患者満足度において優れている状況が報告されており，これらの報告についてはPDガイドライン「第一章 導入」において引用されている．一方，予後の観点では，早期における予後はPDが優れているとする報告や両modalityには差がないとする報告が混在しており，PDとHDとの優劣は明らかではない．

なお，腹膜透析ガイドラインに引き続き2013年に日本透析医学会より上梓された「維持血液透析ガイドライン：血液透析導入」[18)]には，ステートメント7として以下のように述べられている．"腎不全症候がみられても，GFR＜8 mL/min/1.73 m^{2}まで保存的治療での経過観察が可能であれば，血液透析導入後の生命予後は良好であった．ただし腎不全症候がなくとも，透析後の生命予後の観点からGFR 2 mL/min/1.73 m^{2}までには血液透析を導入することが望ましい（2C）"．しかしながら，このステートメントをもってただちに「血液透析では腹膜透析よりも遅いタイミングでの透析導入が可能である」と判断することは，現時点では時期尚早ではないかと考えられる．ちなみに表1で示した海外のガイドラインでは，いずれも「たとえ腎不全症候がなくとも，尿毒症死のリスクを回避する観点から，eGFRが5ないし6 mL/min/1.73 m^{2}を割り込んだ時点で腎代替療法を導入すべき」との見解を示している．

CQ 4
どのような患者をPD治療にすべきか（PD治療が好ましくない患者は存在するのか）？

PDガイドライン「第一章 導入」において記載されているように，PDでは残存腎機能の維持能に優れているとされていること，さらに残存腎機能の存在は予後担保のうえで重要であることより，残存腎機能が十分存在し経腹膜的透析量とあわせてKt/V-urea＞1.7[17)]が確保可能な症例では，いわゆる積極的適応として計画的なPD導入を勧めてよいと考えられる．また，心疾患が著しく低く安定した体外循環施行が難しいと予想される症例，自己血管の荒廃により恒久的バスキュラーアクセスの造設が困難な症例では，いわゆる消極的適応としてPD導入を考慮すべきと考えられる．さらに，就労などの理由で頻回の通院を避けたい症例で家庭血液透析（HHD）の施行が難しい場合（持ち家でない，等々）には，HDより通院回数が少なくて済む

PDの導入を考慮してよいと考えられる．

一方，PDはHHD同様に自分ないし家族が行う部分が多い治療であるため，本人・家族の治療遂行能力に期待できない場合，PDの導入は良好な治療予後につながらないことが憂慮される．また，CQ①への回答で述べた"PDに不向きな症例"の場合，PDを導入するとの判断は熟慮のうえで行われるべきである．

CQ ⑤ PDはどれだけ長期に継続可能なのか？

PDに酸性・高GDPs（glucose degradation products）液が使用されていた時代，腹膜劣化はほぼ不可避のnatural historyであった．しかしながら腹膜傷害性が低い中性・低GDPs液による腹膜劣化のリスクはまったく未知の領域であり（中性液使用患者を対象とした多施設共同研究として知られるNEXT-PD研究[19]にも，多くの酸性エクストラニール液の使用患者が含まれている），その意味での「継続可能期間」は不明であるといわざるをえない．

一方，残存腎機能が廃絶した症例でPD単独でKt/V-urea＞1.7を確保するのはきわめて困難であるため，Kt/V-urea＞1.7が確保できなくなった時点で少なくともHDの併用を考慮すべきと考えられる．

CQ ⑥ PDは通院困難な高齢者の在宅治療として好ましいのか？

PDの循環動態への影響はHDよりも小さいことより，純粋に医学的な観点からは，動脈硬化の進行などにより血圧動揺性が高くなった高齢者へのPDの優位性は高いと考えられる．

ただし通院困難な高齢者に対しPDを行う場合，介護者に余力があるか，医療施設側が訪問によってPD治療を代行しうるか，いずれかの条件が必要となる．さらに介護者が本人に代わりPDを施行可能な場合でも，それが介護者のQOLを著しく損ねうることには留意すべきである[20]．

CQ ⑦ 硬化性被嚢性腹膜炎（EPS）は回避可能なのか？

腹腔内異物の存在のみでEPSを惹起しうるとの報告[21]もあるため，PD液の生体適合性向上のみでEPSが完全に回避可能とは考えにくい．しかしながら先述のNEXT-PD研究[16]の結果から，PD液の生体適合性向上により少なくとも発症率の軽減は期待できると考えられる．

III 導入基準に関わる今後の課題

欧米の種々のガイドライン，そして「腹膜透析ガイドライン」のいずれにおいても，透析導入に関し基準値を示すとともに，臨床症状・体液管理不良などの随伴所見が存在する場合，導入をタイムリーに行うことが推奨されている．

しかしながらこれらに対する評価について，「腎不全症候の具体的な判断基準」が示されることなく臨床医の判断に委ねる形となっているのは，大きな課題と考えられる．本点に関しては，前述の「維持血液透析ガイドライン：血液透析導入」[18]においても同様である．

透析療法を専門とする医師の間では，腎不全症候の多寡に関する評価はある程度一致するかもしれない．しかしながら，熟練医師から研修医，さらにコメディカルまでさまざまな医療関係者が拠り所とすべきガイドラインにおけるこの曖昧さは，ガイドラインの臨床における実用性を低下させている．本点に関しては，腎不全症候の多寡をスコアリングシステムで明示可能である「厚生省導入基準案」[4]のほうが，かえって優れているとも考えられる．導入基準の客観性をさらに高めるためには，今後この点についての検討も必要であろう．

おわりに

PDに関わる適応および導入基準について，JSDTの「腹膜透析ガイドライン」を拠り所に紹介した．PD患者の特殊性に注目した本ガイドラインをたたき台とした，医学的・社会的見地からのさらなる発展的議論の展開を期待したい．

文献

1) 日本透析医学会：2009年版 腹膜透析ガイドライン．透析会誌 2009；42：285-315
2) American Heart Association：Criteria for the evaluation of the severity of established renal disease. Report of the council on the kidney in cardiovascular diseases. Circulation 1971；44：306-307
3) 厚生省社会局更生課：改訂身体障害認定基準—第6章 じん機能障害．1990, p.403
4) 川口良人，他：透析導入ガイドラインの作成に関する研究．平成3年度厚生科学研究：腎不全医療研究事業報告書（班長 三村信英）．1992, 125-132
5) 川口良人，和田孝雄：透析導入のガイドラインの策定と追跡調査に関する研究．平成4年度厚生科学研究：腎不全医療研究事業研究報告書（班長 三村信英）．1993
6) 川口良人，他：慢性透析の導入基準と追跡調査による妥当性の検討．平成6年度厚生科学研究：腎不全医療研究事業報告書（班長 三村信英），1995, 84-87
7) Tattersall, J. C., Greenwood, R. and Farrington, K.：Urea kinetics and when to commence dialysis. Am. J. Kidney Dis. 1995；15：283-289
8) Lysaght, M.：Preservation of residual renal function in maintenance dialysis patient. Perit. Dial. Int. 1996；16：126-127
9) Roderick, P., Jones, C., Drey, N., et al.：Late referral for end-stage renal disease：a region wide survey in the south west of England. Nephrol. Dial. Transplant. 2002；17：1252-1259
10) Lin, C. L., Wu, M. S., Hsu, P. Y., et al.：Improvement of clinical outcome by early nephrology referral in type II diabetics on hemodialysis. Ren. Fail. 2003；25：455-464
11) Chen, S. C., Hwang, S. J., Tsai, J. C., et al.：Early nephrology referral is associated with prolonged survival in hemodialysis patients even after exclusion of lead-time bias. Am. J. Med. Sci. 2010；339：123-126
12) Cankaya, E., Cetinkaya, R., Keles, M., et al.：Does a predialysis education program increase the number of pre-emptive renal transplantations? Transplant. Proc. 2013；45：887-889
13) Fissell, R. B., Srinivas, T., Fatica, R., et al.：Preemptive renal transplant candidate survival, access to care, and renal function at listing. Nephrol. Dial. Transplant. 2012；27：3321-3329
14) Cooper, B. A., Branley, P., Bulfone, L., et al.：A randomized, controlled trial of early versus late initiation of dialysis. N. Engl. J. Med. 2010；363：609-619
15) Johnson, D. W., Wong, M. G., Cooper, B. A., et al.：Effect of timing of dialysis commencement on clinical outcomes of patients with planned initiation of peritoneal dialysis in the IDEAL trial. Perit. Dial. Int. 2012；32：595-604
16) Churchill, D. N., Thorpe, K. E., Nolph, K. D., et al.：Increased peritoneal membrane transport is associated with decreased patient and technique survival for continuous peritoneal dialysis patients. The Canada-USA (CANUSA) Peritoneal Dialysis Study Group. J. Am. Soc. Nephrol. 1998；9：1285-1292
17) Lo, W. K., Ho, Y. W., Li, C. S., et al.：Effect of Kt/V on survival and clinical outcome in CAPD patients in a randomized prospective study. Kidney Int. 2003；64：649-656
18) 日本透析医学会：維持血液透析ガイドライン：血液透析導入．透析会誌 2013；46：1107-1155
19) Nakayama, M., Miyazaki, M., Honda, K., et al.：Encapsulating peritoneal sclerosis in the era of a multi-disciplinary approach based on biocompatible solutions：the NEXT-PD study. Perit. Dial. Int. 2014；34：766-774
20) 加藤尚彦，中山昌明，大塚靖史，他：要介護高齢腎不全患者に対する低頻度腹膜透析療法—Quality of lifeの観点からみた「積極的PD last」．腹膜透析研究会 編 腹膜透析 2002．330-333，東京医学社，東京，2002
21) Cambria, R. P. and Shamberger, R. C.：Small bowel obstruction caused by the abdominal cocoon syndrome：Possible association with the LeVeen shunt. Surgery 1984；95：501-503

（寺脇 博之，中山 昌明）

2. APDの患者フレンドリーな使い方とは？

How to use automated PD friendly?

はじめに

腹膜透析（PD）の注排液に関する作業を専用の機械 cycler で事前に設定する方法を自動腹膜透析療法（automated PD；APD）という．昼間は腹腔内に 1.5〜2 L の透析液を貯留し，夜間は総量 5〜15 L を cycler で行う持続的周期的腹膜透析（continuous cycling PD；CCPD）が標準で，処方の組み合わせによって nocturnal PD（NPD），tidal PD（TPD）など（図1）がある．通常 APD では睡眠中に自動的に液置換を行うため，日中の作業削減と夜間の頻回交換が可能となる．APD と CAPD（continuous ambulatory PD）では治療予後に有意差がなく，APD の選択はおもに患者背景と施設環境で決定される．

透析ガイドラインでの APD への言及に関し，本邦〔日本透析医学会 2009 年版「腹膜透析ガイドライン」[1]〕では，小児患者の栄養に関する付記において「小児では自動腹膜透析治療の比率が高い」とだけ記述されている．このため本稿では，欧米諸国，とくに欧州腎臓学会（EDTA）の勧告 European Renal Best Practice（ERBP）[2],[3] をはじめ，英国ならびにカナダでの PD ガイドライン[4],[5] を概説し，"患者フレンドリーな" APD を考察する．

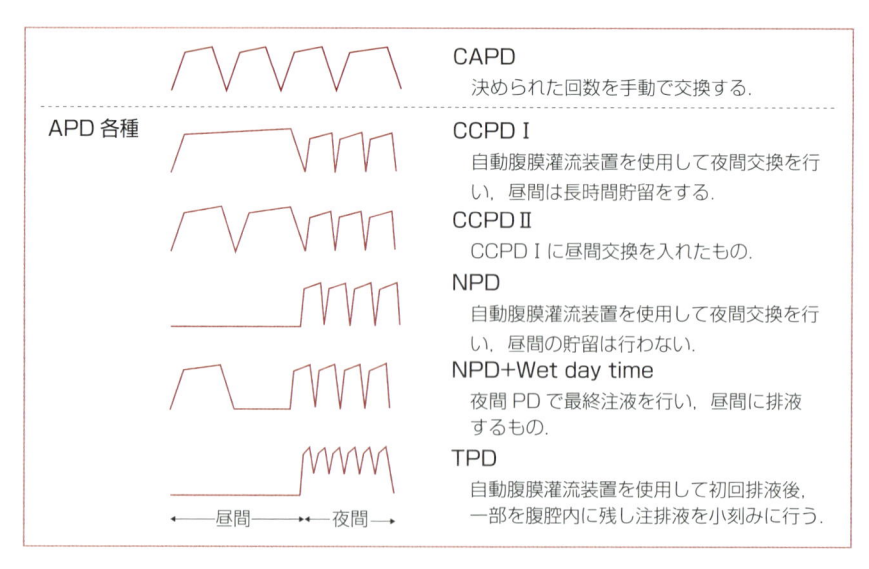

CAPD	決められた回数を手動で交換する．
CCPD I	自動腹膜灌流装置を使用して夜間交換を行い，昼間は長時間貯留をする．
CCPD II	CCPD I に昼間交換を入れたもの．
NPD	自動腹膜灌流装置を使用して夜間交換を行い，昼間の貯留は行わない．
NPD+Wet day time	夜間 PD で最終注液を行い，昼間に排液するもの．
TPD	自動腹膜灌流装置を使用して初回排液後，一部を腹腔内に残し注排液を小刻みに行う．

図1　APD の治療パターン

I 欧米のガイドラインでのAPDに関する言及[2〜5]

●ガイドラインの概要・考え方

腎機能代替療法の導入時にHD, 移植, PD（CAPD, APD双方）について選択肢を検討する.

▶欧州腎臓学会「APDに対する勧告」[2]
　APDの適応
　1) CAPDでは, 溶質, 溶媒の除去が不十分な場合
　2) 腹腔内圧の過度な上昇を避ける必要がある場合
　3) 患者の希望

▶英国腎臓協会「PDガイドライン」[4]
　腹腔から体内への透析液の吸収を避ける目的に, 腹膜機能high transport（high average）症例にはAPD（もしくはAPDとicodextrin液の併用によるCCPD療法）の使用を勧める.

▶カナダ腎臓学会「PDガイドライン」[5], 欧州腎臓学会「ERBPガイドライン」[3]
　CAPDかAPDかの選択は, 適切な貯留時間が設定されているかぎり, 患者の好み・ライフスタイルで選択可能である.
- 残腎機能がない症例では, 適切な溶質除去量を維持するためにNIPD, CCPDなど長時間貯留交換を併用する.
- APDでの排液に問題がある場合の解決策として"tidal PD"がある.
- 腹膜機能検査を24時間排液量検査で適切な透析処方を評価する.

CAPDとAPDとの相違点の一つは, 短時間貯留で高頻度交換が可能な点にある. APDの特徴と有用な病態を表に示す. 貯留時間が短い点はglucoseの腹膜吸収速度が高い症例, すなわち腹膜機能検査（PET）でfast transport（high）群には必要十分な除水を維持する目的に有利である. fast transport例に対しCAPD単独では, 濾過量減少からureaクリアランス低下に対抗して, 交換回数を増やすことにより, 溶質クリアランスの増加やKt/V$_{urea}$を回復させることができる反面, クレアチニンや中分子は短時間貯留では透析効率が低下する.

PETでfast transport（high）群にAPDを選択すれば高濃度糖液の使用を控えることにな

り, 腹膜機能温存, PD長期継続にも寄与すると考えられる. ANZDATA研究では, high transportの患者ではCAPDよりAPD施行例が生存率が良いが, low transport群では逆にAPD例の生存率が悪かったと報告している[6]（図2）[7]. また, 観察研究ではAPD施行例にicodextrinを併用すると腹膜機能の劣化が少なかったとの報告[8]がある.

CAPDを同等のKt/V$_{urea}$となる夜間間欠腹膜透析（NIPD）に変更した症例では, 透析でのCCrが低下すると報告されている[9]. Na除去に関してもCAPDよりAPDが少ないと報告され, 高糖液のAPDでは水クリアランスが相対的に多く血清Na濃度異常をきたす可能性がある. 昼間emptyのAPDで不十分なNa除去は, 昼間icodextrin液などを使用するCCPDか昼間

表　APDの有用性と好ましい病態・背景

有用性	1) 自動交換：頻回交換, 短時間貯留 2) 夜間交換：日中の作業を軽減 3) 交換手技削減：腹膜炎リスク減
社会的背景	1) 患者の希望：嗜好 2) Assisted PD選択時：介護負担減 3) 日中交換不可：外勤など
病態	1) PETでfast transport（high）群 2) 腹圧高値：ヘルニア 3) 睡眠時無呼吸症候群（SAS）

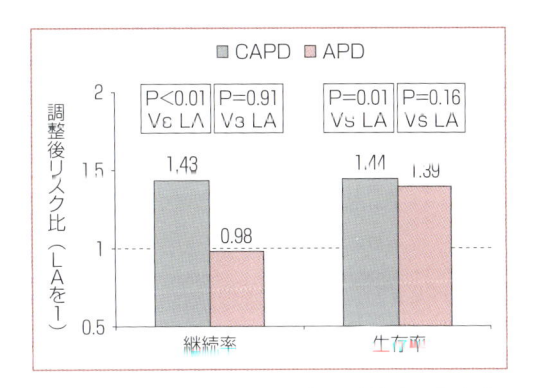

図2　腹膜透過性High患者の継続率・生存率

High患者においてはAPD患者よりCAPD患者のほうが継続率および生存率ともにリスクが高い.
〔Rumpsfeld, M., et al.: JASN 2006;17:271-278[7]より作成〕

に1～2回のCAPDの併用が有用である．

II APDの実践

腎機能代替療法（RRT）としてPDを選択した時点で，APDとCAPD両治療を検討すべきである．後述するように，APDとCAPDの両治療法の予後に有意差がないため，その選択は，一部を除いて医学的理由よりPD施行者の好みと社会状況により決定される場合が多い[10]．APDにより操作手順は異なるが，通常，透析液注入条件（注排液速度と量，貯留時間と交換回数）の詳細な設定は担当医が行う．

Clinical Question 1
どのような症例にAPDを適応すべきか？
（表）

原則APDを希望する症例には優先する．APDの有用性は夜間とくに就寝中に透析を施行する点から，深夜の溶質・溶媒の除去に関連した有用性が期待される（図1）．PETでhigh群では透析液の長時間貯留は溶媒除去が不良のため比較的1回の貯留時間が短いAPDが勧められる．一方，特殊な病態として，介護者によるassisted PD選択例，腹圧上昇例や，睡眠時無呼吸症候群を合併した腎不全症例がAPDの好適応である．

APDはCAPDより中分子クリアランスに劣るため，NIPDは残腎機能がある症例だけに使用すべきである．無尿例でもCCPDで十分な除水を得ることは可能であるが，総除水量はAPDでの生命予後の規定因子であることに留意する．

腹腔内圧の抑制もAPD選択理由の一つである．透析液2L貯留で内圧は臥位で8 mmHg上昇し，濾過量によるが歩行時には20 mmHgを超える．ヘルニアの発生率はCAPDで10～25％であるが，APDでは5～9％にとどまる．CCPD施行例であれば，cyclerでの1回貯留量を増やして日中CAPD時の貯留量を減らし，腹圧上昇の自覚症状を軽減することができる．

ガイドラインでは[3] APDの選択は患者の好みを基本とすると記載がある．患者背景として，雇用形態，本人・家族のライフスタイルが評価対象となる．夜間の機械操作で睡眠障害などの可能性がある反面，昼間にはCAPDより自由な時間が提供される．

CQ 2
APDとCAPDで予後に差はあるのか？

1990年代の報告では，PD継続率にCAPDとAPDで有意差はないが，腹膜炎と入院のリスクはAPDが有意に高かったとされる．34例のRCTでSF-36を用いたQOLを比較した報告では，仕事・家族・社会的時間がAPDで有意に高かったが健康に関する項目ではCAPDと差がなかった（図3）[11]．

CAPDとAPD間で予後には有意差はないとの報告が多い．BadveらはANZDATAに登録されている5年以上PDを継続した4,128例でCAPDとAPDの予後を比較し，生存率および治療継続率に両治療法で差はなかったと報告している[9]．一方，残腎機能に対する影響をAPDとCAPDで比較した検討では，APDが悪いとする報告と両者には差がないと結論する報告がある．

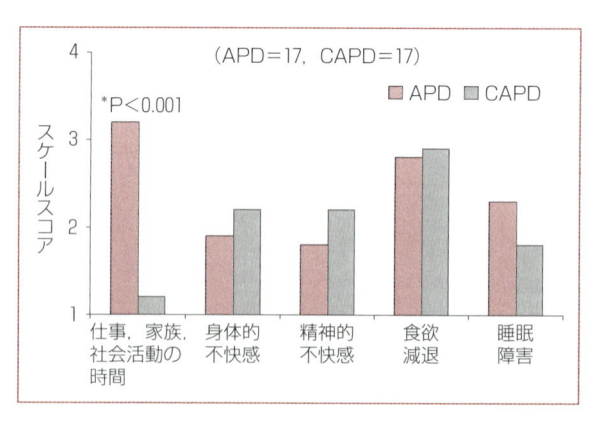

図3 APD/CAPD患者満足度比較 SF-36（主観的スケール）前向き，無作為化，多施設研究
〔Bro, S., et al.：PDI 1999；19：526-533[11] より作成〕

APDとCAPDの臨床的有効性を比較検討したRCTは少ない．Rabindranathらは，3試験8論文のRCTよりAPDとCAPDの比較試験に関するレビューを報告した[12]．139例の全対象症例において，死亡，腹膜炎，出口部感染発症率，透析治療変更，カテーテル抜去，入院のリスクは両群に優位差はなかった．ただし，APDは2試験で腹膜炎発症率が低く，1試験で入院率が低値であった．さらに，QOLでは，APD例は仕事，家庭および社会的活動を行う時間が有意に多かったとの報告がある．いずれの報告も短い追跡期間のため，今後，十分な症例数と追跡期間での調査が必要である．

CQ 3
APD療法は真に"フレンドリー"か？

欧米でのAPD選択率は40〜80％であるのに比して，わが国は40％前後と低い[12]．PD選択も低率な本邦では，RRT全体に占めるAPD数は極端に少ない．自己負担がないにもかかわらずPD選択が少ない要因には，小型で簡便なCAPD交換補助器が普及していること，CAPDをより好ましいとする患者/家族/医療施設の存在が考えられる．ちなみに，筆者の施設での導入患者で平成24（2012）年4月1日時点のAPD施行率は，院内PD管理149例中9例（6％）に対し，関連施設でのPD管理25例中6例（24％）と異なる．

当院でAPDを選択しない理由として，夜間離脱時の手間のほか，在宅医療機器としてのインターフェースの未熟性，患者家族が生理的に好まない，居住空間的制約などが挙げられる．今後は，高齢者，筋力・視力など運動・感覚能力低下症例でも容易に操作可能かつコンパクトで画面の視認性の高い機材が望まれる．

III 特殊な病態と自験例の提示

CQ 4
Assisted APDとしての普及とは？

患者本人以外がおもにPD手技を施行することをassisted PDと呼称している．入院患者では病棟スタッフが施行するが，自宅，入所施設，PDが不慣れな施設では，介護者が自宅ないしは入所施設に訪問してPDを継続する．

英国，デンマークなど欧州では，家族の自己負担なくassisted PDが実践されている．この場合，訪問頻度の削減のためAPDが選択される場合が多い．英国North Staffordshire大学のS. Daives教授らの施設では，高齢者の自宅ないしは介護施設に朝夕PD看護師が訪問しAPDの開始と終了を行っている．PDの65％がAPDであるデンマークでも高齢化とともにassisted APDが増加している．J. V. Povisen准教授らのデンマークArthus大学病院では市域の在宅ケア看護師と連携を強化し，全PDの1/4がassisted APDを行っている．

このシステムの確立のためには，核となるPDセンターのPDスタッフと実際にPDを施行する医師・介護士など地域スタッフとの綿密な連携が不可欠であるが，患者はより多くの時間を，趣味やレクリエーションにあてることが可能となる．

症例提示：症例は60歳代男性．糖尿病性腎症でCAPD歴17カ月．平成×年8月17日右肺炎で入院，各種抗生剤が奏効せず9月19日膿胸に進展した．9月22日胸腔ドレナージと持続洗浄，抗生剤注入を開始した．経口摂取不良でIVH管理，週1回輸血を施行．せん妄状態となりIVHカテーテルを2回自己抜去，低栄養，敗血症となり，icodextrin液を2.5％液に変更した．複数抗生剤とドレナージ継続し，炎症所見の改善に伴い経口摂取量が漸増した．12月27日抗生剤投与を終了，胸膜癒着を2回行い翌年1月13日ドレナージ抜去した．

2月初旬より退院調整を開始した．起立歩行

訓練を進めたが，持続胸腔ドレナージに伴う長期臥床のため在宅での自立歩行不可．配偶者と二人暮らしで，近隣の長期療養型施設を検索した結果，徒歩5分と通院圏内の施設が受け入れを承諾した．家族が来院してPD手技を施行するため，介護者負担軽減のためCAPDからAPD（CCPD：1.5% 5L＋icodextrin 1.5 L）に移行した．

転院先は維持透析施設でもなく，PDを含めた高度慢性腎臓病（CKD）患者の経験がなかったため，以下のように準備を進めた．① 業者がPDの概要を説明（計3回），② 当院医師と看護師が出張し講義，③ 関係スタッフが当院を訪問しMSWと退院調整，④ 転院直前に施設を訪問し病室など設備を確認，APDに移行して入院226日目に転院となり，⑤ 転院後2週間以内に訪問を行った．現在は配偶者が朝夕でCCPDを施行しているが，家族が対応不可時は病院スタッフが代行する手筈である．

独居，配偶者と老老介護の家庭では通常のCAPDの継続が困難な場合がある．本例のごとく一時的入所の際にPD手技としてAPDを適応することは，受け入れ施設の拡充と家族の負担軽減のために有用である．腎機能の代替療法であるRRTであるが，介護者主導でassisted APDの拡充はPD筆頭施行者たるべき患者・家族の"代替"療法となる可能性がある．

CQ 5
APDは睡眠時無呼吸症候群（SAS）に有効か？

SASは心血管疾患（CVD）のみならずCKDの重症度に関与している．CKD患者にSASが多い原因として，重度かつ複雑なCVD合併例が多いこと，尿毒素の呼吸中枢への抑制，細胞外液過剰による気道狭窄などが考えられる．APDによる夜間の溶質・溶媒の除去でSAS症例への効果が期待される．

症例提示：症例は60歳代男性，糖尿病性腎症．小児期に胸郭形成術を施行．喫煙歴35年，家人より鼾が多いとのこと．62歳時に脳出血を発症．肺水腫を伴い，RRT導入目的に当科に緊急入院となった．BMI：27，動脈血液PCO_2：59 mmHg．初日ECUM（extracorporeal ultrafiltration method）施行．第2日血液透析（HD）施行後に呼吸停止し一時的に人工呼吸器管理となった．PCO_2：78まで上昇しており，低換気・慢性閉塞性肺疾患（COPD）に高濃度O_2吸入によるCO_2ナルコーシスに加えてHDによる急速なHCO_3^-負荷が誘因と考えられた．3回目の体外循環時にも同症候を認め，本例では今後のRRTとしてPDを選択することとした．CAPD開始後に夜間呼吸停止がありSASと診断，APD（CCPD：1.5% 5L＋icodextrin 1.5 L）に変更した．APD変更後経過は良好で，入院45日後に後方支援施設に転出した．SASの程度を定量比較のため，夜間無呼吸指数を計測したところ，HD/CAPD/APD：36.8/21.5/7.2（回/hr）で，APD時がもっとも無呼吸回数が低頻度であった．

本例のSASの改善の要因として，夜間の体液除去・溶質除去が考えられ，無呼吸低呼吸指数はAPDがCAPDよりもさらに良好であった．APDは，複合的呼吸不全症例に対して有用かつ安全なRRTで，当科では5年間で3例のSAS症例にAPD（CCPD）を選択している．

CQ 6
APDは高齢者と糖尿病性腎症の症例に有用か？

PETでの腹膜機能を考えなければ，糖尿病の有無はAPDの選択に影響しない．3～4回交換のCAPDと比較して，CCPDやNPDなど交換手技が2回で済むAPDは，介護者の時間的束縛が少なく感染のリスクも軽減される．反面，CAPDと比較してAPDの操作手順は複雑で機材も多い．高齢者で独居ないしは老老介護であれば，APDが誤動作した場合や手技を誤った場合など緊急時対応が不十分になるおそれがある．また，CAPDでは液の重量は1～2 kgであ

るのに対して，APDでは通常5kg以上のバッグの積み替えを行うため，筋力低下や腰痛のある高齢者には肉体的苦痛を伴う．将来的には基本操作の簡素化，緊急時対応の遠隔管理/操作とともに，APDの日常手技への社会的補助が検討されるべきである．

おわりに

PD処方が腹膜機能に合致するかぎりCAPDと同等であるAPDの選択においては，患者とPD施行者の嗜好を尊重する．病態・社会的背景から必要性があれば積極的にAPDを選択することで，PD治療の有用性が高まる．今後は，機械操作に不慣れで非力な高齢者への対応，夜間排尿時の対応など，簡便/簡素かつ経済的な改善が必要である．最後に，日本人向けAPD選択の準拠，治療に関する具体的なガイドラインでの記載が求められる．

文　献

1) 日本透析医学会：2009年版 腹膜透析ガイドライン. 透析会誌　2009；42：285-315
2) van Biesen, W., Heimburger, O., Krediet, R., et al.; ERBP working group on peritoneal dialysis: Evaluation of peritoneal membrane characteristics: clinical advice for prescription management by the ERBP working group. Nephrol. Dial. Transplant.　2010；25：2052-2062
3) Covic, A., Bammers, B., Lobbedez, T., et al.: Educating end-stage renal disease patients on dialysis modality selection: clinical advice from the European Renal Best Practice (ERBP) Advisory Board. Nephrol. Dial. Transplant.　2010；25：1757-1759
4) Woodrow, G. and Davies, S.: Clinical practice guidelines, peritoneal dialysis, UK renal association (5th ed.) 2009-2012. Jul 2010
5) Blake, P. G., Bargman, J. M., Brimble, K. S., et al.; Canadian Society of Nephrology Work Group on Adequacy of Peritoneal Dialysis: Clinical Practice Guidelines and Recommendations on Peritoneal Dialysis Adequacy 2011. Perit. Dial. Int.　2011；31：218-239
6) Johnson, D. W., Hawley, C. M., McDonald, S. P., et al.: Superior survival of high transporters treated with automated versus continuous ambulatory peritoneal dialysis. Nephrol. Dial. Transplant.　2010；25：1973-1979
7) Rumpsfeld, M., McDonald, S. P. and Johnson, D. W.: Higher peritoneal transport status is associated with higher mortality and technique failure in the Australian and New Zealand peritoneal dialysis patient populations. J. Am. Soc. Nephrol.　2006；17：271-278
8) Davies, S. J., Brown, E. A., Frandsen, N.E., et al.: Longitudinal membrane function in functionally anuric patients treated with APD: Data from EAPOS on the effects of glucose and icodextrin prescription Kidney Int.　2005；67：1609-1615
9) Badve, S. V., Hawley, C. M., McDonald, S. P., et al.: Automated and continuous ambulatory peritoneal dialysis have similar outcomes. Kidney Int.　2008；73：480-488
10) Mehrotra, R., Chiu, Y. W., Kalantar-Zadeh, K., et al.: The outcomes of continuous ambulatory and automated peritoneal dialysis are similar. Kidney Int.　2009；76：97-107
11) Bro, S., Bjorner, J. B., Tofte-Jensen, P., et al.: A prospective, randomized multicenter study comparing APD and CAPD treatment. Perit. Dial. Int　1999；19：526-533
12) Rabindranath, K. S., Adams, J., Ali, T. Z., et al.: Automated versus continuous ambulatory peritoneal dialysis: a systematic review of randomized controlled trials. Nephrol. Dial. Transplant.　2007；22：2991-2998

〔金井　英俊〕

2 腹膜透析ガイドライン

3. 腹膜透析における低たんぱく食の意義はあるのか？

Pros and Cons of low protein diet for peritoneal dialysis patients

はじめに

透析患者の多くは低栄養状態にあり，予後不良と強い関連がある．そのため栄養状態を改善し生命予後，quality of life（QOL）を改善することは臨床医と研究者の長年の課題であった．栄養状態を改善する有力な方法の一つは適正な栄養処方であり，腹膜透析患者に対してはたんぱく摂取量 1.2 g/kg/day が推奨されてきた．腹膜透析患者のたんぱく摂取量が少ないこと，透析液への蛋白質，アミノ酸の喪失が無視できないこと，さらに多くの疫学研究の成果を反映したものである．一方で，十分なたんぱく質摂取が栄養状態改善を必ずしも保証するものではないこと，低たんぱく食が腹膜透析導入後も残存腎機能保護や腹膜機能保護効果をもたらす可能性があることから，低たんぱく食を推奨する研究者もいる．さらに透析液の使用制限がある国では，尿毒症症状軽減のために厳密なたんぱく質，食塩制限を実施することもある．

本稿では，国内外のガイドラインを総括するとともに，現時点の臨床研究の成果と今後の課題を検討する．

腹膜透析患者の栄養状態と食事療法

●ガイドラインの概要・考え方

▶日本透析医学会「2009 年版 腹膜透析ガイドライン」[1]
第 3 章 栄養管理（エビデンスレベルⅥ：委員会オピニオン）
- 腹膜透析患者はブドウ糖負荷と蛋白喪失を特徴とした栄養障害をおこしやすいため，すべての患者に対して個々の病態に応じた栄養指導を行う．
- 栄養状態の評価は複数指標を用いて定期的に行う．
- 栄養状態の悪化を認めた場合，透析処方の再考，栄養学的介入を行う．
- わが国の腹膜透析患者のたんぱく質摂取量は，適正なエネルギー摂取を前提とした場合，0.9〜1.2 g/kg/日を目標とすることを推奨する（解説文中の記載）．

▶日本腎臓学会「慢性腎臓病に対する食事療法基準 2014 年版」[2]
- エネルギー：30〜35 kcal/kgBW/day [注1),2)]，たんぱく質：0.9〜1.2 g/kgBW/day [注1)]，食塩：PD 除水（L）×7.5＋尿量（L）×5 g/day
- 注1) 体重は基本的に標準体重（BMI＝22）を用いる．
- 注2) 性別，年齢，合併症，身体活動度により異なる．
- 注3) 腹膜吸収ブドウ糖からのエネルギー分を差し引く．

▶英国腎臓協会（UK Renal Association）ガイドライン（第 5 版）[参考URL1)]
- 最低必要たんぱく摂取量として CKD 4〜5 では 0.75 g/kg/day，透析患者では 1.2 g/kg/day を提案（suggest）する．

- エネルギー摂取は 30～35 kcal/kg/day を提案する．

▶腹膜透析に関する欧州ベストプラクティスガイドライン（EBPG）[3]
- たんぱく質摂取目標は一般に 1.2 g/kg/day 以上である．どんな患者に対しても 0.8 g/kg/day 未満にしてはならない．平均すると達成された nPNA（標準化蛋白窒素出現率）は 1 g/kg/day 以上が必要である．(evidence level C)
- 肥満患者以外ではエネルギー摂取量は 35 kcal/kg/day であり，透析液からのブドウ糖吸収も考慮する．(evidence level C)
- 代謝性アシドーシス（静脈血 HCO_3^- < 25 mmol/L）を避けること．(evidence level A)
- 栄養不良が出現したら適正透析処方を評価し，透析不足を除外し，炎症などの他の原因を精査する．(evidence level C)

表 透析患者の食欲不振に関連する要因
- 合併症
- 体液過剰
- 貧血
- うつ状態
- 食事制限（水分，リン，たんぱく質，ナトリウム，カリウム）
- 味覚障害
- 透析不足
- 炎症性サイトカイン
- 尿毒素（中分子量物質，低分子量蛋白）
- 腹部拡張による腹満感，食欲低下
- 胃内容物排泄遅延（とくに糖尿病）

腹膜透析（PD）では透析液への蛋白喪失が 10 g/day 程度みられ，透析液を交換する液量が増えると蛋白，アミノ酸の損失はさらに増加する．蛋白質・エネルギー栄養失調症（protein energy malnutrition；PEM）は血液透析患者の 23～76％，PD 患者の 18～56％ にみられ，重要な予後不良因子でもある[4]．血液透析患者がおもな対象であるが，日本透析医学会の集計からは標準化蛋白異化率（normalized protein catabolic rate；nPCR）が 1.1～1.3 g/kg/day でもっとも死亡リスクが低いこと[5]，透析患者の栄養失調のさまざまな原因のなかでも，たんぱく質やエネルギー摂取量不足が重要な要素となっていること，1.0～1.2 g/kg/day のたんぱく質摂取量は不変ないし正の窒素バランスと関連し，たんぱく質摂取量と栄養指標にも関連が認められていることなどからたんぱく質摂取量は標準体重当り 1.2 g/kg/day 以上を目標とすることが提唱されてきた[3]．

適正なたんぱく質摂取量の推奨値決定に当たっての理論的根拠は弱く，現在でも意見の一致をみていない．栄養不良の原因は表に示すように多因子が関与していること[1),3),4),6)]〔参考URL[1)]〕，たんぱく摂取量と栄養状態に強い関連があるからといって，因果関係を直接示すものではないこと，PD 患者のたんぱく質摂取量を決定するに当たっては若い男性 PD 患者の研究がもとになっていること[3),7)]，たんぱく質摂取量の推定に用いる蛋白異化率の限界などが指摘されている．

欧州のガイドラインは，1.2 g/kg/day 以上のたんぱく摂取が栄養不良改善や維持に影響することを示した研究はないこと，通常は 1 g/kg/day で正ないし不変の窒素バランスを示し，個別指導を受けた患者では 0.7 g/kg/day でも不変ないし正の窒素バランスを示す報告もあること，さらに栄養状態が比較的良好な PD 患者でも 1.2 g/kg/day 以上の摂取は達成困難であることなどから，栄養状態が悪化していない患者では 1 g/kg/day 以上ならば許容されると結論づけている[3]．

わが国のガイドラインでは，わが国の PD 患者 100 例のたんぱく質摂取量に関するデータに基づきたんぱく質摂取量の範囲を設定している[1]．この研究では，標準化蛋白窒素出現量（normalized protein nitrogen appearance；nPNA）と体筋肉成分の指標である％クレアチニン産生速度（％ creatinine generation rate；％ CGR）との回帰直線において，nPNA 0.9 g/kg/day と％ CGR 100％ に交点があり，わが国では，栄養状態が良好に維持されている PD 患者のたんぱく質摂取量は 0.9 g/kg/day である

ことを示している[8]．この研究でも，また欧州，中国からの報告をみても，栄養状態が比較的良好な PD 患者であっても 1.2 g/kg/day 以上のたんぱく質摂取量は達成困難である[4),7),8]．そこで，わが国の PD 患者のたんぱく質摂取量は，適正なエネルギー摂取を前提とした場合，0.9〜1.2 g/kg/day を目標とすることが推奨された．

Clinical Question 1
低たんぱく食は PD 患者の予後，栄養状態を改善するか？

栄養不良は透析患者の予後と強い関連がある．国内外のガイドラインは栄養改善ならびに予後改善の目的に必要最低限のたんぱく質摂取量，エネルギー摂取量が設定されている．低たんぱく食が適正に実施された場合には，必ずしも栄養状態を悪化させるものではなく，窒素バランスを維持し，筋蛋白量を低下させずに管理できる可能性を示した報告も多い[9]．

一方，低たんぱく食が積極的に栄養状態改善や生命予後をもたらすかどうかについては不明である．理論的には「低たんぱく食は残存腎機能保護，腹膜機能保護効果がある」→「残存腎機能保護，腹膜機能保護の結果，栄養状態が改善する」→「栄養状態が改善した結果，生命予後も向上する」との仮説は成り立つだろうし，低たんぱく食のリン制限，酸負荷軽減効果などから二次的に栄養，生命予後改善につながる可能性は否定できないので，臨床研究を進める意義はあるかもしれない．しかし現時点では，従来のガイドラインで推奨されるたんぱく質摂取量以下を栄養改善目的に積極的に行うことは標準的診療の範囲外である．

CQ 2
低たんぱく食は残存腎機能を保護するか？

低たんぱく食事療法は尿毒症物質の産生・貯留を抑制して末期慢性腎不全での透析導入を阻止ないし遅延させることができること，さらに腎機能低下の進行自体を抑制する効果を示す基礎，臨床研究が報告されていることから，透析導入前保存期腎不全の重要な治療法の一つであった．しかしひとたび透析が開始されると，PEM を防ぐため 1.2 g/kg/day 以上のたんぱく質摂取が推奨されてきた．

腹膜透析患者の予後改善のためには残存腎機能保護が重要であることが知られるようになってから，アンジオテンシン変換酵素阻害薬，アンジオテンシン受容体拮抗薬を用いた降圧療法や，腎毒性のある薬物を避けることなど保存期腎不全患者の腎保護療法として有効な治療法は腹膜透析患者にも実施することが提案されている．当然のこととして，残存腎機能保護療法としての低たんぱく食事療法の有効性が重要な検討課題にのぼってくる．

PD 患者に対する低たんぱく食の有効性を検討した前向き介入研究によれば，ケト酸などを補充した低たんぱく食の安全性ならびに残腎機能保護効果を有することが示された[9]．中国の PD 患者 60 名を高たんぱく食群（食事たんぱく質摂取量 1.0〜1.2 g/kg/day），低たんぱく食群（0.6〜0.8 g/kg/day），低たんぱく食＋ケト酸補充群（たんぱく質摂取量 0.6〜0.8 g/kg/day，ケト酸 0.12 g/kg/day）の 3 群に分け 12 カ月間観察したものである．対象者の平均年齢は 53.6±12.8 歳，平均 PD 歴は 8.8 カ月（1.5〜17.8 月），残存腎機能は 4.0±2.3 mL/min/1.73m^2，尿量は 1,226±449 mL/day である．結果は低たんぱく食＋ケト酸補充群でのみ有意な残存腎機能保護効果が示されている．

研究結果を解釈するに当たっていくつかの限界もある．各群ともに糖尿病患者は 1 名（5％）のみで，透析液使用量は高たんぱく食群で 6 L/day，低たんぱく食群で 6.8 L/day，低たんぱく食＋ケト酸補充群で 7.0 L/day と有意差があった．また，たんぱく質摂取量が遵守されたかどうかについては，患者の食事記録のみに基づいている．糖尿病患者を含む患者を対象にした低たんぱく食＋ケト酸補充療法の残存腎機能保護効果に関する大規模研究が期待されるところで

ある．また，低たんぱく食群が，尿細管からの血清クレアチニン（Cr）分泌量や腸管からのCr喪失に与える影響や，塩分，リン摂取量の減少など低たんぱく食以外の影響が不明なので結果の解釈は難しいことも指摘されている[10]．

ただし，現段階では残存腎機能を保護することを目的とした低たんぱく食事療法は標準的治療法としては推奨されない．

CQ 3
低たんぱく食は腹膜機能を保護するか？

腹膜機能と生命予後，栄養不良，PD継続可能期間には強い関連があり，腹膜平衡試験（PET）で透析液とCr値の比率（D/PCr比）が高値であるHigh（fast）transporterが予後不良の危険因子であることを示す報告も多い[11]．High transporterでは体液管理が困難となり，早期に血液透析に移行せざるをえないことも多い．

長谷川らは，保存期腎不全の期間に厳格な低たんぱく食事療法を継続した患者では透析導入時に高腹膜透過性を呈することがまれであることに着目し，保存期腎不全期のたんぱく質摂取量と透析導入時の腹膜透過性との関連を検討している[12]．対象は保存期腎不全期に低たんぱく食事療法を継続し，PD導入となった37例で，保存期の治療期間は平均2.8年であった．対象者のたんぱく質摂取量の中間値である0.46 g/kg/dayを基準に，それ以上とそれ以下の群とを比較したところ，年齢，性別，血圧，body mass index（BMI），糖尿病比率に両群間で差はなかったが，PETの4時間値（Cr D/P）はたんぱく質摂取量の多い群では0.62，低い群では0.52と有意差を認め，たんぱく質摂取量とCr D/P値にも有意な相関を認めている．驚くべきことに，たんぱく質摂取量＜0.46 g/kg/dayの群では，PET分類でHighないしHigh averageに相当する者がおらず，全例がLow averageないしLowであった．保存期に厳格な低たんぱく食事療法を継続できる患者では腹膜透過性が亢進しない可能性が示された．一方，オランダの47名のPD患者の食事たんぱく質摂取量とMTAC（総括物質移動面積係数）を指標とした腹膜機能との関連を検討した研究では，保存期のたんぱく質摂取量，年齢，C反応性蛋白（CRP）値などは腹膜機能と関連を示さなかった[13]．

糖尿病の比率は長谷川らの研究では37例中3例（8％），オランダの研究では47例中12例（25.5％）と異なっている．さらに長谷川らの研究は厳格な低たんぱく食事療法のため，たんぱく質摂取量の中間値は0.46 g/kg/dayであるのに対して，オランダの研究では平均0.77±0.19 g/kg/dayである．仮に保存期での厳格な低たんぱく食が腹膜透過性の亢進を抑えるとしても，PD開始後の低たんぱく食が同等の効果を示すかは未知である．以上から，現時点では腹膜機能保護目的での低たんぱく食は標準的治療法としては推奨されない．

CQ 4
低たんぱく食はPD患者の尿毒症症状，腎不全合併症を軽減するか？

Kt/V＞1.7の標準的な透析処方を行うかぎり0.9～1.2 g/kg/dayのたんぱく質摂取量で尿毒症症状が問題となることはあまりない．そのためわが国では尿毒症症状を軽減する目的で低たんぱく食を行うことは標準的な診療ではない．しかし医療資源が限られ，PD液の処方量に制限がある場合や，その他の事情により透析量の制約がある場合はこのかぎりではない．

血液透析の例であるが，金澤らは平均0.6±0.06 g/kg/dayの低たんぱく食による2年間の経過観察では，週1回の維持血液透析が可能であり，BMIや血清アルブミンなどの栄養状態も良好に維持されたことを報告している[14]．

標準的な食事では1 gのたんぱく質当り10～13 mgのリンが含まれるので，10～15 mg/kg/dayのリン制限を達成するには，リン結合薬の使用は不可欠となる．経済的理由などから透析

液の使用量やリン結合薬の使用に制限がある状況下では低たんぱく食は尿毒症症状，腎不全合併症軽減策として有効であろう．

CQ 5
低たんぱく食は PD 患者の QOL を改善するか？

　低たんぱく食が PD 患者の QOL に与える影響に関して体系だった研究は見当たらない．低たんぱく食が栄養改善，残存腎機能保護効果，腹膜機能保護効果を有した場合には，それらの結果として二次的に QOL が改善する可能性はあるだろう．反対に，食事に対する嗜好が強い患者にとっては，食事内容の制限から QOL が大きく損なわれる可能性もある．低たんぱく食の有効性に関する介入研究を計画，実施する際には評価項目として QOL 測定を含める必要があろう．

診療のポイント

① 栄養不良は予後不良，QOL 不良と強い関連があるため，栄養評価と栄養改善対策を講じる（OP）．
② 栄養不良患者に対しては個別に原因精査，栄養評価を行ったうえで，栄養計画を作成し，その後の慎重な経過観察を行う（OP）．
③ 保存期腎不全期に厳格な低たんぱく食事療法が有効であった症例に対しては，患者の希望があれば透析導入後にも低たんぱく食を継続することは許容されるであろう．ただし，十分な知識と経験ある医師，栄養士のもとで実施し，定期的な栄養評価を行い，栄養不良が進行する場合には，たんぱく，エネルギー摂取量を含めた栄養計画を修正する必要がある（OP）．

おわりに

　食事療法，とりわけたんぱく質制限は慢性腎不全診療の中心であった．同時に食事は生活の楽しみや文化の一部であり，慣れ親しんだ食習慣を変えていくのは容易ではない．食事療法を指示し，安全，確実に継続するには，医師，栄養士の技量も問われる．こうしたことから食事療法に関する質の高いエビデンスは少なく，国内外のガイドラインの大部分は専門家の意見にとどまっている．こうしたなかで食事療法を適切に実施し，発展させるためには，介入試験に限らず，質の高い観察研究も含めよく計画された臨床研究をすすめていくこと，治療法の選択に当たっては共同の意思決定プロセス（shared decision making）を踏むことが重要となるだろう．

文　献

1) 日本透析医学会：2009 年版 腹膜透析ガイドライン．透析会誌　2009；42：285-315
2) 日本腎臓学会：慢性腎臓病に対する食事療法基準 2014 年版．日腎会誌　2014；56：553-599
3) European Best Practice Guidelines for Peritoneal Dialysis. 8 Nutrition in peritoneal dialysis. Nephrol. Dial. Transplant.　2005；20（Suppl. 9）：ix28-ix33
4) Wang, A. Y., Sanderson, J., Sea, M. M., et al.：Important factors other than dialysis adequacy associated with inadequate dietary protein and energy intakes in patients receiving maintenance peritoneal dialysis. Am. J. Clin. Nutr.　2003；77：834-841
5) 日本透析医学会統計調査委員会：わが国の慢性透析療法の現況（2001 年 12 月 31 日現在）．2002
6) Heng, A. E. and Cano, N. J. M.：Nutritional problems in adult patients with stage 5 chronic kidney disease on dialysis（both haemodialysis and peritoneal dialysis）. NDT Plus　2010；3：109-117
7) Blumenkrantz, M. J., Kopple, J. D., Moran, J. K., et al.：Metabolic balance studies and dietary protein requirements in patients undergoing CAPD. Kidney Int. 1982；21：849-861
8) Ishizaki, M., Yamashita, A. C., Kawanishi, H., et al.：Dialysis dose and nutrition in Japanese peritoneal dialysis patients. Adv. Pertit. Dial.　2004；20：141-143
9) Jian, N., Qian, J., Sun, W., et al.：Better preservation of residual renal function in peritoneal dialysis patients treated with a low-protein diet supplemented with keto acids：a prospective, randomized trial. Nephrol. Dial. Transplant.　2009；24：2551-2558
10) Nongnuch, A., Assanatham, M., Panorchan, K., et al.：

Strategies for preserving residual renal function in peritoneal dialysis patients. Clin. Kidney J. 2015 ; 8 : 202-211
11) Churchill, D. N., Thorpe, K. E., Nolph, K. D., et al. : Increased peritoneal membrane transport is associated with decreased patient and technique survival for continuous peritoneal dialysis patients. The Canada-USA (CANUSA) Peritoneal Dialysis Study Group. J. Am. Soc. Nephrol. 1998 ; 9 : 1285-1292
12) Hasegawa, T., Yoshimura, A., Hirose, M., et al. : A strict low protein diet during the predialysis period suppresses peritoneal permeability at induction of peritoneal dialysis. Perit. Dial. Int. 2009 ; 29 : 319-324
13) Balafa, O., Vlahu, C., Sampimon, D., et al. : Lack of correlation between baseline peritoneal membrane status and pre-dialytic characteristics. Adv. Perit. Dial. 2010 ; 26 : 16-20
14) 金澤良枝, 山本聡子, 木村佳子, 他：血液透析導入後も低たんぱく食を長期にわたり継続した患者の栄養評価. 透析会誌 2007 ; 40(Suppl. 1) : 403

参考URL（2016年2月現在）

1) 英国腎臓協会（UK Renal Association）ガイドライン（第5版）
http://www.renal.org/guidelines/clinical-practice-guidelines-committee

（小松　康宏）

4. 腹膜透析の中止タイミングと中止後の管理（洗浄）をどうするか？

Timing of peritoneal dialysis cessation and management after withdrawal

はじめに

2009年に日本透析医学会から発表された「腹膜透析ガイドライン」[1]に被嚢性腹膜硬化症（EPS）回避のための中止基準と中止の指標が示された背景には，良好で長期間腹膜透析（PD）継続が可能な症例（EPSを高率に発症する高リスク群）が多いという日本の現状があり，これまでに公表された他国のガイドラインとは異なっている．

I 腹膜透析の中止タイミング

●ガイドラインの概要・考え方

▶日本透析医学会「2009年版 腹膜透析ガイドライン」[1]
　第5章 被嚢性腹膜硬化症回避のための中止条件
1) 長期腹膜透析例あるいは腹膜炎罹患後の例で腹膜劣化の進行が疑われる場合，被嚢性腹膜硬化症の危険性を考慮して腹膜透析の中止を検討する（エビデンスレベルIV）．
2) 腹膜劣化を判断するための基本的な検査として，腹膜平衡試験（PET）を定期的に行うことを推奨する（エビデンスレベルIV：委員会オピニオン）．

▶国際腹膜透析学会（2009年）
　腹膜透析期間とEPSに関するステートメント[2]
- EPSは3年未満のPD歴ではきわめてまれで，5年以下の長期PD症例では希少な合併症とされている．3〜5年以上の症例では，EPSの発症リスクがあることを考慮すべきであるが，種々の腹膜透析法を行っている患者で期間との関連を明言するデータは蓄積されていない．

Clinical Question 1
PD歴3年で無尿となり尿毒症状があるケースでは？

PD患者では残存腎機能の低下・喪失に伴って「溶質と水分の除去」が不足するため，食思不振，栄養状態の悪化，エリスロポエチン抵抗性貧血，薬剤抵抗性高血圧，体液量過剰状態，レストレスレッグ症候群が持続することがある．適正透析の視点から，透析方法の変更を検討すべきである．本邦では，PDと血液透析（HD）の併用療法が行われている．一般的な治療法は，週に5〜6日のPDと週1回のHD（4〜5時間，high flux透析器使用）であるが，併用療法の禁忌として，PETでhighを呈する症例，EPSが疑われる症例，週に2回以上のHDを必要とする症例が挙げられる．EPS発症のリスクが少ないPD期間でPETの結果がhighでなく，患者が希望する場合には，HDを併用することによって，PD療法によって確保されていた患者のquality of life（QOL）を維持する面でも有益であるため，治療変更の選択肢として有効である．

CQ 2
PD 歴 8 年で PET は low～low average であるケースでは？

Kawanishi ら[3]が，2004 年に発表した本邦の PD 期間と EPS の発症・予後に関する検討では，表 1 のごとく PD 期間 8 年を超えると EPS の発症率がそれまでの 2.1 % から 5.9 % に倍増し，回復率も 83.3 % から 42.9 % に半減していた．1997 年に野本ら[4]によって提唱された「硬化性被嚢性腹膜炎（sclerosing encapsulating peritonitis；SEP）診断・治療指針（案）」で EPS の危険兆候の一つとして PET での high カテゴリーの持続が挙げられており，また EPS 発症例では high カテゴリーを呈する症例が多いとされている．しかしながら，少数例ではあるがカテゴリーで high average～low average を示す症例もあることから注意が必要である．したがって，PET による腹膜機能判定の間隔を短くして評価を頻繁に行うとともに，患者に PD を継続することによる EPS の発症率ならびに発症した場合に死亡率が高まることや，HD に治療を変更した場合の問題点（バスキュラーアクセス，心内膜炎，骨髄炎）などを説明し，患者本人の QOL を検討して継続の意思を確認することが望ましい[2]．

表 1 本邦での透析期間と EPS の頻度・予後

PD 期間（年）	患者数（人）	EPS 発症率（%）	死亡率（%）	回復率（%）
<3	337	0	—	—
3～5	554	4 (0.7)	0 (0)	4 (100)
5～8	576	12 (2.1)	1 (8.3)	10 (83.3)
8～10	239	14 (5.9)	4 (28.6)	6 (42.9)
10～15	223	13 (5.8)	8 (61.5)	2 (15.4)
>15	29	5 (17.2)	5 (100)	0 (0)
全体	1,958	48 (2.5)	18 (37.5)	22 (45.8)

〔Kawanishi, H., et al.：Am. J. Kidney Dis. 2004；44；729-737[3]より引用・一部改変〕

CQ 3
腹部 CT で腹膜の石灰化を認めた場合は？

野本ら[4]の「硬化性被嚢性腹膜炎（sclerosing encapsulating peritonitis；SEP）診断・治療指針（案）」で，EPS では腹部 CT での腹膜の肥厚，広範な腸管の癒着像とともに，腹膜の石灰沈着を認めることがあるとしている．また，国際腹膜透析学会（ISPD）のステートメントにおいても，Tarzi ら[5]の報告を受けて腹部 CT の腸管癒着や石灰沈着所見が EPS に特徴的な所見であるとし，消化器症状を伴う症例での腹部 CT は EPS 診断に有効であると示している．一方で，腹部 CT によって早期 EPS の診断や予測は困難であることも指摘している．以上の点から，PD 歴が 5 年に達していない患者では二次性副甲状腺機能亢進症や持続する高リン血症の有無を検討・改善し，さらに定期的に腹部 CT で石灰沈着の領域の評価を行うことで PD の継続は可能と思われる．5 年以上の症例では，腹膜の非特異的炎症の原因が存在し，EPS 発症のリスクが高いため腹膜機能検査を行うとともに，中皮細胞診やほかの腹膜障害のマーカー（表 2）[6]で腹膜劣化を評価し，PD の中止を検討することが望ましい．

CQ 4
HD 併用療法で，10 年を経過したケースでは？

HD 併用療法の EPS 発症予防効果に関する報告はない．Moriishi ら[7]の腹膜機能への短期間の観察研究では，HD を併用してもとくに腹膜機能の改善は得られなかったと報告している．一方 Matsuo ら[8]は，1 年間併用療法を行った 53 例の導入前後の検討では，PET の透過性は減少し 6 時間の貯留液中のインターロイキン（IL）-6 値や C 反応性蛋白（CRP），フィブリノーゲンの低下など腹膜障害の改善を期待させる結果を認めている．いずれも長期間の観察で EPS の発症を評価すべきであるが，10 年の PD

表2 これまでに報告されている腹膜障害のマーカー

マーカー	おもな役割	EPSの報告例
CA 125	細胞機能（中皮細胞）	低下
PIPC	細胞機能（中皮細胞）	低下
PⅢNP	細胞機能（中皮細胞）	低下
Hyaluronic acid	炎症反応	上昇
IL-6	炎症反応	上昇
TGF-β	炎症反応	上昇
VEGF	血管新生	上昇
MMP-2	炎症反応	上昇
FDP	炎症反応	上昇

〔中元秀友：腎と透析 2004；57（別冊 腹膜透析2004）：88-94[6]）より引用〕

歴を有する症例であることから，CQ2の症例と同様の対応が適当と考え，PD中止のタイミングを逸しないよう注意すべきである．

CQ 5
PETがhigh averageの寝たきり高齢者のケースは？

ISPDのステートメント[2]）では，高齢PD患者のEPSリスクへの考え方について分けて言及している．高齢者は，すでに透析療法が開始となる時点で生活制限があり，EPSの発症リスク以外に種々の生命予後に関わる合併症を有していることが多い．したがって，高齢者では高いQOLが得られる腎代替療法が重要であり，腎移植が期待できない患者群であるため，HDより高いQOLが得られるPDの継続はより現実的な判断である．ステートメントでは，患者に対して治療のゴールを相談し，治療方針について現実的な利点と問題点を提示したうえで，検討することが重要であるとしている．

Ⅱ 中止後の管理：腹腔洗浄

CQ 6
腹腔洗浄は，どんな症例に行うとよいか？

「腹膜透析ガイドライン」[1]）の解説において，EPS症例の70％がPD離脱後に発症していることから，PD離脱後の腹腔内の観察が重要であることを指摘したうえで，腹膜劣化が疑われる長期症例においては，カテーテルをPD離脱後も一定期間留置し，排液の性状や腹膜機能の推移を観察することは，EPS発症ハイリスク例を判断するうえで意義があるとしている．この場合は，感染性腹膜炎の危険性を勘案すべきとしている．腹腔洗浄と腹膜機能のEPS発症予防や腹膜障害回復に関する報告は本邦から数報あるが，適応症例に関しての報告はない．Nakayamaらの「Jikei Experience 2002」[9]）では，PD期間が72カ月以上でhigh-transporterの症例を対象としていた．PD中止後腹腔洗浄のEPS発症予防効果に関する多施設コホート研究[10]）ではPD期間91カ月（5〜245カ月），中止時PETの透析液/血漿クレアチニン比（D/Pcre）は0.73（0.47〜1.03）患者群の予後を検討している．山本ら[10]）は，この結果を踏まえて中皮細胞診を加えたEPS発症予防のアルゴリズ

表3 本邦における腹腔洗浄の報告

	研究デザイン	対象群の設定	症例数	PD 期間	洗浄期間	洗浄法	評価
中山ら[13]	Single center 後ろ向き	なし	5	99.4 カ月	12.6±11.5 カ月	低張 PDF, 連日	EPS 発症
山本ら[10]	Multicenter 後ろ向き	なし	240	91 カ月	10（1～47）カ月	施設による	EPS 発症/中皮細胞診改善
Moriishi ら[7]	Single center 後ろ向き	なし	8	119.6 カ月	12 カ月以上	4 時間貯留	EPS 発症
平野ら[11]	Multicenter 後ろ向き	なし	62	8.9±2.0 年	6 カ月以上	生食あるいは PDF, 1日1回	組織変化
松田ら[14]	Single center 後ろ向き	なし	21	94.7±28.0 カ月	原則 12 カ月	低張 PDF, 週1～3回	EPS 発症
本間ら[15]	Single center 後ろ向き	なし	10	7.1±2.0 年	168.1±15.7 カ月	低張 PDF, 連日1回	予後

ムを提案し，PD 期間が 72 カ月以上でかつ，あるいは PD 中止時中皮細胞面積が 350 μm^2 以上の症例では，PD 中止後 EPS 有病率が 25％であることから腹腔洗浄が望ましいとしている．Kawanishi ら[3] は，腹腔洗浄の適応として，①PD 歴 8 年以上，②PET での腹膜透過性亢進，③炎症や凝固・線溶系関連因子の排液中での上昇，④排液中のフィブリンの増加や血性排液を認める場合としている．しかしながら，未だ EPS の予防効果は明らかでなく，腹腔洗浄への過大な期待によって PD 中止の判断が遅れないように注意すべきである．

CQ 7
洗浄の具体的な方法やスケジュールは？（表3）

洗浄のプロトコールは未だ確立していないが，これまでの報告をまとめると 1 日 1 回，毎日あるいは隔日に透析液を用いて洗浄している．山本らの検討[10] では，洗浄透析液による EPS 予防効果の差異は認められなかった．平野らの報告[11] では生理食塩水（生食）での洗浄が

透析液より割合として多かったが，生食はむしろ腹膜への障害となるとの報告[12] もある．したがって，生体適合性を考えた場合，糖濃度の低い中性透析液を用いることが望ましいと考えられる．洗浄期間（洗浄中止時期）に関しては，これまでの報告から腹腔内の炎症物質の除去や障害腹膜の癒着防止を目的とすることから，PD 中止直後から少なくとも数カ月（6 カ月）は行うことが望ましいと思われる．長期洗浄により腹膜障害のさらなる改善が得られるとの報告もなく，腹腔の洗浄液の情報から，炎症が改善したと判断された場合には洗浄を中止し，カテーテル抜去について検討すべきと考える．

診療のポイント

① 長期 PD 患者では，残存腎機能を含めた臨床所見や腹膜障害マーカーなどを参考にして，PD 継続に関して検討する（GL）．
② 高齢 PD 患者に関しては，腎疾患以外の全身状態を勘案して高い QOL の得られる腎代替療法の選択が重要である（OP）．
③ 腹腔洗浄の有用性については評価が確定していないため，症例の背景によって適

応を検討することが望ましい（OP）．

おわりに

PD療法が，腎代替療法の一翼を担うに足る療法であるためには，その特徴を十分に生かし，安全を考慮した治療計画が必須である．長期透析を必要とする本邦の透析事情を勘案すると，中止タイミングに関して明言できる臨床データの蓄積が重要と考える．

中性透析液による腹膜組織障害の低減効果やEPS発症率低下の報告が近年本邦よりなされており，中止タイミングに関する再検討が期待される．

文　献

1) 日本透析医学会：腹膜透析ガイドライン（2009年版）．透析会誌　2009；42：285-315
2) Brown, E. A., Van Biesen, W., Finkelstein, F. O., et al.：Length of time on peritoneal dialysis and encapsulating peritoneal sclerosis：position paper for ISPD. Perit. Dial. Int.　2009；29：595-600
3) Kawanishi, H., Kawaguchi, Y., Fukui, H., et al.：Encapsulating peritoneal sclerosis in Japan：a prospective, controlled, multicenter study. Am. J. Kidney Dis. 2004；44：729-737
4) 野本保夫，川口良人，酒井信治，他：硬化性被嚢性腹膜炎（sclerosing encapsulating peritonitis, SEP）診断・治療指針（案）―1996年における改訂．透析会誌　1997；30：1013-1022
5) Tarzi, R. M., Lim, A., Moser, S., et al.：Assessing the validity of an abdominal CT scoring system in the diagnosis of encapsulating peritoneal sclerosis. Clin. J. Am. Soc. Nephrol.　2008；3：1702-1710
6) 中元秀友：被嚢性腹膜硬化症の診断と予防．腎と透析　2004；57（別冊 腹膜透析2004）：88-94
7) Moriishi, M., Kawanishi, H. and Tsuchiya, S.：Impact of combination therapy with peritoneal dialysis and hemodialysis on peritoneal function. Adv. Perit. Dial. 2010；26：67-70
8) Matsuo, N., Yokoyama, K., Maruyama, Y., et al.：Clinical impact of a combined therapy of peritoneal dialysis and hemodialysis. Clin. Nephrol.　2010；74：209-216
9) Nakayama, M., Yamamoto, H., Ikeda, M., et al.：Risk factors and preventive measures for encapsulating peritoneal sclerosis—Jikei experience 2002. Adv. Perit. Dial.　2002；18：144-148
10) 山本忠司，出雲谷剛，奥野仙二，他：腹膜透析中止後腹腔洗浄中の被嚢性腹膜硬化症予防についてのコホート研究．透析会誌　2007；40：491-500
11) 平野　宏，佐々木貴子：腹膜硬化症に対する腹膜休息・腹腔洗浄効果―腹膜再生とCAPD長期継続法の検討．腎と透析　2004；57（別冊 腹膜透析2004）：290-292
12) Breborowicz, A. and Oreopoulos, D. G.：Is normal saline harmful to the peritoneum? Perit. Dial. Int. 2005；25（Suppl. 4）：S67-S70
13) 中山昌明，山本裕康，寺脇博之，他：長期CAPD療法中止後の腹膜透過性の変化―硬化性被嚢性腹膜炎の発症機序と予防手段に関する予備的検討．透析会誌　2000；33：1137-1142
14) 松田昭彦，河野里佳，小川智也，他：PD離脱後腹水の臨床的意義．腎と透析　2008；65（別冊 腹膜透析2008）：174-177
15) 本間寿美子，井上　真，増永義則，他：腹膜洗浄後カテーテルを抜去したCAPD離脱例の長期予後の検討．腎と透析　2002；53（別冊 腹膜透析2002）：342-344

（濱田千江子）

腹膜透析ガイドライン

5. 腹膜炎管理
― ISPD ガイドラインを本邦の実地臨床にいかに活用するか？
本邦のガイドラインをいかにすべきか？

Treatment of PD-related peritonitis—How should we use ISPD guideline for our PD clinical practice? How should we use Japanese guideline?

はじめに

諸外国において，バッグ交換・接続システムなどの改良後，腹膜透析（PD）関連腹膜炎は激減したと認識されていた．しかしながら，2009 年「Perit. Dial. Int.」誌に，ロンドンの 12 施設での腹膜炎の発症率が CAPD 14.7，automated PD（APD）18.1 患者・月/1 回で，さらに治療に関しても問題があると報告され，「腹膜炎は依然 PD 治療のアキレス腱である」と注意を喚起されるに至った[1,2]．本邦においては，川口らによる報告[3]において，2000 年 4 月～9 月 30 日までに PD が施行された日本人 PD 患者 5,391 名中の 6 ヵ月間における PD 離脱の調査結果から，治療開始から 1 年未満の患者群，1～4 年の患者群，5～8 年の患者群いずれにおいても，腹膜炎は主要な離脱理由となっていることが報告されている．2006 年のアンケート調査の報告[4]で，腹膜炎発症が 73.5 患者・月/1 回とされ，腹膜炎の問題は解決されたかに思われた．しかしながら，近年行ったわれわれの調査，他のコホート研究の結果から，腹膜炎は依然重要な離脱理由になっている点がクローズアップされるに至った．

I 世界，本邦における PD 腹膜炎の実態

われわれは，関連施設を含めた PD 患者の治療状況，治療上の問題点を検討するために名古屋大学関連施設レジストリーを立ち上げ，各施設において倫理委員会の承認後，2005～2007 年 12 月 31 日までの 3 年間に 13 施設で PD を行った患者 561 名の調査を行った[5]．3 年間における PD からの離脱患者数は 174 名で，69 名（39.7 ％）が死亡，89 名（51.1 ％）が血液透析（HD）への移行であった．死亡原因の 7 名（1 割）に腹膜炎関連がみられ，さらに HD への移行理由の 1 位が腹膜炎であることも判明した．治療年数からみても，川口らが 2003 年に報告したデータ[3]と類似し，腹膜炎は治療年数にかかわらず離脱の大きな理由になっている点が確認された．

腹膜炎治療において大きな問題となった点として，国際腹膜透析学会（ISPD）ガイドライン[6]で「20 ％を超えてはならない，そして 5 ％を目標とする」とされる培養陰性腹膜炎が，実に 31.8 ％に及んでいた．この培養陰性腹膜炎発生率は，香港においては過去 10 年以上にわたり 10 ％前後が維持されていることが示されており[7]，的確な治療のためにも改善が強く望まれるところである．また，ガイドラインとかけ離

れた抗菌薬の選択・治療が行われている実情も散見された．これは，前述のロンドンの調査報告でも同様であり，PD 腹膜炎の治療が適切に行われていないことが国内外で発生していることもわかってきた．

その後に発表された，中山らによって行われた「中性腹膜透析液の被囊性腹膜硬化症発症への影響」をみた Neutral solution and Extraneal for present PD outcome in Japan（NEXT PD）においても，腹膜炎は離脱理由の第 2 位となっていた[8]．これらの発症率は，世界と比較してみても極端に悪いわけではないが[9]，PD 離脱の大きな原因であることからも慎重な対応が求められる．以上のことより，腹膜炎は本邦 PD において依然重要な問題点であることが浮き彫りにされた．

II 国際腹膜透析ガイドラインでは，どう述べられているかを検証し，PD 腹膜炎の治療をオーバービューする[6]

1．腹膜炎の初期症状と対応をどうすべきか？

●ガイドラインの概要・考え方

▶国際腹膜透析学会（ISPD）ガイドライン[6]
腹膜炎の臨床所見
- 排液が混濁している PD 患者は，腹膜炎が起こっていると考えるべきである．これは，排液の細胞数とその種類，および排液の培養により確認できる（エビデンス）．
- PD 関連腹膜炎に対してはできるかぎり早く経験的治療を開始することが重要である．腹膜炎に対する治療が適切に行われないと，再燃，カテーテル抜去，HD への完全移行，死亡といった重大な結果に至る可能性がある（OP）．

Clinical Question 1
日本における腹膜炎発症率は大変低いと言われていたがどう考えるのか？

2006 年の報告では，73.5 患者・月/1 回と報告されている．このデータは，20 名以上の PD を管理している施設に参加を呼びかけ賛同が得られた 46 施設，対象 2,086 名のデータと記載されている[4]．PD 患者数が 20 名以上，50 名以上であれば，管理，教育がより充実して成績が向上するといった複数の報告がある．本邦のPD は患者数 10 名以下の施設が 7 割近くを占めるとも言われており，本結果は，比較的規模の大きい本邦の施設では腹膜炎発症率が低いと解釈するのがよいと考えられた．このような視点から，規模の小さい施設でいかに適切な腹膜炎の診断・治療が行われていくか，すなわちトラブルに対して適切に対応できるかが，本邦のPD の質を上げるといった点で重要と考えることができる．最新の日本透析医学会（JSDT）のデータによれば，腹膜炎発症率は，0.21 回/1 患者・年であった[10]．

CQ 2
腹膜炎の診断はいかに行うべきか，また初期治療はどうするべきか？

排液が混濁している場合，腹膜炎の合併を考えなければいけない．排液の細胞数とその種類，排液の培養により確認できる．

①（腹痛を伴う）排液混濁，② 排液中白血球数の増加（100 個/μL 以上，かつ好中球 50 ％以上）．貯留時間が短い際には，後者のみでも診断してよい．③ グラム染色あるいは培養による菌の検出が診断の基本である．【GL】

CQ 3
腹膜炎の感染経路はどのように考えればよいか？

腹膜炎の感染経路は，① 外因性感染，② 内因性感染と分けて考える（GL）．
① 外因性感染
　1) 経カテーテル感染（タッチコンタミネーション）：透析液交換時，接続チューブ交換時
　2) 傍カテーテル感染：出口部感染，皮下

トンネル感染からの波及
3) カテーテル挿入術時のカテーテル感染
② 内因性感染
1) 経腸管感染（憩室炎，虚血性腸炎などからの菌の移行）
2) 血行性感染
3) 経膣感染

CQ 4
腹膜炎の症状から気をつける必要がある点はどこか？

排液混濁がもっとも多く，腹痛，悪心・嘔気，発熱，嘔吐，悪寒，下痢などの多彩な消化器症状が出る．風邪だと思った，腸炎ではないかという訴えも多くあるので注意が必要である．PD患者では，なんらかの異常症状がみられたら，まず排液を見ることから始める．【GL】

CQ 5
透析液が混濁した際，外来で行うべきことは？

① 排液の白血球細胞数・細胞分画（ギムザ染色も行う．ギムザ染色をしないと好酸球性腹膜炎は診断できない）を至急で検査に提出する．
② グラム染色と培養
③ 出口部およびトンネル部分を観察するのを忘れない（傍カテーテル感染のチェック）．
④ 血液培養．ガイドラインでは必須となっていないが，筆者は施行することを推奨する（OP）．
⑤ 必要に応じてCT，超音波の画像診断（憩室炎，トンネル感染診断に役立つ）
⑥ 抗菌薬を処方する（現行のISPDガイドラインでは，排液の白血球数が検出される前に，検体を採取したら早急に抗菌薬を入れるように勧告している）（GL）．
末梢血（WBC），C反応性蛋白（CRP）のデータに振り回されないようにする．上昇しないこともある（OP）．

CQ 6
PD排液の適切な細菌学的培養方法は？

細菌学的培養をしっかり行わないと培養陰性腹膜炎となる．菌が同定できていないと治療に難渋するので，適切に行う必要がある．排液50 mLを3,000 gで15分間遠心分離し3〜5 mLの滅菌生理食塩水（生食）に再懸濁後，① 固形培地，② 血液培養ボトルに入れる．②の滅菌生食に再懸濁した液を血液培養ボトルに入れることが無理な際には，5〜10 mLの排液を直接血液培養ボトルに注入する．両方を行うことで培養陰性率5％未満となる．20％以上の施設は原因と対策の検討が必要．【GL】

CQ 7
混濁した排液の鑑別疾患は？

感染性腹膜炎（細菌性，抗酸菌，真菌）が大多数であり，もっとも重要であるが，以下の可能性があることも認識する必要がある．無菌性腹膜炎，化学物質による腹膜炎，好酸球性腹膜炎，血性排液，悪性新生物，乳び排液．【GL】

2．腹膜炎の初期治療をどうすべきか？

●ガイドラインの概要・考え方

▶ 国際腹膜透析学会（ISPD）ガイドライン[6]
　抗菌薬の経験的な選択
- 経験的判断により抗菌薬を選択する場合にはグラム陽性菌とグラム陰性菌の両方を対象にしなければならない．ISPD作成委員会は，経験的治療については，各施設において過去に腹膜炎を起こした菌に対する感受性に基づいて，それぞれ決めておくことを推奨する（OP）．グラム陽性菌はバンコマイシンまたはセファロスポリンで，また，グラム陰性菌は第3世代のセファロスポリンまたはアミノグリコシドで治療することができる（エビデンス）．

CQ 8
腹膜炎の治療の原則は？

治療に関しては，ISPDガイドライン（2010）に沿って治療することが望ましい．排液混濁がみられた際には，細菌学的検査提出後，ただちに下記の経験的治療を開始する．
- グラム陽性菌：第1世代セファロスポリンかバンコマイシン
- グラム陰性菌：第3世代セファロスポリンかアミノグリコシドの2剤で治療

メチシリン耐性黄色ブドウ球菌（MRSA）が多い地域，保菌者の際には，バンコマイシンを選択する．アミノグリコシドは，2週間程度までの使用であれば残腎機能に影響がないと考えられている．

投与例：セファメジン®1g，モダシン®1gをバッグに注入．貯留時間は6時間以上．【GL】

CQ 9
黄色ブドウ球菌腹膜炎の特徴と治療は？（図1）

黄色ブドウ球菌は，重篤な腹膜炎を起こすことが知られている．多くの場合はタッチコンタミネーションが原因であるが，傍カテーテル感染も少なくないので出口部感染の有無をしっかりみる．第1世代セフェムで3週間治療．リファンピシンは，黄色ブドウ球菌腹膜炎の再発・再燃予防の補助療法となるとともに，MRSAでは併用が推奨されている．【GL】

CQ 10
コアグラーゼ陰性のブドウ球菌の特徴と治療は？（図2）

感染の原因はタッチコンタミネーションが一般的である．腹膜炎の程度は軽微で，抗菌薬によく反応する．半数が，メチシリン耐性表皮ブドウ球菌（MRSE）．この際はバンコマイシンを使用する．時に再燃性腹膜炎を起こすが，バイオフィルム形成によることが多い．この場合，カテーテル入れ替えを検討する．【GL】

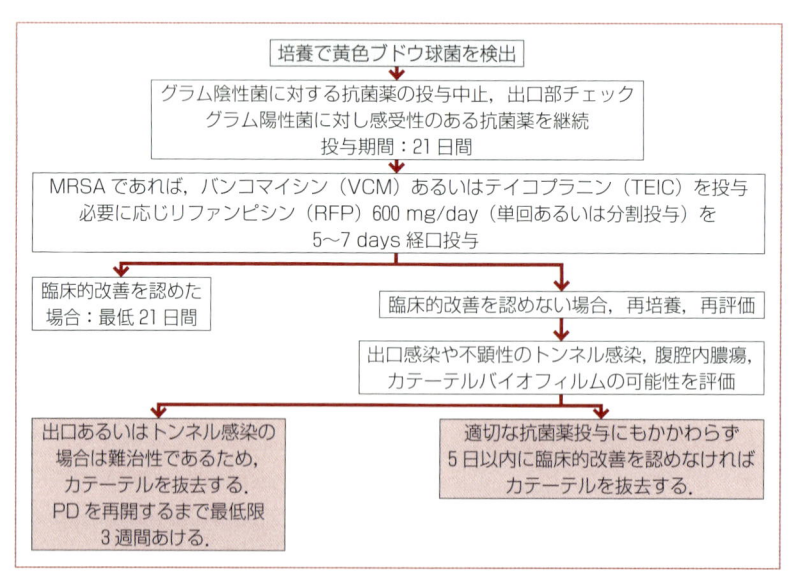

図1　黄色ブドウ球菌による腹膜炎の治療
〔Li, P. K., et al.：Perit. Dial. Int. 2010；30：393-423[6]より改変・引用〕

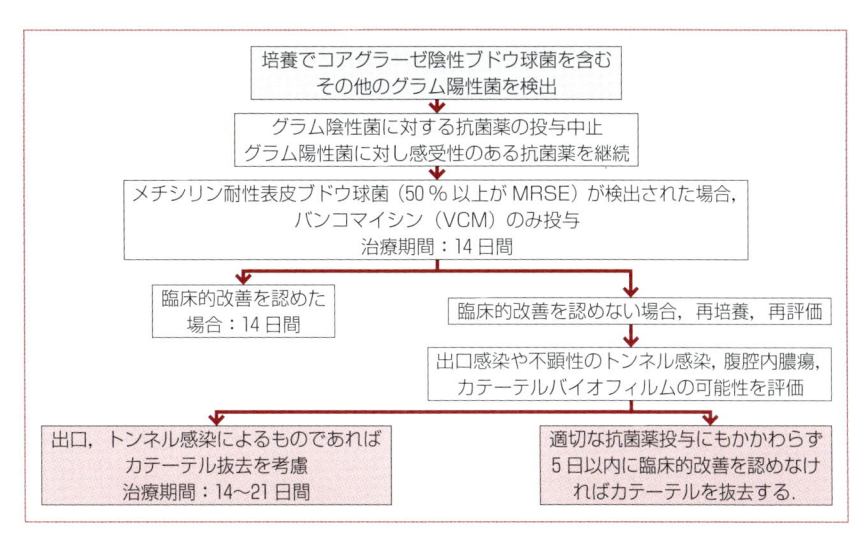

```
培養でコアグラーゼ陰性ブドウ球菌を含む
        その他のグラム陽性菌を検出
                 ↓
      グラム陰性菌に対する抗菌薬の投与中止
    グラム陽性菌に対し感受性のある抗菌薬を継続
                 ↓
  メチシリン耐性表皮ブドウ球菌（50％以上がMRSE）
       が検出された場合，バンコマイシン（VCM）のみ投与
              治療期間：14日間
         ↓                          ↓
  臨床的改善を認めた              臨床的改善を認めない場合，再培養，再評価
     場合：14日間                出口感染や不顕性のトンネル感染，腹腔内膿瘍，
                                カテーテルバイオフィルムの可能性を評価
         ↓                          ↓
 出口，トンネル感染によるものであれば    適切な抗菌薬投与にもかかわらず
    カテーテル抜去を考慮         5日以内に臨床的改善を認めなけ
    治療期間：14〜21日間        ればカテーテルを抜去する．
```

図2　コアグラーゼ陰性ブドウ球菌，他のグラム陽性菌による腹膜炎
〔Li, P. K., et al.：Perit. Dial. Int. 2010；30：393-423[6]より改変・引用〕

CQ 11
難治性腹膜炎，再燃性，再発性，反復性腹膜炎とは？

　難治性腹膜炎とは，"適切な抗菌薬が投与されているにもかかわらず，5日以内に好転しないもの"と定義されている．この場合には将来に向けて腹膜機能を温存するためにカテーテル抜去を行うべきである（エビデンス）．再燃性（前回の腹膜炎治療終了後4週間以内に発症した腹膜炎で，同一病原菌によるもの），再発性（前回の腹膜炎治療終了後4週間以内に発症した腹膜炎で，異なる病原菌によるもの），反復性腹膜炎（前回の腹膜炎治療終了後4週間以上経過した後に発症した腹膜炎で，同一病原菌によるもの）は明確に定義されているが，これらに対する治療は臨床上非常に重要であり，予後の悪化にもつながりかねない（とくに再発性腹膜炎の場合）．適切な時期にカテーテルを抜去することを検討する（OP）．【GL】

CQ 12
連鎖球菌と腸球菌の特徴と治療は？（図3）

　ひどい腹痛をきたすことがある．口腔内感染と関連するものもある．タッチコンタミネーションが原因となることもある．一般的に，連鎖球菌による腹膜炎は抗菌薬治療により容易に治癒しやすいが，腸球菌による腹膜炎は重症化しやすい．この菌種が疑われた場合には，アンピシリンの腹腔内投与がよい治療とされている（OP）．腸球菌は，さらにアミノグリコシド20 mg/Lを1日1回加える．もし，バンコマイシン耐性腸球菌（VRE）がアンピシリン感受性であるならば，選択する薬剤の一つである．他の選択肢として，リネゾリドまたはキヌプリスチン/ダルホプリスチン（配合剤）をVRE腹膜炎の治療に使用すべきである（OP）．【GL】

CQ 13
コリネバクテリウム属による腹膜炎の特徴と治療は？

　コリネバクテリウム属はまれではあるが腹膜炎，出口感染の原因菌となる．予後は良く2週間の抗菌薬投与のみでほぼ治癒が可能であるといった報告がある一方で，2週間の抗菌薬投与では不十分で3週間の治療を要するといった報告もあり，治療期間に関しては意見が分かれる[11),12)]．【GL】

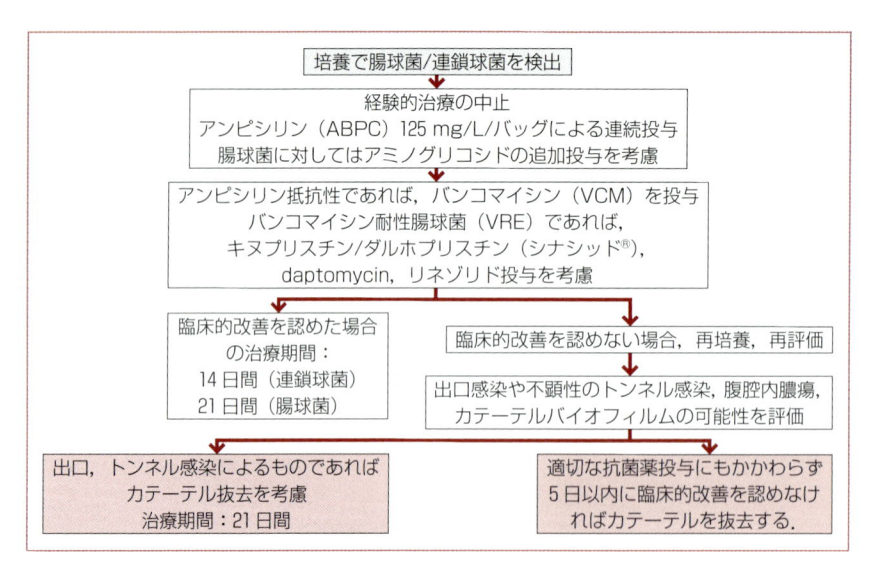

図3 腸球菌/連鎖球菌による腹膜炎

〔Li, P. K., et al.：Perit. Dial. Int. 2010；30：393-423[6] より改変・引用〕

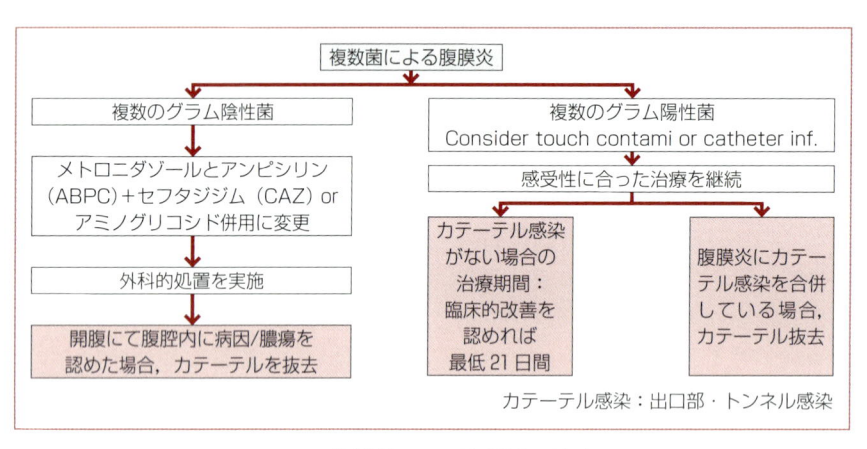

図4 複数菌による腹膜炎の治療

〔Li, P. K., et al.：Perit. Dial. Int. 2010；30：393-423[6] より改変・引用〕

CQ 14
複数菌による腹膜炎の特徴と治療は？（図4）

複数の腸内細菌，とくに嫌気性菌が検出された場合は，腹腔内臓器疾患（壊死性胆嚢炎，虚血性腸疾患，虫垂炎，憩室疾患）の可能性が考えられ，死に至る危険性は高く，外科的な検討が絶対的に必要である（エビデンス）．画像診断を至急行う．とくにCTが有用といわれている．しかしながら，CT所見が陰性であっても，完全に腹腔内疾患を否定できないところが診断の難しい点である．

一方，複数のグラム陽性菌による腹膜炎は抗菌薬によく反応するといわれている（エビデンス）．【GL】

CQ 15
真菌性腹膜炎の特徴と治療は？（図5）

真菌性腹膜炎は重篤な合併症であり，直前の

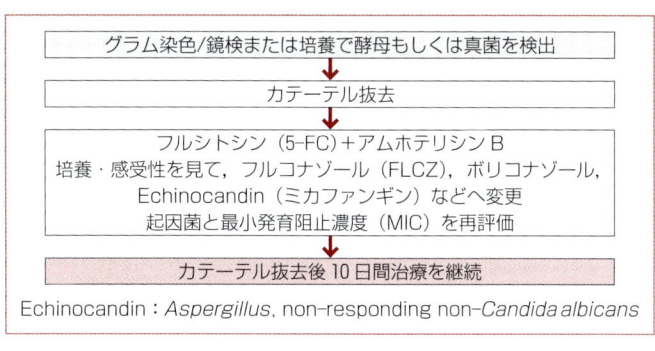

```
┌─────────────────────────────────────────────┐
│  グラム染色/鏡検または培養で酵母もしくは真菌を検出  │
└─────────────────────┬───────────────────────┘
                      ↓
┌─────────────────────────────────────────────┐
│              カテーテル抜去                   │
└─────────────────────┬───────────────────────┘
                      ↓
┌─────────────────────────────────────────────┐
│     フルシトシン（5-FC）＋アムホテリシンB        │
│  培養・感受性を見て，フルコナゾール（FLCZ），      │
│  ボリコナゾール，Echinocandin（ミカファンギン）   │
│  などへ変更                                  │
│  起因菌と最小発育阻止濃度（MIC）を再評価         │
└─────────────────────┬───────────────────────┘
                      ↓
┌─────────────────────────────────────────────┐
│         カテーテル抜去後10日間治療を継続         │
└─────────────────────────────────────────────┘
Echinocandin：Aspergillus, non-responding non-Candida albicans
```

図5　真菌による腹膜炎の治療

〔Li, P. K., et al.：Perit. Dial. Int. 2010；30：393-423[6]より改変・引用〕

細菌性腹膜炎に対する抗菌薬治療が関係していることが疑われる．顕微鏡的に，または培養結果から真菌が同定されたならば，ただちにカテーテル抜去を行う必要がある（エビデンス）．真菌感染は重篤であり，症例の25％は，死に至ることを認識する必要がある．【GL】

CQ 16
マイコバクテリウム属による腹膜炎の特徴と治療は？

マイコバクテリウム属による腹膜炎の頻度は高くないが，アジアは多い地域とされ，注意が必要となる．診断は困難なことが多い．沈渣の分画ではリンパ球優位であることが多いが，好中球優位のこともある．100～150 mLの排液を遠沈した沈渣を，塗抹検査として繰り返し行う．また，50～100 mLの排液を遠沈した後，沈渣を培養，ポリメラーゼ連鎖反応（PCR）検査をする．通常より多くの排液を用いる点に注意する．カテーテル抜去時には，大網や腹膜の生検も施行し組織学的所見，培養，PCRなどを行うことで診断率は向上する．治療には多剤（リファンピシン，イソニアジド，ピラジナミド，オフロキサシン）を用いる．【GL】

CQ 17
腹膜炎治療期間は？

ISPDガイドライン委員会の見解は「最短の腹膜炎治療期間は2週間である」となっている．さらに，重症例では3週間とすることが推奨される（OP）．【GL】

CQ 18
腹膜感染におけるカテーテル抜去と再挿入の問題点は？

ISPDガイドラインでは，カテーテル抜去は再燃性腹膜炎，難治性腹膜炎，真菌性腹膜炎，および難治性カテーテル感染の場合に実施するべきであると勧告している．重要な点は，"カテーテルの温存"ではなく"腹膜をいかに護るか"といった方針である．【GL】

CQ 19
侵襲的処置時の抗菌薬投与は？

PD患者においては，まれに，侵襲的な医療行為により腹膜炎が誘発されることがある．歯科処置〔2時間前にアモキシシリン（AMPC）2 g×1〕〔例：サワシリン®（250 mg）8 capを内服〕やポリペクトミーの前の投与〔アンピシリン（ABPC）1 g＋アミノグリコシド×1〕が推奨される（CL）．後者においては，嫌気性菌をター

ゲットとしたメトロニダゾール内服を加えると望ましいかと考える（OP）．

診療のポイント

腹膜炎対策は，第一に予防，第二に適切な治療である．前者は，患者教育が重要であり，後者のポイントは，適切な診断・原因菌の同定，適切な抗菌薬の使用，適切な治療期間である．これらを徹底させることで腹膜炎発症率が低下し，治癒率を向上させることが可能となる．

III 世界における腹膜炎ガイドラインから本邦の腹膜炎ガイドラインを考える

本邦における「腹膜透析ガイドライン」は，2009年日本透析医学会誌42巻4号[13]に発表されたが，導入，至適透析，栄養管理，腹膜機能，被嚢性腹膜硬化症回避のための中止基準の項目に限定され，PD関連感染症という項目は含まれなかった．ISPDガイドラインは，5年ごとに改定され，up-dateなデータを取り入れ改定が行われてきた．各国のPD関連感染症ガイドラインを見てみると，オーストラリアガイドライン（CARI guideline）[14]は，117ページにわたる詳細なものが作成されている．しかしながら2004年に作成されて以後，バージョンアップが行われていない．一方，英国のUK Renal Associationのガイドライン[15]では，4ページと簡単なもので項目とポイントのみの記載にとどまっているが，4年ごとの改定が行われることになっている．

CQ 20
本邦における腹膜炎予防・治療のガイドラインはどのようにあるべきか？

あくまでも私見であるが，本邦独自の詳細なものを作成する必要性はないが，なんらかのステートメントをガイドラインに入れ込む必要があると考える．以下に，組み込むべき項目を列記する．

① PD成功のためには，各施設においてPD関連感染症に対する予防・患者教育を十分行うことが重要である．
② PD関連感染症が発症した際には，適切な細菌学的検索と治療を行う．治療においては，担当医師の経験に基づかない，国際腹膜透析学会ガイドラインに沿った適切な治療を行う必要がある．
③ 腹膜炎発症率，菌同定率，培養陰性率の定期的評価を施設ごとに行い，しっかりとした腹膜炎の予防・教育および適正な治療が行われているかを検証する．
④ 腹膜炎の発症率，治癒率，成績を国レベルでも検討する必要がある．現行の透析医学会年度末調査では，腹膜炎による途中離脱症例が欠損してしまう可能性があり，この点への配慮も今後の課題と考える[16]．

おわりに

腹膜炎は過去の問題であったと思われていたが，現在のPD療法においても依然重要な課題の一つであることが浮き彫りにされた．診療上もっとも重要なことは予防の教育・指導である点を銘記すべきであろう．そして，発症してしまったら適切な診断から治療を行うといったことが二つ目の重要な点であることを認識し，標準的な方法，すなわちISPDガイドラインに則った治療を行うことが重要であることを強調したい．

文　献

1) Davenport, A.：Peritonitis remains the major clinical complication of peritoneal dialysis：the London, UK, peritonitis audit 2002-2003. Perit. Dial. Int.　2009；29：297-302
2) Mactier, R.：Peritonitis is still the achilles' heel of peritoneal dialysis. Perit. Dial. Int.　2009；29：262-266
3) Kawaguchi, Y., Ishizaki, T., Imada, A., et al.：Searching for the reasons for drop-out from peritoneal dialysis：A nationwide survey in Japan. Perit. Dial. Int.　2003；

23：S175-S177
4) 今田聰雄：CAPD 関連腹膜炎・出口部感染の 20 年の軌跡と最新情報．腹膜透析　2006；61：94-97
5) Mizuno, M., Ito, Y., Tanaka, A., et al.：Peritonitis is still an important factor for withdrawal from peritoneal dialysis therapy in the Tokai area of Japan. Clin. Exp. Nephrol.　2011；15：727-737
6) Li, P. K., Szeto, C. C., Piraino, B., et al.：Peritoneal dialysis-related infections recommendations：2010 update. Perit. Dial. Int.　2010；30：393-423
7) Ho, Y. W., Chau, K. F., Choy, B. Y., et al.：Hong Kong Renal Registry Report 2010. Hong Kong J. Nephrol. 2010；12：81-98
8) Nakayama, M., Miyazaki, M., Honda, K., et al.：Encapsulating peritoneal sclerosis in the era of a multi-disciplinary approach based on biocompatible solutions：the NEXT-PD study. Perit. Dial. Int.　2014；34：766-774 doi：10.3747/pdi.2013.00074. Epub 2014 Feb 4.
9) Jose, M. D., Johnson, D. W., Mudge, D. W., et al.：Peritoneal dialysis practice in Australia and New Zealand：a call to action. Nephrology　2011；16：19-29
10) 日本透析医学会：わが国の慢性透析療法の現況（2014 年 12 月 31 日現在）．2015
11) Szeto, C. C., Chow, K. M., Chung, K. Y., et al.：The clinical course of peritoneal dialysis-related peritonitis caused by Corynebacterium species. Nephrol. Dial. Transplant.　2005；20：2793-2796
12) Barraclough, K., Hawley, C. M., McDonald, S. P., et al.：Corynebacterium peritonitis in Australian peritoneal dialysis patients：predictors, treatment and outcomes in 82 cases. Nephrol. Dial. Transplant.　2009；24：3834-3839
13) 日本透析医学会：2009 年版 腹膜透析ガイドライン．透析会誌　2009；42；285-315
14) The CARI Guidelines Caring for Australians with Renal Impairment. October 2004
15) UK Renal Association Clinical Practice Guidelines Peritoneal Dialysis (5th ed.) 2009-2012. 30 July 2010
16) 伊藤恭彦，水野正司，鈴木康弘，他：Ⅳ．課題と対策（2）腹膜炎―名古屋大学関連施設レジストリーからみた PD 腹膜炎の問題点．臨牀透析　2012；28：571-577

（伊藤　恭彦，水野　正司，鈴木　康弘，清　祐実，平松　英樹，松尾　清一）

各論 3

血管アクセスガイドライン

1. プライマリーアクセスの作製時期と術前の血管評価をどのように行うか？

When to create primary vascular access? How to evaluate artery and vein?

はじめに

透析導入のときに作製するバスキュラーアクセス（VA）の成否は，その後の透析療法に深い関わりをもつ．良好なVAが作製されて適切に使用されれば，長期にわたって使用することが可能であるが，一方でトラブルを繰り返す症例も少なくない．また透析に導入になる高齢者と糖尿病患者が近年増加しており，初回のVA作製は必ずしも安易な手術ではなくなっている．VAを成功させるには，術前の血管評価，手術の技術とデザイン，術後管理のすべてをクリアーしなければならない．ここでは，さまざまなガイドライン（表1）を比較検討し，プラ

表1 VAガイドライン一覧

ガイドライン名	ガイドライン作成グループ	略	最終アップデート
Clinical Practice Guidelines Vascular Access for Haemodialysis 参考URL1)	UK Renal Association	UKRA	2015*
Clinical Practice Guidelines (CPG) for the Treatment of Patients with Chronic Kidney Disease[4]	Canadian Society of Nephrology	CSN	2013
Clinical Practice Guidelines for the Surgical Placement and Maintenance of Arteriovenous Hemodialysis Access[5]	The Society for Vascular Surgery	SVS	2008
Clinical Practice Guidelines and Clinical Practice Recommendations Vascular Access 2006 Updates[3]	NKF KDOQI guidelines	KDOQI	2006
EBPG on Vascular Access[2]	European Best Practice Guidelines	EBPG	2007
Dialysis Guidelines Vascular Access[6]	Caring for Australasians with Renal Impairment	CARI	2012**
Guidelines of Vascular Access Construction and Repair for Chronic Hemodialysis[1]	The Japanese Society for Dialysis Therapy	JSDT	2011

*・随時更新，**・一部更新

83

表2　腎臓専門医が外科医に紹介する時期と，作製する時期

ガイドライン	腎臓専門医が外科医に紹介する時期	透析導入予定のどのくらい前に作製するのがよいか	
		AVF	AVG
KDOQI	stage 4（eGFR＝30 mL/min/1.73 m² 以下）	6 カ月前	3〜6 週間前
EBPG	stage 4	2〜3 カ月前	2〜3 週間前
CSN		eGFR 15〜20 mL/min/1.73 m² 以下	3〜6 週間前
UKRA		3〜12 カ月前	2〜3 週間前
SVS	stage 4〔GFR（eGFR）＝20 to 25 mL/min/1.73 m²〕	外科医は紹介されたらすぐ	直前
CARI		患者と局所の因子に依存	直前
JSDT	stage 4（eGFR＝15 mL/min/1.73 m² 以下）	2〜4 週間前	3〜4 週間前

イマリーアクセスの作製時期と術前の血管評価に的をしぼって解説する．

I　腎臓専門医はいつ外科医にアクセスを依頼するべきか？

●ガイドラインの概要・考え方

▶日本透析医学会「2011 年版 慢性血液透析用バスキュラーアクセスの作製および修復に関するガイドライン」（JSDT ガイドライン）[1]

第 2 章 血液透析導入期におけるバスキュラーアクセス作製の基本と時期
- 腎不全専門医は血液透析療法における VA の役割と重要性とを患者に十分に説明し，当該患者をできるだけ速やかにアクセス外科医に紹介することが推奨される（O）．

▶EBPG[2]
1) 少なくとも stage 4 の患者は，外科医に紹介し，アクセスのプランを立てるべきである．
2) 腎機能が急速に悪化するタイプの患者では，それより前に紹介するのが望ましい．

▶KDOQI ガイドライン[3]
- GFR が＜30 mL/min/1.73 m²（CKD stage 4）の患者はすべての腎代替療法についての説明を受け，時機をみてアクセス外科医に紹介することが推奨される．

Clinical Question 1
外科医への紹介時期は実際にはどうやって決めるのか？

腎臓専門医が直接 VA を作製する場合を除いて，外科医へ紹介しなければならない．導入する前に恒久的な VA を作製することは，カテーテル導入を避ける意味でも重要である．紹介は遅すぎず早すぎず，適切な時期が望ましい．

EBPG と KDOQI ガイドラインでは，CKD（chronic kidney disease）stage 4 でアクセスのプランを立てるためにアクセス外科医に紹介するのが望ましいとしている．

JSDT ガイドラインには，「臨床経過や，① eGFR（推定糸球体濾過量）＜50 mL/min/1.73 m²，② 蛋白尿 0.5 g/dL 以上，③ 蛋白尿と血尿がともに陽性（＋1 以上）などの検査データから慢性腎不全と診断された場合には，腎不全専門医に速やかに紹介されることが推奨される」と記載されており，さらに，「腎不全専門医は，紹介されれば，速やかにアクセス外科医に紹介するべきである」としている．その時期は，遅くとも CKD stage 4 になる．

以上から，プライマリーアクセスの作製を外科医に依頼する時期としては，CKD の stage 4 が適切であると考えられる（表2）．この時期に一度アクセス外科医を受診してもらい，あら

かじめ血管評価を受けることが重要である．紹介された外科医は必ずしもすぐにVAを作製する必要はない．実際にVAを作製する時期は，後述するように，血管の状態や原疾患，作製するVAの種類によって異なる．

CQ 2
紹介する時期として，CKDのステージ以外に考慮すべき点は何か？

そのほか考慮すべき点は，以下の2点である．
1）腎機能の悪化のスピード
急性進行性糸球体腎炎など急速に腎機能が低下する場合は，病期を待つのでなく，なるべく早くアクセス外科医を紹介するのがよい．
2）VAの発育不全の可能性
糖尿病患者や高齢者は，VA作製後の発育不良の可能性が高いため，少し早めに作製する．そのためには，早期にアクセス外科医へ紹介する．腎臓専門医も，自己血管使用内シャント（AVF）の作製についての知識が必要であり，静脈が細かったり，動脈硬化が強い患者は，原疾患にかかわらず，早めにアクセス外科医を紹介するのが望ましい．

CQ 3
紹介する前に腎臓専門医が気をつける点は何か？

VAを作製する側の橈側皮静脈からの点滴は避けなければならない．AVFは通常は非利き手に作製するが，血管の状態によっては，利き手に作製することもある．そのため，安易に利き手の橈側皮静脈に留置針を挿入することは避ける．点滴治療が必要な場合は，アクセス外科医に早めに紹介し，AVFを作製する側の橈側皮静脈を温存するように努める．

VAの作製は，脱水の状態では不成功に終わることが多い．低栄養や脱水，著明な貧血のある患者の場合，状況次第では，術前に補液や輸血を行い，全身状態を改善させておく．それとは逆に，溢水状態で全身浮腫や胸水が貯留している患者は，内科的治療で改善しない場合，VA作製前の血液透析を考慮する．

心機能が著しく不良な患者では，AVFによる心負荷を避けるため，上腕動脈表在化手術が必要になる．アクセス外科医に紹介する前に，超音波検査で心機能をチェックしておくことが重要である．

II アクセス外科医はいつVAの手術を行うのが望ましいか？

●ガイドラインの概要・考え方
▶「2011年版 慢性血液透析用バスキュラーアクセスの作製および修復に関するガイドライン」[1]
第2章 血液透析導入期におけるバスキュラーアクセス作製の基本と時期
- eGFRが15 mL/min/1.73 m^2以下（CKD病期4および5）と臨床症状を考慮し，VAの作製時期を判断することが推奨される（O）．
- 溢水傾向を示しやすい糖尿病性腎不全ではより高値のeGFRでVAを作製することが望ましい（O）．
- 諸検査値および臨床症状などから血液透析開始時期を予測して，初回穿刺より最低でも2〜4週間前にAVFが作製されることが望ましい（O）．
- AVGでは，作製後3〜4週間を経て初回穿刺に供することが望ましい（O）．

CQ 4
実際には，透析のどれくらい前にVAを作製するのが望ましいか？

外科医に紹介してから，実際に外科医が作製するまでの期間は症例により異なる．急速に進行するタイプの腎疾患であれば，なるべく早期に作製する必要があるが，進行が緩徐な症例では，しばらくデータの推移を観察する．CKDのステージよりも，透析導入予定までにどのくらいの期間があるかをもとに作製時期は決定される．

プライマリーAVFを作製する時期に関して

は，各ガイドラインで差がある（表2）．もっとも長いのがUKRAガイドラインの3～12カ月である．次いで，KDOQIガイドラインの6カ月前，EBPGの2～3カ月前となっている．CARIガイドラインは明確な時期について言及せず，「患者と局所の因子を総合的に判断して決める」と記載している．

欧米のガイドラインでは，透析導入予定の3カ月以上前に作製することが推奨されている．日本よりも早めに作製するのは，第1に，導入時に高流量の脱血が必要であるからであり，第2に，発育不良の症例に対する治療の余地を残すためである．米国や欧州では透析導入時に必要な脱血流量が300 mL/minと多く，最初から高流量のシャントが求められる．初回から300 mL/min程度の脱血を行うためには，500～600 mL/min以上のシャント血流量が必要となる．高齢者や糖尿病患者の増加に伴い，術後発育不良の症例が増加してきている．発育不良の症例に対しては，経皮的血管形成術（PTA）や再建術を行うが，その期間を含めて，3～6カ月と早い時期にAVFを作製することが推奨されている．

日本では，初回透析時の脱血量は160 mL/min程度であり，350～400 mL/min程度のシャント血流量でも導入可能である．良好な血管で作製したAVFでは2～3週間で350 mL/min程度の血流量に到達する．そのため，少なくとも透析の2～4週間前には作製すべきと記載されている．

欧米のガイドラインでは早期のAVF作製が推奨されているが，それには問題点が二つある．一つは，いったん発育して透析が可能になったシャントであっても，その後シャント静脈狭窄が進行して，血流量の低下や，閉塞の可能性があることである．もう一つは，患者が透析を受容するまでにある程度の期間が必要なことである．患者が完全に透析導入を受け入れる準備がなければ，AVFを作製することはできない．以上より，私見ではあるが，透析の2～3カ月前にAVFを作製するのがもっとも望ましいと考える．

CQ 5
AVGもAVFと同様の時期に作製するべきか？

頻度は少ないが，プライマリーアクセス作製患者の3～5％はグラフト移植が必要になる．糖尿病患者や高齢者の増加に伴い，自己動・静脈でシャントを作製することが，困難な患者が増加している．

JSDTのガイドラインでは，グラフト使用内シャント（AVG）では，「作製後3～4週間を経て初回穿刺に供することが望ましい」としている．これは，PTFE（polytetrafluoroethylene）グラフト移植を想定したものである．欧米のガイドラインでは，グラフト移植はAVFよりも透析導入に近いタイミングで移植するのが望ましいとしている．

表2にAVFとAVGの作製時期に関する各ガイドラインの記載をまとめた．AVGに関しては，透析導入の2～6週間前の作製が推奨されている．それには二つの理由がある．一つは，グラフトは術後すぐに透析に十分な血流量が得られ，発育を待つ必要がないことである．もう一つは，グラフト移植後は，静脈吻合部の狭窄が生じやすく，透析前に狭窄の治療を行う可能性が高いことである．PU（polyurethane）やPEP（polyolefin-elastomer-polyester）は，移植後24時間で穿刺することも可能であり，SVSとCARIのガイドラインでは，透析導入直前に移植することが可能としている．

個人的な見解としては，PTFEグラフトであれば，導入予定の3～4週間前，PUやPEPグラフトであれば，導入直前（1週間程度前）に移植するのが望ましい．

III 術前の血管評価

プライマリーアクセス作製時における血管の評価は手術の成否を決める重要なポイントであり，各ガイドラインでも取り上げられている．

●ガイドラインの概要・考え方

▶「2011年版 慢性血液透析用バスキュラーアクセスの作製および修復に関するガイドライン」[1]

- 「第3章（1）GL-2：術前に理学的検査（視診・触診）による評価を必ず行う（1-C）」としている。必ず理学的検査を行って血管を評価することは、ほとんどのガイドラインで取り上げられている基本的な事項である。
- 超音波検査は、JSDTガイドライン、KDOQIガイドライン、EBPG、SVSガイドラインなど多くのガイドラインで血管評価に有用であるとしている。
- 術前の血管造影に関しては、適応を選んで行うことが多くのガイドラインで推奨されている。

CQ 6
AVFを作製するときの理学所見の取り方で気をつけることは何か？

動脈は周囲の気温や体位、緊張の度合いで拍動が変化することに注意する。そのため患者は臥位になり、暖かい部屋でリラックスした状態で診察するのが良い。まず左右で上腕動脈と橈骨動脈の触診を行うが、このときに、明らかな左右差がないことを確認する。左右差を認めた場合は両上肢で血圧を測定するが、左右で収縮期血圧が10 mmHg以上異なる場合は、低い血圧を呈した側の中枢の動脈狭窄を疑う必要がある。橈骨動脈の触診では、拍動の強さ、血管径、不整脈、壁の状態をチェックすることが重要で、慣れれば、おおよその血管径を予想することが可能である。

静脈は、十分駆血して拡張した状態で視診・触診を行う。静脈の拡張が不良な場合は、ミルキングを行い、拡張するか否かを確認する。ミルキングを行っても拡張不良の静脈は、AVF作製後の発育が不良であり、超音波検査で血管径を精査して作製部位を決める。

CQ 7
超音波検査は全例に行う必要があるか？

JSDTガイドラインには、「第3章（1）GL 3：

表3 術前血管評価と推奨直径

	有用性	推奨直径 動脈	推奨直径 静脈
KDOQI	あり	1.6〜2.0 mm以上	2.0〜2.5 mm以上
EBPG	あり	2.0 mm以上	2.5 mm以上
SVS	あり	2.0 mm以上	記載なし
JSDT	あり	1.5 mm以上	2.0 mm以上

動・静脈の視診・触診にてVAの種類や作製部位を決定できない場合は、超音波検査を施行することが望ましい（2-B）」と記載されており、超音波検査を推奨している。KDOQI、EBPG、SVS各ガイドラインにおいても、超音波検査の有効性が明記されている。とくに術前に吻合部の動・静脈径を測定することを推奨している。表3に各ガイドラインが推奨する動・静脈径を示したが、それらを総合すると、機能するVAのためには、最低動脈径で1.5 mm以上、静脈径で2.0 mm以上（駆血した状態）が必要と考える。

JSDTガイドラインは、吻合する部位のサイズだけではなく、中枢の静脈の連続性の重要性を強調している。また、「超音波検査で皮膚から5 mm以上深くに橈側皮静脈が存在し、穿刺困難が予想される場合は、人工血管移植術も考慮するべきである」と記載されており、実際に穿刺可能か否かの判断をするうえでも超音波検査は有用である。一方、動・静脈とも十分太く、視診にて静脈の連続性が確認できる場合は、必ずしも超音波検査は必要ではなく、ケースバイケースで使用すべきであるとの見解を示している。

CQ 8
どのような症例に対して血管造影を行うべきか？

JSDTガイドラインでは、「第3章（1）GL-4：中枢静脈の狭窄・閉塞の診断には血管造影が有効であるが、残腎機能や副作用を考慮したうえ

表4 血管造影の適応

1) 浮腫が著明な患者（とくに左右差があり，アクセス作製側の浮腫が著明な場合）
2) 上肢の側副血行路が発達している患者
3) 中心静脈からカテーテルやペースメーカー留置の既往がある患者
4) 乳癌術後の患者
5) 上肢，頸部の手術既往のある患者

で施行するのが望ましい（2-D）」と記載されている．そのうえで，表4に示すような場合は血管造影の適応があることを示した．KDOQIガイドラインでは，中心静脈のカテーテル留置やペースメーカー留置の既往のある患者，EBPGガイドラインでもカテーテル留置がある患者では，血管造影を施行することが推奨されている．いずれのガイドラインでも，非侵襲的な超音波検査の推奨度が高く，血管造影はやむをえない場合のみに施行するように記載されている．

前腕から上腕にかけての血管は，ほとんど超音波検査で確認することができる．中心静脈の狭窄や閉塞が疑われる場合以外は，血管造影は必要ないと考える．

診療のポイント

① 外科医への紹介時期は，CKD stage 4が適切（GL）．
② 腎機能悪化のスピードが速い場合，術後のVAの発育不全が予測される場合は，早めに外科医に紹介する（OP）．
③ 内科医は術前の全身状態の改善に努める（OP）．
④ AVFは少なくとも透析導入の2～3週間前に作製すべき（GL）．
⑤ 透析導入の2～3カ月前の作製がもっとも望ましい（OP）．
⑥ AVGは，AVFよりも透析導入に近いタイミングで作製する（GL）．
⑦ 術前は必ず理学的検査を行い，血管を評価する（GL）．
⑧ 超音波検査は血管評価に有用（GL）．
⑨ 中心静脈狭窄が疑われる場合は，血管造影で確認するのが望ましい（GL）．

おわりに

さまざまなガイドラインを比較して，プライマリーアクセスの作製時期と術前の血管評価について概説した．プライマリーアクセスの作製時期は，その後の透析の方法に影響を受けるため，各ガイドラインに大きな相違を認めた．概して欧米では，AVFをより早期に作製して，十分発育したのを確認してから透析導入することが求められている．日本でも，糖尿病や高齢導入患者の割合が増加しており，以前より早期にVAを作製する傾向にある．このような状況を参考にしつつも，患者それぞれにもっともふさわしいVAの作製時期，作製方法を決定するのが望ましい．

文　献

1) 日本透析医学会：2011年版 慢性血液透析用バスキュラーアクセスの作製および修復に関するガイドライン．透析会誌　2011；44：855-937
2) Tordoir, J., Canaud, B., Haage, P., et al.：EBPG on Vascular Access. Nephrol. Dial. Transplant.　2007；22（Suppl. 2）：88-117
3) Vascular Access Work Group：Clinical practice guidelines for vascular access. Am. J. Kidney Dis.　2006；48（Suppl. 1）：S176-S247, S248-S273
4) Mustafa, R. A., Zimmerman, D., Rioux, J. P., et al.：Vascular access for intensive maintenance hemodialysis：a systematic review for a Canadian Society of Nephrology clinical practice guideline. Am. J. Kidney Dis. 2013；62：112-131
5) Sidawy, A. N., Spergel, L. M., Allon, M., et al.：The Society for Vascular Surgery：Clinical practice guidelines for the surgical placement and maintenance of arteriovenous hemodialysis access. J. Vasc. Surg.　2008；48：2S-25S
6) Polkinghorne, K.：Vascular access surveillance. Nephrology　2008；13：S1-S11

参考URL（2016年2月現在）
1) UK Renal Association：http://www.renal.org/guidelines/modules/vascular-access-for-haemodialysis#sthash.de7jlAX9.dpbs

（春口　洋昭）

2. VAをどのように選択するか？
——AVF, AVG, 動脈表在化, カテーテルの選択

Selection of vascular access for hemodialysis patients

はじめに

血液透析を行うには，バスキュラーアクセス（VA）は必要不可欠であり，慢性血液透析患者にとっては「命綱」である．VAはシャントと非シャントに分類され，シャントには自己血管使用内シャント（AVF），人工血管使用内シャント（AVG）があり，非シャントには動脈表在化と透析用血管カテーテルがある．

この稿では，日本透析医学会「慢性血液透析用バスキュラーアクセスの作製および修復に関するガイドライン」2011年版[1]を参考にして，VAの選択について概説する．

I 自己血管使用内シャント（AVF）

●ガイドラインの概要・考え方

▶日本透析医学会「2011年版 慢性血液透析用バスキュラーアクセスの作製および修復に関するガイドライン」[1]
第3章 バスキュラーアクセスの作製と術前・術後管理（2）AVFの作製と周術期管理
GL-1 手関節もしくはタバチェール（Tabatiere-anatomical snuff box）のAVFを第一選択とするが，最終的には患者の背景や全身状態・局所所見を判断して作製部位を決定することが推奨される（1-B）．
GL-2 前腕でのAVF作製が困難，不可能と判断した場合，肘窩もしくは上腕でのAVF作製を考慮する（1-C）．

Clinical Question 1
AVFの作製部位はどこがよいのか？

1）前 腕

橈骨動脈と橈側皮静脈を用いて手関節部より約3cm中枢側に作製するのが標準的な術式である．橈骨動脈が十分な太さがあり，また橈側皮静脈も太く，連続性がある場合にはタバチェール（Tabatiere-anatomical snuffbox）での作製も考慮する．橈骨動脈-橈側皮静脈AVFを前腕の末梢に作製することにより，①将来のAVF作製に際してより多くの静脈が温存できる，②穿刺できる静脈が長くとれる，③閉塞したときに中枢で再建術が可能である，などの利点がある（表1）．手関節部で適当な血管がない場合には中枢側で作製可能か検索する．

橈側に適当な静脈がない場合には，前腕末梢での尺骨動脈-尺側皮静脈のAVFも考慮する．橈側皮静脈が発達していなくても駆血して尺側の血管をよく観察すると十分な太さの尺側皮静脈を認めることがある．尺骨動脈の走行は深く，

表1 前腕末梢の橈骨動脈-橈側皮静脈AVFの利点

1) 将来のAVF作製に際してより多くの静脈を温存できる
2) 合併症が少ない（スチール症候群，血栓性閉塞，感染）
3) 成功すれば開存率が優れている
4) 穿刺できる静脈が長くとれる
5) 閉塞したときに中枢で再建術が可能

〔日本透析医学会：透析会誌 2011；44：855-937[1]より引用〕

末梢でやや浅い位置になるが，拍動が触れ難く剝離露出に手間どる場合がある．尺骨動脈が細く吻合には適さない場合には，尺側皮静脈は分枝が少ないので長く剝離して橈骨動脈と吻合することも可能である．

一般には利き手でないほうの前腕に作製するが，適当な血管がなくAVFが作製困難な場合には，AVGを作製する前に，利き手前腕でのAVF作製を考慮する．

2）肘　窩

前腕でのAVF作製が困難であるときには，肘窩での作製も可能である．肘窩部でのAVFでは，主として肘正中皮静脈と上腕橈側皮静脈が穿刺に使われるが，確実に再循環なく脱血および返血の部位が確保できるか，表在静脈の走行，深さ，長さ，太さなどを術前に評価しておくことが重要である．この部位の静脈は分枝が多くまた深部静脈交通枝もあるため，血流が深部に流出して，表在静脈が十分に拡張しないこともあるので，この深部静脈交通枝を使用して吻合するか，他で吻合する場合には血流を想定して深部静脈交通枝や静脈分枝を結紮する必要がある．術後シャント音が良好でも，穿刺困難であれば，VAとしての機能は果たせないことになる．

動脈は，上腕動脈あるいは分岐部付近の橈骨動脈が用いられるが，肘部の動脈は血流量が多いので，過剰血流やスチール症候群を起こすこともある．そのため，なるべく動脈の末梢で吻合することが望ましい．可能であれば，橈骨動脈と吻合したほうがよいが，上腕動脈と吻合する場合には，過剰血流を予防するために吻合径を4〜5mm程度にする．

3）上　腕

上腕部でのAVFには，上腕動脈－橈側皮静脈AVFと上腕動脈－尺側皮静脈AVFがある．

上腕動脈－橈側皮静脈AVFは，痩せた男性では静脈が浅く，上腕動脈との距離も短いため適している．

上腕動脈－尺側皮静脈AVFでは，静脈を表在化する必要があるので，将来人工血管移植には使用できなくなることも念頭におくべきである．

CQ 2
AVFの吻合方法はどうすべきか？

Brecia-Cimino の原法では，動脈側-静脈側吻合になっているが，この場合，sore thumb syndrome を起こすことが多く，また過剰血流になる傾向が高い．

動脈端-静脈端吻合では，スチール症候群や吻合瘤は生じにくくなるが，プライマリーAVFでは，動脈径が小さいため規定され十分な血流を得ることが難しいと考えられる．また，端端吻合の場合，シャントが閉塞すると，動脈も中枢のほうまで広範囲に血栓形成が起こるため，再建術に支障をきたす．

久木田らは，端端吻合，側端吻合，側側吻合の血流量を比較したところ，有意差はなかったが，端端吻合では血流量が少ないことを示している[2]．

吻合の容易さ，初期不成功率の低さ，合併症の低さから考えると機能的な側端吻合が推奨される．すなわち，動脈側-静脈端で吻合するか，または動脈側-静脈側で吻合して静脈の末梢側を結紮あるいは結紮切断することである．

II 人工血管使用内シャント（AVG）

●ガイドラインの概要・考え方

▶「2011年版 慢性血液透析用バスキュラーアクセスの作製および修復に関するガイドライン」[1]
第3章 バスキュラーアクセスの作製と術前・術後管理（3）AVGの作製と周術期管理
GL-1 心機能上シャントの心負荷に耐え末梢循環不全もないが，AVFを作製することができない症例に作製する（1-B）．

CQ 3
AVGを選択すべき適応は？

AVFを作製するには適当な表在静脈が認められない場合にAVGを選択する．AVGは作製してから3週間で1,000 mL/min前後のアクセス血流を有しているため術後早期から心負荷がかかるものと考えられる[3]．そのため，術前・術後には心機能の観察が必要である．また，閉塞性動脈硬化症，糖尿病などにより末梢循環不全を呈している症例にAVGを作製すると，アクセスへの血液流出により，末梢の血流量が減少し，虚血を増悪させて手指の壊疽に至る可能性があるため注意を要する．

作製部位は，将来の植え込み可能部位を多く残すために通常は前腕から開始する．

手関節付近の橈骨動脈が十分太い場合には，橈骨動脈と肘窩の吻合可能な静脈とを人工血管でストレート型に繋ぐことができるが，この場合スチール症候群の発症に注意する必要がある．肘窩の動脈（上腕動脈あるいは分岐部付近の橈骨動脈）と肘窩の静脈とをループ型に繋ぐことが多い．ループ型に作製することで，穿刺部位が広くとれることが利点である．

肘窩部に適当な太さの静脈がないときには，肘上部で尺側皮静脈や上腕静脈，橈側皮静脈と吻合する．麻痺などにより上肢の伸展が制限される場合は初回から上腕に作製する．

上肢での作製が困難な場合には，下肢で大腿動静脈のAVG作製も可能である．高齢者や糖尿病患者などで下肢の末梢動脈障害を合併している場合には虚血を増悪させるので十分注意する必要がある．

CQ 4
人工血管の種類とその選択は？

日本で現在使用できる人工血管は，expanded-polytetrafluoroethylene（ePTFE）グラフト，polyurethane（PU）グラフト，polyolefine-elastomer-polyester（PEP）グラフトの3種類がある（表2）[4]．

ePTFEグラフトは，表面は滑らかで操作性に優れ，屈曲しにくいが，穿刺まで術後2～3週間の待機期間を要すること，約5％の頻度で血清腫が発生することが問題である．

PUグラフトは，術後の早期穿刺が可能であり，止血もよく，血清腫の発生もないが，屈曲しやすいのが問題である．

PEPグラフトは，3種類のなかでもっとも新しい人工血管である．術後の早期穿刺が可能で，止血もよく，屈曲しにくいが，表面が粗く，3層構造のため壁がやや厚い．吻合部をフレキシブルにするためには外側の補強材を外す必要が

表2 人工血管の種類と特性

	ePTFE	PU	PEP
表面	滑らか	ゴム状	粗い
皮下トンネル	通しやすい	やや通しにくい	通しやすい
縫合時出血	やや多い	少ない	ほとんどない
屈曲	ほとんどない	しやすい	ほとんどない
浮腫	術後数日から出現	軽い	ない
穿刺開始	術後2～3週間	早期に可能	早期に可能
穿刺部止血	不良	良好	良好
血清腫	約5％に合併	ない	ない

〔久木田和丘，他：透析患者の合併症とその対策．2008, No.17, 41-47[4] より引用〕

ある[5].

これらの特性をよく知ったうえで，人工血管を選択することが重要である．

III 動脈表在化

●ガイドラインの概要・考え方

▶「2011 年版 慢性血液透析用バスキュラーアクセスの作製および修復に関するガイドライン」[1]
第 3 章 バスキュラーアクセスの作製と術前・術後管理（4）動脈表在化の作製と周術期管理
GL-1 動脈表在化の適応は，表3の状態の場合に推奨される（1-C）．

CQ 5
動脈表在化の適応は？

慢性血液透析治療における動脈表在化の適応は，なんらかの理由でAVF・AVGが作製できない症例である．① 内シャントの心負荷に耐えられない症例〔十分な除水がなされても左室駆出率（EF）が30〜40％以下〕，② 血管が荒廃しAVF・AVGが作製できない症例，③ AVF・AVGでスチール症候群を起こしている症例，などがある．

また，AVF・AVGを使用している患者でアクセストラブルを頻回に発生する患者のバックアップとしても用いられる．

CQ 6
なぜ動脈を表在化するのか？

四肢の動脈は筋膜下を走行しているので，皮下組織，脂肪層の厚みもあり，拍動は触れても穿刺しづらく，また皮膚の穿刺部と血管の穿刺部とのズレも多く圧迫止血も容易ではない．穿刺ミスや止血が完全でないと動脈からの出血のため血腫をつくる可能性が高い．筋膜下での出血による血腫は，圧迫症状が強く，神経麻痺をきたすこともある．そのため，動脈を剝離し皮下に表在化することで，穿刺しやすく，圧迫止血も容易になり反復穿刺が可能になる．

CQ 7
表在化できる動脈は？

表在化には，肘部から上腕にかけての上腕動脈あるいは大腿動脈が用いられているが，90％以上が上腕動脈の表在化である[6]．上腕動脈表在化は，手術が容易であり，合併症が少ない，局所麻酔で施行できるなどの利点がある．

大腿動脈表在化では手術範囲が広く，剝離が広範囲に及び結紮切断する動脈分枝も多くなるため皮下の循環が悪くなるので，皮膚壊死などの合併症に注意が必要である．腰椎麻酔または

表3 動脈表在化の適応

1) 内シャントによる心負荷に耐えられないと予想される症例，左室駆出率（EF）が30〜40％以下を動脈表在化作製の目安とする
2) 表在静脈の荒廃により内シャント手術が困難な症例
3) 吻合する適当な静脈が存在しない症例
4) AVFでスチール症候群が生ずると考えられる症例，もしくはAVF（AVG）を使用していて，すでにスチール症候群を呈している症例
5) AVFを作製すると静脈高血圧症をきたすと考えられる症例，またはすでに静脈高血圧症をきたしている症例
6) 頻回にアクセストラブルを発生する患者のバックアップ
7) 透析療法以外でも，長期にわたり血液浄化療法を必要とする，たとえば家族性高脂血症患者などで作製されることがある

〔日本透析医学会：透析会誌 2011；44：855-937[1] より引用〕

全身麻酔下で行うほうがよい．

通常，表在化した動脈は脱血側として使用し，表在静脈を穿刺して返血する．

返血を静脈にした場合，上腕動脈表在化の開存率は1年94％，3年85％，5年78％と良好であった[7]．

CQ 8
返血する静脈がない場合にはどうするのか？

表在化動脈で単針透析を行うか，表在化した動脈が長い場合には脱血，返血の2カ所穿刺して行うことも可能である．しかし，静脈圧が上昇して血流量が制限されること，また薬液注入は動脈内投与になるので，動脈内投与が禁忌のものもあり注意が必要である．

IV 血液透析用カテーテル

●ガイドラインの概要・考え方

▶「2011年版 慢性血液透析用バスキュラーアクセスの作製および修復に関するガイドライン」[1]
第3章 バスキュラーアクセスの作製と術前・術後管理 (5) カテーテル挿入法と周術期管理
GL-1 非カフ型カテーテルはおもに緊急に血液浄化が必要な病態に対して，短期間使用されることが推奨される（O）．
GL-2 カフ型カテーテルはおもに長期的血液浄化目的で概ね3カ月以上の期間，留置されることが推奨される（O）．

CQ 9
血液透析用カテーテルの適応は？

血液透析用カテーテルは，「慢性血液透析用バスキュラーアクセスの作製および修復に関するガイドライン」2005年版では，短期型バスキュラーカテーテルと長期留置型バスキュラーカテーテルに分類されていたが[8]，2011年版では改訂され，非カフ型カテーテルとカフ型カテーテルに分類された[1]．

1）非カフ型カテーテル

① 末期腎不全患者の緊急導入，② シャントトラブルなど，他のVAが使用できなくなったときの緊急のVAとして用いる．管理を十分行うことで長期間維持できることもあるが，概ね1カ月程度を限度として使用する．

2）カフ型カテーテル

1. 次のような理由でAVF・AVG作製不能症例．① 重篤な末梢動脈の閉塞疾患，② 重症な心不全（EF 30％以下），③ 常時低血圧，④ 四肢の血管荒廃，などである．

   重症な心機能低下症例での，動脈表在化か，カフ型カテーテル留置かの選択は，患者の全身状態，QOL，予後などをよく勘案して決定することが重要である．

2. 患者の病態からVAとして本法がもっとも適切と考えられる次のような場合，① 動脈表在化でも血流量が確保できない，② 認知症，不穏，体動のため穿刺針逸脱の危険性がある，③ 四肢の拘縮で穿刺困難，などである．

3. 小児における血液透析のVAとして使用するカフ型カテーテルは，長期留置（概ね3カ月以上の留置）の場合に使用する．

診療のポイント

① 慢性透析用VAのなかでは，開存性・抗感染性・各種合併症の発生などの観点からみて，AVFがもっとも優れている（GL）．
② 橈骨動脈−橈側皮静脈AVFは，プライマリーシャントの第一選択である（GL）．
③ 血管の評価を視診，触診，超音波検査などで行う（GL）．
④ 動脈は，触診で拍動，血管の太さ，弾力，走行，石灰化の有無などを確かめる．静脈は，駆血をして視診，触診で血管の走行，太さ，連続性，弁の有無などを確かめる．触診ではっきりしない場合には，超音波検査を行う．動脈に石灰化があるときはX線単純撮影を行い作製可能か確認する（GL）．
⑤ 駆血帯はやや強めにかけて，静脈を十分

拡張させてから観察する（OP）．
⑥ AVF，AVG は心機能障害を惹起する可能性があるので，心機能が著しく低下している症例では，動脈表在化または血管内カテーテル留置がよい（GL）．
⑦ 鎖骨下静脈カテーテル留置やペースメーカー植え込み，乳癌手術などの既往をチェックする．中心静脈が狭窄している可能性があり，狭窄があるとシャント（AVF，AVG）作製後，静脈高血圧を呈することがある（GL）．
⑧ 将来の経皮経管的血管形成術（PTA）や再建術も視野に入れて AVF，AVG を作製することが重要である（OP）．
⑨ 血管の発育不良の場合には，超音波検査や血管撮影を行って原因を検索し，早めに修復あるいは再建する（OP）．
⑩ AVG では，スチール症候群や過剰血流が起きやすいので注意が必要である（GL）．
⑪ 高齢者の AVG では，皮膚が萎縮しているために止血困難，グラフト感染，グラフトの露出が起きやすいので注意が必要である（OP）．
⑫ 動脈表在化では，返血する静脈が必要であるが，どの部位の静脈であってもよい（OP）．
⑬ バスキュラーカテーテルの留置部位は，内頸静脈と大腿静脈がある．感染の観点からは，内頸静脈から留置したほうが，大腿静脈からよりも危険性が少ない（GL）．

おわりに

ガイドラインを基本にして，主として各種 VA の適応と作製について述べた．慢性血液透析患者の VA としては，AVF がもっとも良い VA であることに異論はないが，最近では高齢者，糖尿病患者，その他さまざまな合併症をもった患者が増加してきたため，患者の状態や予後を考えて VA を選択することが重要である．

文　献

1) 日本透析医学会：2011年版 慢性血液透析用バスキュラーアクセスの作製および修復に関するガイドライン．透析会誌 2011；44：855-937
2) 久木田和丘，川村明夫，米川元樹，他：ブラッドアクセスにおける血行動態と血流量の検討．臨牀透析 1992；8：661-666
3) 平中俊行，山川智之，金　昌雄，他：アクセス血流量によるグラフト内シャント管理．腎と透析 2002；53（別冊アクセス 2002）：24-27
4) 久木田和丘，川村明夫：人工血管の選択と新素材．日本透析医学会 合併症対策委員会 編：透析患者の合併症とその対策．2008，No.17，41-47
5) 佐藤哲彦：グラシルの性能を最大限にいかすために．腎と透析 2010；69（別冊 アクセス 2010）：47-49
6) 阿岸鉄三，春口洋昭：慢性血液透析患者用ブラッドアクセスの現況―全国透析施設集計例の分析を中心に．臨牀透析 2000；16：1447-1452
7) 室谷典義，春口洋昭：動脈表在化法：適応・手技・管理，大平整爾，他編著：バスキュラーアクセス―その作製・維持・修復の実際．2007，49-57，中外医学社，東京
8) 日本透析医学会：慢性血液透析用バスキュラーアクセスの作製および修復に関するガイドライン．透析会誌 2005；38：1491-1551

（宮形　　滋）

3. VAの維持管理と合併症対策をどのように行うか？

The maintenance and treatment for complications of vascular access

はじめに

バスキュラーアクセス（VA）は慢性血液透析患者に必要不可欠であり，合併症は生命に関わることがあるためトラブルの早期発見と問題解決はきわめて重要なことである．また，近年の透析患者の高齢化と糖尿病透析患者の増加に伴いVAトラブルは増加しており，VAの維持管理は各透析施設にとっても重要な課題となってきている．日本透析医学会からは「慢性血液透析用バスキュラーアクセスの作製および修復に関するガイドライン」[1]が2005年に制定され，VA機能のモニタリングについて標準化された指針が示された．その後に改訂された2011年版のガイドライン[2]においてはVA機能のサーベイランス・モニタリングという項目となり，VAの各種合併症についても，より詳細に分類された指針が示されている．ここでは2011年版のガイドラインを踏まえ，各透析施設でどのようにVAの維持管理に取り組んでいくのか，そして，合併症でもっとも多い狭窄・閉塞に対する対策について述べてみたい．

I VAの維持管理をどのように行っていくのか？

●ガイドラインの概要・考え方

▶日本透析医学会「2011年版 慢性血液透析用バスキュラーアクセスの作製および修復に関するガイドライン」[2]
第4章 バスキュラーアクセスの日常管理
(3) VA機能のサーベイランス・モニタリング
GL-1：VA機能をモニターする確かなプログラムを確立することを推奨する（1-B）．
GL-2：AVFのサーベイランスとしてはVAの血流量の測定を推奨する（2-C）．
GL-3：AVGのサーベイランスとしてはVAの血流量の測定を推奨する（2-C）．
GL-4：AVGのモニタリングとしての静脈圧測定が望ましい（1-C）．
GL-5：AVF・AVGのサーベイランスとしては再循環率の測定が可能である（2-C）．
GL-6：AVF・AVGのサーベイランスとして超音波検査も可能である（2-D）．

Clinical Question 1
モニタリングとサーベイランスはどう違うのか？

モニタリングとは，機能不全を検出するために理学所見の評価を行うことと定義されている．またサーベイランスとは，定期的に特定の検査法でVA機能を評価することで，検査結果

表　シャントトラブルスコアリング

シャントトラブルスコアリング（S.T.S）第Ⅰ版（Co-medical staff のために）

	（点数）
1) 異常なし	0
2) 狭窄音を聴取	1
3) 狭窄部位を触知	3
4) 静脈圧の上昇 160 mmHg 以上　（AVF：1, AVG：3）	
5) 止血時間の延長	2
6) 脱血不良（開始時に逆行性に穿刺）	5
7) 透析後半1時間での血流不全	1
8) シャント音の低下　（AVF：2, AVG：3）	
9) ピロー部の圧の低下	2
10) 不整脈	1

＊3点以上で DSA or PTA を検討

シャントトラブルスコアリング（S.T.S）第Ⅱ版（実地医家向け案）

〈大項目〉【絶対的早期 PTA 実施項目】
　1) 血流不全（血流 200 mL/min 以下）
　2) 再循環による透析効率の低下（10％以上）

〈小項目〉【2項目以上で DSA の実施, 3項目以上で早期（7日以内）DSA 実施】
　① 狭窄部位の触知（駆血にて触知）
　② 狭窄音の聴取（高調音の聴取）
　③ 静脈圧の上昇（Graft 留置時と比較して 50 mmHg の上昇）
　④ 止血時間の延長
　⑤ シャント音の低下（Graft 吻合部, AVF run off vein）
　⑥ 不整脈
　⑦ ピロー部の圧の低下

〔池田　潔：臨牀透析　2005；21：1607-1614[3]より引用〕

が異常であれば VA の機能不全が疑われるような検査と定義されている．すなわち日常の診療で，見る，聴く，触るというもっとも基本的な観察により，シャント肢全体を観察，シャント雑音を聴取，シャント静脈全体の触診，ピローの状態や静脈圧などの評価などを行うことがモニタリングである．池田[3]は表に示すような「シャントトラブルスコアリング」により客観的に評価することを提唱しており，改変を加えたスコアリングシートにより効果を上げている報告もみられている[4]．各透析施設の特性に見合った方法で定期的に VA のチェックを行うことにより，効率的なモニタリングが可能となると思われる．

サーベイランスとして超音波希釈法，超音波ドップラー法，クリットライン法，熱希釈法を利用した血流量の測定などによる VA 機能検査がある．これらのなかでもパルスドップラー機能を有する超音波検査は，上腕動脈や VA の各部位における血流量や血管抵抗指数（resistance index；RI）の測定などと同時に，血管径や血管壁の性状などの情報も得ることが可能であり，機能と形態の両方をリアルタイムに見ることのできる検査法であり頻用されてきている[5]．

CQ 2
VA の血流量はどこで測定すればよいのか？

ガイドラインでは VA 血流量という記載がなされているが，血流量を測定する機器により測

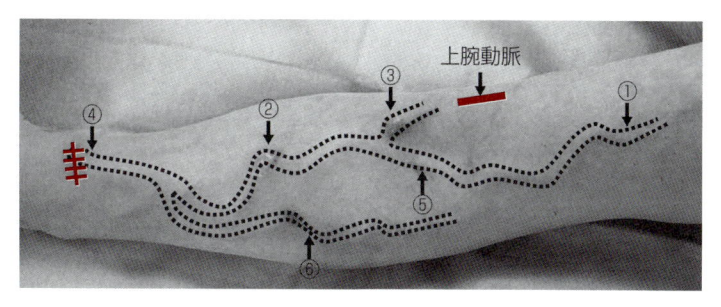

図 アクセスマップ（矢印は血流量測定部位）

定の対象となる血管が異なってくる．超音波希釈法などでは，実際にVAに穿刺し透析回路を回している状態で計測するため，脱血側穿刺部位の血流量を評価していることになる．これに対して超音波ドップラー法では透析をしていない状態で，任意の部位でVA血流量を測定することが可能である．人工血管使用内シャント（AVG）は自家静脈吻合部までは1本のルートであるが，自己血管使用内シャント（AVF）では末梢になるほど分岐により血流量が分散されるため，測定部位によって血流量は大きく変わってくる．そのため安定性・再現性・実用性の観点から上腕動脈が選択される場合が多い[5]．可能であれば図のようなVAのマッピング（アクセスマップ）を作成し[6]，各部位での血流量の経時的な変化を観察することで，問題点の把握とともに適切な穿刺部位の選択にも役立てることができると考える．

CQ 3
VAの血流量はどれくらい必要なのか？

2005年版のガイドライン[1]では，本文に「AVFで500 mL/min未満，AVGで650 mL/min未満，またはベースの血流量より20％以上の減少で狭窄病変が発現している可能性がある」と記載されていた．2011年版のガイドライン[2]では，これらの数値は本文ではなく解説の中で示されている．実際の臨床の場では，心機能や動脈硬化などの要因により，この数値より少なくてもVAとして長年機能している症例もみられる．

われわれは年齢や透析歴，VAの状態など患者個々の特性を考慮し，計測値の経時的な変化を見ていくことの重要性を報告してきた[7]．2011年版ガイドライン[2]では，超音波ドップラー法では測定者によるバリアンスが多いことや経時的な変化が重要であると考えられることから，VAの血流量とその変化率を用いてVA機能をモニタリングすることを推奨している．

CQ 4
静脈圧はどの時点で測定するのがよいのか？

2011年版ガイドライン[2]では，透析開始時に回路が血液で置き換わった時点でポンプを停止して測定する静的静脈圧が，動的静脈圧より正確に流出静脈の狭窄を診断できると解説している．しかし，ドリップチャンバの位置を心臓の高さに調整したりする操作が必要となり，透析機器や回路の構造によっては測定可能でない場合がある．これに対して透析中に記録される動的静脈圧は穿刺針の太さや血流量などの影響を受けるため，1回の動的静脈圧の高値だけでただちに狭窄病変を疑うことは難しい．このような場合は，穿刺針の太さ，血流量，ドリップチャンバの位置などを同一条件として，動的静脈圧の経時的な変化を観察することにより狭窄病変の進行を判断することは可能と思われる．透析開始時に静的静脈圧を測定することが望ましいが，それが困難な場合は透析中の動的静脈圧の経過を観察していくことが重要と考える．

CQ 5
再循環率はどのように測定するのか？

ガイドラインの解説中には，再循環率は参考として可能であれば測定するとあり，尿素希釈法による測定方法について記載している．ほかに医療機器を使用する測定法としては，クリットラインや血液透析モニター（HD 02）を使用した測定法など[8]がある．HD 02 は超音波センサーを脱血側と返血側の回路に取り付け，超音波指示薬（生理食塩水）希釈法により超音波トランジットタイム方式で測定するモニタリング装置である．

特殊な装置を使用しない方法として，透析前後で測定された BUN 濃度，体液量，透析時間などから算出される有効クリアランス値と，ダイアライザのクリアランス理論値との較差を算出するクリアランスギャップ（CL-Gap）から再循環の可能性を推定する方法も提唱されている[9]．

いずれの方法においても誤差の要因をもっているため，あくまで参考値として使用し，異常値を認めた場合には他の検査法により原因を検索すべきである．

診療のポイント

① 日常診療のなかで理学的所見を中心とした VA 機能の観察を行う必要がある（GL）．
② 個々の患者における VA の状態をきちんと把握し，その経時的変化を観察・記録していくことが重要である（OP）．
③ モニタリングで異常がみられた場合は各施設で可能な方法でサーベイランスを行い，必要に応じてさらなる検査やインターベンション治療を計画すべきである（OP）．

II　VA トラブル（狭窄や閉塞）への対応はどうすべきなのか？

●ガイドラインの概要・考え方

▶「2011 年版 慢性血液透析用バスキュラーアクセスの作製および修復に関するガイドライン」[2]
第 5 章　バスキュラーアクセストラブルの管理
（1）狭窄・閉塞
GL-1：VA 狭窄は血液透析の円滑な実施や透析効率に悪影響を及ぼす可能性があることから，適宜 VA 狭窄の正しい診断やその評価を行う必要がある（1-C）．
GL-2：VA 狭窄の治療法としては，インターベンション治療や外科的治療などがあるが，その狭窄部位や狭窄程度の診断のみならず，過去の治療経過や再狭窄状況なども考慮したうえで治療法を決定すべきである．VA 狭窄の治療条件は，狭窄率が 50％以上であり，下記の臨床的医学的異常が一つ以上認められること．① 血流の低下，瘤の形成，② 静脈圧の上昇，③ BUN の異常高値，または再循環率の上昇，④ 予測できぬ透析量の低下，⑤ 異常な身体所見（1-B）
GL-3：VA 閉塞は血液透析実施に支障がでることのみならず，血栓による合併症拡大を防ぐため，早急な治療が必要とされる（1-C）．
GL-4：VA 閉塞治療は，インターベンション治療でも外科的治療でも可能である．まずは血栓の確実で安全な体外排除や血栓溶解などの処置を行うと同時に閉塞の原因に対する治療や対応が必要となる（1-C）．
GL-5：VA 狭窄や閉塞への修復治療に対しては合理的かつ経済的なプランニングの上で行うべきである（O）．

CQ 6
再狭窄病変に対するインターベンション治療の間隔はどれくらいあけるべきか？

2005 年版ガイドライン[1]では，3 カ月以内に狭窄治療としての PTA（percutaneous transluminal angioplasty）を 2 回以上必要とされた症例においては，その後の対応策として外科的再建術も選択肢の一つとして考慮されねばならないと具体的な治療間隔について記載されていた

が，2011年版ガイドライン[2]ではこの治療期間についての記載は本文から解説中に移動された．近年における糖尿病性腎症や腎硬化症からの透析導入患者の増加に伴い，VA作製に難渋し作製後も狭窄を頻回に起こす症例を経験することがある．このような症例に対しては困難な外科的再建術を選択するよりも，ある程度頻回のインターベンション治療を行ってでも，現存するVAを可能なかぎり維持していくことも必要である．ほかの治療選択肢を十分検討したうえで，ほかに良い方法が考えられない症例では頻回のインターベンション治療もやむをえないと思われる．

CQ 7
脱血良好で静脈圧上昇がなければ狭窄があっても問題ないのか？

アクセスのルートが一本道で脱血側と返血側の間に狭窄があるケースでは，上腕動脈血流量が低下していても脱血良好となり，返血側ではむしろ静脈圧が低下することがある．このようなケースでは，毎回の透析において支障をきたすことなく突然閉塞する危険性がある[5]．理学的所見では狭窄部を触知したり狭窄音を聴取するはずであり，日頃の注意深いモニタリングにて狭窄を疑った場合は，適切なサーベイランスを行い時機を逸しない処置を行うことで，予期しない閉塞を予防することが重要と考える．

CQ 8
狭窄に対するインターベンション治療では完全拡張すべきであるのか？

バルーンPTAの適応となる狭窄の程度については，ガイドライン本文中に狭窄率50％以上，解説中に2.5mm以下などと具体的な数値が示されているが，PTAで拡張すべき目標値は示されていない．PTA後の再狭窄が常に問題となるが，拡張時に血管内皮細胞が損傷されることにより，結合組織の増生と新生内膜肥厚が生じることがその原因とされている．池田は完全拡張した群と非完全拡張群を比較した結果に差がなかったことより，狭窄前後の部位へ不必要なバルーンによる内皮障害を生じさせないために，PTA時は完全拡張を目指すのではなくthrillを触知するまで拡張すればよく，より低圧で拡張すべきと報告している[10]．最近では超高耐圧でありながら過拡張しないノンコンプライアントバルーンなども開発され，むしろ低圧でも確実に狭窄部を拡張することが可能となってきている．血管径を考慮した適切なバルーンを選択することと，PTA時に過大な拡張圧を加えて余計な侵襲を加えないことが再狭窄を予防する最善策と思われる．

CQ 9
繰り返す強固な狭窄に対するステントの適応は？

ガイドラインの解説中では，ステントについては穿刺部位とならない肘部以上の中枢側静脈への適応が考えられるが，原則としてelastic recoilと判断される中心静脈狭窄への適応が好ましいと記載されている．ステントを挿入した部位では穿刺はもちろんのこと，新たなアクセス再建時に吻合部として使用することは不可能である．またステント内再狭窄の問題もあるため，アクセスの今後の経過と再狭窄時の対応策まで十分検討したうえでステントの適応を慎重に決めるべきと考える．

CQ 10
血栓閉塞に対しては外科的治療とインターベンション治療のどちらを選択すべきであるのか？

ガイドラインではどちらの治療法でも可能とあるが，解説の中では，長時間経過した血栓性閉塞ではインターベンション治療の成功率が落ちることより，外科的治療の適応となると記載している．血栓閉塞に対しては血栓除去と，原因となった狭窄解除の同時処置が必要となる．

インターベンション治療では経皮的血栓溶解，吸引療法の後に引き続きバルーンPTAによる狭窄解除を行うことが可能である．

これに対して外科的血栓除去を選択した場合，狭窄病変に対する処置は術中あるいは術直後にバルーンPTAを行うか，動静脈再吻合やグラフトバイパス術などの再建術を必要とする．

血栓閉塞に対応する施設により，インターベンション治療を得意としたり，外科的治療を得意とするなどの違いがあるほか，保険請求に関わる問題から複数のカテーテルを使用できない地域性の条件なども治療選択に関わってくると思われる．いずれにせよ，血栓閉塞の原因や閉塞してからの経過時間などを把握して，どちらの治療法を選択するのが合理的かを十分検討したうえで，各施設で行いうる最善の治療法を選択するのがよいと考える．

診療のポイント

① 血栓閉塞や狭窄病変に対しては，アクセスの状況を十分把握し，合理的かつ経済性も考慮しながらその症例に対して最善と思われる治療法を選択していくべきである（GL）．
② インターベンション治療では内膜新生に伴う再狭窄も考慮して，最適なカテーテルを選択し，過大侵襲とならないように心がけるべきである（OP）．
③ 狭窄などの異常所見を早期発見し，速やかに適切な処置を行うことで血栓閉塞を予防することが重要であり，日々のモニタリングをしっかり行うことがその基本となる（OP）．

おわりに

ガイドラインを参考に，各施設に適した方法で確実なVA管理を行い，VAトラブルに対しては個々の患者の状況を十分考慮し，最適かつ経済的な対処法を取っていくことが望ましいと考える．

文　献

1) 日本透析医学会：慢性血液透析用バスキュラーアクセスの作製および修復に関するガイドライン．透析会誌　2005；38：1491-1551
2) 日本透析医学会：2011年版 慢性血液透析用バスキュラーアクセスの作製および修復に関するガイドライン．透析会誌　2011；44：855-938
3) 池田　潔：インターベンション治療—適応範囲と新しい器材・技術の発展．臨牀透析　2005；21：1607-1614
4) 佐藤和美，大野盛子，前波輝彦，他：シャントトラブルスコアリングの効果．腎と透析　2010；69（別冊アクセス2010）：121-125
5) 春口洋昭：エコーを用いたVA管理．大平整爾 監・編：バスキュラーアクセスの治療と管理—未来に向けて．2011，84-89，東京医学社，東京
6) 市川純恵，増子佳弘，大平整爾，他：当院におけるVAMAPの導入と運用．腎と透析　2011；71（別冊アクセス2011）：263-265
7) 橋本孝一，増子佳弘，大平整爾，他：VAエコーにおける上腕動脈血流量とRI値の検討．腎と透析 2011；71（別冊アクセス2011）：187-188
8) 小川智也，他：HD 02を用いたVA管理．大平整爾 監・編：バスキュラーアクセスの治療と管理—未来に向けて．2011，106-114，東京医学社，東京
9) 小野淳一，他：バスキュラーアクセス狭窄治療条件としてのクリアランスギャップ（CL-Gap）の有用性．腎と透析　2011；71（別冊アクセス2011）：33-35
10) 池田　潔：再狭窄を防ぐPTAのテクニック．腎と透析　2009；66（別冊アクセス2009）：16-18

（増子　佳弘，大平　整爾）

3 血管アクセスガイドライン

4. VA関連感染症をどのように予防し，治療するか？

How to prevent and treat the vascular access related infection

はじめに

血液透析を行うには，バスキュラーアクセス（vascular access；VA）は必須である．VAを感染症で使用不能にならないように上手に維持管理していく必要がある．人工血管やカテーテルは生体にとって異物であるため，自己血管使用内シャント（AVF）に比して感染に陥りやすい．日常の維持血液透析でもっともわれわれを悩ませている事柄である．

この稿では「慢性血液透析用バスキュラーアクセスの作製および修復に関するガイドライン」[1] 2011年版をもとに，VA関連感染症の予防と治療に関して解説する．

I バスキュラーアクセス感染予防方法

1. AVFとAVGでの感染予防策

●ガイドラインの概要・考え方

▶日本透析医学会「2011年版 慢性血液透析用バスキュラーアクセスの作製および修復に関するガイドライン」[1]
第4章 バスキュラーアクセスの日常管理
(2) 感染予防（AVF，AVG）
GL-1：術前鼻腔内MRSA保菌者の同定と除菌をすることが推奨される（1-C）．
GL-2：透析開始前にはVAのある側の腕をよく観察し，発赤，腫脹，疼痛など，感染の徴候がみられる場合には，その部位を避けて穿刺を行う（O）．
GL-3：穿刺の消毒前にスタッフは手洗いを行い，手袋を着用する．手袋は，1患者ごとに取り換える．患者も穿刺の前に石鹸でVAのある側の腕をよく洗う（O）．
GL-4：穿刺前の皮膚消毒には，消毒用アルコール，消毒用ポビドンヨード液などを使用する．いずれの薬品を使用する場合にも，穿刺予定部位から周辺に向かって清拭する（O）．
GL-5：PTAの施行は，手術室または一般造影室で行われる．術者および患者には，手術室と同様の滅菌ガウンと滅菌覆布を使用する（O）．

Clinical Question 1
MRSA保菌者への対処方法は？

MRSA（methicillin-resistant staphylococcus aureus）保菌者では，バクトロバン®軟膏の予防的塗布を術前に行い作製する．人工血管使用内シャント（AVG）植え込み手術は無菌手術と考えられるので，予防的抗生剤投与は術中のみでよいとする意見もあるが，術後3日間程度投与するとの意見も多い[2]．バクトロバン軟膏は鼻腔内に塗布して使用する．AVG植え込み手術ではこのMRSA保菌者への鼻腔内塗布は必須と考える．AVG自体が生体にとって異物であるので術後感染を伴うと難渋するためである．

CQ 2
感染の3徴候を認めた場合の対処は？

AVFにおいては，感染が疑わしい部位を避けて穿刺が可能である．感染の拡大を回避する処置を必要とする．AVGでは，感染の疑わしい部位の処置を優先し血流感染とならないように対処する[3),4)]．AVGは生体にとって異物であるので感染が疑われた場合，抗生剤投与や手術を含めた処置を優先的に考える．感染が疑われる部位を避けて穿刺し，経過を観察していると敗血症などの重篤な事態になりかねないので注意を要する．

CQ 3
ガイドラインではAVGでの穿刺の際には滅菌手袋を推奨していますか？

解説において「AVGでは，滅菌手袋の使用を行う施設もある．これは，いったん穿刺部に感染が生じると難治性となり，しばしばグラフトを抜去せざるを得なくなるためである」という表現を用いている．強制はしてはいないが推奨していると考えられる．滅菌手袋を使用し穿刺する場合，穿刺に伴う穿刺針や他の材料も無菌的に扱うべきである．そのようにして初めて滅菌手袋を使用する意味が出てくる．

CQ 4
穿刺前の皮膚消毒の具体的方法は？

穿刺部の消毒には，消毒用アルコールのみ，消毒用ポビドンヨード液のみ使用され，あるいは消毒用アルコールと消毒用ポビドンヨード液のみが併用される．まず消毒用アルコールで皮膚を消毒し，その後10％ポビドンヨード液を塗布して2ないし3分間放置するのがよいとの報告がある[5),6)]．

2. カテーテル感染予防

●ガイドラインの概要・考え方

▶「2011年版 慢性血液透析用バスキュラーアクセスの作製および修復に関するガイドライン」[1)]
第4章 バスキュラーアクセスの日常管理
（5）カテーテルの管理
GL-5：感染予防のため非カフ型，カフ型いずれの透析回路の連結と離脱の場合も2名の熟練したスタッフが無菌的に行い（2-C），かつ点滴などのルートとして使用しないことが望ましい（O）．
GL-6：透析日にはカテーテル出口部の観察を行い，感染の有無をチェックする．また感染経路の遮断を考え，対策を立て，施設ごとの感染のサーベイランスの実施が望まれる（2-C）．
GL-7：カフ型カテーテルは主に長期的血液浄化目的に留置されることが多く，鼻腔MRSA保菌者は留置前に除菌しておくことが望ましい（O）．
GL-9：カフ型カテーテルが挿入されている患者の入浴やシャワー浴は，カテーテル接続部内にお湯や水が入らないように配慮し，感染防止を心がけることが望ましい（2-C）．

CQ 5
カテーテルと回路の着脱は熟練を要しますか？

カテーテルと回路の着脱は熟練した看護師とそうでない看護師では明らかに熟練した看護師のほうが感染率は低いため，看護師のトレーニングが必要である．最近では臨床工学技士もVAに関わることも多く，同様なトレーニングが必要と考えられる．実際のカテーテルの着脱はトレーニングを行った後，2人のスタッフで行われるのが望ましい．これは機械を操作するうえで役割分担をはっきりさせ，感染減少につながる．2人の無菌手技による接続と取り外しを受けた透析患者に発生した中心静脈カテーテル（CVC）関連感染症の評価について研究を行ったグループの菌血症の発生率は0.70/1,000 CVC cath daysで，他の文献での3/1,000 CVC cath daysに比べ低く，2人で行う手技の有用性を示唆している[4)]．1人のスタッフは完全に滅

〈カテーテル挿入時〉

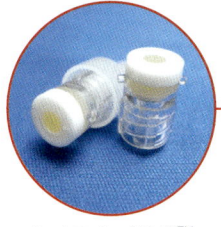

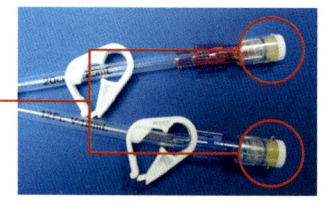

セイフＡプラグ™

セイフＡプラグ™をカテーテルのハブに接続する．セイフＡプラグは外さずに使用する．

〈回路接続時〉

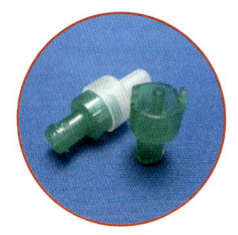

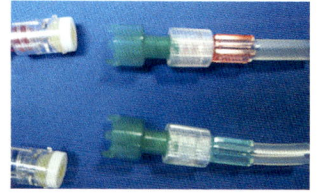

セイフＣカニューラ高流量タイプ

セイフＣカニューラを回路に接続する．その後セイフＣカニューラとセイフＡプラグ™を接続する．

図１　閉鎖式デバイス（セイフアクセスシステム™）
（日本コヴィディエン社提供）

菌的にカテーテルの接続部位を扱い，他の１人は未滅菌部位を扱う手技を分担することでより確実な回路の無菌的脱着が可能になる．

CQ 6
カテーテル接続部のシステムの進歩とその効果

従来は前述のようにカテーテルの接続部位のキャップを透析のたびに取り外して回路と接続していた．その後，プラネクタ®（ジェイ・エム・エス社）というキャップの取り外しをしなくともカテーテルと透析回路との脱着を可能にするデバイスが使用されるようになったが，製造販売が終了した．幸いなことに，同様な閉鎖式デバイスであるセイフアクセスシステム™（日本コヴィディエン社）が発売使用可能になり，現在では多くの施設でカテーテル接続部は閉鎖式システムが使用されている（図１）．埼玉医科大学総合医療センターからの報告によれば，このシステムは従来の透析のたびにキャッ

プの取り外しをする方法に比較し，経済性に圧倒的に優れ，カテーテル合併症による抜去例の割合が半減し，抜去の理由をみると，「挿入部感染」と「カテーテル閉塞」の割合が導入後有意に減少し，「カテーテル関連菌血症」の割合も減少傾向にあった[7),8)]．

CQ 7
カテーテルを点滴，中心静脈栄養などのルートとして使用できますか？

カテーテルを体外循環のアクセスとしてでなく点滴，中心静脈栄養などのルートとして使用するとその着脱により感染の機会が増えるだけでなく，もし感染が成立してしまった場合には，生体にとって異物であるカテーテル内に細菌が生み出したバイオフィルム中の細菌そのものに栄養を送り込むことになるので避けるべきである．高齢者で糖尿病があり血管が無く，唯一のルートが透析用カテーテルであることも臨床では遭遇する．点滴ルートとして使用したくなる

が，そこは何とか別の血管ルートを確保するよう努力願いたい．

CQ 8
カテーテル出口部ケアを教えてください

カテーテルの出口部を観察する際は出口部の血栓などを除去し，周囲や局所を清潔に保つ．出口部の保護は局所の状態により各種保護剤を選択する．非カフ型カテーテルの場合，出口部に限局した感染でもカテーテルにカフがないためカテーテルの外側を通って血管内に細菌が流れ込む可能性があり，細心の注意が必要である．カテーテル出口部ケアは一般的には従来のポビドンヨード液からCDCガイドラインやK-DOQI 2006[9]にある，クロルヘキシジンアルコール液（米国では2％グルコン酸クロルヘキシジン，日本では0.5％グルコン酸クロルヘキシジン）ないしはグルコン酸クロルヘキシジン水溶液を用いることが主流である．ポビドンヨードを用いなくなったのはシリコン製のカテーテル素材が多くなり，ヨードの使用が禁忌となったためである．一方，出口部を清潔に保つことは重要で，最近の創傷の治癒の考え方からすると，むやみに消毒薬を使用することは避けるべきであるという考えもある．Valenteら[3]は小児における傷洗浄を生理食塩水と水道水の使用で傷感染率を比較し，傷感染率は生理食塩水で2.8％，水道水で2.9％と差がないことを指摘した．水道水で出口部の洗浄を行うことは周囲の皮膚を清潔にし，感染を防止する効果があると思われるが，感染が存在していないことが前提条件となる．水道水を洗浄に使用した観察研究は国内で散見されるが，大規模な比較対象をおいた研究がないので今後さらなる研究が望まれる．筆者らは寝たきりの高齢者において，カテーテル出口部を透析施行中に生理食塩水100 mL程度で洗浄してから消毒を行っている．この処置は感染のあるなしにかかわらず行っている．感染のある場合には膿や汚れた痂皮を洗い流すのに有効である．感染のない場合には出口部感染の予防になればと思いながら行っているが，比較研究を行っていないのでエビデンスたり得ない．

ドレッシング剤についてはガーゼあるいは密閉型ドレッシング剤が使用され，カテーテル関連有害事象を減少させるのに役立つとされている．カテーテル接続部は閉鎖式システムを使用している施設が多く，消毒薬はポビドンヨードが用いられている．ドレッシング剤が使用されている場合でも，人間の皮膚であるため垢や汗に伴う汚れは出口部およびその周囲に出現する．そのうえ，薬剤で消毒されるわけであるから残った薬剤の刺激等も加わり，患者は痒みを訴えることもある．やはり，ある程度，出口部周囲の皮膚は生理食塩水や水で洗浄する必要があると筆者は考える．さらにテープでの固定やドレッシング剤となると余計に痒みに患者はさらされる．最近，ピュアバリアHDモイストジェル®（富士フイルム社）がテープ面と皮膚が直接触れることをバリアして皮膚かぶれを防止に効果のあることが報告されている[10]〜[12]．カテーテル管理でのテープかぶれ防止に利用できると思われる．

CQ 9
絶対的と言わないまでも，かなり有効な感染予防策はありますか？

滲出液の出現，発赤，腫脹，疼痛，痒みの有無を観察，必要により滅菌手袋で局所を圧迫し滲出液の有無をみるなどを心がけ，感染に関しては，よいカテーテルケアや日常的な観察以外に予防戦略はないというのがガイドライン作成委員会の基本的認識である．筆者の私見であるが，長期留置型カテーテルにおける感染は必発なので最初から避けるべきである．最近ではVAを専門とする外科医が増えてきているため，自施設での力量では難しく，AVFやAVGが作製困難な場合には安易に長期留置型カテーテル挿入に至らずに，勇気ある撤退をし，熟練したaccess surgeonのいる施設に紹介すべきである．

同様なことはAVG作製にも言えることで，熟練した術者ならばAVF作製となるべきケースでAVGが作製されている例も学会発表・その他などで時に見かける．

CQ 10
カテーテル感染関連菌血症のリスクは？

感染リスクに関する研究はJeanら[13]によると，菌血症のあるカテーテルは，菌血症のないカテーテルと比較すると，糖尿病，動脈硬化，菌血症の既往，SA（*Staphylococcus aureus*）の鼻腔保菌者，カテーテルの開存期間が長い，鉄静脈注射が多いなどの因子に比べ，頻繁なウロキナーゼカテーテル内投与，出口部感染がある患者に頻回にみられた．重篤な菌血症に陥りやすいMRSA保菌者では，計画的カフ型カテーテル挿入患者の場合，カテーテル挿入前に除菌しておくことが望ましい．

わが国での血管内留置カテーテル関連血流感染率の報告は，東ら[14]によると2000年6月より2008年12月末日まで8.5年間の長期留置挿入例82例，延べ90回で，長期留置，カテーテル関連血流感染は8例（9.8％），1,000カテーテル/day当り0.28であった．

以下は筆者の私見ではあるが，少しでもカテーテル関連菌血症を避けるように，これらのリスクを看護師・技士等のスタッフに周知させる必要があると思われる．カテーテル挿入術は必ずしも計画的にされるとは限らない．カテーテルが挿入されている患者ではSAもしくはMRSAの鼻腔保菌者であるかどうかのチェックをしておくことも必要かと思われる．SAは抗菌剤の使用中にMRSAになりうる可能性があるだろうし，MRSAであればカテーテル感染が起こる前に除菌しておくことは有用であると思われる．

CQ 11
カテーテル挿入部のシャワー浴は有効ですか？

カテーテル挿入部およびその周囲をきれいに保つために，カテーテル挿入部を露出したままシャワー浴する施設と挿入部をラパック等でカバーして入浴させている施設がある．いずれにしても接続部からの異物の混入を防ぐことを考える必要がある．カテーテル出口のシャワー浴の有効性，安全性については本邦での文献のみで，欧米の文献がないため，ガイドラインに記載されなかった．今後，海外を含め多くの施設での検証が必要となろう．筆者はADL（activity of daily living）が良好でシャワー浴が可能な患者ではこれを行っている．とくに夏場に出口部の掻痒感を訴え皮膚がかぶれかかった患者で有効であった．生体にとって異物であるカテーテルを挿入した以上，いずれは感染が起こるであろうことは十分に考えられる．未だにエビデンスが十分ではなくガイドラインに明記できないような場合（まさに，このシャワー浴の可否），主治医の判断で最善と思われる医療行為を患者に行ってあげるべきであろう．

II バスキュラーアクセス感染の評価と治療方法

1．AVFとAVGでの感染の評価

●ガイドラインの概要・考え方

▶「2011年版 慢性血液透析用バスキュラーアクセスの作製および修復に関するガイドライン」[1]
　第5章　バスキュラーアクセストラブルの管理
　(6) 感染
　GL-1, 2：局所感染と全身感染の鑑別に注意を払い，感染の広がりと進行度を適切に評価しなければならない（1-C）．
　GL-5：AVGの感染や感染した瘤は外科的処置を優先させる（O）．

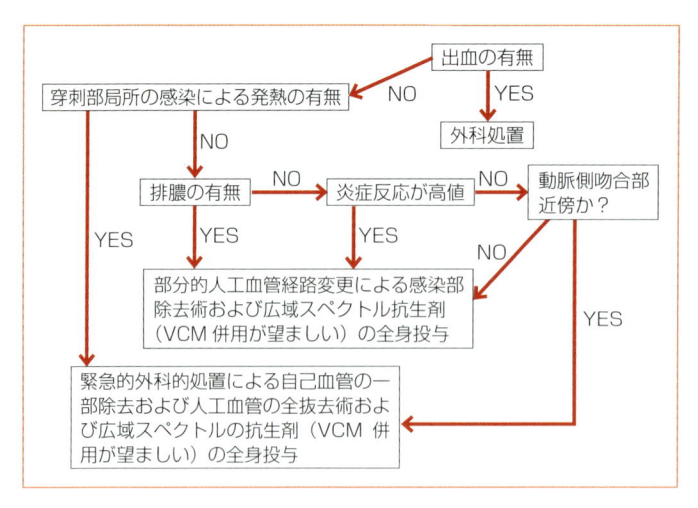

図2 AVGの穿刺部感染対処法

〔日本透析医学会：透析会誌　2011；44：855-937[1]より引用〕

＜AVFとAVGの局所感染＞

CQ 12
AVFとAVGでの局所感染の徴候は？

穿刺部の発赤，熱感，疼痛，排膿，腫脹，皮膚のびらん，硬結の有無を確認する．この観察は毎透析時に行い，早期の感染の徴候を見逃さないようにする．

CQ 13
局所感染との鑑別の必要な病態は？

静脈高血圧症，アレルギー性皮膚炎，血栓に伴う二次的炎症などである．患者からの聞き取りに加え，シャント肢全体の観察を行う．

CQ 14
局所感染での治療方法は？

感染部近傍の穿刺を避け，速やかな広域スペクトルの抗生剤の全身投与を行う．排膿があれば培養を行い抗生剤を感受性に応じて変更する．感染が吻合部に近く破裂や出血の危険性があるときは，速やかに外科的処置を行う．

＜全身感染でのAVFとAVGの治療＞

CQ 15
全身感染を起こした場合のAVFとAVGへの処置は？

AVFでは保存的治療で治るケースがほとんどだが，皮下膿瘍など切開排膿が必要である場合や吻合部感染で重篤な場合には，閉鎖術を行い反対側への再建術も必要である．AVGではグラフトの全抜去と一部血管の切除も必要となる．遺残グラフトについては，遅発性の感染源となりうるので可能なかぎり抜去が望ましいと思われる（図2）．

CQ 16
全身感染での抗生剤治療期間は？

抗生剤は少なくとも2～3週間投与する．重篤化すると心内膜炎が生じ，心エコーによる経過観察が必要になる．また，背部痛は硬膜外膿瘍の併発を示唆しており，抗生剤も6週間必要となる．

＜グラフト感染の疫学＞

CQ 17
グラフト感染の頻度は？

グラフト感染は埋め込み後30日以内の早期感染とそれ以降の晩期感染に分けられる．早期感染の頻度は0.8％程度との報告がある．グラフト全使用期間中の感染頻度は，NKF-DOQIガイドラインでは10％未満が目標とされる．

CQ 18
グラフト感染でのグラフト抜去の頻度と起因菌の割合

早期感染はグラフト全抜去を行う．晩期感染のうち動・静脈吻合部感染やトンネル感染はグラフト全抜去を要することが多い．局所穿刺部感染であれば，グラフト部分置換術で対処できる．感染の起因菌は表皮常在菌であるが，敗血症となると90％が黄色ブドウ球菌となる，40％がMRSAであり[15)~18)]，バンコマイシンと広域スペクトラムの抗生剤の併用が望ましい．

＜感染した瘤＞

CQ 19
感染した瘤の治療方法は？

シャント瘤内部は石灰化しており抗生剤の全身投与が奏効しない例が大多数である．破裂の危険性が高く緊急的外科処置による排膿，瘤除去の処置を要する．

2. カテーテル感染

● ガイドラインの概要・考え方

▶「2011年版 慢性血液透析用バスキュラーアクセスの作製および修復に関するガイドライン」[1)]
第5章 バスキュラーアクセストラブルの管理
(6) 感染
GL-6：カテーテル感染は，① 出口部感染，② トンネル感染，③ カテーテル内感染，に区別され治療しなければならない（1-B）

＜出口部感染とトンネル感染＞

CQ 20
カテーテル感染の分類は？

カテーテル感染は出口部感染とカフ手前までのトンネル感染，カテーテル内感染に分類される．

CQ 21
出口部感染の定義は？

出口部感染（exist site infection；ESI）は，以下のすべてを満たすこと．① 挿入部に膿，発赤または腫脹がある．② ①を理由に患者は入院するか，抗生剤の投与を受けた〔入院透析患者に発症の場合には，（①を理由に患者は入院すること）を定義に入れない〕．③ 透析と関連しない他の部位に明らかな感染がない．

CQ 22
カテーテルトンネル感染の定義は？

カテーテルトンネル感染はカテーテルの皮下トンネル内の感染，狭義ではカフまでの感染で限局していて血流感染に至っていない．もちろんカフを越えて血流感染に波及することもある．

CQ 23
出口部感染の治療法は？

出口部感染は静脈内抗生剤投与なしに局所処置，抗生剤内服投与で軽快するが，長期にわたり治療すると真菌感染を起こす．

CQ 24
トンネル感染の治療方法は？

トンネル内感染はカフ近くまでアンルーフィングできるが，カフが露出すると，カテーテルが抜けやすくなり固定が困難となる．軽快した

ら，カテーテルの出口部を変更する．この段階では，ガイドワイヤーによるカテーテルの入れ替えも可能である．皮下トンネル感染は，定期的にドレッシング剤を通して観察することが必要である．

＜カテーテル内感染＞

CQ 25
カテーテル内感染の診断基準は（血液培養検査がなされている場合など）？

カテーテル内感染は，検査確定血流感染（laboratory confirmed blood stream infection；LCBI）判定基準Aまたは判定基準Bのいずれかを満たすことが必要である．
[判定基準A] 以下のすべてを満たすこと．
　1）患者の1回以上の血液培養から一般の皮膚汚染菌〔類ジフテリア（*Corynebacterium* 属），バシラス属（B. anthracis は除く），*Propionibacterium* 属，コアグラーゼ陰性ブドウ球菌（*S. epidermidis* を含む），viridans 群連鎖球菌，*Aerococcus* 属，*Micrococcus* 属〕以外の病原体が分離される．
　2）血液から培養された微生物は，血液透析に関連しない他の部位の感染と関係がない．
[判定基準B] 以下のすべてを満たすこと．
　1）患者は以下の徴候や症状を少なくとも一つ有している：発熱（38℃），悪寒戦慄，低血圧
　2）徴候や症状や陽性の検査結果が血液透析に関連しない他の部位の感染と関係がない．
　3）一般の皮膚汚染菌が別々の機会に採取された2回以上の血液培養検体から培養される．

CQ 26
カテーテル内感染の診断基準は（血液培養検査がなされていない場合など）？

日常臨床では全例検査をして確定しているケースだけではないので，臨床的敗血症CSEP（Clinical Sepsis）が加えられている．以下のすべてが満たされていることが要求される．

　1）ほかに確認された原因がなく，以下の臨床的徴候や症状を少なくとも一つ有している：発熱（＞38℃），悪寒戦慄，低血圧
　2）血液培養がなされていない，あるいは血中に微生物は検出されない．
　3）血液透析と関連しない他の部位に明らかな感染がない．
　4）医師が敗血症の治療を開始していること（抗菌薬治療，カテーテル抜去も含む）．

CQ 27
カテーテル内感染の治療方法は？

　1）カテーテルの抜去，交換：カテーテル内のバイオフィルムはカテーテル関連血流感染の大きな原因となるため，カテーテルを抜去，交換する根拠となる．
　2）抗生剤ロック療法：抗生剤ロックの臨床的成功は病原菌により決まる．臨床研究では比較研究が少ないため，抗生剤ロック療法を併用した群と全身抗生剤単独療法で有意差はない．抗生剤の量，投与方法，などに関し標準化がされていない．バンコマイシンのロック療法を支持している基礎実験による報告もある．
　3）経静脈的抗生剤の全身投与：患者の体重，各々の抗生剤の透析性を考慮し，投与量を決定する．そして臨床症状を注意深く観察し効果を判定する．臨床的には経験的にバンコマイシンを初回に投与することもあるが，原因菌が判明したら感受性のある抗生剤に変更する（図3）．

＜カテーテル関連血栓＞

CQ 28
カテーテルにカテーテル外に連続する血栓が伴っている場合の対処法は？

血栓が2cm以下なら6カ月間抗凝固療法を試みて，その後エコーで評価し，カテーテルを除去する．菌血症が存在するなら，カテーテルをまず取り除きその後抗凝固療法を行う．もし血栓は2cm以上で，そして感染が加わってい

```
                    カテーテル感染の部位別対処方法
         ┌──────────────┼──────────────┐
      出口部感染      トンネル感染      カテーテル内感染
                  無効              ↓
                              ① 抗生剤の全身投与
         ┌────────────┐     ② 抗生剤のカテーテル内投与
      ① 消毒        ① アンルーフィング       ↓
      ② 抗生剤の内服  ② 抗生剤の全身投与   カテーテルの抜去
      ③ 局所の抗生剤軟膏                    ↓
                          無効         ① カテーテルの交換
                                        （血液培養陰性を確認後）
                                      ② 抗生剤を3週間投与
```

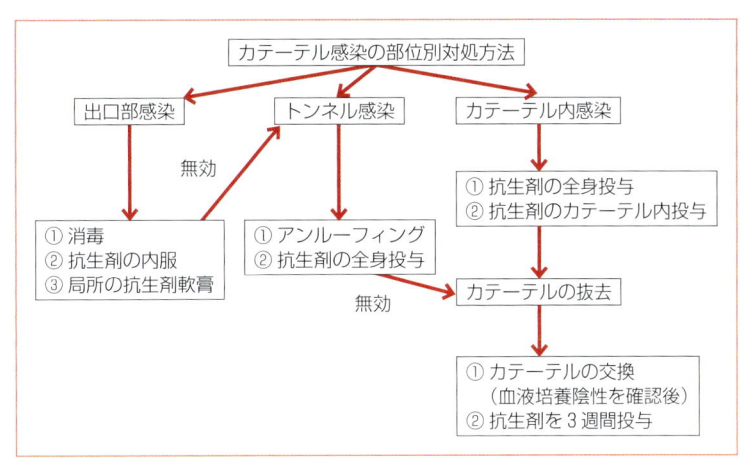

図3　カテーテル感染の部位別対処法
〔日本透析医学会：透析会誌　2011；44：855-937[1]より引用〕

る場合外科的に血栓除去をし，抗生剤，抗凝固療法を継続する．崔らは，留置型血液透析カテーテル先端右房内の巨大血栓を開心術で除去した2例の報告で，いずれも開胸手術で除去している[19]〜[21]．筆者はこのような重篤な合併症の経験は幸いなことにない．このような重篤な合併症を避ける意味でも極力，カテーテルの長期留置は避けたい．上肢の静脈をアクセスに使い尽くしたならば，大腿部にアクセスを作る方法もあろう．大伏在静脈や人工血管を大腿動脈に吻合しAVFやAVGを試みることも選択肢の一つである．最近は人工血管の素材の進歩も目を見張るものがある．20年以上前の長期留置型カテーテルがまだ無かった頃には四苦八苦してこのような部位にもアクセスを作製したものである．そのうえ，経皮経管的血管形成術（PTA）という治療そのものが存在しなかったため開存率も高くはなかった．しかし，現在はPTAというAVFやAVGをレスキューする方法があるため，たとえこのようなアクセスの作製方法を選択しても長期開存が見込まれる．自施設ならばカテーテルになってしまうケースでも，他施設のアクセスに習熟した外科医に紹介すればそのようなことにはならないことも多い．手術はある程度の領域までは数を積めば誰でも到達できるが，その先の誰しもが手を出すことができ

るとは限らないような領域が存在する．その領域は熟練したvascular access surgionにのみ解決できる領域である．外科医ではあるが，不器用な筆者は自己の限界を知りすぎるほどに知らされてきた．筆者はある一定の領域以上のケースについては勇気ある撤退をし，施設を問わず熟練した誰しもが認めるエキスパートに依頼をすることにしてきた．生体にとってカテーテルは皮下トンネルから外界に通じる異物である．感染はつきまとうものである．

診療のポイント

① VAの手術前や長期留置型カテーテル留置患者では鼻腔内MRSA保菌者は除菌する．
② カテーテルは感染予防のため透析回路の連結と離脱の場合も2名の熟練したスタッフが無菌的に行い，かつ点滴などのルートとして使用しない．
③ AVGの穿刺部感染対処法は図1のフローチャートを，カテーテル感染の部位別対処法は図2のものを参照されたい．
④ 長期留置型カテーテルを挿入する必要があると思えた場合には，熟練したバスキュラーアクセス外科医にならばAVFやAVGが作製可能な場合があるので，勇気ある撤退をし，判断・手術をまかせるべ

きである．

おわりに

　ガイドラインから簡単なQ＆Aを作成して，要点を抜粋させていただいた．原稿を作成し，なおかつ，日常の透析患者のバスキュラーアクセス管理でいつも頭を悩まされているのがカテーテル関連感染症である．カテーテルで管理される症例数は少ないが，カテーテル管理されている患者のほぼ全例で長期になると，カテーテル感染に悩まされる．何とか長期留置型カテーテルという異物の挿入を避けて通りたいものである．今回の「ガイドライン2011」で少しでもVA関連感染症が減少することを望む．

　本稿は，2011年版社団法人日本透析医学会「慢性血液透析用バスキュラーアクセスの作製および修復に関するガイドライン」から，文章の多くを抜粋させていただいた．

文　献

1) 日本透析医学会：2011年版 慢性血液透析用バスキュラーアクセスの作製および修復に関するガイドライン．透析会誌　2011；44：855-937
2) 谷口弘美：透析サーベイランス Infection control. 2008 春季増刊．2008，162-171，メディカ出版，大阪
3) Valente, J. H., Forti, R. J., Freundlich, L. F., et al.：Wound irrigation in children：saline solution or tap water? Ann. Emerg. Med.　2003；41：609-616
4) Klevens, R. M., Tokars, J. I. and Andrus, M.：Electronic reporting of infections associated with hemodialysis. Nephrol. News Issues　2005；19：37-38
5) Champagne, S., Fussell, S. and Scheifele, D.：Evaluation of skin antisepsis prior to blood culuture in neonates. Infect Control　1984；5：489-491
6) Larson, E. L. and Morton, H. E.：Alcohols, in Seymour, S. B. (ed.)：Disinfectant, Sterilization, and Preservation (ed4). 1991；191-203 Lee and Sebiger
7) 原田悦子，田神典子，伊勢康雄，他：セイフアクセスシステムを活用した透析留置用カテーテルの管理について．腎と透析　2008；65（別冊）：80-83
8) 田神典子，原田悦子，田邉厚子，他：セイフアクセス（SA）システム導入後の透析用留置カテーテル合併症の検討．腎と透析　2009；66（別冊）：172-174
9) K/DOQI Clinical Practice Guidelines and Clinical Practice Recommendations 2006 Updates Hemodialysis adequacy Peritoneal Dialysis Adequacy Vascular Access. Am. J. Kidney Dis.　2006；48(Suppl. 1)：S1
10) 古屋明美，杉澤悦子，荒川美智代，他：ピュアバリアHDモイストジェルを使用しての効果．透析会誌　2011；44(Suppl. 1)：729
11) 若松由香，山根志穂，松田政二，他：難治性テープかぶれに対しピュアバリアHDモイストジェルが有効であった症例．透析会誌　2011；44(Suppl. 1)：557
12) 佐竹恵美，兵藤　透，山本スミ子，他：透析穿刺用局所麻酔貼付用テープおよび透析回路固定テープによる皮膚病変に対するピュアバリアHDモイストジェルの有効性の検討．透析会誌　2011；44(Suppl. 1)：556
13) Jean, G., Charra, B., Chazot, C., et al.：Risk factor analysis for long-term tunneled dialysis catheter-related bacteremias. Nephron.　2002；91：399-405
14) 東　仲宣，内野　敬：血管内留置カテーテル型バスキュラーアクセス—とくに長期型．臨牀透析　2009；25：1177-1183
15) Vesely, T. M.：Central venous catheter tip position：a continuing controversy. J. Vasc. Interv. Radiol.　2003；14：527-534
16) Agharazii, M., Plamondon, I., Lebel, M., et al.：Estimation of heparin leak into the systemic circulation after central venous catheter heparin lock. Nephrol. Dial. Transplant.　2005；20：1238-1240
17) Betjes, M. G. and van Agteren, M.：Prevention of dialysis catheter-related sepsis with a citrate-taurolidine-containing lock solution. Nephrol. Dial. Transplant. 2004；19：1546-1551
18) Mokrzycki, M. H., Jean-Jerome, K., Rush, H., et al.：A randomized trial of minidose warfarin for the prevention of late malfunction in tunneled, cuffed hemodialysis catheters. Kidney Int.　2011；59：1935-1942
19) 崔　啓子，清水英樹，西　隆博，他：留置型血液透析カテーテル先端右房内の巨大血栓を開心術で除去した2例．透析会誌　2006；39：1203-1209
20) 田中真司，栗田宣明，崔　啓子，他：右房内血栓を認めた長期バスキュラーカテーテル使用の6例．腎と透析　2009；66（別冊）：156-157
21) Peters, P. J., Sohn, J., Butler, M., et al.：Retained fibrin sleeve：transesophageal echocardiographic observations. J. Am. Soc. Echocardiogr.　2009；22：105. e1-e2

（兵藤　透，石井　大輔，吉田　一成）

5. VAの補修と再造設をどう行うか？

Treatment of stenosis and thrombosis in hemodialysis fistulas and grafts

はじめに

　医療における臨床医学的な基準・指針がガイドラインだとして，日々なされる医療行為には，医学的な面だけではなく，社会における他方面での基準も満たしていることが要求される．経済的な分野における基準は診療報酬体系，法的分野では医療水準が，なされた医療行為の正当性・妥当性の基準となるのだろう．これら3つの基準には合致しない点も散見されるが，それぞれの専門性に立った見地から検討，評価が重ねられ，その時点における最適の結論が提示された内容となっている．

　平成24年度の診療報酬改定の際，医学的基準である慢性血液透析用バスキュラーアクセス（VA）の作製および修復に関するガイドラインと，経済的基準である診療報酬体系において，同一の文言による治療法の推奨ながら，双方が示す意味に大きな相異が生じた例があった．このときの改訂では，経皮的シャント拡張術・血栓除去術の項目が新設され，その点数は18,080点と制定された．それまでの血管結紮術として3,130点での算定に比し手技料は約6倍になった一方で，3カ月に2回以上実施した場合には2回目以降の手術は算定できないことになった．

　「3カ月に2回以上の経皮的シャント拡張術を必要とする場合には外科的再建術など他の治療法の選択を検討すべきである」というのは，2005年の本邦ガイドライン初版[1]からevidenceありとして提唱されてきた案であり，それは2011年版[2]にも受け継がれており，その原案をたどると2000年にNKF/DOQIから提唱された「Clinical Practice Guidelines for Vascular Access」[3]にたどり着くものである．

　その，NKF/DOQIの文章は以下のような表現となっている．

> "If angioplasty of the same lesion is required more than 2 times within a 3-month period, the patient should be considered for surgical revision if the patient is good surgical candidate."

　そして，なぜ「3カ月」という期間で区切るのか，その根拠となる参考文献も掲示されている．

　この文言が日本のVA作製・修復のガイドライン制定および診療報酬改定に応用される際，下線部「もしその患者に外科的修復の良い適応があれば」という内容の表出がなかったため，外科的修復の適応なく，頻回な経皮的シャント血管拡張術にてVAを維持しなければならない患者への対応には苦慮する事態となってしまった．

　透析関連領域におけるガイドラインは，標準的医療の実施を推奨しているものであって，法的拘束力や強制力はない．一方，診療報酬体系は治療可能な範囲に制限を課する権限を有している．あることについて同じ内容を提示しているが，一方は推奨であり，一方は強制力をもつ．

　2つの基準のはざまに落ち込んでしまった症

例への対応については，診療報酬疑義解釈のなかで，以下のように説明されている．「当該手術料は3カ月の一連の行為を評価したものであり，3カ月に2回以上実施して差し支えない．医学的な必要性に応じて実施すること．（筆者注：ただし実施した場合，2回目については算定できない）」つまり，これは経皮的シャント血管拡張術という手術は，医学管理料に準ずるものとして解釈すればよい，ということなのであろうか．

本邦には30万人の慢性透析患者がおり，年々その人数は増えている．その30万人は病態もさまざまであり，一律の治療法で対応できるものではない．であればこそまずはガイドラインでの標準化，次いで標準化を踏まえたうえでの個別的治療の検討そして他の基準との整合性を保つといった，順序立てた発想にて，エビデンスに基づいた治療を行っていく必要がある．われわれは今後もガイドラインをブラッシュアップして，実効性のある，成熟したものにしていく必要があり，また，どのような患者も指針のはざまに落ち込むことなきようにしていかねばならない．

I 診断と評価

●ガイドラインの概要・考え方

▶日本透析医学会「2011年版 慢性血液透析用バスキュラーアクセスの作製および修復に関するガイドライン」[2)]
第5章 バスキュラーアクセストラブルの管理
(1) 狭窄・閉塞
GL-1：VA狭窄は血液透析の円滑な実施や透析効率に悪影響を及ぼす可能性があることから，適宜VA狭窄の正しい診断やその評価を行う必要がある（1-C）．

Clinical Question 1
VA狭窄が血液透析の円滑な実施を妨げるとは，どのようなことか？

穿刺困難，脱血不良，静脈圧上昇による返血困難，止血不良など，透析治療がたびたび中断したり継続困難になったりなどの症状が出る状況である．このような状態には早々に対応策を講じる必要がある．

CQ 2
VA狭窄が透析効率に悪影響を及ぼすとは，どのようなことか？

上記CQ1のように1回ごとの透析治療を順調に進められない症状が出ているわけではないが，検査の結果透析効率の低下があり，その原因としてはVAの脱血返血ポイントの間で再循環が起こっている可能性が考えられる．これも透析不十分な状態が続く前に原因を究明し是正することが必要である．

CQ 3
透析治療が円滑に進まない，透析効率が低下するというのは，必ずVA狭窄が主たる原因なのか？

VA狭窄があるとなんらかのトラブルが起こりやすいのは事実である．だがそれに加えて別の要因が加わった結果トラブルに陥る症例や，あるいはむしろ全身的な血管虚脱の結果VA狭窄を繰り返していたという症例も，比較的若年で体調の良い患者の場合にみられることがある．原因と結果が判然とせぬまま治療を続けても，それではいつまでも改善が得られず堂々巡りであるし，場合によっては状態のさらなる悪化を招くことになる．慎重に正しい診断と評価をくだすことが必要である．

ドライウエイト（DW）が適正でなかったために，頻回にシャント狭窄を繰り返した症例を提示する．

[症例]：51歳，女性

- 17歳 NIDDM（non-insulin dependent diabetes mellitus）指摘
- 36歳 透析導入，プライマリー内シャント造設
- 40歳 二次シャント造設，人工血管造設
- 41歳 人工血管再建
- 43歳 人工血管再建3回，血栓除去術3回
- 46歳 血栓除去術4回，経皮的血管形成術（PTA）3回
- 48歳 PTA 4回
- 49歳 血栓除去術2回，PTA 6回
- 50歳 血栓除去術3回，PTA 3回
- 51歳 血栓除去術2回，PTA 1回，その後DWを上げた

17歳でNIDDMを指摘され，36歳で糖尿病性腎症から透析導入となった．40歳以降は頻回にVAトラブルを繰り返していた．49歳から当院でVA管理を行うようになったが，来院するたびに人工血管が閉塞しているか，あるいは流れていても血流量は300 mL/min弱，エコーで人工血管内および流出静脈に2 mm以下の狭窄が複数認められ，当日PTA施行を繰り返す，という経過であった．

あるとき血栓除去術の術前検査として胸部X線を撮影したところ，心胸郭比（CTR）が38％と過小であったため患者に質問すると，透析導入時のCTRは46％であり，その頃しばしば心不全症状を呈していたため，以降CTRは40％以下になるよう常時調整しているとのことであった．これが頻回なVAトラブルの原因かと考えられたため，以降CTRを40％以上，平均42％前後に調整してもらうよう維持透析施設に依頼した．するとそのときを境にまったく血流低下を起こさなくなり，定期的なフォローでも人工血管は500～600 mL/min前後の適正な血流量を示し，エコーで狭窄所見なく，心不全の兆候もなかった．

その後，グラフト石灰化による穿刺困難ゆえにこのグラフト使用を断念するまでの3年間，一度もPTAを必要とせずに経過した．この変化をもたらしたのはDWの調整だけであり，VAの形態変更や内服薬の変更は行っていない．血管虚脱であることがVA狭窄を起こし閉塞を繰り返していたものと考えられた．

CQ 4
VA狭窄に対する正しい診断と評価を行うに当たって注意すべきことは何か？

「先日の透析で脱血不良だった」「静脈圧が上がった」あるいは「透析終了の頃に狭窄音あるいは断続音が聞こえた」との主訴で患者が来院することがある．しかしその問題のあったときの状況は来院当日の診察の時点では観察することができないし，ことに維持透析施設からの紹介状を持参していないと，患者が一生懸命訴えるわりには何が起こっていたのか詳細不明なこともある．しかし，高齢の患者がわざわざ遠方から来院した場合などには，念のために造影検査施行，その結果，VAに相当狭いところが見つかったから閉塞回避としてPTA施行，という流れにならざるをえないことがある．しかしそれはたまたま見つかった狭窄が患者の訴えるエピソード（らしきこと）の責任病変なのか，そしてそれは本当に治療を要する状態だったのかを確認せぬうちの先行治療ということになる．もしその後に本当の責任病変が見つかったとしても，前回PTA施行後3カ月の間は本当の責任病変に対する拡張術を施行することはできない．

またCQ4の患者は当院に紹介状を持たずに予約なしで来院した．もしかしたら次回も今回と同様に紹介状を持たずに，そして今度は他院を受診するかもしれない．となると次の病院にも当院での治療経過が伝わらない．他院受診が当院でのPTA施行後3カ月以内だとどうなるか．

親切で采配したつもりの治療行為が，結果として患者から有効な治療を受けるチャンスを奪い，さらに他院をも巻き込んだ問題を生じさせる危険性もある．

これからは今まで以上に維持透析施設と密に連絡を取り合い，治療前後の詳細なデータを集積する必要がある．それがその後のより正しい診断と評価につながる．

II 治　療

●ガイドラインの概要・考え方

▶「2011年版 慢性血液透析用バスキュラーアクセスの作製および修復に関するガイドライン」[2]
第5章 バスキュラーアクセストラブルの管理
(1) 狭窄・閉塞
GL-2：VA狭窄の治療法としては，インターベンション治療や外科的治療などがあるが，その狭窄部位や狭窄程度の診断のみならず，過去の治療経過や再狭窄状況なども考慮した上で治療法を決定すべきである．VA狭窄の治療条件は，狭窄率が50％以上であり，下記の臨床的医学的異常が一つ以上認められること，(1) 血流の低下，瘤の形成．(2) 静脈圧の上昇．(3) BUNの異常高値，または再循環率の上昇．(4) 予測できぬ透析量の低下．(5) 異常な身体所見 (1-B)．(下線は筆者による)

CQ 5
臨床的医学的異常が出現したら，PTAと外科的治療のどちらを選択するのが良いか？

VA狭窄に対する治療法としてはまずはPTAを先行させるべきである．その理由は，PTAならばVAの長さを今までどおりに温存して継続使用できるからである．外科的治療は，現在使用しているVAの一部あるいは全部を諦めて，血管を消費しつつ新しいVAを造設するものなので，VAの有効長は徐々に短くなっていく．VA狭窄を解決するために外科的治療を検討・実行するのは，PTAでは拡張しきれない強固な狭窄が存在する場合，あるいは頻回狭窄を繰り返し3カ月に2度以上のPTAを要する状態になったときである．

CQ 6
VA狭窄治療条件としての① 血流低下，② 静脈圧上昇，③ 再循環率の上昇，とは具体的にどの程度の流量，圧，率を想定しているのか？

ガイドラインの解説によると，① 吻合部方向に向かって穿刺し脱血が180 mL/min以下の状況が複数回生じれば血流不全を疑う，とある．また，② 静脈圧は50 mmHg以上の上昇値，あるいは常時150 mmHg以上の圧が持続したとき，③ 再循環による透析効率の10％以上の低下，としている．

CQ 7
臨床的医学的異常が出現したら，治療開始はいつとすべきか？

2005年版のガイドライン[1]では，狭窄に対するPTAの絶対的適応として，
・自己血管による内シャント（AVF）で脱血が180 mL/min以下の場合
・人工血管による内シャント（AVG）で静脈圧上昇があり再循環率10％以上
の場合をあげている．
そしてPTAの相対的適応としては，
・AVFの血管造影で2.5 mm以下の狭窄が吻合部，吻合部近傍，run off veinに存在するとき，狭窄音，狭窄部の触知，透析後半での脱血不良
・AVGでは止血時間の延長，静脈圧の上昇，シャント音低下などがあるため血管造影を施行し2.5 mmの狭窄が確認されたとき
としている．
しかし2011年版のガイドライン[2]では，外科的再建よりもPTAを先行することに変わりはないが，絶対的，相対的という言葉は上記文脈からは削除され，それに代えて，「それぞれの施設の実情を考慮したVAインターベンション治療マニュアルの作成および施設ごとの絶対的・相対的適応をガイドラインを参考としつつ決め

ることが望ましい」「治療法の選択については原則的にはその施設内あるいは近隣地域内で最もVA治療に熟達した医師の治療や指示を仰ぐのが望ましい」との表現になっている．つまり狭窄に対する治療開始の時期および選択する治療法に，より幅をもたせた表現となっている．

この変化とは，2005年ガイドライン発行後のデータ集積により2つのことが判明した結果と考えられる．1つ目は，たとえば2.5 mmの狭窄は拡張すべきか否か，これは単発の絶対値をもって即断即決することではなく，個々の患者の治療経過全体を鑑みながら，狭窄進行の変化率も考慮しつつ判断すべきとの意であろう．もう1つは，患者が通院可能な圏内にいるのは，PTAが上手な先生なのか手術に長けた先生なのか，現実的状況を踏まえつつ，最良な治療法を選択していくべきとのことであろう．

● ガイドラインの概要・考え方

▶「2011年版 慢性血液透析用バスキュラーアクセスの作製および修復に関するガイドライン」[2]
第5章 バスキュラーアクセストラブルの管理
(1) 狭窄・閉塞
GL-3：VA閉塞は血液透析実施に支障が出ることのみならず，血栓による合併症拡大を防ぐため，早急な治療が必要とされる（1-C）．

CQ 8
血栓による合併症とは，どのようなことがあげられるか？

血栓形成が静脈に与える影響：血栓を形成したシャント血管には静脈炎による発赤，疼痛，腫脹が起こることがある．それだけでも自発痛があるが，静脈炎が進行してからやっと手術という段取りだと，そうでない場合よりも術中術後の疼痛がより強く長く続く．治療開始の遅れは患者に苦痛を強いることになる．

血栓形成が動脈に与える影響：AVF，AVGで動脈側吻合部が機能的に端端吻合に近い状態になっているときには，シャント血管や人工血管の閉塞に伴って，それに連なる動脈も長い距離にわたって血栓閉塞してしまうことがある．シャント閉塞後早期に再建術を行っていれば前回吻合部のすぐ中枢でシャント再造設ができたものを，動脈内血栓がある程度器質化してしまってからでは，次なるシャントは前腕をとばして肘部に作らざるをえなくなる．

CQ 9
早急な治療，というのはどのくらいのタイミングか？

ガイドラインではVA閉塞後，48時間以内のVA閉塞治療開始を推奨している．

● ガイドラインの概要・考え方

▶「2011年版 慢性血液透析用バスキュラーアクセスの作製および修復に関するガイドライン」[2]
第5章 バスキュラーアクセストラブルの管理
(1) 狭窄・閉塞
GL-4：VA閉塞治療は，インターベンション治療でも外科的治療でも可能である．まずは血栓の確実で安全な体外排除や血栓溶解などの処置を行うと同時に閉塞の原因に対する治療や対応が必要となる（1-C）．

CQ 10
血栓の確実で安全な体外排除法には，どのような方法があるか？

血栓がある程度の量で形成されているなら，インターベンショナルには経皮的血栓吸引法，経皮的血栓溶解療法，外科的には血栓除去術で血栓を可及的に摘出することになる．

経皮的血栓摘出術の場合には血栓を粉砕溶解しつつ摘出するので，その操作には末梢側動脈に血栓の小片を飛ばしてしまう危険性を伴っている．末梢動脈循環不全による別の合併症など誘発せぬよう，慎重な術中操作を心がけねばならない．

AVGの外科的血栓摘出の場合，動脈側吻合

部では動脈と人工血管が直角に近い状態であることが多く，動脈内までフォガティーカテーテルを進めにくいことがある．動脈側吻合部の血栓摘出が不十分だと噴出する動脈血の勢いは一見よく見えても，数分〜数十分の間に早々に減弱してくる．人工血管のどの位置に切開をおいてフォガティーカテーテルを人工血管内に進めるのか，効率の良いデザインでの手術が望まれる．

● ガイドラインの概要・考え方
▶「2011年版 慢性血液透析用バスキュラーアクセスの作製および修復に関するガイドライン」[2)]
　第5章 バスキュラーアクセストラブルの管理
　（1）狭窄・閉塞
　GL-5：VA狭窄や閉塞への修復治療に対しては合理的かつ経済的なプランニングの上で行うべきである（O）．

CQ 11
合理的かつ経済的なプランニングとは何か？

1) そもそもVAの役割とは？

プランニングのことを考える前に，われわれはVAに対して何を求めているのかを，改めて考えてみたい．VAとは，流れていれば慢性腎不全の治療である透析を順調に行うことができる，便利な小循環である．しかしVAは流れていることによって慢性腎不全の状態を直接的に改善しているわけではない．VAはあくまでも透析治療を行うためのツール，ディバイスなのである．こう書き出してみるとまったく当然のことなのだが，この当然のことを失念したまま，あるいはもとから気づくことなく，「二次開存を良好にするための超・非生理的デザインのシャント造設と，あまりにも密な維持管理」を追求している発表者の講演を学会で聞くことがあり，その姿勢と着想に疑問を感じることがある．

VAが必要とされるのは1週間のうちで透析中の12時間だけである．あとの156時間は，実はVA側肢の末梢動脈には虚血を起こし，静脈にはシェアストレスをかけ，心臓には負荷をかけ続けているものである．このような言い方をすると，まるでVAは持ち主・患者にとって鬱陶しいお荷物のように聞こえてしまうが，そんなことはない．

2) VA狭窄の理由

VAとは，本来はゆるゆると静かに流れていることが使命だった静脈に，高圧かつ大量の血液を受け取り，流し出す仕事を担うよう命じて容赦なく血行動態を改築したものである．作り替えられた血管はその後に週に最低でも6本の針を刺される苦行に耐えつつ，人工臓器とタッグを組んで弱った腎臓の機能代行を果たしているという，痛々しくも健気で，持ち主の腎臓および全身に対して献身的に尽くしている臓器なのである．シェアストレスにさらされ穿刺による損傷を受けた血管の細胞達が，自己防御反応として起こした生体反応の連鎖の結果が内皮増殖，陰性モデリングなのであろうから，VAに狭窄が起こるのは考え方を変えれば正常な反応なのである．狭窄するには細胞なりの諸事情と正当な理由があるのだ．

しかし，かといってVAに閉塞されると，その持ち主である患者は突然透析治療を受けられなくなってしまい，今日の透析は，手術，入院，カテーテル留置はどうするのかと，周囲の人を含めてドタバタすることになってしまう．だからVAには閉塞しない程度にそこそこ地味に，細く長く安定して流れ続けてほしいのである．流れすぎない，でも閉塞しない，心負荷にもならないが透析ではうまく使える．VAに変身させた血管とその細胞達に対して，われわれはだいぶ高邁で過酷な要求をしているのである．

3) 予測し，俯瞰する戦略をもつ

そのようなVAに長持ちして働き続けてもらうためには，今ある状態の3つ先の状態を予測し，4つ先に起こりそうなことまで想定し，それら全体を俯瞰したうえで今の1つ目のことに対応するという戦略で臨むべきであろう．そうすると，それはおのずと合理的プランニングになり，一般に共通する原則を踏まえつつ，個々

人の特性に配慮した治療法になっているはずである.

診療のポイント

① 非生理的血行動態をもつVAにはシェアストレスや穿刺の負荷がかかる.VAに狭窄・閉塞が発生するのは一種の宿命である(GL).
② VAの狭窄・閉塞が主たる原因で透析治療が円滑に行えなくなった際にはVAの修復が必要となる(GL).
③ 修復方法のファーストチョイスはインターベンション治療であり,それが困難あるいは不可能なら外科的治療を選択する(GL).
④ 治療法の選択についてはその施設内またはその近隣施設でもっともVA治療に熟達した医師(血管外科,放射線科,透析専門医など)の治療や指示を仰ぐことが望ましい(GL).
⑤ VA狭窄や閉塞への修復治療に対しては合理的かつ経済的なプランニングのうえで行うべきである(GL).

おわりに

ガイドラインとは,医師の裁量を尊重しつつも治療の本質を踏み外すことなきよう道を照らしてくれる,懐深き光明のようなものであろう.

なお,経済的に整合性のあるプランニングも,保険制度に則って医療行為を行うなら,当然遵守することが求められる.しかし,今回の診療報酬改定でもみられるように,経済的なことはそのときの社会情勢によって大きく変化することがあるので,透析患者の命綱・VAの診断治療を行う立場のわれわれは,社会の状況を鑑みつつ社会のなかでの医療者としての責任を果たす必要がある.

文　献

1) 日本透析医学会:慢性血液透析用バスキュラーアクセスの作製および修復に関するガイドライン.透析会誌　2005;38:1491-1551
2) 日本透析医学会:2011年版 慢性血液透析用バスキュラーアクセスの作製および修復に関するガイドライン.透析会誌　2011;44:855-938
3) NKF-K/DOQI Clinical Practice Guidelines for Vascular Access:update 2000. Am. J. Kidney Dis. 2001;37(Suppl. 1):S137-S181

(廣谷紗千子)

各論 4

腎性貧血ガイドライン

1. 目標 Hb 濃度の維持は大切なのか？

Why achieving target hemoglobin level is important?

はじめに

本稿では，当該透析患者の貧血はすでに腎性貧血と診断されていることを前提に，透析患者の腎性貧血におけるヘモグロビン（Hb）濃度の維持に関連する問題について議論した．なお，主要なエビデンスと論点はすでにガイドライン[1)]本文内で紹介されている．このため，本稿はガイドライン本文と内容的に重複する部分が多いことをご容赦いただきたい．

I 血液透析（HD）患者の腎性貧血をどう考えるか？

● ガイドラインの概要・考え方

▶日本透析医学会「2015 年版 慢性腎臓病患者における腎性貧血治療のガイドライン」[1)]
第 2 章 腎性貧血治療の目標 Hb 値と開始基準
1) 成人の血液透析（HD）患者の場合，維持すべき目標 Hb 値は週初めの採血で 10 g/dL 以上 12 g/dL 未満とし，複数回の検査で Hb 値 10 g/dL 未満となった時点で腎性貧血治療を開始することを推奨する．（1C）
4) HD，PD，保存期 CKD 患者のいずれにおいても，実際の診療においては個々の症例の病態に応じ，上記数値を参考として目標 Hb 値を定め治療することを推奨する．（1C）

Clinical Question 1
Hb 濃度を用いるのか，ヘマトクリット値を用いるのか？

2008 年，2015 年に改訂された日本透析医学会（JSDT）による腎性貧血治療ガイドライン[1)]では，貧血の評価指標としては Hb 濃度が「推奨」されている．Hb 濃度を用いる根拠として，現在の血液自動分析機で直接測定されるのは，赤血球数，Hb 値，そして MCV（平均赤血球容積）であり，ヘマトクリット値はこれらの実測されたパラメータから二次的に算出されることをあげている．複数の実測値から二次的に算出されるヘマトクリット値には，それぞれの実測値に含まれる測定誤差が相加的，相乗的に影響することから，そこに含まれる誤差は Hb 濃度よりも必然的に大きくなる．

CQ 2
HD での採血タイミングや採血時姿勢が測定値に与える影響は？

欧州のガイドラインである the revised European Best Practice Guidelines（EBPG）[2)]では，週初めの HD 患者の透析前 Hb 濃度は透析間の体液貯留によりその患者の「真の」Hb 濃度よりも過小評価されているという考え方から，体重増加量が少ない「週中日」の採血が推奨され

ている．これに対してわが国では，「その患者のHb値がもっとも低くなる値を監視する」という考え方から，「週初め」の透析前での採血値を評価することが標準的に行われている．

また，わが国のHD患者の多くはベッド上臥位で透析治療を受けていることから採血検査も臥位で行われるが，欧米のHD患者の多くはチェアーベッドによる座位で透析治療を受けており，採血も座位で行われている．採血時の姿勢の違いもHb濃度に影響することが知られており，これも欧米の貧血治療目標値とわが国の透析患者のHb濃度を比較するうえで考慮すべき要因となる．

2004年発行のJSDTによる初版ガイドライン[3]では，採血タイミングや姿勢によるヘマトクリット値の違いを検証するために，別途研究を行っている．その結果によれば週3回HD患者の週初め採血によるヘマトクリット値は，週中日採血ヘマトクリット値の99.1％に相当し，臥位採血によるヘマトクリット値は座位採血によるヘマトクリット値の94.3％であったことが示されている．これら両者を勘案すると，「週初め臥位採血」によるヘマトクリット値は，「週中日座位採血」によるヘマトクリット値の93.5％となる．これらはヘマトクリット値についての考察であるが，Hb濃度についてもほぼ同様に考えてよいと思われる．

CQ 3
わが国のHD患者のHb値は諸外国の患者より高いか？

日本の透析患者の生命予後は，諸外国に比べて良好とされる．であるなら，わが国の透析患者のHb濃度は諸外国の透析患者よりも良好なのであろうか？

少し古いデータであるが日米欧の主要国が参加して行われている合同研究であるthe Dialysis Outcomes and Practice Patterns Study（DOPPS）の2004年の報告によれば[4]，DOPPS参加12カ国のうち日本を除く各国のHD患者のHb濃度の平均は皆11 g/dL以上であったのに対して，わが国のHD患者の平均値のみ10.1 g/dLでしかなかったことが報告されている．したがって，わが国のHD患者の貧血レベルは欧米の透析患者に比べてあまり良くない状況にあると考えられる．この報告の値はすでにやや古いので，JSDT統計調査資料からHD患者のHb値（ヘマトクリット値）の平均を2002年から2013年まで抽出して表に示した[5〜11]．ここに示すように，Hb濃度は徐々に増加傾向にあるが，2013年末調査でもその平均値は依然として11 g/dLを超えていない．

表 わが国の血液透析患者のヘマトクリット値・ヘモグロビン濃度の推移

調査年	ヘマトクリット値（％）	ヘモグロビン濃度（g/dL）
2002	30.7	10.2 [*3]
2005	30.7 [*2]	10.2
2006	31.7	10.2
2008 [*1]	31.1 [*2]	10.4
2010	31.4 [*2]	10.5
2012	31.8 [*2]	10.6
2013	32.0 [*2]	10.7

[*1]：週3回透析患者のみに対する集計
[*2]：ヘモグロビン値を3倍して計算した参考値
[*3]：ヘマトクリット値を1/3にして計算した参考値

〔文献5)〜11) より作成〕

CQ 4
欧米よりも低いわが国のHD患者のHb値は，わが国のHD患者の予後悪化要因となっているのか？

上記のようにわが国のHD患者のHb値の平均は欧米のHD患者の値よりも低い．このことは，わが国のHD患者の予後を悪化させる要因になっているのであろうか．わが国のHD患者を対象に，Hb値（あるいはヘマトクリット値）と生命予後との関係を解析した研究は必ずしも多くない．10年前の解析ではあるが，2001年末のJSDT統計調査報告では，2000年末時点でのHD患者の透析前ヘマトクリット値と1年間の生命予後との関係を解析した結果を報告している．この結果によれば，透析前ヘマトクリット値が30～35％の群でもっとも死亡リスクは低く（図1）[12]，透析前ヘマトクリット値35％以上では，統計学的に有意ではないものの死亡リスクの再上昇傾向が認められている．

2004年版JSDTガイドラインでは，JSDT統計調査が示した5％間隔のヘマトクリット値による層別化解析では，層の幅が広すぎるとともに予後追跡期間も1年では短すぎるとして，ガイドライン作成のための予後解析を独自に行っている[3]．この解析では，1995年末時点でHDを施行されていた患者55,855人を対象に，3％ごとに層別化されたヘマトクリット値と5年間の生命予後との関係を解析している．この解析結果によれば，ヘマトクリット値30～33％の群でもっとも死亡リスクが低く，これよりヘマトクリット値が高くても低くても死亡リスクは増大している（図2）．一方，平澤らはわが国のHD患者2,654人を対象に透析前ヘマトクリット値と1年間ないし3年間の生命予後との関係を解析し，日本透析医学会での解析結果と同様，透析前ヘマトクリット値30～33％において生命予後がもっとも良好であったことを報告している（図3）[13]．これらの結果を基に，JSDTガイドラインでは，目標Hb値の下限を10 g/dLに設定している[1]．

一方，米国のthe Kidney Disease Improving Global Outcomes（KDIGO）ガイドライン[14]では，ESA（erythropoiesis stimulating agents）療法開始基準としてHb濃度10 g/dL（ヘマトクリット値30％相当）未満，そしてESA療法維持期Hb濃度上限として原則11.5 g/dL（ヘマトクリット値34.5％相当）を推奨している．Hb濃度の11.5 g/dLから13.0 g/dLについては，予後改善を示すエビデンスはないが生活の質（quality of life；QOL）を改善させるとする

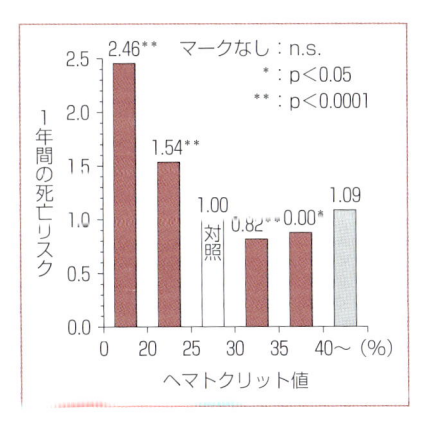

図1 血液透析患者の透析前ヘマトクリット値と1年間の死亡リスク
〔日本透析医学会統計調査委員会：わが国の慢性透析療法の現況（2001年12月31日現在）．2002[12]より引用〕

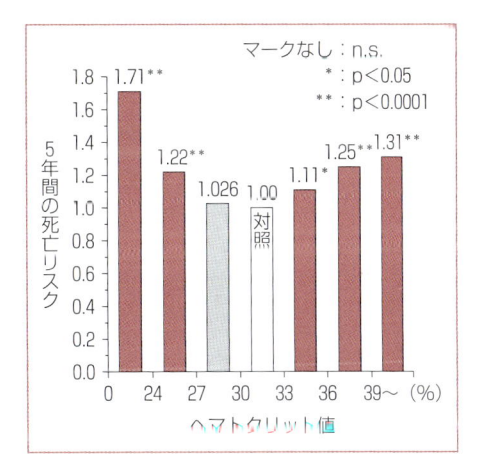

図2 腎性貧血治療ガイドラインによる透析前ヘマトクリット値と5年間の死亡リスク
〔日本透析医学会：2004年版 慢性血液透析患者における腎性貧血治療のガイドライン．2004[3]より作成〕

知見が一部にあることから，高Hb濃度によるリスクを考慮したうえで個々の患者ごとに考える必要があるとされている．一方，欧州のEBPGはHb濃度として11 g/dL以上（ヘマトクリット値33％以上相当）を推奨している[2]．前述のようにわが国のHD患者のHb濃度には，採血タイミングや採血時姿勢の違いに起因するHb濃度（ヘマトクリット値）の過小評価傾向が影響している．そこでこれを考慮すると，欧米のガイドラインが推奨するHb濃度の10〜11.5 g/dL（ヘマトクリット値30〜34.5％）ないし11 g/dL以上（同33％以上）は，わが国で測定されるHb濃度の概ね10〜11 g/dL（ヘマトクリット値30〜33％）ないし10 g/dL以上（同30％以上）に相当することとなり，欧米のガイドラインの推奨値とJSDTガイドラインの示す推奨値はほぼ一致する．

2013年末調査によるわが国のHD患者のHb濃度の分布を図4に示した[11]．この結果によれば，JSDTガイドラインの推奨最低値である10 g/dLに満たないHb濃度であった患者は24.6％存在している．

II 腹膜透析（PD）患者の腎性貧血をどう考えるか？

●ガイドラインの概要・考え方

▶「2015年版 慢性腎臓病患者における腎性貧血治療のガイドライン」[1]
第2章 腎性貧血治療の目標Hb値と開始基準
3）成人の腹膜透析（PD）患者の場合，維持すべ

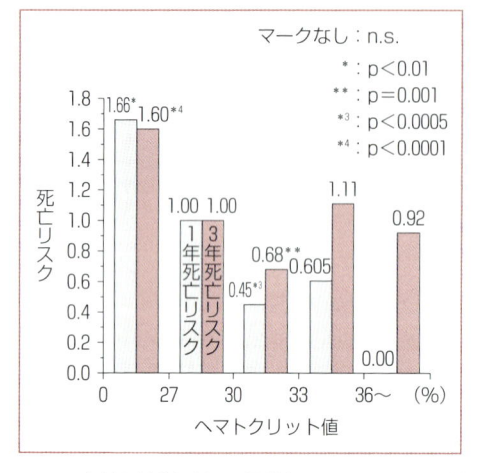

図3 血液透析患者の透析前ヘマトクリット値と死亡リスク
〔平澤由平，他：透析会誌 2003；36：1265-1272[13] より作成〕

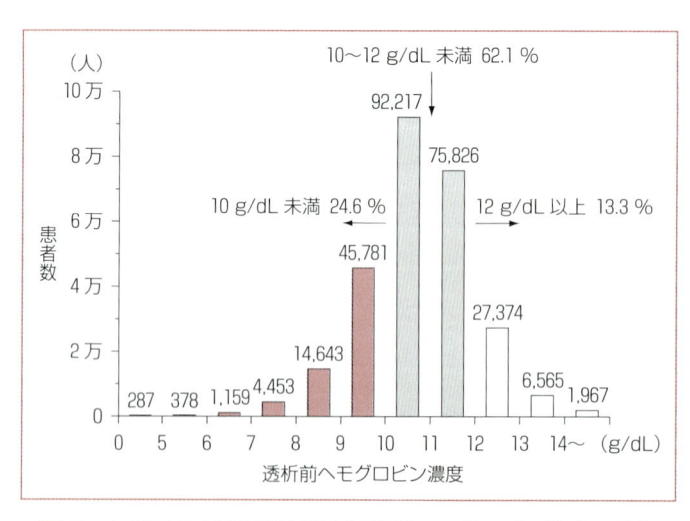

図4 わが国の血液透析患者の透析前ヘモグロビン濃度の分布
〔日本透析医学会統計調査委員会：わが国の慢性透析療法の現況（2013年12月31日現在）．2014[11] より作成〕

き目標Hb値は11 g/dL以上13 g/dL未満とし，複数回の検査でHb値11 g/dL未満となった時点で腎性貧血治療を開始することを提案する．（2D）PD患者のESA投与方法は，基本的に保存期CKD患者に準じて考えることが望ましい．（not graded）

CQ 5
PD患者の貧血をどう考えるのか？

腹膜透析（PD）患者はHD患者とは異なり，透析に伴う体内環境の間欠的変動がほぼ存在しない．このため，PD患者の体内環境は，HD患者よりも保存期腎不全（ND）患者に近いと考えられる（OP）．しかし，欧米のガイドラインではPD患者のHb目標値をHD患者と同様に設定している．これは欧米ではHD患者の採血が体液増加の比較的少ない週中日に行われることと関係していると考えられる．JSDTガイドラインでは，PD患者の貧血治療目標はND患者と同じくくりで扱われ，その推奨値はHD患者に対するものとは別に設定されている．

JSDT統計調査報告では過去にCAPD患者のヘマトクリット値と生命予後について解析している．しかし，残念ながら有意な結果は得られていない[12]．JSDTガイドライン[1]では，各種ESA製剤の臨床試験時の知見などを基に，Hb濃度11 g/dL以上13 g/dL未満が提案されている．

III 目標Hb濃度の維持は大切か？

CQ 6
Hb濃度を低値に維持した場合の影響は？

先に示したように，低すぎるHb濃度（あるいはヘマトクリット値）がHD患者の死亡のリスクを増大させることを示したエビデンスは存在する[3),12),13)]．またHD患者に対する介入研究の結果，貧血の改善により健康関連quality of life（HQOL）が改善することが示されてい

る[15]．これは，貧血が改善する前にはHQOLが障害されていたことを示唆している．

またND患者に対する貧血治療による心機能の改善[16]，そして腎不全進行抑制効果[17]が示されている．これを裏返せば貧血を放置することにより，心機能は悪化し，腎不全は早期に進行すると考えることができる．

上記から，JSDTガイドラインでは，HD患者では透析前Hb濃度が10 g/dL未満，PDおよびND患者では11 g/dL未満となった際にESA製剤による治療を開始すべき，としている．

CQ 7
Hb濃度を高値に維持した場合の影響は？

HD患者のHb濃度を通常の治療目標である10～12 g/dL未満を大きく超える13 g/dL以上に維持した場合，どのような影響が考えられるであろうか．

JSDTによる2001年末の統計調査報告でのヘマトクリット値と1年間の生命予後との関係についての解析では，35％以上の高いヘマトクリット値の死亡リスクは，統計学的に有意ではないものの，ヘマトクリット値の増大とともにリスクが増大する傾向が認められる[12]（図2）．また，JSDTによる2004年版の貧血ガイドラインにおいて行われた5年生命予後に関する解析では，33％以上の高いヘマトクリット値に統計学的に有意に高いリスクを認めている[3]．これらの知見は，Hb濃度を11～12 g/dL以上（ヘマトクリット値として33～36％以上）に維持することが死亡リスクを増大させる可能性を示唆している．

1998年に米国で発表された，1,233人の虚血性心疾患か心不全を合併しているHD患者を対象にヘマトクリット値42％を目標とした群と通常の30％を目標とした群の予後を比較した介入研究では，ヘマトクリット値を高くした群に死亡患者が多く出たため，研究が途中で中止されている[18]．

このような状況下，欧州のガイドライン

(EBPG) では治療目標となる Hb 濃度に明確な上限は設けられていない[2]．

しかし，2006 年に米国から報告された，1,432 人の ND 患者を対象に Hb 濃度を 11.3 g/dL を目標に治療した群と 13.5 g/dL を目標に治療した群の予後を比較する介入研究（CHOIR study）では，目標 Hb 濃度を高く設定した群で死亡や各種イベントの発生リスクが高いことが示された[19]．また，ほぼ同時に欧州から報告された，603 人の ND 患者を対象に Hb 濃度を 13.0～15.0 g/dL を目標に治療した群と 10.5～11.5 g/dL を目標に治療した群の予後を比較する介入研究（CREATE study）では，心血管イベントの発症に関して両群間に有意な差を認めなかったものの，Hb が高い群で透析導入例が多く発生していたことが示された[20]．これらの結果を受けて米国食品医薬品局（FDA）は 2007 年に ESA 製剤による腎性貧血治療の目標 Hb 濃度を 12 g/dL 未満とするべきとする勧告を発布した〔参考URL[1]〕．このような状況から米国の 2007 年の改訂版 KDOQI（Kidney Disease Outcomes Quality Initiative）ガイドラインでは，治療目標 Hb 濃度を 11.0～12.0 g/dL としていた[21]．しかし 2012 年に発表された KDIGO ガイドラインではさらに見直され，前述のように ESA 療法開始基準として Hb 濃度 10.0 g/dL 未満，ESA 療法維持期の Hb 濃度上限は 11.5 g/dL とし，Hb 濃度 11.5～13.0 g/dL については高い Hb 濃度での QOL 改善の知見に配慮してリスクも含めて個々の患者ごとに考える必要があるとされている[14]．

上記状況を受け，JSDT ガイドラインでも HD 患者の目標 Hb 濃度を 10～12 g/dL 未満としている．

おわりに

欧米の患者とわが国の患者では併存症や背景に違いがあり，欧米発のエビデンスをそのままわが国の患者に適応することには問題がある可能性がある．腎不全患者の貧血治療目標については，わが国発の介入研究により検証されることが期待される．

文　献

1) 日本透析医学会：2015 年版 慢性腎臓病患者における腎性貧血治療のガイドライン．透析会誌　2016；49：89-158
2) Locatelli, F., Aljama, P., Bárány, P., et al.：Revised European Best Practice guidelines for the management of anaemia in patients with chronic renal failure. Nephrol. Dial. Transplant.　2004；19(Suppl. 2)：ii1-ii47
3) 日本透析医学会：2004 年版 慢性血液透析患者における腎性貧血治療のガイドライン．透析会誌　2004；37：1737-1763
4) Pisoni, R. L., Bragg-Gresham, J. L., Young, E. W., et al.：Anemia management and outcomes from 12 countries in the Dialysis Outcomes and Practice Patterns Study (DOPPS). Am. J. Kidney Dis.　2004；44：94-111
5) 日本透析医学会統計調査委員会：わが国の慢性透析療法の現況（2002 年 12 月 31 日現在）．2003, CD-ROM 版
6) 日本透析医学会統計調査委員会：わが国の慢性透析療法の現況（2005 年 12 月 31 日現在）．2006, CD-ROM 版, 日本透析医学会, 東京
7) 日本透析医学会統計調査委員会：わが国の慢性透析療法の現況（2006 年 12 月 31 日現在）．2007, CD-ROM 版, 日本透析医学会, 東京
8) 日本透析医学会統計調査委員会：わが国の慢性透析療法の現況（2008 年 12 月 31 日現在）．2009, CD-ROM 版, 日本透析医学会, 東京
9) 日本透析医学会統計調査委員会：わが国の慢性透析療法の現況（2010 年 12 月 31 日現在）．2011, CD-ROM 版, 日本透析医学会, 東京
10) 日本透析医学会統計調査委員会：わが国の慢性透析療法の現況（2012 年 12 月 31 日現在）．2013, CD-ROM 版, 日本透析医学会, 東京
11) 日本透析医学会統計調査委員会：わが国の慢性透析療法の現況（2013 年 12 月 31 日現在）．2014, CD-ROM 版, 日本透析医学会, 東京
12) 日本透析医学会統計調査委員会：わが国の慢性透析療法の現況（2001 年 12 月 31 日現在）．2002, CD-ROM 版, 日本透析医学会, 東京
13) 平澤由平, 鈴木正司, 伊丹儀友, 他：血液透析患者の腎性貧血に対する遺伝子組換えヒトエリスロポエチン製剤 (rHuEPO) 治療における維持 Ht 値と生命予後に関する大規模調査 (rHuEPO 特別調査)．透析会誌　2003；36：1265-1272
14) KDIGO：KDIGO clinical practice guideline for anemia in chronic kidney disease. Kidney Int.　2012；(Suppl.

2) : 279-335
15) Fukuhara, S., Akizawa, T., Morita, S., et al. ; KRN321 A08 Study Group : Quality of life improvements in dialysis patients receiving darbepoetin alfa. Ther. Apher. Dial. 2008 ; 12 : 72-77
16) Hirakata, H., Tsubakihara, Y., Gejyo, F., et al. : Maintaining high hemoglobin levels improved the left ventricular mass index and quality of life scores in pre-dialysis Japanese chronic kidney disease patients. Clin. Exp. Nephrol. 2010 ; 14 : 28-35
17) Kuriyama, S., Tomonari, H., Yoshida, H., et al. : Reversal of anemia by erythropoietin therapy retards the progression of chronic renal failure, especially in non-diabetic patients. Nephrol 1997 ; 77 : 176-185
18) Besarab, A., Bolton, W. K., Browne, J. K., et al. : The effects of normal as compared with low hematocrit values in patients with cardiac disease who are receiving hemodialysis and epoetin. N. Engl. J. Med. 1998 ; 339 : 584-590
19) Singh, A. K., Szczech, L., Tang, K. L., et al. ; CHOIR Investigators : Correction of anemia with epoetin alfa in chronic kidney disease. N. Engl. J. Med. 2006 ; 355 : 2085-2098
20) Drueke, T. B., Locatelli, F., Clyne, N., et al. ; CREATE investigators : Normalizaiton of hemoglobin level in patients with chronic kidney disease and anemia. N. Engl. J. Med. 2006 ; 355 : 2071-2084
21) KDOQI : KDOQI Clinical Practice Guideline and Clinical Practice Recommendations for anemia in chronic kidney disease : 2007 update of hemoglobin target. Am. J. Kidney Dis. 2007 ; 50 : 471-530

参考URL（2016年2月現在）
1) FDA U. S.（Food and Drug Administration） http://www.fda.gov/Drugs/DrugSafety/PostmarketDrugSafetyInformationforPatientsandProviders/ucm126485.htm

（中井　滋）

4 腎性貧血ガイドライン

2. ESAの選択はどのようにすべきか？

How to select ESA?

はじめに

　ESA製剤とは，エリスロポエチン産生刺激製剤（erythropoiesis stimulating agent）を指す略語である．当初，エリスロポエチン製剤は遺伝子組み換え技術を用いCHO（チャイニーズハムスター卵巣）細胞で大量産生された．したがって遺伝子組み換えヒトエリスロポエチン（recombinant human erythropoietin；rHuEPO）と呼ばれた．1990年からエポエチンαとβが臨床応用され，腎性貧血が劇的に改善されるようになった．2007年には，ダルベポエチンαが登場した．従来のrHuEPOにはN型糖鎖が3個しかなかったが，この製品は165個のアミノ酸残基のうちの5カ所のアミノ酸残基が置換され，合計5個のN型糖鎖がついている．遺伝子工学，蛋白・糖鎖工学も駆使して作られた製剤であり，erythropoiesis stimulating agent（ESA）と呼ばれるようになった．糖鎖が増えたため，半減期はエポエチンαの3〜5倍以上である．このおかげで，ダルベポエチンαは，エポエチンαやエポエチンβよりも少ない投与頻度（週1回ないし2週1回）でヘモグロビン（Hb）濃度を目標域に維持することができる．

　2011年には，エポエチンβペゴルが登場した．エポエチンβに1分子の直鎖型メトキシポリエチレングリコール（PEG）分子を化学的に結合させたrHuEPO製剤である．巨大なPEG分子がエポエチンβの周囲を取り巻くような形で存在することにより，EPO受容体との反応性が低下している（図）．このおかげでエポエチンβペゴルの半減期はエポエチンβの約20倍，ダルベポエチンαの約2〜5倍となった．エポエチンβペゴルは4週間に1回の投与（初回は2週間に1回）で，Hb濃度を至適範囲内まで上昇させることができる．また，2008年からは，エポエチンαのバイオシミラー（バイオ後発品）が登場してきた．

　このようにESAは，多種多様な製品が揃う時代となり，どのような症例にどのように使用するか，どの薬剤が医療経済的に優れているか，どの薬剤が在庫管理上優れているかなど，さまざまな観点からその選択を考えて使用する時代となった．

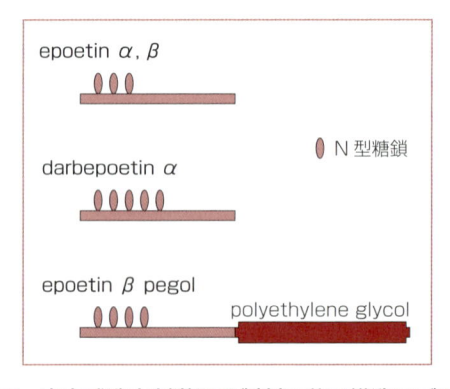

図　赤血球造血刺激因子製剤の分子構造モデル

I　長期作用型 ESA により腎性貧血の目標 Hb 値が維持しやすくなるのか？

　2015 年版日本透析医学会の「慢性腎臓病患者における腎性貧血治療のガイドライン」[1]は，2008 年に発表されたガイドラインを改訂し，新たに腎移植患者の目標 Hb 値まで提示している．目標 Hb 値は HD 患者においては，日本透析医学会の統計資料を基に生命予後をアウトカムとして導き出されている．PD 患者，保存期 CKD 患者そして腎移植患者に関しては，目標 Hb 値を設定する本邦の基礎データがやや乏しく，国内，海外で発表されているエビデンスも参考に目標値が記載されている．

　海外のガイドラインとしては，KDIGO から腎性貧血に対するガイドラインが 2012 年に発表されている[2]．ここでは目標 Hb 値の上限を 11.5 g/dL として，9〜10 g/dL で治療を開始することを推奨している．また，KDIGO ガイドラインでは，鉄過剰状態がなければ ESA 投与に先行して，あるいは ESA 投与中であれば ESA 使用量の減量を狙い鉄剤の使用を推奨しており，ESA 使用方法ならびに鉄剤使用方法については本邦の考え方と大きな違いがある．

●ガイドラインの概要・考え方

▶日本透析医学会「2015 年版 慢性腎臓病患者における腎性貧血治療のガイドライン」[1]

第 2 章　腎性貧血治療の目標 Hb 値と開始基準
1) 成人の血液透析 (HD) 患者の場合，維持すべき目標 Hb 値は週初めの採血で 10 g/dL 以上 12 g/dL 未満とし，複数回の検査で Hb 値 10 g/dL 未満となった時点で腎性貧血治療を開始することを推奨する．(1C)
2) 成人の保存期慢性腎臓病 (CKD) 患者の場合，維持すべき目標 Hb 値は 11 g/dL 以上 13 g/dL 未満とし，複数回の検査で Hb 値 11 g/dL 未満となった時点で腎性貧血治療を開始することを提案する．(2C) ただし，重篤な心・血管系疾患 (CVD) の既往や合併のある患者，あるいは医学的に必要のある患者には Hb 値 12 g/dL を超える場合に減量・休薬を考慮する．(not graded)
3) 成人の腹膜透析 (PD) 患者の場合，維持すべき目標 Hb 値は 11 g/dL 以上 13 g/dL 未満とし，複数回の検査で Hb 値 11 g/dL 未満となった時点で腎性貧血治療を開始することを提案する．(2D) PD 患者の ESA 投与方法は，基本的に保存期 CKD 患者に準じて考えることが望ましい．(not graded)
4) HD, PD, 保存期 CKD 患者のいずれにおいても，実際の診療においては個々の症例の病態に応じ，上記数値を参考として目標 Hb 値を定め治療することを推奨する．(1C)

第 9 章　腎移植患者の移植後貧血
ステートメント 9
1) ESA を投与する腎移植患者の場合，移植後維持期の貧血治療として維持すべき目標 Hb 値は 13 g/dL 未満を提案する．(2D)

ステートメント 10
1) 移植後維持期の患者の場合，複数回の検査で Hb 値 11 g/dL 未満となった時点で貧血治療を開始することを提案する．(2D)

▶KIDGO [2), URL 1)]

- For adult CKD ND patients with Hb concentration ≥10.0 g/dL (≥100 g/L), we suggest that ESA therapy not be initiated.
- For adult CKD ND patients with Hb concentration <10.0 g/dL (<100 g/L) we suggest that the decision whether to initiate ESA therapy be individualized based on the rate of fall of Hb concentration, prior response to iron therapy, the risk of needing a transfusion, the risks related to ESA therapy and the presence of symptoms attributable to anemia.
- For adult CKD 5D patients, we suggest that ESA therapy be used to avoid having the Hb concentration fall below 9.0 g/dL (90 g/L) by starting ESA therapy when the hemoglobin is between 9.0–10.0 g/dL (90–100 g/L).
- Individualization of therapy is reasonable as some patients may have improvements in quality of life at higher Hb concentration and ESA therapy may be started above 10.0 g/dL (100 g/L).

Clinical Question 1
長期作用型ESAの使用により目標Hb値の遵守率を上げられるか？

エポエチンに比較して，ダルベポエチンα，エポエチンβペゴルのほうが，目標Hb値の遵守率を上げることができる．しかし，これは，エポエチンに換算して，保険適応上の使用上限量がダルベポエチンαとエポエチンβペゴルがはるかに高いからである．エポエチンは週9,000単位が上限であるが，ダルベポエチンαは週180μgが上限で，200倍換算でエポエチン36,000単位に相当する．エポエチンβペゴルはエポエチンとの量的換算は，力価評価が異なるため簡単にはできない．しかし，週当りのエリスロポエチン製剤の投与量が4,500 IU未満の患者には本剤100μg，4,500単位以上の患者には本剤150μgを4週に1回皮下または静脈内投与することが基本となっている．上限量は250μgを4週に1回である．したがって，週9,000単位以上のエポエチンを使用することに等しい量が許されている．

つまり，目標Hb値の遵守率を上げることができるといっても，それはダルベポエチンα，エポエチンβペゴルの使用量にかかっている．ただし，とくに保存期CKD患者の外来治療においては，目標Hb値の維持は長期作用型ESAが有利であることは間違いない．とくに，月に1回投与でもエポエチンβペゴルは目標Hb値の維持に有効とされている．

海外試験の結果ではあるが，目標Hb値の定義をHb値がベースラインから1 g/dL以上上昇し，かつ11 g/dL以上とした場合，投与開始後24週後評価のAMICUS試験[3]における目標Hb値達成率は，エポエチンβペゴル群で93.3%，エポエチン群で91.3%であり，両群ともに同程度の高い有効性を示した．また，投与開始28週後評価のARCTOS試験[4]における目標Hb値達成率は，エポエチンβペゴル群で97.5%，ダルベポエチンα群で96.3%であり，両群ともに同程度の高い有効性を示した．

CQ 2
長期作用型ESAの使用によりHb変動は改善するのか？

長期作用型ESAの使用によりHb変動は変わらないとする論文，Hb変動が大きくなるとする論文，またHb変動が小さくなるとする論文がある．また，学会発表においてもこの結果はまちまちである．

その理由としては，Hb変動が何により発生するか，その要因が集団ごとに異なり，この点が鍵を握っていると思われる．Hb変動に関しては，その判定指標もまだ確立していない．Hb変動に影響する因子として，複数の患者因子，医療者因子が深く関わっており，これらの調節がHb変動の数値に大きく影響するため，異なるESAによる差異を検討することはなかなか難しい．

異なるESAの薬効そのものがHb変動に対して影響するかどうかを見ようと考えても，ESAの投与方法，たとえば投与量，投与間隔，増量法，減量法などのほうが，結果に大きく影響する．そのため，研究デザインにより結果が異なる可能性が高く，この問題を確実に解決するためには，大変難しい調節を行った研究計画と，詳細な交絡因子の分析などを必要とすると思われる．したがって，長期作用型と短期作用型ESAによるHb変動の差に関しては，一定の結論が今はないということが解答と思われる．また，Hb変動そのものの評価法も一定ではないことも問題である．たとえば，エポエチンβペゴルとダルベポエチンαによる治療過程のHb変動を比較している試験があるが[5]，そこでは，Hb変動の指標であるindividual SD（standard deviation）of Hb, residual SD of Hbには有意差があったが，Hb slopeには有意差はみられなかった．

CQ ❸
長期作用型ESAの使用によりHb値オーバーシュートは増加しないのか？

長期作用型ESAは，Hb改善効果も強いためHb値のオーバーシュートを懸念する向きがある．この点に関しては，使用量の調節次第で，Hb値のオーバーシュートは心配する必要がないことが証明されている．

初期投与例として，「エポエチンβペゴル2週に1回投与」対「エポエチン週3回（AMICUS[5]）」，「エポエチンβペゴル2週に1回投与」対「ダルベポエチンα週1回（ARCTOS[6]）」，それぞれの群を作成してHb値の変化を検討している研究があるが，むしろエポエチンあるいはダルベポエチンαのほうが，エポエチンβペゴルより投与初期のHb値の上昇は速い傾向がみられた．Hb 13 g/dLを超える症例の比率は，AMICUSにおいてエポエチン群17.4％，エポエチンβペゴル群8.2％，ARCTOSにおいて，ダルベポエチンα群33.5％，エポエチンβペゴル群12.4％であった．この結果も投与法，投与量の調節次第では，結果は大きく異なることは自明の理であるが，調節次第では，むしろ長期作用型ESAの使用でHb値のオーバーシュートが少なくなることを示す．

診療のポイント

① ESAに関しては半減期が異なる3種類の製剤のなかから選択することができる時代となった．長期作用型であるダルベポエチンα，エポエチンβペゴルの使用量を調節することにより，目標Hb値遵守率，Hb変動，Hbオーバーシュートなどをエポエチンと同等か，より理想的な状態に近づけることができる（OP）．

② 病状が安定している症例には，長期作用型ESAを使用することが推奨されると思うが，感染，炎症，出血，手術などの侵襲が加わった症例の貧血治療に関して，長期作用型ESAが選択されるべきか，短期作用型ESAが優れているか，この点に関してまったくエビデンスはなく，今後検討されるべき課題である（OP）．

Ⅱ 長期作用型ESAは鉄代謝に関して異なる結果をもたらすのか？

日本透析医学会の「2008年版 慢性腎臓病患者における腎性貧血治療のガイドライン」では，ESA療法における鉄補充の開始基準，鉄の評価と補充療法に関して一定の見解が示されている．これは海外のガイドラインと基本的には同じスタンスが示されているが，唯一，鉄指標の上限に関しては，欧米人と比較して日本人の鉄代謝が同じではない可能性も危惧して次のようなコメントを記載している．

「保存期CKD・HD・腹膜透析（PD）患者のいずれもESA・鉄剤の使用の有無に関わらず，鉄欠乏症の早期発見のため，3カ月に1度はフェリチン値等で貯蔵鉄量の評価を推奨する（not graded）．なお，血清フェリチン値は，鉄を静脈内投与した後には一時的に高値を示すので，最終投与から1週間の間隔をあけて測定する必要がある．しかしながらなお，CKD患者に投与された鉄は鉄過剰症の原因となる可能性もあるため貧血が改善，もしくは貯蔵鉄量が十分（フェリチン値300 ng/dL以上）と判断された時点で，鉄剤投与は中止とする．血清フェリチン値は，鉄を静脈内投与した後には一時的に高値を示すので，最終投与から1週間の間隔をあけて測定する．」

●ガイドラインの概要・考え方

▶「2015年版 慢性腎臓病患者における腎性貧血治療のガイドライン」[1]
第4章 鉄の評価と補充療法
ステートメント？
1）貧血を合併するCKD患者は鉄欠乏・鉄過剰となることがあるため定期的な鉄評価を行う（鉄投与中は月1回，非投与時には3か月に1回程度）．(not graded)

2) 鉄評価には血清フェリチン値，TSATを用いることを推奨する．（1C）

ステートメント3
1) ESA製剤も鉄剤も投与されておらず目標Hb値が維持できない患者において，血清フェリチン値が50 ng/mL未満の場合，ESA投与に先行した鉄補充療法を提案する．（2D）
2) ESA投与下で目標Hb値が維持できない患者において，血清フェリチン値が100 ng/mL未満かつTSATが20％未満の場合，鉄補充療法を推奨する．（1B）
3) ESA投与下で目標Hb値が維持できない患者において，以下の両者を満たす場合には鉄補充療法を提案する．（2C）
   ・鉄利用率を低下させる病態が認められない場合
   ・血清フェリチン値が100 ng/mL未満またはTSATが20％未満の場合
4) 血清フェリチン値が300 ng/mL以上となる鉄補充療法は推奨しない．（2D）

ステートメント4
1) 保存期CKD・HD・PD患者のいずれも経口もしくは静注にて投与する．（2D）
2) 経口鉄剤は貯蔵鉄量を確認しながら100（105）～200（210）mg/日を投与する．（not graded）
3) 静注鉄剤は，保存期CKD・PD患者には通院時に40～80 mgをゆっくり投与する．HD患者には40 mgを週1回，透析終了時にゆっくり投与する．（2D）
4) 静注鉄剤は貧血改善効果の確認と鉄評価を行いながら13回投与を区切りとし，血清フェリチン値が300 ng/mL以上にならないよう投与する．（2D）
5) 鉄剤再開の際には鉄評価と出血・血液疾患の有無を確認したうえで慎重に行う．（not graded）

CQ 4
長期作用型ESAの使用により異なる鉄剤の使用方法を考えるべきか？

　鉄剤の使用法に関しては，投与方法，投与量に関して未だに議論があることは周知のとおりである．HD患者においては，週1回投与する方法と，透析ごとに投与する方法との二つが紹介されている．この投与方法は，あくまでもエポエチンを使用することを前提にした場合の推奨と解釈したほうがよい．ESAの半減期が異なることを考えると，鉄代謝への影響も製剤ごとに異なるはずである．長期作用型ESA，とくにエポエチンβペゴルを用いたときの鉄剤のベストな使用方法は未解決であると考える．

　エポエチンβとエポエチンβペゴルを投与して，Hb値は同程度に維持した症例において，網状赤血球数，TSAT，フェリチン，Hb content of reticulocytes（CHr），percentage of hypochromic RBC（％HYPO）などを比較した研究がある[6]．約3週間の経過をみているこの研究では，エポエチンβペゴルを用いると，エポエチンβに比較して約1週間後に網状赤血球の急速な上昇があり，この時点でTSAT，フェリチンの低下，また鋭敏な鉄欠乏マーカーであるCHrの低下と％HYPOの増加が，エポエチンβより顕著にそれぞれ確認されている．つまり，エポエチンβペゴルは投与1週間過ぎに鉄消費が体内で顕著に起こるようである．したがって，ESAの種類により鉄剤の投与方法，投与間隔を変える必要はあるかもしれない．この点に関する研究はまだ緒に就いたばかりとしかいえない．

CQ 5
長期作用型ESAを使用すると鉄代謝マーカーは低下するのか？

　貧血改善効果の強いダルベポエチンα，エポエチンβペゴルを使用すると，鉄剤の投与を控えても貧血改善効果を得ることができる．意識的に，これら長期作用型ESAを多量に使用し，Hbの増加があることを確認して鉄剤の使用量を減量すれば，鉄代謝マーカーは低下すると思われる．TSAT＜20％，フェリチン＜100 ng/mLと鉄欠乏状態であっても，場合によっては，長期作用型ESAの大量使用で，Hb値を上昇させることができる．

　長期作用型ESAの登場で，改めて鉄欠乏診断基準を考え直す必要があるのかもしれない．

診療のポイント

① 長期作用型 ESA の投与タイミングと鉄剤の投与タイミングに関しても，検討をする余地が残された問題である．エポエチン時代と異なる対応が必要かもしれない（OP）．

② 鉄剤の使用法，鉄欠乏の診断，鉄過剰症の診断に関しては，まだまだ納得のできる基準が設定されているとはいえず，現在でも議論が続いている．そのような状況のなかで長期作用型 ESA が登場してきた．現在の対応としては，過剰な鉄剤使用を避けることに注意し，目標 Hb 値に到達させるためだけに，鉄剤の使用量を上げて ESA 使用量を減量する治療は控えるべきであると思われる（OP）．

III 長期作用型 ESA の投与法，とくに投与経路は異なるのか？

2015 年日本透析医学会診療ガイドラインが発表された時期は，すでに少し前から鉄含有リン吸着剤が市場に登場し，CKD 患者への使用が始まっていた．この薬剤は本来鉄剤ではないが，使用するとフェリチンが上昇する．そして貧血改善もみられる点から経口鉄剤としての性格も有する．静注鉄剤の使い方に影響を及ぼす可能性もあり，今後の鉄補給のあり方に関する課題が投げかけられた．

●ガイドラインの概要・考え方

▶「2015 年版 慢性腎臓病患者における腎性貧血治療のガイドライン」[1]

第 3 章 ESA 投与法－投与経路，投与量
1) HD 患者の場合，ESA の投与経路は，透析回路を通しての静脈内投与を行う．
2) ESA の投与量や投与回数は，ESA の種類，投与開始時の Hb 値，貧血改善目標値，予測される，あるいは目標とする貧血改善速度などを勘案して決定されるべきである．
3) 保存期 CKD 患者および PD 患者の ESA 投与経路は，ともに皮下注が望ましい．なお，PD 患者の HD 併用療法の際には，HD に準じて透析回路を通しての静脈内投与を行う．

CQ 6
長期作用型 ESA は静注投与でも Hb 維持が可能であるか？

基本的にエポエチン，ダルベポエチン α に関しては，静注より皮下注のほうが半減期は長くなるため，皮下注で貧血改善の長期効果が期待できる．そのために，今までのガイドラインでは PD 患者，保存期 CKD 患者では皮下注が推奨されている．ただし，2008 年のガイドライン発表当時は，ダルベポエチン α に関する皮下注使用に認可制限があった．しかし，現在では，ダルベポエチン α に関して皮下注も認められており，PD 患者，保存期 CKD 患者での皮下注が可能である．また，エポエチン β ペゴルも静注と皮下注が認められている．この薬剤においては，静注でも皮下注でも半減期はほぼ同じで，貧血改善効果に差がないことが特筆される．

日本人の PD 患者を対象としたエポエチンからエポエチン β ペゴルへの切り替え試験があるが[7]，48 週間の観察期間で調査されている．途中，静注群と皮下注群で目標 Hb 値は 11 g/dL

表 ESA の半減期（各製品の効能書より作成）

エポエチン α		
皮下注	200 単位/kg	10.4 時間
静注	3,000 単位	7.5 時間
エポエチン β		
皮下注	3,000 単位	18.3±1.5 時間
静注	3,600 単位	5.2±1.2 時間
ダルベポエチン α		
皮下注	40 μg	98.28±26.86 時間
静注	40 μg	32.11±5.44 時間
エポエチン β ペゴル		
皮下注	200 μg	208±40.2 時間
静注	200 μg	200±26.8 時間

前後に両群とも維持されており，48週後の目標Hb値維持率は，静注群91.3％，皮下注群86.4％であり，両群に有意差はなかったことが示されている．投与量も両群とも60～80μg/回で，やはり有意差は認められていない．この結果からもエポエチンβペゴルに関しては，投与経路が異なっても有効性に大きな差異がないことがわかる．

診療のポイント

① 長期作用型ESAの一つであるエポエチンβペゴルを用いるときは，皮下注でも静注でもその薬効に大きな差がないことから，皮下注の疼痛に耐えられない症例では，静注を選択することも許されると思う（OP）．
② エポエチン，ダルベポエチンαでは，皮下注と静注で作用時間が異なることから，外来の保存期腎不全患者においては，やはり皮下注が勧められる現状と思われる（表）．

おわりに

保存期腎不全患者ならびに透析患者の腎性貧血治療は，ESAにより飛躍的に改善した．しかし，その使用法については，われわれは完全にマスターできたとはいえない状況である．さらに長期作用型ESAが登場し，その使用法について今後も研究を重ねていかなければならない時代に突入した．

文　献

1) 日本透析医学会：2015年版 慢性腎臓病患者における腎性貧血治療のガイドライン．透析会誌　2016；49：89-158
2) Kidney Disease：Improving Global Outcomes (KDIGO) Anemia Work Group：KDIGO Clinical Practice Guideline for Anemia in Chronic Kidney Disease. Kidney Int. Suppl.　2012；2：279-335
3) Klinger, M., Arias, M., Vargemezis, V., et al.：Efficacy of intravenous methoxy polyethylene glycol-epoetin beta administered every 2 weeks compared with epoetin administered 3 times weekly in patients treated by hemodialysis or peritoneal dialysis：a randomized trial. Am. J. Kidney Dis.　2007；50：989-1000
4) Macdougall, I. C., Walker, R., Provenzano, R., et al.：ARCTOS Study investigators：C.E.R.A. corrects anemia in patients with chronic kidney disease not on dialysis：results of a randomized clinical trial. Clin. J. Am. Soc. Nephrol.　2008；3(2)：337-347［Epub 2008 Feb 20］
5) Minutolo, R., Zamboli, P., Chiodini, P., et al.：Conversion of darbepoetin α to low doses of CERA maintains hemoglobin levels in non-dialysis chronic kidney disease patients. Blood Purif.　2010；30：186-194
6) Jonckheere, S., Dierick, J., Vanhouteghem, H., et al.：Erythrocyte indices in the assessment of iron status in dialysis-dependent patients with end-stage renal disease on continuous erythropoietin receptor activator versus epoetin beta therapy. Acta Haematol.　2010；124：27-33
7) 平松　信，堀田　修，政金生人，他：新規持続型赤血球造血刺激因子製剤C.E.R.A.（Continuous Erythropoietin Receptor Activator）の臨床評価―腹膜透析施行中の腎性貧血患者に対する持続型赤血球造血刺激因子製剤C.E.R.A.（Continuous Erythropoietin Receptor Activator）の皮下投与または静脈内投与による貧血改善維持効果の検討．薬理と治療　2011；39：S69-S78

参考URL（2016年2月現在）
1) http://www.kdigo.org/guidelines/

（西　慎一）

4 腎性貧血ガイドライン

3. 鉄補充で注意すべき点は何か？

How can we effectively achieve iron supplementation in patients with CKD?

はじめに

慢性腎臓病（CKD）では，ステージの進展とともに貧血の頻度が高くなる．腎性貧血の主因は腎障害に伴うエリスロポエチン（EPO）の相対的な産生低下であり，これ以外に貧血の原因疾患が認められないときに初めて診断される．腎性貧血の診断に際しては，貧血をきたすさまざまな疾患を鑑別する必要がある．また，腎性貧血は，本来は鉄欠乏性貧血とは区別される病態ではあるが，実際には両者が併存することもしばしばで，これらに鉄補充療法が必要になる．また，赤血球造血刺激因子製剤（ESA）使用による赤血球産生亢進時には必ず鉄が動員されるため，鉄欠乏はESA治療に付随して起きうる現象でもある．

一方，最近の知見からは鉄過剰に関するリスクも注目されてきた．たとえば，CKD患者では一般的に血清鉄の低下が認められるが，これは必ずしも"鉄欠乏"を意味しない．肝臓から産生される鉄代謝調節ペプチド，ヘプシジンを介した網内系細胞などへの"鉄の囲い込み"現象がみられるからである．慢性炎症や尿毒素の存在下では，細胞外の鉄減少に対して細胞内では鉄過剰の状態が惹起されているのである．そのような病態では，過剰の鉄補充はむしろ禁忌になる場合もある．

本稿では，日本透析医学会の慢性腎臓病患者における腎性貧血治療ガイドライン（以下，ガイドラインとする）[1]を基本にし，2012年KDIGOガイドライン[2]，あるいは2012年日本腎臓学会CKD診療ガイド[3]などのガイドラインも考慮し，鉄補充に関する最近の推奨を概説する．

I 鉄剤の投与基準，鉄充足，中止基準

ガイドラインによる投与基準，鉄充足，中止基準のサマリーは以下のごとくである．

●ガイドラインの概要・考え方

▶日本透析医学会「2015年版 慢性腎臓病患者における腎性貧血治療のガイドライン」[1]
第4章 鉄の評価と補充療法
CQ2：鉄の評価はどのような方法が推奨されるか？
1) 貧血を合併するCKD患者は鉄欠乏・鉄過剰となることがあるため定期的な鉄評価を行う（鉄投与中は月1回，非投与時には3か月に1回程度）．(not graded)
2) 鉄評価には血清フェリチン値，TSATを用いることを推奨する．(1C)
CQ3：鉄剤の投与・中止基準は何か？
1) ESA製剤も鉄剤も投与されておらず目標Hb値が維持できない患者において，血清フェリチン値が50 ng/mL未満の場合，ESA投与に先行した鉄補充療法を提案する．(2D)
2) ESA投与下で目標Hb値が維持できない患者において，血清フェリチン値が100 ng/mL未満かつTSATが20％未満の場合，鉄補充療法を推奨する．(1D)

3）ESA投与下で目標Hb値が維持できない患者において，以下の両者を満たす場合には鉄補充療法を提案する．（2C）
・鉄利用率を低下させる病態が認められない場合
・血清フェリチン値が100 ng/mL未満またはTSATが20％未満の場合
4）血清フェリチン値が300 ng/mL以上となる鉄補充療法は推奨しない．（2D）

　新ガイドラインでは，CKD患者における鉄剤の投与開始について，目標Hb値が維持できない症例であることを前提にした基準が示されている．具体的には，①ESAも鉄剤も未投与で血清フェリチンが50 ng/mL未満の場合のESA投与に先行した鉄剤の投与，②ESA投与下で血清フェリチン値が100 ng/mL未満かつTSATが20％未満の場合，③ESA投与下で鉄利用率を低下させる病態が認められず，血清フェリチン値が100 ng/mL未満またはTSATが20％未満の場合，の3つの基準が示されている．また，血清フェリチン値が300 ng/mL以上となる鉄剤の投与は推奨しないことが示されている．

　2012年KDIGOガイドライン[2]においての鉄投与基準は，TSAT≦30％，血清フェリチン濃度≦500 ng/mLと高めであり，小児科においてのみ日本の基準と同じTSAT≦20％，血清フェリチン濃度≦100 ng/mLが推奨されている．一般に海外では積極的ESA使用を控え，鉄剤の使用を積極的にする見解を打ち出しており，総じて日本の腎性貧血治療の実態とは乖離がある．日本のCKD診療ガイド[3]ではTSAT≦20％および血清フェリチン濃度≦100 ng/mLで鉄補充を行い，意図的に血清フェリチン濃度≧250 ng/mLには上げないことが推奨されている．

Clinical Question 1
腎性貧血と鉄欠乏性貧血は，鑑別が容易ではないのでは？

　ガイドラインでは，貧血の鑑別について詳述している[1]．実際の臨床では，確かに両者の鑑別は困難なことがしばしばである．とくに進展したステージのCKD患者においては，食欲不振や消化管出血などによる鉄欠乏性貧血の合併例もある．このような症例では，ESA投与に先んじて鉄剤投与が考慮される場合もある．さらに，ESAによる造血亢進時には，鉄需要が高まるため鉄欠乏になりやすく，機能的鉄欠乏状態が起こるため，鉄補充がしばしば必要になる．

CQ 2
鉄充足状態の検査頻度は？

　ガイドラインでは，TSATや血清フェリチン濃度測定は3カ月に一度の頻度とされる．一方，急激なヘモグロビン（Hb）値の低下や黒色便などの臨床経過をみたら適宜，血清鉄濃度，TSAT，フェリチン濃度を測定すべきである．また，逆にESAによる急激なHb値の上昇時には鉄需要が高まるため，鉄充足状態に常に留意すべきである．

CQ 3
鉄欠乏は何で判断するか？

　ESA療法時に，鉄補充療法の必要性を判断するうえで汎用されている簡便な診断マーカーは平均赤血球容積（MCV）である．しかし，その感度・特異度とも不十分である．そこで，①TSATが20％以下，②血清フェリチン濃度100 ng/mL以下，③網赤血球内Hb含量32.2 pg/cell未満，④4〜5カ月間にわたって低下傾向を示すMCVなどの指標を利用して判断する．これらのうち網赤血球内Hb含量の測定は，わが国では保険適用が認められておらず，TSATと血清フェリチン濃度が，鉄補充療法の開始を

判断するための標準的な指標である．TSATは，血清鉄と総鉄結合能（TIBC）で算出され血清中の鉄濃度を反映している．

TSAT（％）＝〔血清鉄（μg/dL）/TIBC（μg/dL）〕×100

また，鉄欠乏の判定には血清フェリチン濃度が有用である．フェリチンは，生体内の総貯蔵鉄量を表すと考えてよい．CKD以外の通常の鉄欠乏性貧血は，血清フェリチン濃度＜12 ng/mLの場合に鉄欠乏と診断される．しかし，CKDにおいては血清フェリチン濃度が正常値や高値であっても，鉄欠乏を否定することはできない．血清フェリチン濃度は，炎症性疾患，感染症，肝疾患，悪性腫瘍などさまざまな疾患で変動を示し，鉄欠乏性貧血があっても，これらの病態が重なると血清フェリチン濃度は必ずしも低値となるとはかぎらない．

CQ 4
鉄剤の開始基準，充足，中止基準は同じか？

新ガイドラインでは鉄補充の開始基準として，①ESAも鉄剤も未投与で血清フェリチン値が50 ng/mL未満の場合のESA投与に先行した鉄剤の投与，②ESA投与下で血清フェリチン値が100 ng/mL未満かつTSATが20％未満の場合，③ESA投与下で鉄利用率を低下させる病態が認められず，血清フェリチン値が100 ng/mL未満またはTSATが20％未満の場合，の3つが示されているが，いずれの基準も"目標Hb値が維持できない症例であること"を前提としており，血清フェリチン値が50 ng/mL以上で，かつ目標Hb値が維持されている状態での鉄剤投与は推奨されていない．また，血清フェリチン値が300 ng/mL以上となる鉄剤の投与も推奨されていない．ESA療法によって需要の増した鉄は，消化管から吸収される鉄や臓器に貯蔵されている鉄から供給されるが，Hb合成に利用可能な十分量の鉄が供給されない場合には，たとえ貯蔵鉄が十分にあっても鉄の不足した状態での赤血球造血が行われることになる．このような，"機能的鉄欠乏"あるいは"相対的鉄欠乏"ではESAの効果を十分に発揮させ効果的に貧血改善を目指すには，鉄欠乏を適切に診断し鉄補充を行う必要がある．

II 鉄剤の投与経路

ガイドラインによる鉄剤の投与経路は以下のごとくである．

●ガイドラインの概要・考え方

▶「2015年版 慢性腎臓病患者における腎性貧血治療のガイドライン」[1]
第4章 鉄の評価と補充療法
CQ4：鉄剤の投与はどのような方法が推奨されるか？
1) 保存期CKD・HD・PD患者のいずれも経口もしくは静注にて投与する．（2D）
2) 経口鉄剤は貯蔵鉄量を確認しながら100（105）〜200（210）mg/日を投与する．（not graded）

CQ 5
経口と静注の違いは？

ガイドラインによる鉄剤は投与の基本は経口投与と考えられる．それは，腸管での吸収抑制機構が作動し鉄過剰が起こらない生体のしくみがあるからである．経口鉄剤のほうが，腸管吸収の生理的機構を介しているのである．これに対して静注鉄剤においては，強制的に大量の鉄を循環血漿中に投与するため，過剰鉄負荷を惹起しやすい．ただし，経口投与では鉄吸収の効率が悪いことから1日必要量を2 mgとすると，その数十倍の量（40〜100 mg）の経口鉄剤が必要になる．そのため，しばしば消化器症状が出現してアドヒアランスの低下を招くことがある．

CQ 6
血液透析（HD）患者の鉄喪失量はどの程度か？

HD 患者は，回路やダイアライザへの残血と採血検査などの失血を加えると，年間約 1 g 以上の鉄を喪失する．生体内の総鉄量は約 2 g であることから，年間 150 回に及ぶ HD の体外循環操作によって生体内の 1/2 の量の鉄喪失がある計算になる．鉄代謝は，基本的には消化管出血などの鉄喪失がない条件では，老化赤血球をマクロファージが貪食し，その鉄をまたリサイクルする機構により赤血球産生が維持される．一方，CKD 患者においては，消化管出血や経口摂取低下，あるいは HD 患者での回路内喪失，ESA による造血による需要亢進，など鉄欠乏に陥りやすい病態がしばしばみられる．そのため，造血が維持されている患者でも，鉄の補充療法が必要となる場合がしばしばある．ESA の効果を十分発揮させるためには，造血が十分となるように Hb 合成に見合う量に加えて，喪失分を補う量の鉄供給を維持することが必須である．

CQ 7
HD 患者ではなぜ 1 クールを 10〜13 回程度にするのか？

1 回 40〜50 mg の静注鉄剤を 10 数回繰り返すと，総鉄量として 0.5 g 程度の鉄負荷になる．体内総鉄量は 2 g 程度とすると，その 1/4 もの負荷になるわけである．後述する酸化ストレスなど鉄毒性の問題を勘案して，1 クールにて治療を中止して再評価するのが得策である．また，1 クール制を導入しないと漫然と鉄負荷が持続する事態も起こりうるため，この方法が推奨される．HD 患者の静注鉄剤の投与についてガイドラインでは週 1 回もしくは 2 週に 1 回の投与方法が示されている．一方で，実臨床下では透析毎の連続 13 回投与が行われるケースもあろう．その是非は後に CQ14 において議論するが，筆者らはガイドラインに示されている投与方法を推奨する．

CQ 8
経口鉄剤投与は本当に安全か？

通常の経口鉄剤では安全である．経口鉄剤は，鉄として 1 日当り 100〜200 mg を投与する．鉄剤の吸収はきわめて悪く数％程度である．この程度の経口投与による鉄負荷量は 5 mg 程度に満たないため，1 日必要量の 1〜2 mg を充足し過剰の鉄負荷になる症例は認められない．しかし，1 日 1 g を超える経口鉄負荷により血清フェリチン濃度が上昇する事実も知られていることから，大量の経口鉄負荷は注意が必要であり，3 カ月に一度程度の鉄モニタリングは必要と思われる．

III 鉄剤の投与量と鉄毒性の認識

ガイドラインによる鉄剤の投与量は，以下のごとくである．

●ガイドラインの概要・考え方

▶「2015 年版 慢性腎臓病患者における腎性貧血治療のガイドライン」[1]
　第 4 章 鉄の評価と補充療法
　CQ4：鉄剤の投与はどのような方法が推奨されるか？
　3）静注鉄剤は，保存期 CKD・PD 患者には通院時に 40〜80 mg をゆっくり投与する．HD 患者には 40 mg を週 1 回，透析終了時にゆっくり投与する．（2D）
　4）静注鉄剤は貧血改善効果の確認と鉄評価を行いながら 13 回投与を区切りとし，血清フェリチン値が 300 ng/mL 以上にならないよう投与する．（2D）
　5）鉄剤再開の際には鉄評価と出血・血液疾患の有無を確認したうえで慎重に行う．（not graded）

鉄剤は補充法によっては容易に過剰症に陥る．とくに静注の場合は短期間に大量に投与されるため，鉄過剰症に注意が必要である[4〜7]．欧米のガイドライン（TSAT＞20％および血清フェリチン濃度＞100 ng/mL）に準拠した鉄補

充療法でも，HD患者の菌血症リスクが増加するとの報告がある．最近，保険医療上の制約から，ESA使用量節約のために鉄剤使用量の増加傾向が一部にみられ，懸念される点である．鉄過剰状態を回避することはウイルス性肝炎の増悪を防ぎ，易感染性や臓器障害の回避など，鉄毒性の副作用の観点からも重要である．

CQ 9
鉄剤投与経路はどのように決める？

ガイドラインによると，鉄剤には経口鉄剤と静注鉄剤がある．欧米では皮下注使用も推奨されているが，わが国では承認されていない．いずれの製剤も過量投与で過剰症を招くので，厳重な鉄状態の監視が必要である

鉄剤は経口投与が原則であるが，HD患者では容易に投与経路が得られることや，消化管からの鉄吸収が阻害されていると考えられていたことから，静注鉄剤が選択されることが多かった．しかし静注鉄剤を第一選択にする必要はなく，個々の患者の状態に応じて選択すればよい．

腹膜透析（PD）患者および保存期CKD患者への鉄剤の投与ルートについてKDOQI(Kidney Disease Outcomes Quality Initiative）ガイドラインでは，経口および静注のいずれも可能としている．本邦のガイドラインでは投与経路の確保が困難である点や将来のバスキュラーアクセス作製部位保護の点，経口投与でも有意な貧血改善効果が報告されている点などから，PD患者および保存期CKD患者に対する鉄補充療法は経口投与を第一選択としている．ESAの効果を十分に発揮するにはHb合成に見合う鉄供給を維持することが必須であるが，消化器症状などで服用が困難な場合や絶対的鉄欠乏状態が改善しない場合，十分な貧血改善が得られない場合に静注投与の対象としている．

CQ 10
鉄過剰症の診断は？

従来の欧米のガイドラインでは，TSAT＜50％および血清フェリチン濃度＜800 ng/mLまでは鉄剤投与を継続することでHb値11～12 g/dLが維持できることが多いとされていた．一方，米国のKDOQIガイドラインでは血清フェリチン濃度で500 ng/mLを超えて静注鉄剤を持続的に投与するエビデンスは低いとの意見を示した．PD患者および保存期CKD患者における鉄過剰の診断基準についてのエビデンスは乏しい．いずれにせよ，TSAT＜50％および血清フェリチン濃度＜800 ng/mLほどの高値まで鉄剤を投与し続けることは，鉄過剰の可能性から推奨されない．この程度の鉄過剰症で，感染症の発症リスクの増大や内分泌障害なども報告されている．

鉄過剰症の診断基準については今後の研究を待つところが多いが，本邦のガイドラインでは血清フェリチン値が300 ng/mL以上となる鉄補充療法は推奨しないとされている．

CQ 11
鉄過剰では何が起こる？

欧米のガイドライン（TSAT＞20％および血清フェリチン濃度＞100 ng/mL）に準拠した鉄補充療法で，HD患者の菌血症のリスクが増加するとの報告がある．国際的な観察研究であるDOPPS（Dialysis Outcomes and Practice Patterns Study）においても静注鉄剤の投与量の高い施設では死亡のリスクが高いことが明らかになっており，静注鉄剤の安易な使用は避けるべきであると考えられる．血清フェリチン濃度＜100 ng/mLのHD患者に対して静注鉄剤投与を10週間継続したところ貧血改善をみるが，血清フェリチン濃度とともに酸化ストレスのマーカーである8-OHdGが著明に上昇したとの報告もある[8]．また，一般的に慢性肝炎合併例では鉄剤負荷は禁忌とされる．

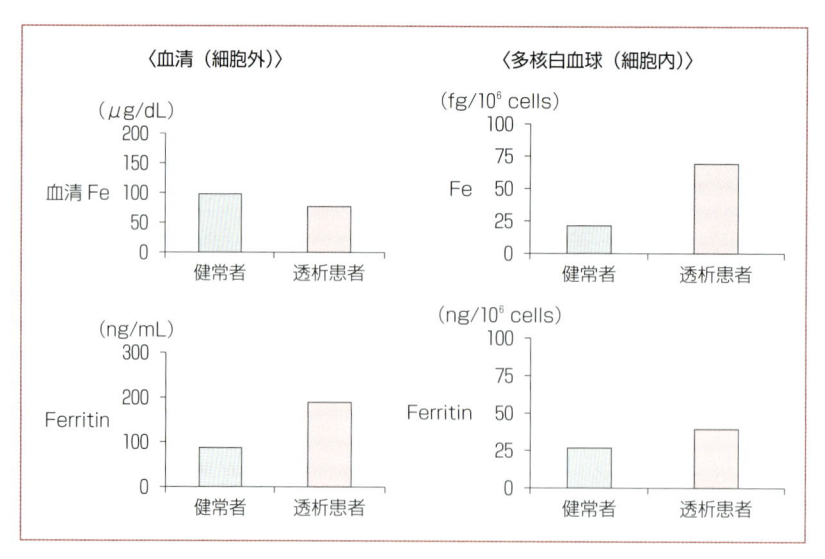

図1 透析患者では細胞外鉄は低く，細胞内鉄は高い

鉄とフェリチンを血清（細胞外）と白血球（細胞内）で観察した．透析患者の血清では鉄が低くフェリチンが高いのに対し，白血球では鉄もフェリチンも両者で著明に増加している．このことから，CKD 5Dの透析患者においては細胞外では血清鉄が低く，細胞内では鉄もフェリチンも増加していると考えられる．これを"細胞内への鉄の囲い込み"現象という．

〔中西　健：日透医誌 2004；19：498-504[9]より引用〕

CQ 12
鉄の囲い込みとは？

図1にHD患者の鉄動態を示す．中西ら[9]によると，透析患者の血清では鉄が低くフェリチンが高い．一方，白血球では鉄もフェリチンも両者で著明に増加している．このことから，CKD患者においては細胞外では血清鉄が低く，細胞内では鉄もフェリチンも増加していると考えられる．これを"細胞内への鉄の囲い込み"現象という[9]．

図2にはその機序を示す．正常ではトランスフェリン受容体（TfR）を介して鉄が細胞内に取り込まれて細胞内プールに貯蔵される．貯蔵鉄は細胞内にフェリチンとして蓄えられる．一方，鉄動員時には鉄の汲み出し蛋白であるフェロポルチン（FP-1）が作動する．FP-1は肝臓で作られるヘプシジンによって調節を受けており，ヘプシジン増加によって汲み出しが低下して，細胞内貯蔵鉄が増加する．腎不全時にはサイトカインや尿毒素がヘプシジンを刺激するため，汲み出し蛋白であるFP-1に作動し鉄の汲み出しが低下する．そのため，細胞内への鉄貯蔵がさらに増加して，いわゆる"鉄の囲い込み"状態が出現する[9]．

CQ 13
鉄剤投与の禁忌例は？

静注鉄剤の禁忌は，アナフィラキシーの既往，大量輸血歴，ヘモジデローシス，ヘモクロマトーシス，鉄骨症，重篤な肝障害のある場合である．また，発作性夜間血色素尿症，感染症の存在では慎重に投与を行う．ウイルス性肝炎では，鉄欠乏状態では肝機能異常の改善，インターフェロンへの反応性改善などが報告されており，鉄剤投与により逆効果が発生する可能性が知られている．また，腎障害のある場合に静注鉄剤により腎障害が悪化する可能性も示唆されている．

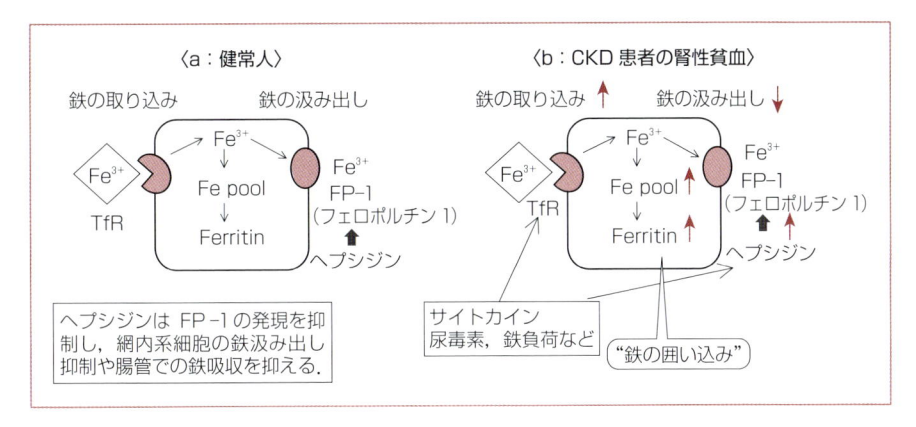

図2 腎性貧血で起こっている"鉄の囲い込み"とは？

a：健常人での網内系細胞での鉄代謝を示す．正常ではトランスフェリン受容体（TfR）を介して鉄が細胞内に取り込まれて細胞内プールに貯蔵される．貯蔵鉄は細胞内にフェリチンとして蓄えられる．細胞内フェリチンは一部細胞外に漏れ出し，血清フェリチン濃度として測定される．一方，鉄動員時には鉄の汲み出し蛋白であるフェロポルチン（FP-1）が作動する．FP-1は肝臓で作られるペプチドであるヘプシジンによって発現抑制による調節を受けており，ヘプシジン増加によって鉄の汲み出しが低下して，細胞内貯蔵鉄が増加する．

b：腎不全患者での鉄代謝を示す．炎症性サイトカイン（インターロイキン6）や尿毒素，あるいは鉄負荷自体はヘプシジンを上昇させる．その結果，汲み出し蛋白であるFP-1が抑制され鉄の汲み出しが低下する．そのため，細胞内への鉄貯蔵がさらに増加して，いわゆる"鉄の囲い込み"状態が出現する．

経口鉄剤の禁忌も静注鉄剤同様である．とくに，胃腸疾患（消化器潰瘍，慢性潰瘍性大腸炎，限局性腸炎など）のある場合や発作性夜間血色素尿症の場合は慎重に投与を考慮する．

CQ 14
鉄過剰回避のためクリニックで明日からできる工夫は？

HD患者において鉄補充を最大限に有効にして，かつ過剰症を避けるための工夫を三つ提案する．
① 静注投与より経口投与
② 週3回より週1回投与
③ HD終了時にワンショットよりHD中の持続注入

第一に，静注投与と経口投与の比較では，後者のアドヒアランスが良好であればHb値改善作用は同等であることが示されている．一方，静注投与を漫然と持続すると高フェリチン血症が出現することが示唆されているため，両者を比較すると経口投与が好ましいと思われる．ただし，静注投与1クールを10〜13回に限り投与後再評価することを実行すれば，静注投与も十分に安全に使用できる．

第二に，週3回投与と週1回投与（いずれも1クールを10〜13回に限る条件で）を比較した臨床研究がある．Anrakuらは鉄剤投与を酸化ストレスの観点から検討している[10),11)]．その結果，週1回投与のほうが，週3回投与よりも酸化型アルブミンの増加が少なく酸化ストレス軽減の可能性を示唆している（図3）．

第三に，HD終了時ワンショットかHD中持続注入かに関してであるが，ヘプシジンをマーカーに検討した前田らの研究から，前者では急激なヘプシジン-25の上昇がみられ，いわゆる"鉄の囲い込み"が惹起される可能性が示唆されている．このことから，ワンショットよりは

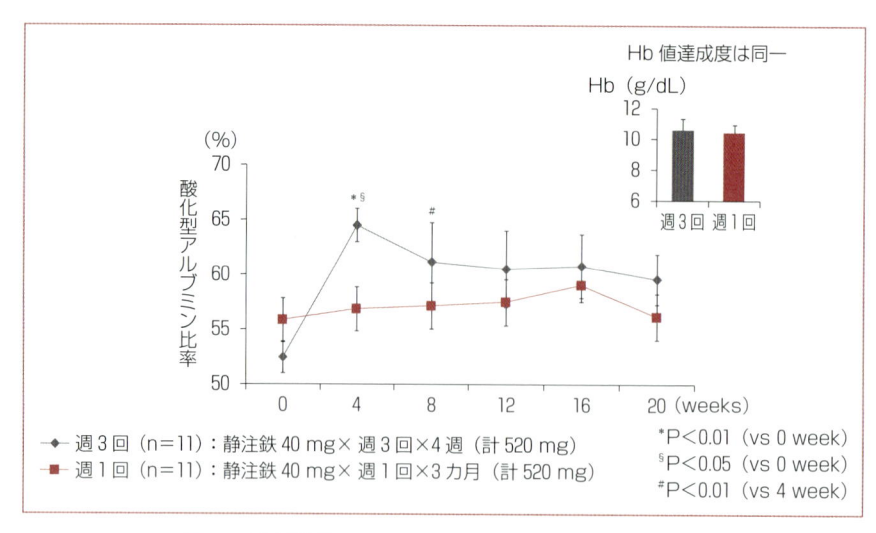

図3 鉄剤静注:週1回と週3回とどちらがよい?

　鉄剤をHD終了時に週1回と週3回で,両者ともに投与総量を同じにすると,前者で酸化ストレスのマーカーである酸化型アルブミンの上昇が少ないことがわかる.したがって鉄剤を静注する場合には,週1回にして3カ月にわたって行うと,酸化ストレス軽減の点で得策であろうと考えられる.

〔Anraku, M., et al.:Clin. Biochem. 2008;41:1168-1174[10] より引用〕

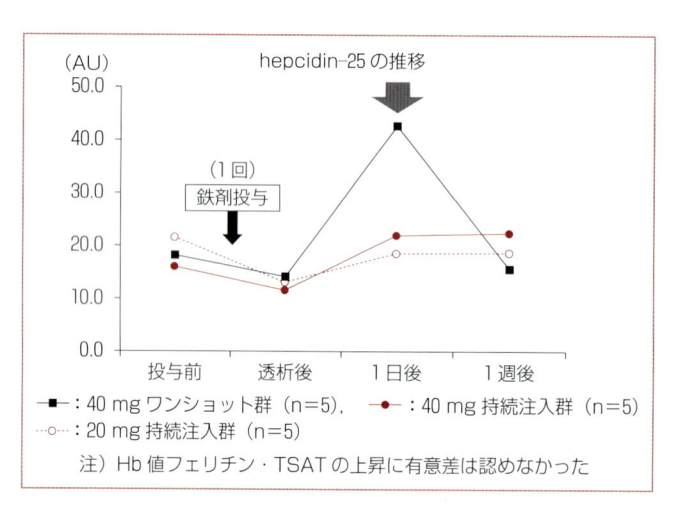

図4 静注はワンショットか持続静注か?

　1回のHDセッションに限ってみた場合に,鉄剤をワンショットにするのがよいのか,あるいは持続静注がよいのかをヘプシジン-25(血清活性型ヘプシジン)をマーカーにして観察したところ,ワンショットではヘプシジンの急増がみられる.ヘプシジンは,鉄の汲み出し蛋白であるFP-1に作用し,その発現を低下させ鉄の汲み出しを抑制して,"細胞内への鉄の囲い込み"を助長する.したがって,透析終了時のワンショットよりは透析施行時に持続して静注するほうが得策と思われる.

〔前田貞亮,他:透析フロンティア 2007;17(3):14-20[12] より引用〕

持続注入が好ましいと思われる（図4)[12]．

これら三つの工夫は，ガイドラインには記載されていない著者らの意見である．今後，エビデンスの集積と検証が必要ではあるが，明日の診療から使えるアイデアである．

診療のポイント

ガイドラインに準拠した鉄剤使用法は，目標Hb値が維持できない症例であることを前提としてTSAT 20％未満，および血清フェリチン値100 ng/mL未満を指標としながら個々の患者の状態に合わせて投与を検討し，血清フェリチン値が300 ng/mL以上とならないようにすることである．ESA低反応性の問題は過剰鉄投与に直結するため，鉄剤使用は慎重にすべきである．そのため，鉄剤使用は定期的モニタリングが必要である．

おわりに

CKD診療は全般的にエビデンスの少ない領域である．鉄補充に関しても十分な研究が行われているわけではない．ガイドラインはあくまで，最大公約数的な診療指針であり，実際の診療では個々の患者の特性を十分に見極める臨床的な"勘"が必要である．鉄補充は，過剰でもなくかつ不足でもない必要があるが，ポイントは，TSAT 20％以下，および血清フェリチン濃度100 ng/mL以下と，ESA反応性の定期的観察であり，ESA低反応性に潜む病態解明が患者生命予後に大きく影響する．

文 献

1) 日本透析医学会：2015年版 慢性腎臓病患者における腎性貧血治療のガイドライン．透析会誌 2016；49：89-158
2) KDIGO：KDIGO clinical practice guideline for anemia in chronic kidney disease. Kidney Int. 2012；(Suppl. 2)：279-335
3) 日本腎臓学会編：CKD診療ガイド2012．日腎会誌 2012；54：1031-1189
4) Feldman, H. I., Santanna, J., Guo, W., et al.：Iron administration and clinical outcomes in hemodialysis patients. J. Am. Soc. Nephrol. 2002；13：734-744
5) Feldman, H. I., Joffe, M., Robinson, B., et al.：Administration of parenteral iron and mortality among hemodialysis patients. J. Am. Soc. Nephrol. 2004；15：1623-1632
6) Mezzano, D., Pais, E. O., Aranda, E., et al.：Inflammation, not hyperhomocysteinemia, is related to oxidative stress and hemostatic and endothelial dysfunction in uremia. Kidney Int. 2001；60：1844-1850
7) el-Reshaid, K., Seshadri, M. S., Hourani, H., et al.：Endocrine abnormalities in hemodialysis patients with iron overload：reversal with iron depletion. Nutrition 1995；11(5 Suppl.)：521-526
8) Maruyama, Y., Nakayama, M., Yoshimura, K., et al.：Effect of repeated intravenous iron administration in haemodialysis patients on serum 8-hydroxy-2'-deoxyguanosine levels. Nephrol. Dial. Transplant. 2007；22：1407-1412
9) 中西 健：透析患者における鉄の囲い込み異常（DIMES症候群）―MIA症候群はDIMES症候群で起こるか．日透医誌 2004；19：498-504
10) Anraku, M., Kitamura, K., Shintomo, R., et al.：Effect of intravenous iron administration frequency on AOPP and inflammatory biomarkers in chronic hemodialysis patients：a pilot study. Clin. Biochem. 2008；41：1168-1174
11) Anraku, M., Kitamura, K., Shinohara, A., et al.：Intravenous iron administration induces oxidation of serum albumin in hemodialysis patients. Kidney Int. 2004；66：841-848
12) 前田貞亮，友杉直久：鉄剤補充の方法．透析フロンティア 2007；17(3)：14-20

（栗山 哲，木戸口 慧，西尾信一郎，高橋 康人）

4. ESA 低反応性の問題点は何か？

What are the problems of hyporesponsiveness to ESA ?

はじめに

腎性貧血は，慢性腎臓病（chronic kidney disease；CKD）患者において頻度の高い合併症である．腎性貧血は，生命予後，心血管系リスク，quality of life（QOL）に関連する因子として重要視されているが，かつてはその治療は困難なものであった．わが国では1990年以降，recombinant human erythropoietin（rHuEPO）製剤が普及し，近年では長時間作用型の darbepoetin α（DA）や continuous erythropoietin receptor activator（CERA）の投与も可能となり，多くの患者で貧血の管理が容易となってきた．

一方，これら erythropoiesis stimulating agents（ESA）の普及に伴い，ESAを投与しても貧血の改善が得られない患者が問題となっている．さらに近年，ESA 抵抗性が生命予後，心血管系リスクと関連することが報告されている[1)～3)]．

ESA 抵抗性は絶対的ではなく相対的な概念であることから，ESA 低反応性と表現されるようになってきた．

本稿では，ESA 低反応性およびその問題点について述べる．

I ESA 低反応性とは何か？

●ガイドラインの概要・考え方

▶日本透析医学会「2015年版 慢性腎臓病患者における腎性貧血治療のガイドライン」[4)]
第5章 ESA 低反応性
1) ESA 低反応性の患者は予後不良である可能性が高い．
2) ESA 投与初期に低反応性，あるいは ESA 治療中に反応性が低下した患者については，反応性を低下させる因子を精査すべきである．
3) ESA 低反応性は，一定の指標（初期反応性の場合，体重当たり一定量の ESA を投与し，一定期間後のΔHb 値から算出）を用いて，予後との関連について検討された前方視的試験の結果で定義されるべきであるが，現時点でそのようなデータが存在しない．したがって，ESA 低反応性を明確な数字をもって定義することは困難である．
4) わが国の保険診療上認可されている用法・用量で Hb 値が上昇しないか，あるいは目標 Hb 値が維持できない場合は「ESA 低反応性」である可能性がある．

Clinical Question 1
各国での ESA 低反応性の定義は異なるものか？

わが国の ESA 低反応性の定義は添付文書の記載内容に準じたもので，保険診療上の投与量

を示しているにすぎず，科学的な根拠に基づいているものではない．わが国の2008年版ガイドライン[5]発表以降，DAの保存期CKD患者への適応拡大，CERAの認可もあり，ESA低反応性の定義を再検討する必要があった．しかし一定の指標を用いた，予後との関連について評価された前方視的試験の結果が存在しないため，2015年版ガイドライン[4]でもESA低反応性を明確な数字を持って定義することは困難であるとされた．結局，わが国の保険診療上認可されている用法・用量でHb値が上昇しないか，あるいは目標Hb値が維持できない場合に「ESA低反応性」である可能性があると表現された．

2004年European Best Practice Guidelines（EBPG）では，rHuEPOで300単位/kg/week以上，DAで1.5 μg/kg/week以上投与しても目標Hb値に達成できない場合，目標Hb値〔ヘマトクリット（Ht）値〕の維持に高用量を必要とする場合としている[6]．

2006年Kidney Disease Outcomes Quality Initiative（KDOQI）ガイドラインでは，ヘモグロビン（Hb）値の維持に必要なESA投与量の有意な増加，ESA投与量が一定な状態でのHb値の有意な減少，rHuEPOで500単位/kg/week以上投与してもHb値が11 g/dL以上に増加しない場合としている[7]．

その後2012年に発表されたKidney Disease：Improving Global Outcomes（KDIGO）ガイドラインでは，最初の1カ月間のESA療法において体重換算の至適な投与量にもかかわらずHb濃度の基礎値からの増加がみられない場合，またHb濃度が一度安定していた時期の必要ESA投与量より，2度によるESA増量で50％を超えた増量となり，そのESA投与量で今までのHb濃度を維持する状態となった場合と定義された[8]．

CQ 2
わが国のESA低反応性の頻度はどのくらいか？

日本透析医学会の統計調査では，Hb値が10 g/dL未満の慢性透析患者は2006年末で39.8％，2008年末で34.7％，2010年末で30.2％，2012年末で27.0％と徐々に減少している[9]．しかしHb値が低くてもESA投与量が十分ではなく，ESA低反応性というより，原因検索がされず，ESAも適切な量が使用されていない症例を含んでいる可能性がある．

最近でもわが国の血液透析（HD）患者の約1/3が参加したコホート研究で，Hb値が10 g/dL未満の患者は40.8％であった[3]．

腹膜透析（PD）患者の場合，rHuEPOの投与ではHb値を11 g/dL以上に維持することが困難な場合が多く，11 g/dL以上への達成は38.0％との報告がある[10]．在宅治療であり，通院頻度の少ないPDの長所を損なうことなく，十分な貧血治療が安全になされることが望まれるが[11]，PD患者のなかには歩行困難を有する患者も多く，定期受診以外のrHuEPO投与のための通院を負担と感じている患者もいた[12]．最近の報告では，DAの投与により，Hb値の11 g/dL以上への達成は67.7％であり，60％の患者で月に1回の皮下投与が可能であったとされている[13]．

保存期CKD患者ではHb値が11 g/dLへの達成は51％と報告されている[14]．また最近の報告では，ESAを投与されている保存期CKD患者で，Hb値が11 g/dL以上に達成できている患者は30.1％であり，推定糸球体濾過量（eGFR）が低下するにつれてその割合が低くなる（eGFR 30以上45 mL/min未満42.3％，eGFR 15以上30 mL/min未満30.9％，eGFR 15 mL/min未満28.1％）とされている[15]．CKD患者ではESAの投与が炎症性サイトカイン産生に関連する可能性も報告されている[16]．

4．ESA低反応性の問題点は何か？

II ESA低反応性の原因と考えられる因子は何か？

●ガイドラインの概要・考え方

▶「2015年版 慢性腎臓病患者における腎性貧血治療のガイドライン」[4]
第5章 ESA低反応性
「表6 ESA低反応性の原因と考えられる因子」
1) 出血・失血
   ・消化管出血，月経などの出血
   ・ダイアライザ残血
2) 造血障害
   ・感染症（ブラッドアクセス，ペリトネアルアクセス感染を含む），炎症
   ・自己免疫疾患
   ・アルミニウム中毒，鉛中毒，高度の副甲状腺機能亢進症（線維性骨炎）
   ・透析不足
   ・RAS系阻害薬
   ・悪性腫瘍
3) 造血に必要な要素の不足
   ・鉄欠乏（銅欠乏，ビタミンC欠乏），葉酸・ビタミンB_{12}欠乏
4) 造血器腫瘍，血液疾患
   ・多発性骨髄腫，溶血，異常ヘモグロビン症
5) 脾機能亢進症
6) 抗EPO抗体
7) その他の因子
   ・亜鉛，カルニチン欠乏，ビタミンE欠乏

CQ 3
どのように鑑別を進めていけばよいのか？

急激に貧血が進行する場合は出血性疾患の合併を考える．緩徐に貧血が進行する場合は疑われる疾患から順次鑑別していく．中高年患者で体重減少が進む場合は悪性疾患を考慮する必要がある．血算，生化学，鉄代謝指標，C反応性蛋白（CRP），副甲状腺ホルモン，肝炎ウイルスなどは定期的に検査している施設が多いと思われる．したがって必要に応じて網赤血球数，便潜血，ビタミンB_{12}，葉酸，アルミニウム濃度，ハプトグロビン，クームス試験，腫瘍マーカー，自己抗体，骨髄検査，画像検査などを追加する必要がある．

これらすべての項目を一時に検査するのではなく，患者の自覚症状，他覚所見，既往歴や以前の検査成績を十分考慮し，疑われる疾患から順次鑑別していくことが望ましい．

CQ 4
ESA誘導性赤芽球癆の診断・治療は？

ESAの投与により生じた抗ESA抗体によりESA活性が中和され，赤血球造血の選択的な低下が起こり，赤芽球癆（pure red cell aplasia；PRCA）を起こす．rHuEPOの皮下投与による発症が多いが，静脈内投与での報告もある．DAの投与，CERAの投与による例も報告されており，biosimilarによるPRCAの増加も報告されている．

PRCAは2〜18カ月にわたるESAの投与歴を有することが多く，突然Hb値が低下し始める．KDIGOガイドラインではPRCAの診断としてESA療法を8週間以上受けた後に，1週間に0.5〜1.0 g/dL（5〜10 g/L）の速度で急激にHb濃度が減少する場合，または1週間に1〜2回の輸血が必要となった場合，かつ血小板数と白血球数が正常で，かつ網状赤血球の絶対数が10,000/µL以下の場合は，抗ESA抗体によるPRCAの可能性を考えるとしている[8]．確定診断には骨髄検査と抗ESA抗体の検出が必要である．骨髄では赤芽球系前駆細胞が著明に減少しているが，他の系統は正常である．また鉄利用障害により鉄飽和率およびフェリチン値の増加が認められる．PRCAはリンパ増殖性疾患，ウイルス感染（パルボウイルスB_{19}など），自己免疫疾患，薬剤などによっても生じる可能性がある．

ESA誘導性PRCAを疑う場合，確定診断した場合はESAの投与は中止する．しかしESAの投与中止のみでは不十分であり，ステロイドやシクロスポリン，シクロホスファミド，大量γグロブリンの投与が試みられている．貧血が進

行する場合は輸血で対応するしかない．腎移植により完全に回復したとの報告もある．

CQ 5
カルニチン欠乏症の診断・治療は？

カルニチンの欠乏は，赤血球膜の脆弱性亢進による赤血球寿命の短縮と，赤血球酵素の機能障害をきたす．CKD 患者では確実にカルニチン代謝異常が存在するともいわれ，易疲労感や透析中の痙攣，血圧低下，不整脈などとも関与している[17]．

高用量での長期投与は代謝産物が蓄積するおそれがあるため，低用量から開始するほうがよい．

CQ 6
ビタミン C 欠乏症の診断・治療は？

ビタミン C は鉄の吸収，貯蔵鉄の遊離化および利用増加に関与している．最近のメタアナリシスでも，ビタミン C の投与は有意な Hb 値の上昇，ESA 投与量の減少，鉄飽和率の上昇と関連していたと報告されている[18]．CKD 患者では摂取不足になりやすく，HD 患者で high-flux 膜を用いると欠乏しやすい．機能的鉄欠乏状態にある（鉄飽和率 20 % 未満でフェリチン値が正常か上昇している）患者ではビタミン C の投与を考慮する．

ビタミン C を 500～1,000 mg/day 投与するとシュウ酸が蓄積して，心血管系・骨合併症の原因となるため[19]，低用量から開始するほうが安全である．

CQ 7
ビタミン E 欠乏症の診断・治療は？

ビタミン E は抗酸化作用を有しており，赤血球寿命を延長すると考えられている．HD 患者ではビタミン E 固定化膜が血中の炎症マーカーを低下させ，ESA 抵抗性を改善したとの報告もある[20),21)]．

ビタミン E は，小腸から吸収されるが，摂取量が増加するにつれて吸収量は低下し，体外への排泄もスムーズに行われるため過剰症は起こりにくい．しかし CKD 患者では体内への蓄積も考えられ，所要量程度を目安として投与を開始する[22]．

CQ 8
亜鉛欠乏症の診断・治療は？

亜鉛の欠乏は，赤血球膜の脆弱性亢進による赤血球寿命の短縮と，ソマトメジン C の低下を介した赤血球の産生障害をきたす．亜鉛の欠乏は味覚障害や食欲不振，口内炎，皮疹，脱毛などとも関与している．

亜鉛欠乏症を疑う場合は亜鉛含有胃潰瘍治療薬を投与する．

CQ 9
銅欠乏症の診断・治療は？

銅の欠乏は鉄輸送障害，赤血球膜の不安定化に伴う赤血球寿命の短縮をきたす．銅欠乏症は好中球減少も伴うが，血小板数は正常である．透析だけでは起こりにくく，経口摂取不能で銅不十分の経管栄養，高カロリー輸液を持続した場合に起こりうる．

経管栄養剤の変更や微量元素製剤の静脈内投与を検討する．

CQ 10
欠乏症の診断・治療の注意点は？

これら欠乏症の診断には血清濃度も参考になるが，正常値であっても欠乏の可能性があることに注意する．腎性貧血の改善には，少なくとも 3～4 カ月以上の長期投与が必要である．しかし効果が認められない場合，漫然と投与するべきではない．

KDIGO ガイドラインでは ESA 療法の補助治療としてのビタミン C，ビタミン D，ビタミン

E，葉酸，L-カルニチン，ペントキシフィリンは十分なエビデンスがないため，使用しないことが望ましいとしている[8]．

CQ 11
ほかにESA低反応性に関与する原因はないか？

薬剤（とくに新しく投与し始めた薬剤）の副作用を検討することも重要である．厚生労働省の『重篤副作用疾患別マニュアル』〔参考URL[1]〕では，薬剤性貧血の原因として下記のようなものが挙げられている．

- 溶血性貧血：抗菌薬（ペニシリン，セファロスポリン，テトラサイクリン，テイコプラニン，リファンピシン，レボフロキサシン，フルオロキノロン，サラゾスルファピリジン，スルファメトキサゾール，クラリスロマイシン），抗真菌薬（ミカファンギン），抗ウイルス薬（リバビリン，ラミブジン，リン酸オセルタミビル），プロトンポンプ阻害薬（オメプラゾール，ランソプラゾール，ラベプラゾール），H_2受容体拮抗薬（ファモチジン），プリンアナログ抗腫瘍薬（フルダラビン，クラドリビン），抗てんかん薬（フェニトインなど），経口糖尿病薬（アカルボース），メチルドパ
- 巨赤芽球性貧血：核酸代謝阻害薬，葉酸・ビタミンB_{12}代謝阻害薬，H_2受容体拮抗薬
- 鉄芽球性貧血：イソニアジド，フェナセチン，ピラジナミド
- 赤芽球癆：バルプロ酸，フェニトイン，イソニアジド，アザチオプリン
- 再生不良性貧血：アロプリノール，クロラムフェニコール，メトトレキセート
- EPO産生阻害：シスプラチン

そのほかにも，インターフェロンは直接的および間接的に造血前駆細胞を抑制することが知られている．

CKD進行に伴うテストステロン濃度の低下が男性保存期CKD患者，透析患者の貧血と関連があるとの報告もある[23]．テストステロンは鉄の利用を高めているのではないかと考えられている．

ヘプシジンの増加はフェロポルチンを抑制し，腸管からの鉄吸収の阻害や網内系からの造血に必要な鉄の骨髄への移動障害などを引き起こし，ESAへの反応を鈍化させるといわれている[24]．

スタチンやセベラマーは炎症性サイトカインを抑え，ESA反応性を改善するとの報告もある[25),26)]．

◆ 診療のポイント

① ESA低反応性の患者は予後不良である可能性が高いことを認識する（GL）．
② ESA投与初期に低反応性，あるいはESA治療中に反応性が低下した患者については，反応性を低下させる因子を精査すべきである（GL）．
③ 精査にあたっては患者背景などをもとに，疑われる疾患から順次鑑別していくことが望ましい（OP）．

おわりに

わが国でESAの投与が可能となり20年が経過したが，HD患者の3〜4割，PD患者の3〜6割，保存期CKD患者の5〜7割のHb値は目標以下にとどまっている．ESA低反応性の定義は保険診療上の投与量を示しているにすぎず，科学的根拠に基づいた新しい定義の確立が必要である．またESA低反応性の原因と考えられる因子についても，今後の研究により再評価される必要がある．

文　献

1) Solomon, S. D., Uno, H., Lewis, E. F., et al.：Erythropoietic response and outcomes in kidney disease and type 2 diabetes. N. Engl. J. Med.　2010；363：1146-1155
2) Panichi, V., Rosati, A., Bigazzi, R., et al.：Anaemia and resistance to erythropoiesis-stimulating agents as

prognostic factors in haemodialysis patients : results from the RISCAVID study. Nephrol. Dial. Transplant. 2011 ; 26 : 2641-2648

3) Fukuma, S., Yamaguchi, T., Hashimoto, S., et al.: Erythropoiesis-stimulating agent responsiveness and mortality in hemodialysis patients : results from a cohort study from the dialysis registry in Japan. Am. J. Kidney Dis. 2012 ; 59 : 108-116

4) 日本透析医学会：2015年版 慢性腎臓病患者における腎性貧血治療のガイドライン．透析会誌 2016 ; 49 : 89-158

5) 日本透析医学会：2008年版 慢性腎臓病患者における腎性貧血治療のガイドライン．透析会誌 2008 ; 41 : 661-716

6) Locatelli, F., Aljama, P., Bárány, P., et al.: Revised European best practice guidelines for the management of anemia in patients with chronic renal failure. Nephrol. Dial. Transplant. 2004 ; 19 (Suppl. 2) : ii1-ii47

7) KDOQI/NKF : KDOQI Clinical practice guidelines and clinical recommendations for anemia in chronic kidney disease. Am. J. Kidney Dis. 2006 ; 47 (5 Suppl. 3) : S1-S145

8) KDIGO Clinical Practice Guideline for Anemia in Chronic Kidney Disease. Kidney Int. 2012 ; 4 (Suppl. 2) : 279-335

9) 日本透析医学会統計調査委員会：わが国の慢性透析療法の現況（2012年12月31日現在）．透析会誌 2014 ; 47 : 1-56

10) 平松 信, 窪田 実, 山本裕康：腹膜透析患者の目標Hb濃度に対するrHuEPO製剤治療の限界．腎と透析 2007 ; 63 : 915-922

11) 窪田 実：CKDのリスクファクターとしての貧血―腹膜透析の貧血．腎と透析 2009 ; 67 : 497-501

12) 大沼裕美, 堤可奈子, 松本明美, 他：エリスロポエチン製剤の投与は腹膜透析患者の通院に大きな負担を与える．臨牀透析 2004 ; 20 : 1707-1712

13) Kubota, M., Hiramatsu, M., Yamakawa, M., et al.: Darbepoetin alfa (KRN321) is safe and effective when administered subcutaneously once every 2 or 4 weeks to patients on peritoneal dialysis in Japan. Clin. Exp. Nephrol. 2011 ; 15 : 884-892

14) 栗山 哲, 大塚泰史, 上竹大二郎, 他：慢性腎臓病（CKD）における腎性貧血管理の現況．日腎会誌 2007 ; 49 : 505-510

15) Akizawa, T., Makino, H., Matsuo, S., et al.: Management of anemia in chronic kidney patients : baseline findings from Chronic Kidney Disease Japan Cohort Study. Clin. Exp. Nephrol. 2011 ; 15 : 248-257

16) Keithi-Reddy, S. R., Addabbo, F., Patel, T. V., et al.: Association of anemia and erythropoiesis stimulating agents with inflammatory biomarkers in chronic kidney disease. Kidney Int. 2008 ; 74 : 782-790

17) 紺井一郎, 松村正巳：腎性貧血をもう一度考える―腎性貧血治療薬L-カルニチン．臨牀透析 2003 ; 19 : 441-446

18) Deved, V., Poyah, P., James, M. T., et al.: Ascorbic acid for anemia management in hemodialysis patients : a systematic review and meta-analysis. Am. J. Kidney Dis. 2009 ; 54 : 1089-1097

19) Costello, J. F., Sadovnic, M. J. and Cottington, E. M.: Plasma oxalate levels rise in hemodialysis patients despite increased oxalate removal. J. Am. Soc. Nephrol. 1991 ; 1 : 1289-1298

20) Panichi, V., Rosati, A., Paoletti, S., et al.: A vitamin E-coated polysulfone membrane reduces serum levels of inflammatory markers and resistance to erythropoietin-stimulating agents in hemodialysis patients : results of a randomized cross-over multicenter trial. Blood Purif. 2011 ; 32 : 7-14

21) Andrulli, S., Di Filippo, S., Manzoni, C., et al.: Effect of synthetic vitamin E-bonded membrane on responsiveness to erythropoiesis-stimulating agents in hemodialysis patients : a pilot study. Nephron Clin. Pract. 2010 ; 115 : c82-c89

22) 市川和子：広がりつつあるサプリメントを理解する―ビタミンE．臨牀透析 2008 ; 24 : 1785-1786

23) Carrero, J. J., Bárány, P., Yilmaz, M. I., et al.: Testosterone deficiency is a cause of anaemia and reduced responsiveness to erythropoiesis-stimulating agents in men with chronic kidney disease. Nephrol. Dial. Transplant. 2011 ; 27 : 709-715

24) Nakanishi, T., Kuragano, T., Kaibe, S., et al.: Should we reconsider iron administration based on prevailing ferritin and hepcidin concentrations? Clin. Exp. Nephrol. 2012 ; 16 : 819-826

25) Koc, M., Dogan, C., Arinsoy, T., et al.: Statin use is associated with lower inflammation and erythropoietin responsiveness index in hemodialysis patients. Hemodial. Int. 2011 ; 15 : 366-373

26) Shantouf, R., Budoff, M. J., Ahmadi, N., et al.: Effects of sevelamer and calcium-based phosphate binders on lipid and inflammatory markers in haemodialysis patients. Am. J. Nephrol. 2008 ; 28 : 275-279

参考URL（2016年2月現在）

1) 厚生労働省：重篤副作用疾患別対応マニュアル
http://www.mhlw.go.jp/topics/2006/11/tp1122-1f.html

（松井　浩輔，窪田　実）

各論 5

CKD-MBD ガイドライン

1. CaとPをどう管理するか？
―― 目標とモニタリング

Management for serum phosphorus and calcium level in CKD patients

はじめに

慢性腎臓病（CKD）における骨・ミネラル代謝の異常は，全身性疾患として「慢性腎臓病に伴う骨・ミネラル代謝異常（CKD-mineral and bone disorder；CKD-MBD）」という概念でとらえられるようになった[1)～3)]．2006年にわが国において「透析患者における二次性副甲状腺機能亢進症治療ガイドライン」〔日本透析医学会（JSDT）ガイドライン：以下，JSDT/2HPT ガイドライン〕[3)]が策定された．CKD-MBD に関するガイドラインを読み解くうえで，CKD-MBD ガイドラインの特殊性を理解することが肝要である．腎性貧血や血圧のガイドラインは生命予後から至適ヘモグロビン値，至適血圧値を設定すればよいが，CKD-MBD では，リン（P），カルシウム（Ca），副甲状腺ホルモン（PTH）と，3つの互いに影響を与え合う測定値の管理目標値の設定を目指した，きわめてユニークなガイドラインである．そのため，CKD-MBD に関するガイドラインにアルゴリズムを作成することは困難となっている．治療指針を示すためには CKD-MBD に関するガイドラインでは P，Ca，PTH に優先順位をつけて管理目標値を示す必要がある．JSDT/2HPT ガイドライン作成に先行して作成された K/DOQI ガイドラインではそのようなコンセプトが明確に打ち出

されていなかった．2006年JSDT/2HPT ガイドライン作成時に，作成委員であった筆者は明確に P，Ca 管理を PTH 管理に優先させる方法として「9分割図」を提案した．2012年春に発表された「慢性腎臓病に伴う骨・ミネラル代謝異常の診療ガイドライン」（以下，JSDT/CKD-MBD ガイドライン）[4)]では，評価されていない薬剤の位置づけや JSDT ガイドラインの妥当性を検証することが求められた．

● ガイドラインの概要・考え方

▶ 日本透析医学会「慢性腎臓病に伴う骨・ミネラル代謝異常の診療ガイドライン」（2012）[4)]

第2章 血清P，Ca濃度の管理

I．血清P，補正Ca濃度の管理目標値は以下のように設定されている．
1) 血清P濃度の目標値：3.5～6.0 mg/dL
2) 血清補正Ca濃度の目標値：8.4～10.0 mg/dL

II．P，Caの管理目標値からの治療指針は以下のように示されている．
1) 血清P濃度，血清補正Ca濃度，血清PTH濃度の順に優先して，管理目標値内に維持することを推奨する（1C）．
2) 血清P濃度もしくは血清補正Ca濃度が持続して高い場合は，速やかな治療法の変更を推奨する[*1,2,3]（1B）．
3) 原則として，血清P濃度，血清補正Ca濃度を管理したうえで，血清PTH濃度を管理目標値内に保つよう活性型ビタミンD薬もしくはシナ

カルセト塩酸塩の投与を調整することが望ましい（2D）．
4）血清PTH濃度が高い場合は，P，Caを管理する一つの方法としてシナカルセト塩酸塩の投与を考慮することが望ましい[*4]（2D）．

● 補足：
[*1] 血清P濃度が高い場合には，十分な透析量の確保やP制限の食事指導を考慮することが望ましい（2D）．低P血症の原因として低栄養が考えられる場合は，その改善に努める（2C）．
[*2] 高Ca血症をきたしやすい場合，血管石灰化が著明な場合，無形成骨症と考えられる場合，もしくは低PTH血症が持続する場合は，炭酸Caの減量や中止が望ましい（2C）．
[*3] 高Ca血症もしくは低Ca血症が遷延する場合，透析液Ca濃度の変更を考慮することが望ましい（2D）．
[*4] シナカルセト塩酸塩を開始する場合は，原則として血清補正Ca濃度が9.0 mg/dL以上が望ましい（2D）．

Clinical Question 1
実際の採血はどの程度の頻度で行えばよいか？

血清P濃度は，JSDT/CKD-MBDガイドラインでは最低月1～2回の測定が妥当であるとされている．ただし，シナカルセト塩酸塩や静注ビタミンD製剤などの開始・中止や投与量の変更，副甲状腺摘出術（PTx）や副甲状腺エタノール注入療法（PEIT）などのインターベンション施行中で，血清P，Caが管理目標値から著しく逸脱した場合，あるいは逸脱する危険性が高い場合には，安定するまでより頻回に測定することが望ましいとされている．血清Ca濃度の測定も血清P濃度と同様の頻度で行うことが妥当であるとされている．

また，採血タイミングについて，週の初回透析開始時と週半ばの結果で比較すると，食事や透析療法による除去の影響を受けて値が異なり，とくに血清P濃度は週の初回透析開始時の値が有意に高くなる[5]．欧米と異なり，わが国では週の初回透析（月，火曜日）開始時の値を用いることが圧倒的に多いことから，JSDT/CKD-MBDガイドラインでもその結果を用いることが妥当であるとされている．また，血清Ca濃度の評価に当たり，Payneの式[6]で補正Ca値を計算することが妥当であるとされている．この内容はJSDT/2HPTガイドラインとほぼ同様である．

CQ 2
ガイドラインではなぜPやCaの管理をPTHに優先させたのか？

JSDT/CKD-MBDガイドラインでも生命予後をアウトカムとした血清P，Ca濃度を管理目標値とするという趣旨から，JSDT/2HPTガイドライン[3]と同様に今回もJSDTの統計調査データを用いて，血清P，Ca濃度を設定している．2006年末～2009年末まで観察しえた透析患者128,125名のデータを用いて解析が行われた．その結果，JSDT/CKD-MBDガイドラインでもPの管理目標値は3.5～6.0 mg/dLとなっている．またCaの管理目標値は，8.4～10.0 mg/dLとなっている．加えて，JSDT/2HPTガイドラインで提示したP，Ca，PTH目標値の妥当性を検証した結果，正P正Ca群および正P低Ca群において，死亡リスクが低下することが確認された．すなわち，血清P，Ca濃度を同時に管理目標値内に保つことで生命予後が改善することが示唆されている．したがって恒常的にP，Caを管理目標値内に保つことが生命予後の改善につながる可能性があることが確認されている．一方，Ca管理目標値に関しては，正常値の範囲でも低めに保つほうがよいのではないかという議論もある．

JSDT/CKD-MBDガイドラインでも，管理目標値をP＞Ca＞PTHの順に優先することを推奨すると明記されている．これまでの報告で，P，Ca濃度を適正にコントロールした場合，PTH濃度のみをコントロールするより予後が良いことが示されている[7～9]．新ガイドライン作成のための解析で，2006年末時点でのP，Ca，PTHの管理目標達成の組み合わせ別による3年予後

を検討したところ，「P，Ca，PTHすべて達成」＞「P，Ca」＞「Pのみ」＞「Caのみ」＞「PTHのみ」＞「すべて未達成」の順に予後が良いことが示され，P＞Ca＞PTHの順に管理を優先することを推奨する根拠とした．このことはJSDT/2HPTガイドラインの「9分割図」提示が適切であることを支持していると思われる．その結果，新ガイドラインにおいて，血清P濃度，血清補正Ca濃度の管理を優先したうえで，血清PTH濃度を管理目標値内に保つよう活性型ビタミンD薬もしくはシナカルセト塩酸塩の投与を調整することが望ましいとしている．

CQ 3
JSDT/CKD-MBDガイドラインの「新9分割図」では新たな薬剤はどのように扱われているか？

「新9分割図」では，新たな薬剤が加わり9つに分けられたそれぞれの分画において，血清P，Ca濃度を管理目標域に保つための管理法が記載されている（図1）．

血清P濃度と血清補正Ca濃度を指標に9つのパターンに分け治療法を選択する．

1）血清P濃度が高値の場合
血清Ca濃度にかかわらず，十分な透析量の確保とP摂取に関する食事指導が前提となる．

① 血清補正Ca濃度が高値の場合
炭酸Ca，活性型ビタミンDの減量/中止や，Ca非含有P吸着薬の開始/増量を検討する．血清PTH濃度が高値の場合には，シナカルセト塩酸塩の開始/増量を考慮する．

② 血清補正Ca濃度が管理目標値内の場合
Ca非含有P吸着薬，炭酸Caの開始/増量や，活性型ビタミンDの減量/中止を検討する．血清PTH濃度が高値の場合には，シナカルセト塩酸塩の開始/増量を考慮する．

③ 血清補正Ca濃度が低値の場合
炭酸Ca，Ca非含有P吸着薬の開始/増量を検討する．血清PTH濃度が低値の場合には，シナカルセト塩酸塩の減量/中止を考慮する．そのほか，P吸着薬を確実に服用しているかを確認する．

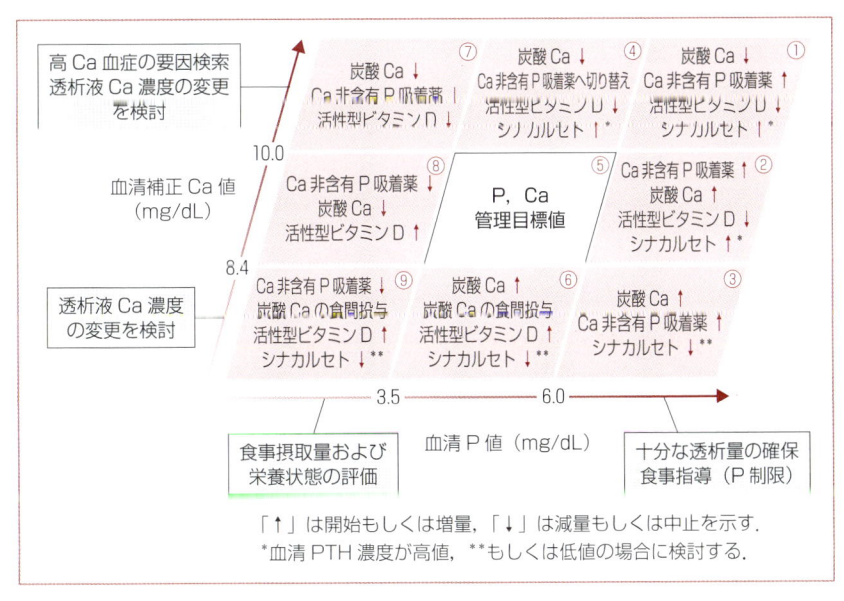

図1 「新9分割図」
〔日本透析医学会：透析会誌 2012；45：301-356[4] より引用〕

2) 血清 P 濃度が管理目標値内の場合

④ 血清補正 Ca 濃度が高値の場合

炭酸 Ca, 活性型ビタミン D の減量/中止や, 炭酸 Ca から Ca 非含有 P 吸着薬への切り替えを検討する. 血清 PTH 濃度が高値の場合には, シナカルセト塩酸塩の開始/増量を検討する.

⑤ 血清補正 Ca 濃度が管理目標値内の場合

現行の治療を継続するとともに, PTH 値の適正化をはかる.

⑥ 血清補正 Ca 濃度が低値の場合

炭酸 Ca, 活性型ビタミン D の開始/増量や炭酸 Ca の食間投与を検討する. 血清 PTH 濃度が低値の場合には, シナカルセト塩酸塩の減量/中止を考量する.

3) 血清 P 濃度が低値の場合

血清 Ca 濃度にかかわらず, まず十分な食事ができているかどうか, また低栄養状態でないかどうかを評価して是正することが前提となる.

⑦ 血清補正 Ca 濃度が高値の場合

炭酸 Ca, Ca 非含有 P 吸着薬, 活性型ビタミン D の減量/中止を検討する.

⑧ 血清補正 Ca 濃度が管理目標値内の場合

Ca 非含有 P 吸着薬, 炭酸 Ca の減量/中止や活性型ビタミン D の開始/増量を検討する.

⑨ 血清補正 Ca 濃度が低値の場合

Ca 非含有 P 吸着薬の減量/中止や炭酸 Ca の食間投与, または活性型ビタミン D の開始/増量を検討する. 血清 PTH 濃度が低値の場合には, シナカルセト塩酸塩の減量/中止を考慮する.

＊注：上記の治療を行っても高 Ca 血症もしくは低 Ca 血症が持続する際には, その原因を検索するとともに, 透析液 Ca 濃度の変更を考慮する.

シナカルセト塩酸塩はおもに PTH 抑制を目的として用いられるが, 同時に P, Ca も低下させる作用がある[10]. ただし, シナカルセト塩酸塩投与を開始する際には, 過度の低 Ca 血症を避けるため, 添付文書に従い血清補正 Ca 濃度は 9.0 mg/dL 以上が望ましいことが明記されている. シナカルセト塩酸塩については, 血中 Ca, P, PTH 濃度を同時に低下させることから, 血管石灰化の進行を防ぎ, 生命予後を改善させることが期待される.

2012 年 JSDT/CKD-MBD ガイドライン発表後, 新たな P 吸着薬としてビキサロマーとクエン酸第二鉄が上市された. これらは Ca 非含有 P 吸着薬に含まれる.

CQ 4
JSDT/CKD-MBD ガイドラインでは添付文書に従って適切に薬を服用すること（アドヒアランス）を重視していると聞いているが？

シナカルセト塩酸塩は投与後 4〜8 時間程度の短時間で血中 PTH や Ca 濃度が低下することから[11], 検査結果の評価に当たりミネラル代謝に影響する服薬と採血のタイミングや服薬アドヒアランスを確認する必要がある. このアドヒアランスを示したことは JSDT/CKD-MBD ガイドラインで重要なポイントであると思われる（表1）. 筆者らの経験では炭酸ランタンを噛み砕かないで服用していた患者が, アドヒアランスを守ることにより P のコントロールが良好になった症例を経験した（図2）[12].

CQ 5
活性型ビタミン D 薬を原則的には全例に投与するという考え方があるが？

近年, 活性型ビタミン D 薬の使用が, 総死亡・心血管死亡の低リスクと関連することが, 透析患者を対象とした多くの観察コホート研究で示されている[13]〜[19]. 活性型ビタミン D 薬については, これまでの PTH 抑制薬としてだけではなく, 不足ホルモンの補充という観点からも積極的に考慮すべきであるという意見がある. しかしながら, 現時点ではそのような観点から活性型ビタミン D 薬を投与することを推奨するだけの十分なエビデンスはないと思われる.

表1 薬剤のアドヒアランス

〈リン吸着薬〉

薬剤名	投与法	おもな特徴, 注意点
炭酸カルシウム	食直後に服用	・食欲低下時には高Ca血症の原因になりやすい. ・胃酸分泌抑制薬との併用によりその効果が減弱する. ・他剤に比べて, 消化器系副作用が少ない. ・比較的, 安価である.
塩酸セベラマー	食直前に服用	・Caを含まない. ・血管石灰化の進展を抑制する効果が期待される. ・LDLコレステロール低下作用がある. ・便秘・腹部膨満などの消化器症状が多い.
炭酸ランタン	食直後に, 噛み砕いて服用	・Caを含まない. ・リン吸着能に優れる. ・吐き気, 嘔吐などの消化器症状がある. ・長期投与における蓄積のエビデンスが十分とはいえない.

〈シナカルセト塩酸塩〉

薬剤名	おもな特徴, 注意点
シナカルセト塩酸塩	・毎日, 同じ時間に服用する. 服用後PTH濃度は4～8時間で, Ca濃度は8～12時間で最低になることを考慮して, 評価することが望ましい. ・開始はCa濃度9.0 mg/dL以上の条件下で行う.

〔日本透析医学会：透析会誌　2012；45：301-356[4]より引用〕

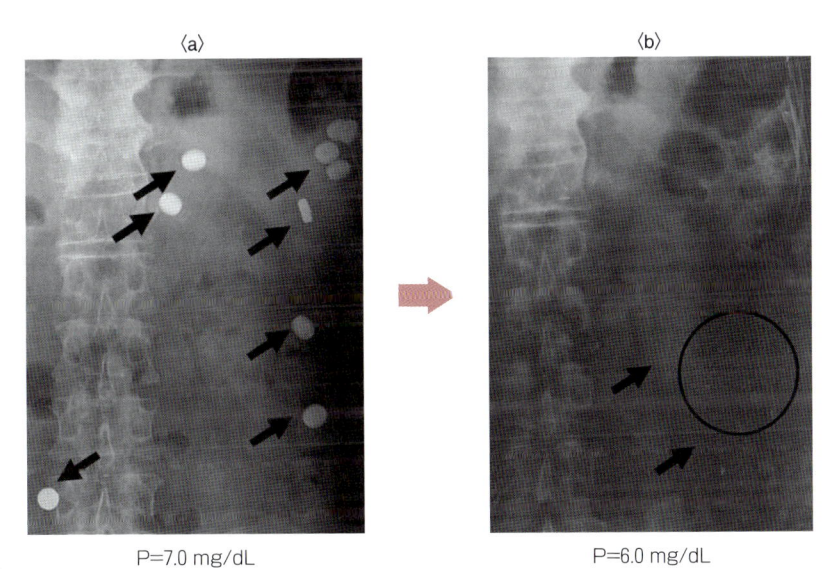

図2　炭酸ランタンを噛んで飲むことによってPのコントロールが改善した症例

a：アドヒアランスを守らず炭酸ランタンを服用するとPの吸着作用が低下する. 矢印のように腹部単純X線でランタンが確認される.

b：炭酸ランタンを噛んで服用しているので○の中では砂のように見える. それによりPのコントロールも改善している.

〔Yokoyama, K., et al.：Kidney Int.　2012；81：595[12]〕

表2 Evidence matrix for sevelamer-HCl vs calcium-containing phosphate binders in CKD stage 5D

論文コード	対象	方法	結果
Suki 2007[24]	P吸着薬療法が必要なHD患者2,103例	RCT 死亡率に対するsevelamerおよびCa含有P吸着薬の効果を比較検討	sevelamer群とCa含有P吸着薬群のあらゆる原因による死亡率および特異的な原因による死亡率に有意差は認められなかった．65歳以上の患者におけるあらゆる原因による死亡率はsevelamer群で低かったのに対し，65歳未満の患者では差はなかった．心血管疾患が原因の死亡率において，治療と年齢の相互関係は認められなかった．
St Peter 2008[25]	DCOR試験に参加した18歳以上かつ透析期間3カ月以上のHD患者2,101例	RCT HD患者の死亡率，入院率，疾病率に対するsevelamerおよびCa含有P吸着薬の効果を比較検討	sevelamer群とCa群のあらゆる原因による死亡率および心血管疾患による死亡率に有意差は認められなかった．初回入院率，疾患特異的な複数回の入院率，初回疾病率，複数回の疾病率も両群で有意差はなかった．sevelamer群はCa含有P吸着薬群よりもあらゆる原因による複数回の入院率が低く，入院期間が短かった．
Chertow 2002[26]	2週間のwashout後，血清P濃度>5.5 mg/dLであった維持HD患者200例	RCT Ca含有P吸着薬およびsevelamerによる血管壁へのCa沈着抑制効果を比較検討	試験期間中の高Ca血症発症率はCa含有P吸着薬群43％に対し，sevelamer群17％であり，Ca含有P吸着薬群で有意に高かった．Ca含有P吸着薬群57％，sevelamer群30％がPTH目標値を達成し，ビタミンD投与量はCa含有P吸着薬群で0.25μg/week減少，sevelamer群では0.25μg/week増加した．LDLコレステロールはsevelamer群のみ有意な低下を示した．sevelamer群で有意なCa沈着抑制が認められた．
Braun 2004[27]	高P血症を呈した慢性HD患者114例	RCT 炭酸Caとsevelamerの血清P管理および心血管石灰化への影響について長期的に比較検討	高Ca血症発症率はsevelamer群0％，炭酸Ca群19％と有意差が認められた．sevelamer群では総コレステロール，LDLコレステロールがともに低下した．炭酸Ca群では冠動脈石灰化，大動脈石灰化が増加したのに対し，sevelamer群では石灰化の増加は認められなかった．
Asmus 2005[28]	Braun 2004の試験に参加した患者72例	RCT 上記試験をさらに1年観察し，Ca含有またはCa非含有P吸着薬が動脈石灰化および骨密度へ及ぼす影響を電子ビームCT（EBCT）により比較検討	平均Ca×Pは両群で同等であった．炭酸Ca群ではiPTHが有意に低かったが，高Ca血症が多く認められる傾向にあった．試験開始1年間はsevelamer群においてLDLコレステロールの低下が認められたが，2年目以降にさらなる低下は認められなかった．炭酸Ca群における冠動脈および大動脈石灰化スコア中央値は，sevelamer群よりも有意に高かった．炭酸Ca群では骨梁密度がsevelamer群に比し有意に減少したが，皮質骨密度に両群で有意差はなかった．
Block 2005[29]	新規HD患者109例	RCT 心血管石灰化発症・進行におけるCa含有P吸着薬とsevelamerの効果を比較	両群ともベースライン時CACS>30の患者ではCACSが増加した．Ca群はsevelamer群に比しCACSの増加が急速かつ重度だった．
Barreto 2008[30]	HD患者101例	RCT 酢酸Caとsevelamerの冠動脈石灰化（CAC）および骨組織に及ぼす影響について比較検討	sevelamer群は酢酸Ca群に比べてiPTH濃度，BAP，DPDが有意に高く，LDLコレステロール値が有意に低かった．P濃度およびCa濃度は両群間で有意差は認められなかった．ベースラインのCACの進行および骨組織診断は両群ともほぼ同じだった．ベースラインで高回転骨を認めたsevelamer群の患者は骨吸収の増加が認められ，ベースラインで低回転骨を認めた両群の患者は骨形成速度の改善が認められた．

表2 (つづき)

論文コード	対象	方法	結果
Ferreira 2008[31]	HD 患者 119 例（無形成骨 59 %）	RCT HD 患者の骨に対する sevelamer および炭酸 Ca の効果を比較検討	両群における血清 P, Ca, iPTH のコントロールは良好であり，平均血清 Ca および iPTH 濃度は K/DOQI ガイドラインによる推奨範囲内にとどまったが，sevelamer 群では血清 Ca が一貫して低かった一方，iPTH が常に高値であった．両群の石灰化ラグタイムまたは骨回転尺度に変化は認められなかった．両群において類骨幅が有意に増加したが群間差はなかった．sevelamer 群では骨表面あたりの骨形成率が有意に増加した．
Salusky 2005[32]	骨生検により 2HPT であることが証明され，calcitriol または doxercalciferol 療法を受けている腹膜透析（CAPD）施行中患児 29 例	RCT calcitriol または doxercalciferol 療法を受けている CAPD 施行中の患児に対する炭酸 Ca および sevelamer の効果を比較検討	両群ともに骨病変が改善し，骨形成率も約 75 ％の患者で正常範囲となった．炭酸 Ca 群では血清 Ca および Ca×P が上昇したが，sevelamer 群では変化は認められなかった．高 Ca 血症（Ca>10.2 mg/dL）は sevelamer 群に比し炭酸 Ca 群で多く発生した．試験前後の PTH，血清 ALP は両群で低下した．
Block 2007[23]	Block 2005 の試験に登録された 127 例	RCT 電子ビーム CT（EBCT）により評価した冠動脈石灰化（CAC）と死亡率に対する炭酸 Ca および sevelamer の効果を比較検討	Ca 含有 P 吸着薬投与群に比べた sevelamer 投与群の死亡率は有意に低いと判断される境界にあった．年齢，人種，性別，糖尿病，アルブミン，Kt/V，アテローム性動脈硬化症既往歴，C 反応性蛋白，ベースラインの CAC スコアといった多変量で調整後，Ca 含有 P 吸着薬投与群では死亡率の有意な増加が認められた．
Qunibi 2008[21]	血清 P 濃度>5.5 mg/mL，LDL-C 値>80 mg/dL，ベースラインの CAC スコアが 30～7,000 U の HD 患者 203 例	RCT 酢酸 Ca を投与された HD 患者において atorvastatin による LDL-C の低下が sevelamer 投与患者と同様な CAC の進行をもたらすか比較検討	平均血清 LDL-C 値は酢酸 Ca 群が 112.0±28.2 mg/dL から 68.8±22.0 mg/dL に，sevelamer 群が 108±23.6 mg/dL から 62.4±23.0 mg/dL に減少した．CAC スコアの平均増加率は酢酸 Ca 群が 35 %，sevelamer 群が 39 %であった．両群とも血清 P 濃度および Ca×P のコントロールは良好であった．
Raggi 2005[33]	Chertow 2002 の試験に参加した患者 200 例	RCT HD 患者において Ca 含有 P 吸着薬と sevelamer の鉱質代謝および血管石灰化，胸椎の骨量減少および骨回転マーカーに及ぼす影響を比較する	平均血清 P 濃度および Ca×P は両群ともほぼ同じであったが，平均血清 Ca 濃度は Ca 含有 P 吸着薬群が有意に高かった．また sevelamer 群に比べて Ca 含有 P 吸着薬群の胸椎骨の減衰率が減少し，皮質骨の減衰率も減少する傾向が認められた．Ca 含有 P 吸着薬群の 30 %以上で骨梁および皮質骨の減衰率が 10 %以上減少した．sevelamer 群は総 ALP および骨型 ALP，オステオカルシン，PTH 濃度が有意に高かった．Ca 含有 P 吸着薬群は sevelamer 群に比べ冠動脈および大動脈の石灰化が著明で，骨減衰率の変化と関連していた．
Chertow 2003[34]	末期腎不全による成人維持 HD 患者 108 例	RCT 酢酸 Ca および sevelamer と血管石灰化との関連性を比較検討	試験終了時における血清 P 濃度の低下は両群同程度であり，Ca×P 値も同様に低下した．血清 Ca 濃度の時間平均濃度は酢酸 Ca 群にて有意に高値であり，高 Ca 血症の発現も酢酸 Ca 群にて高頻度であった．PTH の時間平均濃度は酢酸 Ca 群にて低い傾向が認められた．総コレステロール，LDL コレステロール，LDL コレステロール粒子濃度およびアポリポ蛋白 B は sevelamer 群にて有意に低下し，HDL コレステロールは増加傾向が認められた．高感受性 C 反応蛋白も sevelamer 群にて有意に低下した．EBT 画像による血管石灰化スコアは，酢酸 Ca 群では冠動脈および大動脈いずれも有意に増加し，sevelamer 群では有意な増加は認められなかった．

表3 Evidence matrix for lanthanum carbonate vs other phosphate binders in CKD stage 5D

論文コード	対象	方法	結果
Finn 2006[35]	2カ月以上、週3回の透析を受けている血清P濃度>5.9 mg/dLのESRD 1,359例	RCT 炭酸ランタン(La)と標準P吸着薬療法(St)の長期安全性および有効性の比較検討	adverse event (AE)による投与中止は炭酸ランタン(La)群14%、標準P吸着薬療法(St)群4%、死亡による中止はLa群6%、St群14%であった。AEはLa群22%、St群13%に発現、おもに消化器系AEが多かった。高Ca血症はLa群4.3%、St群8.4%。肝毒性のエビデンス、赤血球生成の抑制、mini-mental state examination (MMSE)の有意な変動は、両群ともにみられなかった。試験終了時にP≦5.9 mg/dLを満たす症例はLa群46%、St群49%であった(p=0.5)。
Hutchison 2005[36]	血清P濃度>5.58 mg/dLのHD患者800例	RCT 炭酸ランタン(La)および炭酸Caの有効性、忍容性の比較検討	両群とも65%の患者でPのコントロールが可能であったが、炭酸Ca群では高Ca血症が多く認められた。Ca×PはLa群で良好にコントロールされた。もっとも頻繁に投与された用量はLa 1,500 mg、炭酸Ca 3,000 mgであった。
Malluche 2008[37]	2カ月以上、週3回の透析を受けているCKD患者211例	RCT ステージ5のCKD維持透析患者に対する炭酸ランタン(La)および標準P吸着薬(St)投与が、腎性骨異栄養症の進行に及ぼす影響を比較検討	血清P濃度は両群ともに6週間の用量漸増中に低下し、試験期間を通じて維持した。血清Ca濃度は両群ともに有意差なく同様に推移した。血清PTH濃度は、La群で高値を維持した。オステオカルシンとBAPの変動は群間に有意差を認めなかったが、骨形成率と有意に相関した。La群では骨代謝は1年後、骨量は2年後に有意に改善したが、St群ではともに有意な変動を認めなかった。活性化率、骨形成率が改善した患者の割合は、群間に有意差を認めなかった。また、石灰化障害を示す症例はSt群ではいずれの時点においても認めず、La群では1例がベースライン時より2年後まで骨軟化症を呈し、2例が石灰化障害を新規に発症した。骨量の増悪をきたした患者は、St群で有意に多かった。骨中ランタン濃度と骨代謝および石灰化パラメータに有意な相関を認めなかった。
Freemont 2005[38]	透析開始より12週以内または透析開始が予定されているCKD患者98例	RCT 血清P、Ca、PTH濃度に対する炭酸ランタン(La)と炭酸Caの比較検討	骨軟化症はベースライン時にLa群2例、炭酸Ca群1例であったが、試験終了時には両群ともに認めなかった。骨石灰化遅延時間(Mlt)は試験後には両群ともに減少した。類骨面/骨表面(OS/BS)、類骨量(OV/BV)は両群ともにすべて正常域へと減少し、骨芽細胞面/骨表面(Ob. S/BS)は両群ともに減少した。骨形成率(BFR/BS)はLa群で増加、炭酸Ca群では減少した。破骨細胞面/骨表面(Oc. S/BS)は減少した。侵食深は両群ともに減少し、試験後に正常下限を下回った。活性化率(Ac.F)はLa群41%、炭酸Ca群23%の患者が改善を示した。血清P、Ca、Ca×P、calcitriol濃度は両群ともに有意な変動はなかった。
Spasovski 2006[39]	血清P濃度のコントロールのため経口P吸着薬の投与を必要とするCKD患者20例	RCT 炭酸ランタン(La)と炭酸Caの効果を比較検討	血清中Ca、P、iPTH、25-(OH)D₃、1,25-(OH)₂D₃は両群ともベースライン値と有意差はなかったが、両群の比較では血清Ca値が炭酸Ca群で有意に高かった。Laは忍容性も良好で、重篤な副作用や中止例も報告されなかった。高Ca血症の発生率は炭酸Ca群で有意に高かった。投与36週間後、血漿ランタン濃度は定常状態に達し、おおよそ0.6 ng/mLであった。血漿中および骨中ランタン濃度はどの時点においてもLaの平均投与量と相関はなかった。La群の骨中平均ランタン濃度は上昇した。

表3 （つづき）

論文コード	対象	方法	結果
Komaba 2014[40]	わが国の血液透析患者2,292例を対象	後ろ向き観察研究 炭酸ランタン（La）の生命予後に与える影響を検討	Propensity Scoreをマッチングさせた結果，全体では生命予後改善効果は認めなかった．しかし，血清Pが6 mg/dL以上の患者に限定するとLa投与群で生命予後が良好であった．

CQ 6
P吸着薬について実際の使用とその根拠になるエビデンスは？

1）セベラマー塩酸塩の血管石灰化進展抑制効果

セベラマー塩酸塩はCa含有P吸着薬と比べCa負荷がないことから血管石灰化の進展を抑制する可能性が期待されている．ChertowらはEBT（electron beam tomography）を実施した150例の無作為割り付け試験の患者で血管石灰化の潜在的な要因を探索．Ca製剤で治療を行われた患者では，より高い血中Ca，P，Ca×P積の持続がEBTスコアにおける進展と関連していたが，セベラマー塩酸塩群ではそのような関連は認められなかったと報告している[20]．

血管石灰化進展抑制効果がセベラマー塩酸塩の脂質代謝異常改善効果によるものかを検討するCARE-2 studyが進行している．CARE-2 study[21]は，透析患者を対象に，酢酸Ca投与群とセベラマー塩酸塩投与群に割り付け，12ヵ月観察．アトルバスタチンは両群でLDLコレステロールが70 mg/dL以下になるように投与．12ヵ月後のLDLコレステロールは両群で低下し，冠動脈石灰化スコアの平均増加量は酢酸Ca群で35%，セベラマー塩酸塩群で39%であった．強力な脂質コントロールを1年間実施すると，透析患者では酢酸Ca，セベラマー塩酸塩どちらで治療を行っても冠動脈石灰化は同様であった．

Caglarらは小規模な無作為化前向き試験でCKDステージ4の非糖尿病患者において，短期間のセベラマー塩酸塩投与は血管石灰化抑制分子と想定されているfetuin-Aを著明に上昇させ，flow-mediated dilation（FMD）を改善することを示している[22]．

2）セベラマー塩酸塩の生命予後の改善効果は？

それでは，これらのセベラマー塩酸塩による生命予後に関連するサロゲートマーカーの改善効果が生命予後の改善に繋がるのであろうか？

新規血液透析（HD）導入した患者を対象としたRIND studyではCa含有P吸着薬もしくはセベラマー塩酸塩に無作為に割り付け，44ヵ月の経過観察により，総死亡率を検討した．副次的評価項目として冠動脈石灰化を両群間で比較した．試験期間中に34例が死亡（Ca含有P吸着薬投与群で23例，セベラマー塩酸塩群で11例）で，補正後の死亡リスクはCa含有P吸着薬投与群が大きかった[23]．しかし，大規模な2,103例の患者を対象した多施設無作為化オープンラベル群間比較試験DCOR studyでは総死亡率と複合死の率には両群間で顕著な差はなかった[24]．ただし，65歳以上の患者においてのみは，セベラマー塩酸塩群では死亡率が顕著に低かった．

以上のようにセベラマー塩酸塩は限定的ではあるものの生命予後改善効果が期待できる．透析患者におけるセベラマー塩酸塩とCa含有P吸着薬の論文の要約を表2[21),23)〜34)]に示す．セベラマー塩酸塩の炭酸Caに対する劣性はPに対する吸着効果の弱さであり，そのために投与量が増加し，消化器症状のため，その服用が制限される．

3）炭酸ランタン

Pに対する吸着効果が強いCa非含有のP吸着薬として炭酸ランタンが開発された．吸着効果は炭酸Caの2倍程度と考えられている．さらに炭酸Caに認められるpHによる吸着効果の影響を受けないこともこの薬剤の特長といえ

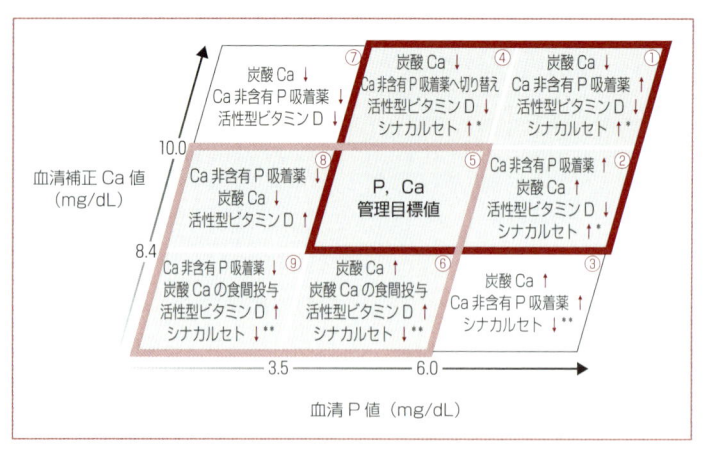

図3 図1「新9分割図」：薬剤投与イメージ図

る．投与量も1.5〜3.0g/day程度で血清Pをコントロール可能なことが多い．三価の希土類遷移元素であるランタンはリン酸基と結合し難溶性化合物を形成する．そのため腸管からの吸収が少ないことがわかっている．しかし，骨，肝臓への蓄積や中枢神経に対する安全性を担保した報告が散見されるが，より長期の多数例の検討が期待される．炭酸ランタンの論文の要約を表3[35)〜40)]に示す．

4）新規P吸着薬

JSDT/CKD-MBDガイドライン後に，非吸収性のアミン機能性ポリマーであるビキサロマーと鉄含有のP吸着薬であるクエン酸第二鉄が上市された．ビキサロマーは腹部膨満・便秘の副作用発現リスクがセベラマー塩酸塩より少ないことが期待されている．一方，クエン酸第二鉄はFe補充となり，腎性貧血を改善し，静注鉄剤の使用量をも制限することが期待されている．実際にHD患者におけるクエン酸第二鉄の第Ⅲ相試験において，ESAおよび静注鉄使用量を減少させることが報告されている[41)]．この結果は医療経済的にも有用であるが，鉄含有のP吸着薬では，血清フェリチン値はモニターが必要である．また，本薬剤の特徴として腸管でのP吸着作用以外に血清intact FGF23値を低下させることが報告されている[42)]．いずれの薬剤もエビデンスの蓄積が求められる．

診療のポイント

2012年に日本透析医学会から発表された「慢性腎臓病（CKD）に伴う骨・ミネラル代謝異常の診療ガイドライン」[4)]では以下のようにP，Caの管理はPTHの管理に優先することが推奨されている．血清P濃度と血清補正Ca濃度を指標に9つのパターンに分け治療法を選択する．シナカルセト塩酸塩はおもにPTH抑制を目的として用いられるが，同時にP，Caも低下させる作用がある[9)]．ガイドラインでは血清PTH濃度が高い場合において，CaもしくはPをコントロールする一つの方法としてシナカルセト塩酸塩の投与を考慮することが望ましいとなっている．この治療法の薬剤投与のイメージ図を示す．□⑤，⑥，⑧，⑨では活性型ビタミンDを，□①，②，④，⑤ではシナカルセト塩酸塩をPTH抑制薬として考慮することになっている（図3）．

まとめ

以上，2012年春に発表されたCKD-MBD診療ガイドラインのPおよびCaの管理について概説し，P吸着薬治療の実際について述べた．ガイドラインは何のために作成されるかについて考えてみたとき，いかなるガイドラインであれ，「ほとんどの患者にあてはまる診療指針を

目標に作成されている」ということである．したがって，すべての眼前の患者に対する回答を内包しているわけではない．ガイドラインは眼前の患者に対する治療に対するガイドにすぎず，治療の選択に関しては主治医が責任を担っている点を忘れてはならない．

文　献

1) Kidney Disease: Improving Global Outcomes (KDIGO) CKD-MBD Work Group. Collaborators: KDIGO clinical practice guideline for the diagnosis, evaluation, prevention, and treatment of Chronic Kidney Disease-Mineral and Bone Disorder (CKD-MBD). Kidney Int. Suppl.　2009;113:S1-S130
2) National Kidney Foundation: K/DOQI Clinical Practice Guidelines for bone metabolism and disease in chronic kidney disease. Am. J. Kidney Dis.　2003;42 (Suppl. 3):S1-S201
3) 日本透析医学会:透析患者における二次性副甲状腺機能亢進症治療ガイドライン．透析会誌　2006;39:1435-1455
4) 日本透析医学会:慢性腎臓病に伴う骨・ミネラル代謝異常の診療ガイドライン．透析会誌　2012;45:301-356
5) Yokoyama, K., Katoh, N., Kubo, H., et al.: Clinical significance of the K/DOQI bone guidelines in Japan. Am. J. Kidney Dis.　2004;44:383-384
6) Payne, R. B., Little, A. J., Williams, R. B., et al.: Interpretation of serum calcium levels in patients with abnormal serum proteins. Br. Med. J.　1973;4:643-646
7) Slinin, Y., Foley, R. N. and Collins, A. J.: Calcium, phosphorus, parathyroid hormone, and cardiovascular disease in hemodialysis patients: the USRDS waves 1, 3, and 4 study. J. Am. Soc. Nephrol.　2005;16:1788-1793
8) Danese, M. D., Belozeroff, V., Smirnakis, K., et al.: Consistent control of mineral and bone disorder in incident hemodialysis patients. Clin. J. Am. Soc. Nephrol.　2008;3:1423-1429
9) Kimata, N., Albert, J. M., Akiba, T., et al.: Association of mineral metabolism factors with all-cause and cardiovascular mortality in hemodialysis patients: the Japan dialysis outcomes and practice patterns study. Hemodial. Int.　2007;11:340-348
10) Yokoyama, K., Ohkido, I., Ishida, M., et al.: Cinacalcet for hemodialyzed patients with or without a high PTH level to control serum calcium and phosphorus: ECO (Evaluation of Cinacalcet HCl Outcome) Study. Clin. Nephrol.　2012;78:87-92
11) Ohashi, N., Uematsu, T., Nagashima, S., et al.: The calcimimetic agent KRN 1493 lowers plasma parathyroid hormone and ionized calcium concentrations in patients with chronic renal failure on haemodialysis both on the day of haemodialysis and on the day without haemodialysis. Br. J. Clin. Pharmacol.　2004;57:726-734
12) Yokoyama, K., Tanno, Y., Ohkido, I., et al.: Guidelines and medication compliance. Kidney Int.　2012;81:595
13) Shoji, T., Shinohara, K., Kimoto, E., et al.: Lower risk for cardiovascular mortality in oral 1 alpha-hydroxy vitamin D3 users in a haemodialysis population. Nephrol. Dial. Transplant.　2004;19:179-184
14) Teng, M., Wolf, M., Ofsthun, M. N., et al.: Activated injectable vitamin D and hemodialysis survival: a historical cohort study. J. Am. Soc. Nephrol.　2005;16:1115-1125
15) Melamed, M. L., Eustace, J. A., Plantinga, L., et al.: Changes in serum calcium, phosphate, and PTH and the risk of death in incident dialysis patients: a longitudinal study. Kidney Int.　2006;70:351-357
16) Kalantar-Zadeh, K., Kuwae, N., Regidor, D. L., et al.: Survival predictability of time-varying indicators of bone disease in maintenance hemodialysis patients. Kidney Int.　2006;70:771-780
17) Tentori, F., Hunt, W. C., Stidley, C. A., et al.; Medical Directors of Dialysis Clinic Inc.: Mortality risk among hemodialysis patients receiving different vitamin D analogs. Kidney Int.　2006;70:1858-1865
18) Kovesdy, C. P., Ahmadzadeh, S., Anderson, J. E., et al.: Association of activated vitamin D treatment and mortality in chronic kidney disease. Arch. Intern. Med.　2008;168:397-403
19) Naves-Diaz, M., Alvarez-Hernandez, D., Passlick-Deetjen, J., et al.: Oral active vitamin D is associated with improved survival in hemodialysis patients. Kidney Int.　2008;74:1070-1078
20) Chertow, G. M., Raggi, P., Chasan-Taber, S., et al.: Determinants of progressive vascular calcification in haemodialysis patients. Nephrol. Dial. Transplant.　2004;19(6):1489-1496
21) Qunibi, W., Moustafa, M., Muenz, L. R., et al.; CARE-2 investigators: A 1-year randomized trial of calcium acetate versus sevelamer on progression of coronary artery calcification in hemodialysis patients with comparable lipid control: the Calcium Acetate Renagel

Evaluation-2 (CARE-2) study. Am. J. Kidney Dis. 2008; 51(6): 952-965

22) Caglar, K., Yilmaz, M. I., Saglam, M., et al.: Short-term treatment with sevelamer increases serum fetuin-a concentration and improves endothelial dysfunction in chronic kidney disease stage 4 patients. Clin. J. Am. Soc. Nephrol. 2008; 3(1): 61-68

23) Block, G. A., Raggi, P., Bellasi, A., et al.: Mortality effect of coronary calcification and phosphate binder choice in incident hemodialysis patients. Kidney Int. 2007; 71(5): 438-441

24) Suki, W. N., Zabaneh, R., Cangiano, J. L., et al.: Effects of sevelamer and calcium-based phosphate binders on mortality in hemodialysis patients. Kidney Int. 2007; 72: 1130-1137

25) St Peter, W. L., Liu, J., Weinhandl, E., et al.: A comparison of sevelamer and calcium-based phosphate binders on mortality, hospitalization, and morbidity in hemodialysis: a secondary analysis of the Dialysis Clinical Outcomes Revisited (DCOR) randomized trial using claims data. Am. J. Kidney Dis. 2008; 51: 445-454

26) Chertow, G. M., Burke, S. K. and Raggi, P.: Sevelamer attenuates the progression of coronary and aortic calcification in hemodialysis patients. Kidney Int. 2002; 62: 245-252

27) Braun, J., Asmus, H. G., Holzer, H., et al.: Long-term comparison of a calcium free phosphate binder and calcium carbonate-phosphorus metabolism and cardiovascular calcification. Clin. Nephrol. 2004; 62: 104-115

28) Asmus, H. G., Braun, J., Krause, R., et al.: Two year comparison of sevelamer and calcium carbonate effects on cardiovascular calcification and bone density. Nephrol. Dial. Transplant. 2005; 20: 1653-1661

29) Block, G. A., Spiegel, D. M., Ehrlich, J., et al.: Effects of sevelamer and calcium on coronary artery calcification in patients new to hemodialysis. Kidney Int. 2005; 68: 1815-1824

30) Barreto, D. V., Barreto Fde, C., de Carvalho, A. B., et al.: Phosphate binder impact on bone remodeling and coronary calcification—results from the BRiC study. Nephron Clin. Pract. 2008; 110: c273-c283

31) Ferreira, A., Frazao, J. M., Monier-Faugere, M. C., et al.: Effects of sevelamer hydrochloride and calcium carbonate on renal osteodystrophy in hemodialysis patients. J. Am. Soc. Nephrol. 2008; 19: 405-412

32) Salusky, I. B., Goodman, W. G., Sahney, S., et al.: Sevelamer controls parathyroid hormone-induced bone disease as efficiently as calcium carbonate without increasing serum calcium levels during therapy with active vitamin D sterols. J. Am. Soc. Nephrol. 2005; 16: 2501-2508

33) Raggi, P., James, G., Burke, S. K., et al.: Decrease in thoracic vertebral bone attenuation with calcium-based phosphate binders in hemodialysis. J. Bone Miner. Res. 2005; 20: 764-772

34) Chertow, G. M., Raggi, P., McCarthy, J. T., et al.: The effects of sevelamer and calcium acetate on proxies of atherosclerotic and arteriosclerotic vascular disease in hemodialysis patients. Am. J. Nephrol. 2003; 23: 307-314

35) Finn, W. F.: Lanthanum carbonate versus standard therapy for the treatment of hyperphosphatemia: safety and efficacy in chronic maintenance hemodialysis patients. Clin. Nephrol. 2006; 65: 191-202

36) Hutchison, A. J., Maes, B., Vanwalleghem, J., et al.: Efficacy, tolerability, and safety of lanthanum carbonate in hyperphosphatemia: a 6-month, randomized, comparative trial versus calcium carbonate. Nephron Clin. Pract. 2005; 100: c8-c19

37) Malluche, H. H., Siami, G. A., Swanepoel, C., et al.: Improvements in renal osteodystrophy in patients treated with lanthanum carbonate for two years. Clin. Nephrol. 2008; 70: 284-295

38) Freemont, A. J., Hoyland, J. A. and Denton, J.: The effects of lanthanum carbonate and calcium carbonate on bone abnormalities in patients with end-stage renal disease. Clin. Nephrol. 2005; 64: 428-437

39) Spasovski, G. B., Sikole, A., Gelev, S., et al.: Evolution of bone and plasma concentration of lanthanum in dialysis patients before, during 1 year of treatment with lanthanum carbonate and after 2 years of follow-up. Nephrol. Dial. Transplant. 2006; 21: 2217-2224

40) Komaba, H., Kakuta, T., Suzuki, H., et al.: Survival advantage of lanthanum carbonate for hemodialysis patients with uncontrolled hyperphosphatemia. Nephrol. Dial. Transplant. 2015; 30: 107-114 [Epub 2014 Nov 23]

41) Yokoyama, K., Akiba, T., Fukagawa, M., et al.: Long-term safety and efficacy of a novel iron-containing phosphate binder, JTT-751, in patients receiving hemodialysis. J. Ren. Nutr. 2014; 24: 261-267

42) Yokoyama, K., Hirakata, H., Akiba, T., et al.: Ferric citrate hydrate for the treatment of hyperphosphatemia in nondialysis-dependent CKD. Clin. J. Am. Soc. Nephrol. 2014; 9: 543-552

(横山啓太郎)

5 CKD-MBD ガイドライン

2. 活性型ビタミンD製剤とシナカルセト塩酸塩をどう使うか？

How to use vitamin D receptor activator and cinacalcet hydrochloride?

はじめに

活性型ビタミンD製剤（VDRA）とシナカルセト塩酸塩（CC）はどちらも全身のミネラル代謝に介入する薬物であり，CKD-MBD（chronic kidney disease-mineral and bone disorder）の診療には欠かせない．

1）シナカルセト塩酸塩とは

CCはカルシウム感知受容体（CaSR）のアロステリック作動物質であり，ミネラル代謝への影響はおもにその副甲状腺細胞への直接的な作用と，このために抑制された副甲状腺機能がもたらす間接作用による[1]．したがってもっとも著しい効果は副甲状腺ホルモン（PTH）分泌の低下であり，これによって骨からのミネラル放出量も抑制されることから血清カルシウム（Ca）濃度やリン（P）濃度も低下すると考えられている．ただし，CaSR自体は全身の多くの臓器に分布しており，今日診療に供用されているCCには明確な臓器選択性もないため，副甲状腺外へのCCの直接作用も否定することはできない．とくに一部には骨のCaSR刺激作用が有益な効果を示しているのではないかという声も聞かれる[2]．なお，CCの副甲状腺機能抑制のおもな機序はPTH分泌抑制であって，かつてはこの抑制状態を長期に維持することは困難なのではないかと予想されていた．しかし，本邦でこの薬物が供用されてから5年以上経ち，思ったよりも抑制効果は長持ちしているな，とい

うのがユーザー側からの偽らざる本音であろう．CCの対副甲状腺作用は完全にPTH分泌抑制に限られるわけではなく合成抑制の作用もありそうなこと，そして機能の抑制された副甲状腺細胞がアポトーシスに陥ったり，梗塞を経てネクローシスに至ったりすることなどがその機序なのではないかと推察されている．また，CCの使用中には確かに見た目の血清Ca濃度が低下しているが，その一方でCCがCaとともにCaSRを刺激している状態にあるため，厳密にはこれをもって低Ca血症状態に誘導されたと考えることはできないかもしれない．さらに，今日診療に供用されているCCは血中半減期が短く，服用してからの時間経過が作用の評価に大きな影響を与えている点も見逃してはならない[3]．

2）活性型ビタミンDとは

VDRAは，ビタミンD受容体（VDR）への直接作用と，その血中Ca濃度上昇作用を介したCaSRの刺激作用の二つの経路を介して副甲状腺機能を抑制する．とくにVDRへは生理濃度を著しく超えて作用させた場合にもある程度までは用量依存性にVDRA独特の増殖抑制・分化（アポトーシス）誘導作用を示すため，この特性が利用されていわゆるVDRAパルス療法が開発された[4]．一方，副甲状腺外の全身に広く分布するVDRへの作用も重要である．古典的には消化管に作用してCa吸収を促進する作用がもっとも重要視され，今日においても

VDRAが血清Ca濃度を上昇させるもっとも主要なメカニズムであると考えられている．VDRAの骨への作用は複雑であり，状況に応じて異なる結果を導きうる．したがって一概に骨量を増やすとか減らすとか，あるいは骨吸収を進めるとか阻害するとかとは言いきれないが，しかしVDRの刺激がどの側面にも陰に日向に働いていることは事実である．もっとも，これらミネラル代謝臓器への作用に限らず，近年はVDRAにrenin合成阻害によるレニン・アンジオテンシン系（RAS）抑制[5]，腫瘍細胞の増殖抑制/分化・アポトーシス促進[6]，局所感染免疫の促進[7]，自己免疫反応の抑制と寛容促進など多様な生物学的作用のあることがとくに注目されている．実際にVDRAを使用された慢性腎臓病（CKD）stage 5D患者の生命予後は非使用群に比較して良好であるとする報告が相次ぎ[8]〜[10]，VDRAは上述の多彩な機序を介して一種の「長寿ホルモン」としての機能を果たしているのではないかといわれるようになった．ただし，この仮説には異論もあり，未だ完全にコンセンサスが得られているとはいえない．また，本当にVDRAが長寿ホルモンであったとしても，その有効かつ安全な使用法は確立されていない．

I　CKD-MBDのP・Ca管理

●ガイドラインの概要・考え方

▶日本透析医学会「慢性腎臓病に伴う骨・ミネラル代謝異常の診療ガイドライン」（2012）[11]
第2章 血清P，Ca濃度の管理
Ⅰ．血清P，補正Ca濃度の管理目標値
1) 血清P濃度の目標値 3.5〜6.0 mg/dL
2) 血清補正Ca濃度の目標値 8.4〜10.0 mg/dL
Ⅱ．P，Caの管理目標値からの治療指針
1) 血清P濃度，血清補正Ca濃度，血清PTH濃度の順に優先して，管理目標値内に維持することを推奨する（1C）．
2) 血清P濃度もしくは血清補正Ca濃度が持続して高い場合は，速やかな治療法の変更を推奨する（1B）．
3) 原則として，血清P濃度，血清補正Ca濃度を管理した上で，血清PTH濃度を管理目標値内に保つよう活性型ビタミンD製剤もしくはシナカルセト塩酸塩の投与を調整することが望ましい（2D）．
4) 血清PTH濃度が高い場合は，P，Caを管理する一つの方法としてシナカルセト塩酸塩の投与を考慮することが望ましい（2D）．

実際のガイドラインでは上記の説明にいわゆる9分割図を付記して，それぞれのカテゴリーごとに好ましいとされる診療方針が細かく指示されている．もっとも，診療ガイドラインとは臨床家が診療を行う際に参考として使うものであって，臨床家が診療ガイドラインに使われてしまっては本末転倒である．あまり細かい指示は期せずしてベッドサイドの裁量を奪う結果にもなりかねないとも危惧される．

本稿に与えられた課題はガイドラインが示す9分割カテゴリーごとの診療方針ではなく，あくまでもVDRAとCCの使い方である．そこで本稿では9分割図に示された経口P吸着薬や透析液のCa濃度などの問題はひとまずおいて，CCとVDRAに的を絞ったClinical Question（CQ）とその回答を提示する．

Clinical Question 1
高Ca血症への対策はVDRAの減量か，それともCCの増量か？

CKD状態では，基本的に生体は低Ca血症/高P血症のベクトルに進もうとする．にもかかわらず高Ca血症を呈する場合は，①医原性，②内科治療に抵抗する副甲状腺機能亢進症，③偶発的な高Ca血症性疾患の合併（腫瘍性高Ca血症，サルコイドーシスなど），を念頭において診療すべきである．このなかにVDRAが有益である選択肢はない．速やかにVDRAは減量すべきである．VDRA使用中の高Ca血症の多くは，VDRAの中止あるいは減量のみで解決する．一方，CCは見た目の血清Ca濃度は低下

させるが患者の CaSR 刺激状況は変わらないかむしろ促進させるので，高 Ca 血症対策の第一選択として用いることは推奨できない．しかし，VDRA の副甲状腺機能抑制作用の一部（あるいは多く）は血清 Ca 濃度依存性なので，高 Ca 濃度が解消できるレベルにまで VDRA を減量した症例では間違いなく PTH が跳ね上がると予測できる．したがって，副甲状腺インターベンションを避けたい事情をもつ患者において高 Ca 血症対策として VDRA を減量する際には，同時に CC を開始/増量する必要があるだろう．

したがってこの CQ に対する答えは「高 Ca 血症への対策としてはまず VDRA を減量すべきであるが，その際に CC を開始/増量しなければならない症例が多い」ということになる．

CQ 2
高 P 血症への対策は VDRA の減量か，それとも CC の増量か？

高 P 血症は CKD 状態の自然な帰結であり，許容域を超える状態にはなんらかの介入が必要になる．VDRA は高 P 血症を増強させるとされるが，少なくとも短期的にはその効果は一様ではなく[12]，減量や中止によって必ず速やかに改善するかどうかは不確実である．一方，CC の血清 P 濃度低下作用は比較的確実で，高 P 血症対策としての一つの選択肢であることは間違いない．ただし，CC の使用によって P だけでなく PTH や Ca も変動してしまうので，これらを総合的に判断したうえで許容される症例にのみ使用されるべきである．一般論では，高 P 血症対策には他に手段もあり[13]，それを講じたうえで管理困難な症例に対して VDRA や CC の用量を考え直すべきである．

したがってこの CQ に対する答えは「高 P 血症への対策として VDRA の中止/減量や CC の増量は一部の症例では有効である」ということになる．

診療のポイント

血清 Ca，P 濃度の補正に CC や VDRA の使用量の変更はある程度有効な手段である．ただし，高 Ca 血症に対する VDRA の減量/中止を除けばいずれも全症例に対して普遍的に適応しうる対策ではない．食事，経口 P 吸着薬，副甲状腺機能なども勘案したうえで，それぞれの症例に対して総合的な戦略を立てていくべきである．

II CKD-MBD の PTH 管理

●ガイドラインの概要・考え方

▶「慢性腎臓病に伴う骨・ミネラル代謝異常の診療ガイドライン」[11]
第 3 章 副甲状腺機能の評価と管理
Ⅰ．PTH の管理指針
1) PTH は intact PTH 60 pg/mL 以上 240 pg/mL 以下の範囲に管理することが望ましい（補則 1，2）(2D)．
2) 血清 P，Ca の管理は PTH の管理に優先することが推奨される (1D)．
Ⅱ．PTH が管理目標を逸脱した場合の治療
1) PTH が管理目標上限値を持続して超える場合には，まず P/Ca 代謝の改善，活性型ビタミン D 製剤やシナカルセト塩酸塩の使用，などの内科治療で PTH の低下をはかる（補則 3，4）(2・グレードなし)．
2) 内科治療を行っても血清 P，Ca，PTH の三つの値を同時に管理目標内に維持できない場合には，副甲状腺インターベンション治療の適応を検討することを推奨する (1 B)．
補足
1 あるいは whole PTH 35 pg/mL 以上 150 pg/mL 以下の範囲に管理することが望ましい．
2 副甲状腺摘出術後の症例は，PTH が管理目標下限を下回ってもよい．
3 PTH が管理目標下限を継続して下回った場合の有効な治療法は確立されていない．
4 シナカルセト塩酸塩使用中の患者の副甲状腺機能は，内服後 8 時間以上経過した後の PTH 濃度を標準とする．

ガイドラインにおける診療の基本理念は「内科治療/管理の目的は副甲状腺機能亢進症を重症な病態にまで進展させないことであり，重篤な副甲状腺機能亢進症は原則としてインターベンションで対処する」というものである．しかし，本稿に与えられた課題はVDRAとCCの使い方であるため，インターベンションという選択肢は除外した条件で以下のCQとその回答を提示する．

CQ 3
中等度以上の副甲状腺機能亢進症に対する内科治療はVDRAが第一選択か，それともCCが第一選択か？

ガイドラインにおける診療の基本理念は「内科治療/管理の目的は副甲状腺機能亢進症を重症な病態にまで進展させないことであり，重篤な副甲状腺機能亢進症は原則としてインターベンションで対処する」というものであり，それは改訂版においても変わるものではない．しかし，CCが診療に供用されるようになってから，現場は必ずしもこの理念どおりに動いてはいないように思われる．実際に，CCが供用されるようになって以降，内科治療で管理可能な副甲状腺機能亢進症症例は明らかに増加しており，副甲状腺摘出術の件数は減少した．これを「現場がガイドラインの理念を受容していない」と見なすべきか，それとも「ガイドラインが未だに現実に追いついていない」と見なすべきか，筆者には答えがない．いずれにせよ，このような状況を勘案すれば，中等度以上の副甲状腺機能亢進症に対する内科治療の第一選択はCCであるといっても差し支えないであろう．

ただ，現実的には中等度以上の副甲状腺機能亢進症にはCC単剤ではなくVDRAの静注との併用で臨むケースが圧倒的に多い．そこにはCCの併用によって高Ca血症や高P血症が緩和され，VDRAが使用しやすくなったという背景がある．したがって，CC供用後の内科管理可能患者の増加には「VDRAも使用しやすくなったから」という要素が加わっている側面があることも事実である．VDRAはCCとは別の経路からも副甲状腺細胞にアプローチする薬物であり，その併用は理に適っている．

したがってこのCQに対する答えは「中等度以上の副甲状腺機能亢進症に対する内科治療の第一選択はCCであるが，とくに禁忌がないかぎりその使用に際してはVDRAを併用すべきである」ということになる．

CQ 4
軽度の副甲状腺機能亢進症を重症化させないための内科治療はVDRAが第一選択か，それともCCが第一選択か？

今日，軽度の副甲状腺機能亢進症に対してはまず経口VDRAを連日使用し，それで管理が難しくなった症例に対してはVDRAを静注製剤に切り替え，場合によってはここにCCを上乗せする，という漠然とした診療上のコンセンサスができ上がっている．しかし，少なくともCCとVDRAとの使い分けに関しては根拠が希薄である．ガイドラインにおいてもこの2者の使い分けや優先順位はまったく触れられていない．軽度の副甲状腺機能亢進症症例に対する重症化予防策として，少量のVDRAが優れているか，それとも少量のCCのほうが優れているか，現状ではわからない．ましてやPTHをどのレベルに維持すれば予防上有効であるかは医学的にはまったく未知の世界であるが，しかし実際の診療に当たっては保険診療の壁が限界点を示してくれる．

ところで，副甲状腺機能亢進症対策とは別に，VDRAには使用されていたほうが生命予後は改善するという「長寿ホルモン」としての効果を期待する声が大きい．極端に副甲状腺機能が抑制されている透析患者は生命予後が不良であるとする臨床研究が相次いでいる[14)〜16)]．未確認であるが，そのような低副甲状腺機能患者にはVDRAがあまり使用されていないことがその原因なのではないかとする考察もある．一方，CC

を使用されている群のほうが生命予後には有利に働くとする報告もないわけではないが[17),18)]，未だ続報待ちの状態であり，コンセンサスが得られたとは言い難い．

したがってこのCQに対する答えは「VDRAとCCのどちらが有効に副甲状腺機能亢進症の重症化を予防するかは不明だが，そのように副甲状腺機能が著しく亢進していない症例に対してVDRAを処方することに意義はあるとする意見がある」ということになる．

診療のポイント

① 副甲状腺機能亢進症対策としてCCとVDRAに明らかな優先順位はない．可能な症例には併用を心がけるべきである（OP）．
② CCのカウンターパートとしてのVDRAは，CC単剤で十分な副甲状腺機能抑制が得られる場合は経口薬，CC単剤では難しい場合には静注薬を選択すべきである（OP）．
③ CC使用中の患者のPTH濃度は服薬から採血までの時間に大きく左右される．他症例との比較を行う場合には服薬後8時間以上経過した時点の副甲状腺機能を参照すべきである（OP）．
④ いわゆる「長寿ホルモン」としてのVDRAの標準的な使用方法は確立されていない（OP）．

おわりに

CKD-MBDは「骨や心血管障害をきたしうる慢性腎臓病に伴う全身性のミネラル代謝異常」と定義される疾患である．この病態は腎臓の機能を喪失するという構造上の問題に起因し，数値では定義されない．したがってガイドラインが示す標準域も，決して「CKD-MBDの治療」を目標とするものではなく，あくまでも「CKD-MBDとの上手な付き合い方」を提唱するものにしかすぎない．この点は貧血や高血圧，脂質代謝異常などのガイドラインとはかなりニュアンスが異なっている．本邦のガイドラインは，その「付き合い方」の物差しとして「生命予後」を採り上げた．その視点からも満足できるものであるかどうかは疑問だが，そもそも患者の価値観は多様であり，全員が同じ物差しを使用すべきであるかどうかも定かではない．たとえば，ガイドラインの示すいわゆるストライクゾーンに透析患者全員が収まると，現在よりも大腿骨頸部骨折が増えるかもしれないという試算もある．このように，CKD-MBD診療ガイドラインは決して教条的に取り扱われるべき対象ではない．だからその遵守率を施設間で競い合ったり誇ったりするのは愚かなことである．ガイドラインも参考にして，ベッドサイドで悩み，患者とともに解決策を模索していく，そんな泥臭い臨床医でありたいと思う．

文 献

1) Nagano, N. and Nemeth, E. F. : Functional proteins involved in regulation of intracellular Ca^{2+} for drug development : the extracellular calcium receptor and an innovative medical approach to control secondary hyperparathyroidism by calcimimetics. J. Pharmacol. Sci. 2005 ; 97 : 355-360
2) Cunningham, J., Danese, M., Olson, K., et al. : Effects of the calcimimetic cinacalcet HCl on cardiovascular disease, fracture, and health-related quality of life in secondary hyperparathyroidism. Kidney Int. 2005 ; 68 : 1793-1800
3) Nemeth, E. F., Heaton, W. H., Miller, M., et al. : Pharmacodynamics of the type II calcimimetic compound cinacalcet HCl. J. Pharmacol. Exp. Ther. 2004 ; 308 : 627-635
4) Slatopolsky, E., Weerts, C., Thielan, J., et al. : Marked suppression of secondary hyperparathyroidism by intravenous administration of 1,25-dihydroxy-cholecalciferol in uremic patients. J. Clin. Invest. 1984 ; 74 : 2136-2143
5) Li, Y. C., Kong, J., Wei, M., et al. : 1,25-Dihydroxyvitamin D(3) is a negative endocrine regulator of the renin-angiotensin system. J. Clin. Invest. 2002 ; 110 : 229-238
6) Marshall, D. T., Savage, S. J., Garrett-Mayer, E., et al. : Vitamin D3 Supplementation at 4000 International Units Per Day for One Year Results in a Decrease of

Positive Cores at Repeat Biopsy in Subjects with Low-Risk Prostate Cancer under Active Surveillance. J. Clin. Endocrinol. Metab. 2012;97:2315-2324

7) Byfield, F. J., Kowalski, M., Cruz, K., et al.: Cathelicidin LL-37 increases lung epithelial cell stiffness, decreases transepithelial permeability, and prevents epithelial invasion by pseudomonas aeruginosa. J. Immunol. 2011;187:6402-6409

8) Shoji, T., Shinohara, K., Kimoto, E., et al.: Lower risk for cardiovascular mortality in oral 1 alpha-hydroxy vitamin D_3 users in a haemodialysis population. Nephrol. Dial. Transplant. 2004;19:179-184

9) Teng, M., Wolf, M., Ofsthun, M. N., et al.: Activated injectable vitamin D and hemodialysis survival: a historical cohort study. J. Am. Soc. Nephrol. 2005;16:1115-1125

10) Naves-Díaz, M., Alvarez-Hernández, D., Passlick-Deetjen, J., et al.: Oral active vitamin D is associated with improved survival in hemodialysis patients. Kidney Int. 2008;74:1070-1078

11) 日本透析医学会:慢性腎臓病に伴う骨・ミネラル代謝異常の診療ガイドライン.透析会誌 2012;45:301-356

12) Kazama, J. J., Maruyama, H., Narita, I., et al.: Maxacalcitol is a possible less phosphatemic vitamin D analog. Ther. Apher. Dial. 2005;9:352-354

13) Kazama, J. J.: Oral phosphate binders: history and prospects. Bone 2009;45(Suppl. 1):S8-S12

14) Kalantar-Zadeh, K., Kuwae, N., Regidor, D. L., et al.: Survival predictability of time-varying indicators of bone disease in maintenance hemodialysis patients. Kidney Int. 2006;70:771-780

15) Floege, J., Kim, J., Ireland, E., et al.; ARO Investigators: Serum iPTH, calcium and phosphate, and the risk of mortality in a European haemodialysis population. Nephrol. Dial. Transplant. 2011;26:1948-1955

16) Naves-Díaz, M., Passlick-Deetjen, J., Guinsburg, A., et al.: Calcium, phosphorus, PTH and death rates in a large sample of dialysis patients from Latin America. The CORES Study. Nephrol. Dial. Transplant. 2011;26:1938-1947

17) Block, G. A., Zaun, D., Smits, G., et al.: Cinacalcet hydrochloride treatment significantly improves all-cause and cardiovascular survival in a large cohort of hemodialysis patients. Kidney Int. 2010;78:578-589

18) EVOLVE Trial Investigators, Chertow, G. M., et al.: Effect of cinacalcet on cardiovascular disease in patients undergoing dialysis. N. Engl. J. Med. 2012;367:2482-2494

(風間順一郎)

5 CKD-MBD ガイドライン

3. リン吸着薬をどのように使い分けるか？

Management of hyperphosphatemia : phosphate binder

はじめに

　生体におけるリン（P）バランスをおもに左右するのは尿中P排泄であるため，腎機能が廃絶している血液透析患者では腎臓からのP排泄がなく，高P血症が生じる．高P血症は二次性副甲状腺機能亢進症の危険因子のみならず，最近では血管の石灰化の発症・増悪因子であることも多くの検討から明らかになり，高P血症の治療は血液透析患者の生命予後の面からも重要な問題となった．

　高P血症の治療は食事療法，透析療法による除去，P吸着薬の三つで成り立っている．血液透析患者では1回4時間の血液透析で，約1,000 mgのPが除去可能であるが，CAPD患者ではさらに除去量は少ない．こうした透析療法による血清P除去や食事療法には限界があり，P吸収を低下させるP吸着薬の併用が重要となる．これまでいくつかのP吸収を低下させるP吸着薬が臨床応用されてきたが，それぞれ一長一短があり，なかなか理想的なP吸着薬は現在も存在しない．理想的なP吸着薬とは，服用コンプライアンスがよい（内服しやすいこと），血清P低下作用が強力である，蓄積性がなく重篤な副作用がないことなどである．

　P吸着薬による治療介入により心血管疾患（CVD）を含む予後改善をもたらしたという報告もされている．ArMORR（Accelerated Mortality on Renal Replacement）study[1]は，米国において透析導入患者10,044例を対象に導入後1年間観察したコホート研究であり，導入後90日間でP吸着薬を使用した群は未使用群に比較し，有意に生存率が高かった．このことからも，個々の症例に応じて，P吸着薬を適切に使用していくことは重要なことである．現在わが国にて使用が考慮できるP吸着薬は二つに大別し，カルシウム（Ca）含有P吸着薬（炭酸Ca）とCa非含有P吸着薬（セベラマー塩酸塩，炭酸ランタン）である．図1に各薬剤の血清Caと血清P値に対する作用の方向性の模式図を示す．

　シナカルセトと活性型ビタミンDについては別項に参照いただき，本稿では，P吸着薬についての使い分けをガイドラインに基づき，どのように選択するかについて述べる．

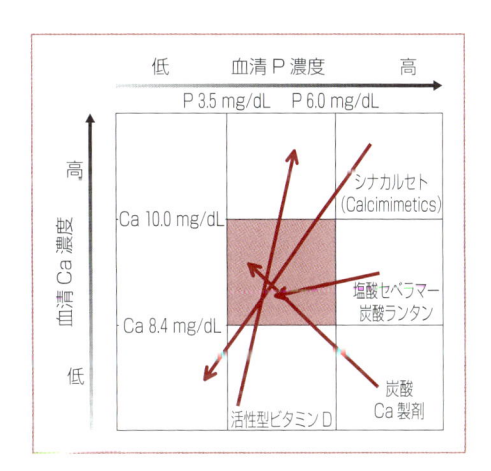

図1 各薬剤の血清Caと血清P値に対する作用の方向性の模式図

Pの治療目標値の設定と治療指針は？

●ガイドラインの概要・考え方

▶日本透析医学会「慢性腎臓病に伴う骨・ミネラル代謝異常の診療ガイドライン」(2012)[2]
第2章 血清P，Ca濃度の管理
 I．血清P，補正Ca濃度の管理目標値
1) 血清P濃度の目標値 3.5〜6.0 mg/dL
 II．P，Ca管理目標値からの治療指針
1) 血清P濃度，血清補正Ca濃度，血清PTH濃度の順に優先して，管理目標値内に維持することを推奨する（1C）．
2) 血清P濃度もしくは血清補正Ca濃度が持続して高い場合は，速やかな治療法の変更を推奨する（1B）．
3) 原則として，血清P濃度，血清補正Ca濃度を管理した上で，血清PTH濃度を管理目標値内に保つよう活性型ビタミンD製剤もしくはシナカルセト塩酸塩の投与を調整することが望ましい（2D）．
4) 血清PTH濃度が高い場合は，P，Caを管理する一つの方法としてシナカルセト塩酸塩の投与を考慮することが望ましい（2D）．

Clinical Question 1
Ca含有P吸着薬は，どのように位置づけるか？

炭酸Caは，比較的安定したP吸着作用があり，きわめて安価で，間接的ながら副甲状腺ホルモン（PTH）低下作用も有しており，ここ10年間でもっとも汎用されている標準的P吸着薬である[2]．高Ca血症のない症例では一般的に本薬剤が使用される．欠点としては，胃内pH依存性があり，強力な制酸剤と併用すると胃内pHが上昇し，Caの解離が低下しP吸着能力が著しく低下する[3]．

また，Ca負荷による高Ca血症の危険や血管石灰化をはじめとする軟部組織石灰化の危険がある[4]．このため，炭酸Ca投与量を3.0 g/day以下を目標とすると定められた．

炭酸Ca以外では酢酸Ca剤が使用可能であるが，残念ながら薬剤としての保険収載はされておらず，健康食品としての購入により服用する必要があるが，酢酸CaのP吸着能は炭酸Caの吸着能の約2倍とされている．しかしながら，その安定したP吸着作用とコスト面は評価され，海外では現在でもP吸着薬の中心的な役割を果たしている．

CQ 2
Ca非含有P吸着薬はどのように位置づけるか？

現在，本邦で使用できるCa非含有P吸着薬はセベラマー塩酸塩と炭酸ランタン，ビキサロマー，クエン酸第二鉄である．高Ca血症の合併症例に推奨され，血清Ca濃度を上昇させることなく，血清P濃度の低下作用を示す．

1) セベラマー塩酸塩

セベラマー塩酸塩は構造上に塩素イオンを有し，その場所に交換でリン酸イオンが吸着される構造体ポリマーである．このため，高クロール性の代謝性アシドーシスが起こりうる．しかし，代謝性アシドーシスの是正能力の高い重炭酸液の使用が可能になった現在では大きな問題となっていない．

セベラマー塩酸塩は血清Ca濃度を上昇させることなく血清P低下作用を示すため，Ca含有P吸着薬の使用も中止または減量可能となり血管石灰化進展の抑制能力も報告され[5]，血管保護作用から2003年発売時には大きな期待が寄せられた．しかしながら，諸外国と比較するとわが国では便秘や腹部膨満感など消化器系副作用が多く，閉塞性イレウスの合併による消化管穿孔例も報告され，服薬コンプライアンスが問題となっている．一方で臨床経験が蓄積されつつあり，炭酸Ca製剤とP吸着能力に相加効果が認められること[6]，炭酸Ca製剤に比較しP低下能力は2/3であることなどが明らかとなっている[7]．このため炭酸Ca（250 mg錠）の1錠がセベラマー塩酸塩（500 mg錠）の3錠と等価交換可能であり，両者の併用療法が現在で

は基本的な使用法となっている．さらにセベラマー塩酸塩はP吸着能以外にコレステロール吸着能も有しており，尿毒素の吸着の可能性も指摘され，高P血症の治療薬としての作用以外の付加価値を示す可能性もある．長期にP吸着薬としてセベラマー塩酸塩を選択した症例では，Ca製剤を選択した症例群より生命予後が良いことが報告され期待を集めている．

同様のポリマー構造を有するコレスミチドは，腸管内で食物中のリン酸を吸着し，糞便中へ排泄させ血中P値を下げるP吸着薬として作用することが報告され，高P血症治療薬として期待されているが，現在のところ適応症とはなっていない．

2) 炭酸ランタン

3価の希土類遷移元素ランタンは，リン酸基と強固な難溶性化合物を生成し大きな毒性の報告もないため，P吸着薬として開発された．ランタンの主排泄経路は胆汁とされ，腎不全患者には有利と思われる．本邦では2009年3月より発売が開始された．わが国における炭酸ランタンの血液透析患者においてのプラセボ対照・多施設・無作為化・二重盲検・用量群間比較試験が報告されている．その結果では，炭酸Caやセベラマー塩酸塩を凌ぎアルミニウム製剤に匹敵する血清P低下作用を示している[8]．炭酸Caと炭酸ランタンの二重盲検前向多施設共同研究では，炭酸Ca製剤に比較しP低下能力は1.5倍で，高Ca血症の発現頻度は低いという結果であった[9]．

副作用は，比較的大規模の最長2年間の長期投与試験において消化器障害が主であり，悪心，嘔吐，下痢などが挙げられる．アルミニウム製剤で問題となった骨に対する蓄積性と毒性については，透析患者対象の炭酸Caを対照とした1年間投与前後の骨生検成績（炭酸ランタン n＝41，炭酸Ca n＝43）では，炭酸ランタン投与による低回転骨の発生はなく，むしろ骨組織形態計測学的パラメーターを正常化する方向であり，今のところアルミニウム製剤でみられた骨への有害作用はみられていない[10]．さらに，2年間で少数例ではあるが，わが国でも炭酸ランタン投与例の骨生検研究が報告され，同様に骨組織形態計測学的パラメーターを正常化する方向へ収束していた．しかし，骨中のランタン濃度は上昇しており，今後，より長期の観察が必要と思われる[11]．

従来のP吸着療法群と炭酸ランタン投与群での生存率の検討も報告され，65歳以上の患者群での生存率が，炭酸ランタン群で従来療法よりも有意に高かった[12]．わが国では3年間の臨床経験が最近発表され，安定した血清P値低下効果が続き，ガイドラインの目標の高い達成率が観察されている[13]．また，保存期慢性腎不全（CKD）患者において炭酸Caに炭酸ランタンを併用する検討にて，血中FGF (fibroblast growth factor) 23濃度の低下作用も報告されている[14]．

3) ビキサロマー

ビキサロマーは国内で臨床開発が行われ，2012年に承認・発売された薬剤である．セベラマー塩酸塩と類似の非吸収性のアミン機能性ポリマーであり，陽性荷電状態のアミノ基を介するイオン結合および水素結合により消化管内でリン酸と結合し，体内へのP吸収を阻害することで血清P濃度を低下させる．

セベラマー塩酸塩との比較では水分と接触した際の膨潤が軽度であり[15]，腹部膨満や便秘といった消化管系の副作用が少ない（もしくは軽減される）こと，さらにセベラマー塩酸塩でみられる過塩素血症性の代謝性アシドーシスの懸念が少ないことが期待されている．

セベラマー塩酸塩を対象薬とした国内第Ⅲ相試験では，血液透析中の慢性腎不全患者110例に対し1.5〜7.5 mg/dayを12週間投与し，投与終了時の血清P濃度においてセベラマー塩酸塩との非劣勢が認められている[16]．

おもな有害事象は消化器症状であり，胃腸障害に関してはセベラマー塩酸塩群で47.3％に対し，ビキサロマー群で29.1％であった．

重大な副作用としては虚血性腸炎，消化管出血，消化管潰瘍などが報告されている．また，

ビキサロマー特定使用成績調査中間結果報告では，血清P濃度を投与開始1カ月後の早期から経時的に低下させ，血清補正Ca濃度には影響を与えなかったことが報告されている[17]．

4）クエン酸第二鉄水和物

2014年5月に，保存期から透析患者まで使用可能な新たな高P血症治療薬としてクエン酸第二鉄水和物が発売された．P結合能が高い第二鉄を主成分とし，溶解性を改良した製剤であり，胃内のpHに依存することなく溶解性を示し，効率的にP吸着作用を示す．すでに鉄剤としての有効性[18]，FGF23濃度低下作用[19]も報告されており，今後のさらなる臨床的効果が期待される薬剤である．

5）スクロオキシ水酸化鉄

2015年11月27日に発売されたスクロオキシ水酸化鉄は生理的な金属である鉄（Ⅲ）を含有した，複合体構造を有するP吸着薬であり，崩壊性のあるドーナツ型のチュアブル錠である．優れた血清P濃度低下作用に加え，服薬コンプライアンス向上も期待できる薬剤であり，今後の臨床データの蓄積が待たれる．

CQ 3
保存期CKDのP吸着薬の使用の意義は？

保存期CKDの治療の根幹は，腎機能の維持と透析回避である．それゆえ現在までさまざまな治療が確立してきている．しかしながら，CKDの進展に伴い合併するCKD-MBD（CKD-mineral and bone disorder）はその認識さえも十分でなく，わが国における日本透析医学会ガイドラインではあくまで透析患者を対象としたものであり，透析患者の生命予後改善を目的としたものである．しかしながら，透析患者の生命予後改善のためには保存期CKDからの治療が必要であると考えられる．

ガイドラインとしては，2003年に米国のNational Kidney FoundationよりK/DOQI Clinical Practice Guidelines for Bone Metabolism and Disease in Chronic Kidney Diseaseが発表された．そのなかで糸球体濾過量（glomerular filtration rate；GFR）別ステージにおける血清P値，血清Ca値，PTH値の推奨目標値，測定頻度および治療指針を示している[20]．高P血症に関してはCKD stage 3～4では食事によるP制限を800～1,000 mg/dayとすることが推奨されている．そのうえで目標範囲内に維持できない場合はP吸着薬を使用する．

保存期CKDでのP吸着薬として使用可能なものは保険適用上，炭酸Ca，炭酸ランタン，クエン酸第二鉄である．そのうち，炭酸Caは大量に服薬するとCaの過剰負荷をきたし，石灰化の原因になる可能性もあることから高Ca血症には十分注意する必要がある．

わが国でも2012年に発行された日本透析医学会からの「慢性腎臓病に伴う骨・ミネラル代謝異常の診療ガイドライン」[2]のなかに，第9章として透析前の保存期腎不全患者に対する血清PとCa値の管理に関する項が取り上げられている．これによれば，血清PとCa値は，各施設の基準値内に維持することが望ましく，血清P値の管理は，食事のP制限やP吸着薬による治療によって行うのが妥当であるとされている．

保存期CKDでのP吸着薬として使用可能なものは保険適用上，炭酸Ca，炭酸ランタン，クエン酸第二鉄である．保存期でのPコントロールが透析開始後の心血管予後との関連も指摘されており，保存期でも厳格にPコントロールをする必要があると考えられる．FGF23濃度低下作用など，さまざまな臨床研究の進展により，保存期CKDでのPコントロールやP吸着薬の役割に関してさらなるエビデンスが明らかになることが期待される．

診療のポイント

① 炭酸Caの投与量は，Ca過剰負荷を避けることが重要であることから，おおむね3 g/dayを上限とするのが妥当である（GL）．
② 高Ca血症をきたしやすい場合や，血管石灰化が著明な場合，無形成骨症と考えら

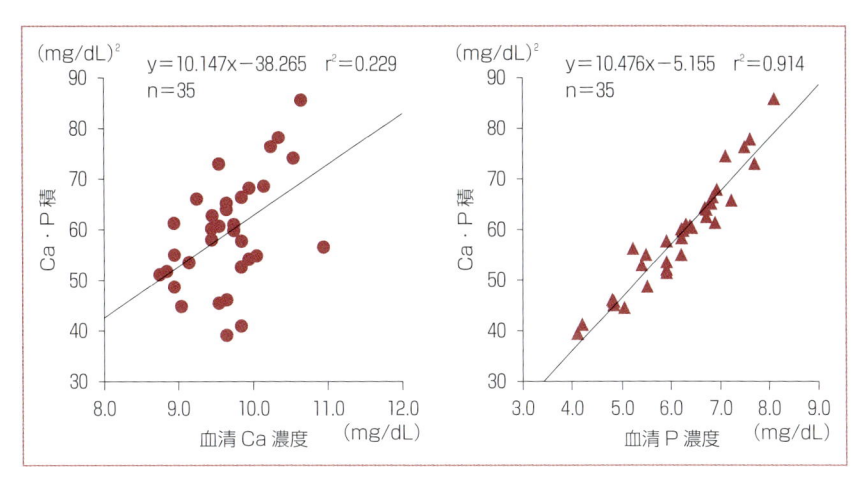

図2 血清補正Ca濃度および血清P濃度とCa・P積の関係
〔Shigematsu, T., et al.：Nephrol. Dial. Transplant. 2003；18(Suppl. 3)：iii86-iii89[21] を一部改変〕

れる場合，低PTH血症が持続する場合には，炭酸Caを減量・中止し，セベラマー塩酸塩などのCa非含有P吸着薬への変更が望ましい（GL）．

③ 炭酸ランタンは，今後，生命予後や血管石灰化や安全性を含めた長期成績の集積が必要であるが，炭酸Caやセベラマー塩酸塩を凌ぎアルミニウム製剤に匹敵する血清P低下作用を示していることから，症例の選択を熟考したうえで使用する（OP）．

おわりに

高P血症，血清Ca・P積上昇が，透析患者において予後規定因子になることは大規模臨床研究より明らかにされている．このうち，血清Ca・P積上昇を改善するには，Ca値のコントロールよりP値のコントロールのほうがはるかに有効であることをわれわれは見出している（図2）[21]．2012年に発行した「慢性腎臓病に伴う骨・ミネラル代謝異常の診療ガイドライン」[2]でも，この点を重視し，血清Ca・P積の治療目標が省かれている．CKD患者の予後に多大な影響を及ぼす血管石灰化に対するP吸着薬の効果に対しては，さらなる臨床研究が必要と考えられる．

文献

1) Isakova, T., Gutierrez, O. M., Chang, Y., et al.：Phosphorus binder and survival on hemodialysis. J. Am. Soc. Nephrol. 2009；20：388-396
2) 日本透析医学会：慢性腎臓病に伴う骨・ミネラル代謝異常の診療ガイドライン．透析会誌 2012；45：301-356
3) Hardy, P., Sechet, A., Hottelart, C., et al.：Inhibition of gastric secretion by omeprazole and efficiency of calcium carbonate on the control of hyperphosphatemia in patients on chronic hemodialysis. Artif. Organs. 1998；22：569-573
4) Guerin, A. P., London, G. M., Marchais, S. J., et al.：Arterial stiffening and vascular calcifications in end-stage renal disease. Nephrol. Dial. Transplant. 2000；15：1014-1021
5) Chertow, G. M., Burke, S. K., Raggi, P., et al.：Sevelamer attenuates the progression of coronary and aortic calcification in hemodialysis patients. Kidney Int. 2002；62：245-252
6) Koiwa, F., Onoda, N., Kato, H., et al.：Prospective randomized multicenter trial of sevelamer hydrochloride and calcium carbonate for the treatment of hyperphosphatemia in hemodialysis patients in Japan. Ther. Apher. Dial. 2005；9：340-346
7) Iwasaki, Y., Takami, H., Tani, M., et al.：Efficacy of combined sevelamer and calcium carbonate therapy for hyperphosphatemia in Japanese hemodialysis patients. Ther. Apher. Dial. 2005；9：347-351
8) Sigematsu, T.；Lanthanum Carbonate Research Group：Lanthanum carbonate effectively controls serum phosphate without affecting serum calcium levels

in patients undergoing hemodialysis. Ther. Apher. Dial. 2008；12：55-61

9) Shigematsu, T.；Lanthanum Carbonate Research Group：Multicenter prospective randomized, double-blind comparative study between lanthanum carbonate and calcium carbonate as phosphate binders in Japanese hemodialysis patients with hyperphosphatemia. Clin. Nephrol. 2008；70：404-410

10) D'Haese, P. C., Spasovski, G. B., Sikole, A., et al.：A multicenter study on the effects of lanthanum carbonate（Fosrenol）and calcium carbonate on renal bone disease in dialysis patients. Kidney Int. 2003；85（Suppl.）：S73-S78

11) Shigematsu, T., Tokumoto, A., Nakaoka, A., et al.：Effect of lanthanum carbonate treatment on bone in Japanese dialysis patients with hyperphosphatemia. Ther. Apher. Dial. 2011；15：176-184

12) Wilson, R., Zhang, P., Smyth, M., et al.：Assessment of survival in a 2-year comparative study of lanthanum carbonate versus standard therapy. CMRO 2009；25：3021-3028

13) Shigematsu, T.；Lanthanum Carbonate Research Group：Three-year extension study of lanthanum carbonate therapy in Japanese hemodialysis patients. Clin. Exp. Nephrol. 2010；14：589-597

14) Shigematsu, T. and Negi, S.；COLC Reseatch Group：Combined therapy with lanthanum carbonate and calcium carbonate for hyperphosphatemia decreases serum FGF-23 level independently of calcium and PTH（COLC Study）. Nephrol. Dial. Transplant. 2012；27：1050-1054

15) 角田裕俊，谷口圭一，坂口ひとみ，他：リン酸吸着ポリマー製剤を服用量の水と混合したときの水分吸収量，膨潤の程度，粘度および流動性に関する比較．臨牀透析 2012；28：251-256

16) Akizawa, T., Origasa, H., Kameoka, C., et al.；Bixalomer Study Group：Randomized controlled trial of bixalomer versus sevelamer hydrochloride in hemodialysis patients with hyperphosphatemia. Ther. Apher. Dial. 2014；18：122-131

17) 秋澤忠男，栗原 怜，横山啓太郎，他：高リン血症を伴う血液透析中の慢性腎不全患者におけるビキサロマーの有効性および安全性の検討―ビキサロマー特定使用成績調査中間結果報告．Ther. Res. 2014；35：523-534

18) Yokoyama, K., Akiba, T., Fukagawa, M., et al.：Long-term safety and efficacy of a novel iron-containing phosphate binder, JTT-751, in patients receiving hemodialysis. J. Ren. Nutr. 2014；24：261-267

19) Yokoyama, K., Hirakata, H., Akiba, T., et al.：Ferric citrate hydrate for the treatment of hyperphosphatemia in nondialysis-dependent CKD. Clin. J. Am. Soc. Nephrol. 2014；9：543-552

20) National Kidney Foundation：K/DOQI clinical practice guidelines for bone metabolism and disease in chronic kidney disease. Am. J. Kidney Dis. 2003；42（Suppl.）：S1-S201

21) Shigematsu, T., Kono, T., Satoh, K., et al.：Phosphate overload accelerates vascular calcium deposition in end-stage renal disease patients. Nephrol. Dial. Transplant. 2003；18（Suppl. 3）：iii86-iii89

（大矢　昌樹，根木　茂雄，重松　隆）

5 CKD-MBD ガイドライン

4. 副甲状腺腫大の治療法をどう選択するか？
─── 手術と内科的治療法および限界

Medical and surgical treatment for secondary hyperparathyroidism with swollen parathyroid glands

はじめに

　高度に進行した二次性副甲状腺機能亢進症（SHPT）は，患者のQOLを損なうばかりか，心血管系合併症を引き起こすことにより生命予後に影響を与えることは明らかである[1]．よって，リン（P），カルシウム（Ca），副甲状腺ホルモン（PTH）の管理は重要であり，とくにわが国の維持透析患者は長期間の透析療法を必要とするため，SHPTは日常の臨床でとくに注目すべき合併症の一つである．進行したSHPTは最近の内科的治療〔Ca非含有P吸着薬，ビタミンD受容体（VDR）activator, シナカルセト塩酸塩など〕によって多くの症例では管理可能であるが，著しく進行したSHPTでは内科的治療は困難であり，副甲状腺摘出術（PTx）の適応となる[2]．日本透析医学会（JSDT）は2006年に「維持透析患者における二次性副甲状腺機能亢進症の治療ガイドライン」を，さらに2012年には「慢性腎臓病に伴う骨・ミネラル代謝異常の診療ガイドライン」[3]を提示した．その中に，副甲状腺インターベンションの適応と方法についても述べられているが，実際の症例となると，どのような場合にPTxに委ねるのか，あるいはどのような症例は外科的治療が困難なのか，に迷う場合も少なからず存在する．以下に9個のClinical Questionを提示し，それらに対して私見を交えて回答する．

●ガイドラインの概要・考え方

▶日本透析医学会「慢性腎臓病に伴う骨・ミネラル代謝異常の診療ガイドライン」(2012)[3]

第4章 副甲状腺インターベンションの適応と方法

1) 内科的治療に抵抗する高度の二次性副甲状腺機能亢進症[*1]に対しくは，副甲状腺摘出術（PTx）を推奨する（1B）．
2) 腫大副甲状腺が1腺のみで穿刺可能な部位に存在する場合，経皮的エタノール注入療法（PEIT）を考慮することは妥当である（グレードなし）．

● 補足：[*1]．高度の二次性副甲状腺機能亢進症とは，intact PTHが500 pg/mLを超える場合とする．ただしこれ以下の値であっても，管理目標値を上回る高P血症あるいは高Ca血症が是正困難な場合，PTxの適応を検討することは妥当である．

Clinical Question 1
intact PTH 500 pg/mL 以上になれば副甲状腺摘出術（PTx）を考慮すべきか？

　もちろん十分な内科的治療を施した症例でintact PTH 500 pg/mL以上の場合，PTxを考慮すべきである．

　現在可能なSHPTに対する内科的治療は，十分なP吸着薬で血清P値を6 mg/dL以下に管理したうえで十分な量のVDR activatorとシナカルセト塩酸塩を投与することである．

　これらの治療にもかかわらず高P血症（>6 mg/dL），高Ca血症（>10 mg/dL）が管理できずにintact PTH 500 pg/mL以上を示す場合は

内科的治療が限界と考えるべきである．

超音波検査（US）で測定した副甲状腺の体積が 500 mm³ 以上または長径が 1 cm 以上の副甲状腺が確認できれば，内科的治療の抵抗性を予測する因子となる．

もちろん ① 自覚症状，② 骨回転の亢進〔アルカリフォスファーゼ（ALP）の上昇〕，③ X線画像での線維性骨炎所見，④ 進行性の異所性石灰化（血管，心臓の弁，腫瘤状石灰化）を認める場合には，より積極的に PTx の適応を考える根拠となる．

CQ 2
intact PTH 500 pg/mL 以下の値であっても PTx の適応を検討する場合はどのような場合か？

もっとも強力な SHPT に対する内科的治療（適切な P 吸着薬，VDR activator，シナカルセト塩酸塩）を用いて intact PTH が 500 pg/mL 以下で経過するにもかかわらず高 P 血症，高 Ca 血症が是正困難で，投薬量を減ずると高 P 血症，高 Ca 血症は是正できるにもかかわらず PTH が 500 pg/mL 以上に上昇する場合である．オピニオンとしては，シナカルセト塩酸塩を用いても intact PTH を 300 pg/mL 以下に十分低下させることが困難な場合には，PTx を検討してもよいと考える．シナカルセト塩酸塩で胃腸障害が出現し内服継続が困難な症例では，PTH を低下させるにはシナカルセト塩酸塩の継続投与が必要となるため，シナカルセト塩酸塩を中止し PTx の適応検討が必要となる．とくに長期生命予後の期待できる患者では PTx を考慮すべきである[4]．この場合も US で腫大した副甲状腺が確認できることは PTx 選択のサポーティブな要因となる．

CQ 3
副甲状腺の腫大の確認は内科的治療を予測する要因となるか？ シナカルセト塩酸塩の使用に際しても同様か？

慢性腎臓病（CKD）にてさまざまな刺激が加わると PTH の分泌が亢進し，副甲状腺細胞は増殖し，過形成となる．過形成はびまん性過形成より結節性過形成へと進行し[5]，結節性過形成の結節構成細胞はモノクローナルに増殖し，増殖能も亢進している[6]．さらに結節構成細胞は，VDR，カルシウム感知受容体（CaSR）の発現が減少しており，VDR activator，高 Ca 血症にて PTH の合成，分泌，副甲状腺の増殖を十分抑制できないと報告されている[7,8]．よって，CKD 患者の副甲状腺が結節性過形成まで進行すると，VDR activator を含めた従来の治療法には抵抗し，副甲状腺インターベンションが必要となる．副甲状腺の重量が 500 mg を超えると 80 % 以上の副甲状腺は結節性過形成である．US で測定した副甲状腺の体積が 500 mm³，または長径が 1 cm を超えると結節性過形成の可能性が高く，VDR activator による治療に抵抗する予測因子となる．よって，JSDT の透析患者の SHPT に対する治療ガイドライン 2006 年 version の「副甲状腺インターベンションの適応と方法」の一項目として挙げられているし，2012 年 version[3] の解説にも述べられている．

マキサカルシトールの投与前に US で副甲状腺の大きさを測定し，その後のマキサカルシトールの反応性を検討した報告がいくつか認められる[9)~11)]．それらの報告では，US で測定した最大腺の長径が 10 mm 以上または推定体積が 300〜500 mm³ ではカルシトリオールまたはマキサカルシトール投与でも十分 PTH の低下は認められず，結節性過形成まで進行すると VDR activator では SHPT の管理が困難であることを臨床的に裏づけている．

それではシナカルセト塩酸塩は結節性過形成まで進行した SHPT に有効であるのか？ とい

う問題に関して十分な回答を提供するだけの根拠に乏しい．結節性過形成と思われる副甲状腺を有する症例でも有効にPTHを低下させ，また長期間の使用により結節性過形成の縮小を認めたという報告と，結節性過形成まで進行すると一時的にPTHの低下を認めるものの，シナカルセト塩酸塩の長期間の使用によっても再びPTHは再上昇し，PTxが必要となったという報告が存在する[12)～14)]．シナカルセト塩酸塩使用中にUSにて副甲状腺の体積を追跡した報告では，500 mm^{3}以下の症例では縮小は顕著であるにもかかわらず，500 mm^{3}以上では縮小は認められなかったという報告が散見される[15)～17)]．また，シナカルセト塩酸塩投与では副甲状腺は囊胞性変化を示し，あたかも腺が腫大したようにみられることがあるので注意が必要である[15),18)]．

CQ 4
内科的治療にもかかわらずSHPTが管理困難な症例でUSにて腫大した副甲状腺が認められない場合はどうしたらよいか？

まず考えられることは副甲状腺が異所性に存在する場合である[19)]．副甲状腺が縦隔内，下顎部，甲状腺内など異所性に存在するとUSにては確認困難なことがありうる．そのような場合にはMIBIシンチグラム，CTなどの画像診断を追加すべきである．たとえ画像診断で腫大した副甲状腺が確認できなくても，内科的治療で管理困難なSHPTでは手術の適応になる．ただしPTxに熟練した外科医に委ねるのが適当であろう．

CQ 5
シナカルセト塩酸塩登場後，PTxの適応はどう変わったか？

2008年1月，わが国でシナカルセト塩酸塩の使用が可能となった．SHPTに対するPTx研究会（PSSJ）の調査によると，わが国のSHPTに対するPTxの件数は2007年の年間1,749件から2013年の年間296件へと著しく減少した[4)]．しかしながら表1に述べる症例ではPTxを選択すべきと考えている[4)]．

基本的にJSDTガイドラインに準じるが，シナカルセト塩酸塩は継続投与が必要で中止するとPTH値はリバウンドするため，VDR activatorにてSHPTの治療が困難で長期生命予後が期待できる症例ではPTxを推奨したい．また，シナカルセト塩酸塩使用にても十分PTHが低下しない（intact PTH 300 pg/mL以上）症例，高Ca血症，高P血症の内科的管理が困難な症例も当然PTxの適応となる．注意しなければならない点は，シナカルセト塩酸塩による消化器症状，

表1 シナカルセト塩酸塩導入後の副甲状腺摘出術の適応

1. ビタミンD製剤にて二次性副甲状腺機能亢進症の治療が困難な症例で長期生命予後が期待できる症例（intact PTH>300～500 pg/mL，副甲状腺推定体積>300～500 mm^3，または長径>1 cm，で内科的治療にても管理できない高カルシウム血症（>10 mg/dL），高リン血症（>6 mg/dL）が存在
2. 二次性副甲状腺機能亢進症の臨床症状が高度な症例〔骨・関節痛，神経・筋精神症状，高度な異所性石灰化，高度な高回転骨，calciphylaxis，ESA抵抗性貧血，DCM（拡張型心筋症）like heartなど〕
3. シナカルセト塩酸塩にて1分PTH値が低下しない（intact PTH>300 pg/mL）症例
4. シナカルセト塩酸塩使用にても高カルシウム血症（>10 mg/dL），高リン血症（>6.0 mg/dL）の内科的管理が困難な症例
5. calcimimeticsの内服継続が困難な症例（GI symptoms，低カルシウム血症，drug interaction，内服コンプライアンスが悪いなど）
6. 甲状腺腫瘍の摘出が必要な症例

〔冨永芳博：日透医誌 2011，26：203-208[4)]より引用〕

低Ca血症，drug interaction，内服コンプライアンスが悪いなどの理由によりシナカルセト塩酸塩の内服継続が困難な症例である．また，副甲状腺の腫大のcheckのために施行したUSにて甲状腺病変が確認される症例もまれではない．甲状腺病変に対する手術が必要な症例では当然ながら同時にPTxを施行すべきである．

CQ 6
シナカルセト塩酸塩出現後，経皮的エタノール局注療法(PEIT)の役割はどう変わったか？

腫大副甲状腺が1腺のみで穿刺可能な部位に存在する場合PEITは選択すべき治療法の一つと考えられる[20),21)]．とくに穿刺後シナカルセト塩酸塩が使用可能となり，より強力に残存腺の機能を抑制することが可能となった．よって，とくにhigh risk（重篤な心血管合併症，脳血管障害，高齢）および，どうしてもPTxを拒否する症例ではPEITは選択すべき方法と考えられる．ただし，PEIT後は周囲への癒着が認められ，その後のPTxが困難で反回神経麻痺のriskが増えることには留意するとともに，患者にも説明すべきである．PSSJの調査ではPEIT後のPTxは激減しており，2013年では年間3件である[4)]．

CQ 7
SHPTに対する術式はどれが適切か？

SHPTに対するPTxの術式としては全摘出術（without autograft），亜全摘出術，全摘出後筋肉内自家移植術（前腕筋肉，胸鎖乳突筋，腹直筋など）が存在する[2)]．現在コンセンサスが得られていることは，腎移植を予定している症例では全摘出術は腎移植後の低Caの管理が困難となるため避けるべき点である．亜全摘出術と全摘出後前腕筋肉内自家移植術の優劣に関しては一定の見解は得られていないが，わが国のような透析患者の長期生存が期待できる環境下では，亜全摘出術で頸部に副甲状腺を残存させると再発時に侵襲の高い頸部再開創が必要となり，反回神経の同定が困難となるため，再発時に局所麻酔下に低侵襲に副甲状腺組織の切除が可能な副甲状腺全摘出後前腕筋肉内自家移植が適切だと考える．実際わが国の大半の施設ではこの術式が採用されている．もう一つの問題は，透析患者におけるSHPTに対するPTxの際，全摘出術（without autograft）と全摘出後自家移植術のどちらが優れているかという問題である．全摘出後自家移植術が適切とする外科医は，それにより低回転骨を回避させることができると主張するが，全摘出術が適切と主張する外科医は，全摘出術では再発のriskを小さくし，しかも術後生命予後，骨折のriskが高くないと主張している．世界的に両者を比較したランダム化前向き試験は存在せず，最終的には術者の好みに依存する．

腎移植後に持続する副甲状腺機能亢進症（三次性副甲状腺機能亢進症）に対しては欧米では亜全摘出術が広く用いられているが，わが国では腎移植後の慢性腎臓病（CKD）患者の長期予後も考慮し，維持透析患者と同様に全摘出後前腕筋肉内自家移植術が適していると考える[22)]．全摘出術（without autograft）は高度な低Ca血症を呈するため避けるべきである．

CQ 8
PTx後のカルシウムの補充療法に変化はみられるか？

多くの症例でPTx前に十分な内科的治療（VDR activator，シナカルセト塩酸塩）が施行されるようになり，以前のように術前に高度なhungry bone syndrome（骨型ALP高値）を示す症例は著しく減少した．よって術後に多量なCa補充療法を必要とする症例も激減した．当科では総ALP 500 IU/L以上を高度のhungry bone syndromeと考え，術前にCV lineを挿入して経静脈的にCa製剤を投与しているがそのような症例は現在約10%以下である[23)]．

表2 副甲状腺摘出術が困難でシナカルセト塩酸塩を優先すべき症例

1. 手術, 全身麻酔に対するリスクが高い症例〔超高齢者（>80歳）, 心機能障害, 高度な弁疾患, 高度な冠動脈疾患, 脳血管障害, 肝機能障害, 呼吸機能障害など〕
2. 摘出が侵襲的な部位（縦隔内など）に副甲状腺が存在する症例
3. すべての副甲状腺組織を摘出困難な症例（副甲状腺癌, parathyromatosis などによる再発）
4. 再発・持続性 HPT で PTH 過剰分泌 origin が画像診断で確認できない症例
5. 再手術困難な再発・持続性 HPT 症例（両側反回神経麻痺の危険性が高い症例など）

〔冨永芳博：日透医誌 2011；26：203-208[4]）より引用〕

CQ 9
外科的治療が困難な症例はどのように対応すべきか？

表2に示す症例は外科的治療が困難な症例である．シナカルセト塩酸塩はそれらの病態に対してレスキューセラピーとして有効であると考えられ，まず外科的治療に先立って投薬すべきと考える[4]．手術・全身麻酔に対する risk が高い症例では PTx はできれば回避したい．1腺または2腺腫大の症例では PEIT を施行し，その後強力にシナカルセト塩酸塩による内科的治療を施行するのも一つの選択である．

副甲状腺は異所性に存在することはよく知られているが，縦隔内など摘出が侵襲的な部位である場合はまずシナカルセト塩酸塩を優先すべきであろう．非常にまれに SHPT にも副甲状腺癌，副甲状腺細胞の播種による parathyromatosis が存在するが，これらの症例ではすべての副甲状腺組織の切除は不可能であり，シナカルセト塩酸塩の良い適応となる[24]．時に再発・持続性 SHPT で PTH の過剰分泌源が画像診断で確認できない症例が存在する．それらの症例では再手術は困難でありシナカルセト塩酸塩が優先される．一側に反回神経麻痺が存在する再手術症例で反対側に病的副甲状腺が存在する場合は，再手術により両側反回神経麻痺による気道狭窄の risk が存在するため，まずはシナカルセト塩酸塩で対応すべきである．

診療のポイント

① JSDT の「慢性腎臓病に伴う骨・ミネラル代謝異常の診療ガイドライン」[3] は CKD 患者の生命予後をいかに改善するかを視点に作成されている．高度な SHPT は心・血管系合併症を誘発し生命予後を悪化させるため，PTx を含めた適切な治療が必要である（GL）．

② 適切な PTx はもっとも劇的に P, Ca の値を改善させ，自覚症状, QOL, 骨塩量, 生命予後を改善させるため，適切な時期に PTx を選択すべきである（GL）．

③ 本診療ガイドラインは適切な指標を提示しており，PTH 値ばかりではなく高 P 血症，高 Ca 血症など内科的治療の限界に留意すべきである（GL）．

④ US で測定した副甲状腺腫大の確認は内科的治療の抵抗性を予測する有効な指標で，高度な SHPT 治療に際しては施行することが推奨される（GL）．

⑤ シナカルセト塩酸塩の登場は SHPT の治療に大きな影響を与えているが，患者の長期生命予後，副作用などを勘案して PTx を選択すべきである（OP）．

⑥ 外科的治療によっても SHPT の改善が困難な症例にはシナカルセト塩酸塩はレスキューセラピーとして期待される（OP）．

⑦ PEIT は副甲状腺の1腺が腫大している場合に有効なことがあり，PEIT 後にシナカルセト塩酸塩を用いることにより SHPT の管理が容易となることが期待される．と

くにPTxが困難なhigh risk症例ではPEITは選択すべき治療法の一つである（GL）．
⑧わが国では長期間維持透析を継続する患者が多いため，術式としては副甲状腺全摘出術後前腕自家移植術が適していると考える（OP）．

症例提示

[症例1]

56歳，女性．慢性糸球体腎炎に由来する慢性腎不全にて透析歴12年である．以前よりPの管理が悪く再三の指導にもかかわらず血清P値は6 mg/dL以上である．PTHは徐々に上昇し，500 pg/mLを超えるようになった．P高値ではあったがマキサカルシトールの投与を行うと速やかにCa値が10 mg/dL以上を示したため，シナカルセト塩酸塩25 mg/dayを併用したところP，Ca，PTH値とも低下し，PTH値は380 pg/mLとなった．シナカルセト塩酸塩を増量すると胃腸障害を訴え50 mg/day以上の投与は不可能であった．血清Ca値は9.5～10.0 mg/dLではあったがCa非含有P吸着薬の増量にもかかわらずP値は6 mg/dL以上を推移した．マキサカルシトールの増量も試みたが高Ca，高P血症を示し増量を断念した．PTHは300～500 pg/mLを推移した．患者は頑固なかゆみとイライラ感を訴えた．頸部超音波検査で右上腺，左上腺が長径13 mmと15 mmに腫大していることを認めた．今後どのような治療を選択すべきか？

Answer：内科的治療は限界と考えるべきで，心・血管系合併症などの全身麻酔下手術のriskがなければPTxを選択すべきである．

[症例2]

48歳，男性．慢性糸球体腎炎由来の腎不全で透析歴9年である．水分，Pの管理は再三の注意にもかかわらず不良で透析中に低血圧を示し，心不全（肺水腫）にて2回緊急入院，緊急透析の既往がある．虚血性心疾患は否定されたが左心室駆出率（EF）は28％でびまん性に収縮能が低下していた．PTHは1,200 pg/mLでALPは1,020 IU/Lと著しく高値であった．頸部USにて左下腺のみ長径20 mmと著しく腫大していた．どのような治療を選択するか？

Answer：SHPTではDCM like heartを示しPTxで改善する可能性があるので，本来ならPTxを選択すべきだが，著しい心機能障害にて全身麻酔下手術はriskが高い[25]．
① シナカルセト塩酸塩をVDR activatorと併用し最大量投与する．
② PEITで左下1腺を可及的に破壊後，シナカルセト塩酸塩にて強力に治療する．
③ 局所麻酔下にPTxを行う．可及的に腫大腺のみ切除する．
④ 心機能を改善させた後，全身麻酔下にPTxを行う．

以上の治療の可能性があるが現実的には大変困難な症例である．私見としては①の後，③または④を選択したい．

おわりに

SHPTは生命予後にも影響を与えるCKD患者にとって重大な合併症であり，日常診療においてP，Ca，PTHの管理はSHPTの進行，副甲状腺腫大を抑制するために重要である．しかしながら内科的治療の進歩にもかかわらず，内科的治療に抵抗する症例も少なからず存在する．PTxは患者のQOL，自覚症状ばかりか生命予後を改善させることは明白であり，適切な時期にPTxに委ねることは重要である．

文　献

1) Block, C. A., Klassen, P. S., Lazarus, J. M., et al.：Mineral metabolism, mortality, and morbidity in maintenance hemodialysis. J. Am. Soc. Nephrol. 2004；15：2208-2218
2) Tominaga, Y., Matsuoka, S., Uno, N., et al.：Surgical and medical treatment of secondary hyperparathyroidism in patients on continuous dialysis. World J. Surg.

2009；33：2335-2342

3) 日本透析医学会：慢性腎臓病に伴う骨・ミネラル代謝異常の診療ガイドライン．透析会誌 2012；45：301-356

4) 冨永芳博：シナカルセト時代のPTx．日透医誌 2011；26：203-208

5) Tominaga, Y., Tanaka, Y., Sato, K., et al.：Histopathology pathophysiology, and indications for surgical treatment of renal hyperparathyroidism. Semin. Surg. Oncol. 1997；13：78-86

6) Tominaga, Y., Kohara, S., Namii, Y., et al.：Clonal analysis of nodular parathyroid hyperplasia in renal hyperparathyroidism. World J. Surg. 1996；20：744-752

7) Fukuda, N., Tanaka, H., Tominaga, Y., et al.：Decreased 1,25-dihydroxyvitamin D3 receptor density is associated with a more severe form of parathyroid hyperplasia in chronic uremic patients. J. Clin. Invest. 1993；92：1436-1443

8) Gogusev, J., Duchambon, P., Hory, B., et al.：Depressed expression of calcium receptor in parathyroid gland tissue of patients with hyperparathyroidism. Kidney Int. 1997；51：328-336

9) Katoh, N., Nakayama, M., Shigematsu, T., et al.：Presence of sonographically detectable parathyroid glands can predict resistance to oral pulsed-dose calcitriol treatment of secondary hyperparathyroidism. Am. J. Kidney Dis. 2000；35：465-468

10) Okuno, S., Ishimura, E., Kitatani, K., et al.：Relationship between parathyroid gland size and responsiveness to maxacalcitol therapy in patients with secondary hyperparathyroidism. Nephrol. Dial. Transplant. 2003；18：2613-2021

11) Tominaga, Y., Inaguma, D., Matsuoka, S., et al.：Is the volume of the parathyroid gland a predictor of Maxacalcitol response in advanced secondary hyperparathyroidism? Ther. Apher. Dial. 2006；10：198-204

12) Komaba, H., Nakanishi, S., Fujimori, A., et al.：cinacalcet effectively reduces parathyroid hormone secretion and gland volume regardless of pretreatment gland size in patients with secondary hyperparathyroidism. Clin. J. Am. Soc. Nephrol. 2010；5：2305-2314

13) Kakuta, T., Tanaka, R., Kanai, G., et al.：Can cinacalcet replace parathyroid intervention in severe secondary hyperparathyroidism? Ther. Apher. Dial. 2009；13 (Suppl. 1)：20-27

14) Tanaka, M., Nakanishi, S., Komaba, H., et al.：Association between long-term efficacy of cinacalcet and parathyroid gland volume in haemodialysis patients with secondary hyperparathyroidism. Nephrol. Dial. Transplant. Plus. 2008；1：49-53

15) Meola, M., Petrucci, I., Barsotti, G.：Long-term treatment with cinacalcet and conventional therapy reduces parathyroid hyperplasia in severe secondary hyperparathyroidism. Nephrol. Dial. Transplant. 2009；24：982-989

16) Ichii, M., Ishimura, E., Okuno, S., et al.：Decreases in parathyroid gland volume after cinacalcet treatment in hemodialysis patients with secondary hyperparathyroidism. Nephron Clin. Pract. 2010；115：195-202

17) Vulpio, C., Bossola, M., Gaetano, A. D., et al.：Parathyroid gland ultrasound patterns and biochemical findings after one-year cinacalcet treatment for advanced secondary hyperparathyroidism. Ther. Apher. Dial. 2010；14：178-185

18) Sumida, K., Nakamura, M., Ubara, Y., et al.：Histopathological alterations of the parathyroid glands in haemodialysis patients with secondary hyperparathyroidism refractory to cinacalcet hydrochloride. J. Clin. Pathol. 2011；10：1-5

19) 冨永芳博：副甲状腺（上皮小体）摘出術のコツと注意点．手術 2006；60：1959-1964

20) Koiwa, F., Kakuta, K., Tanaka, R., et al.：Efficacy of percutaneous ethanol injection therapy (PEIT) is related to the number of parathyroid glands in haemodialysis patients with secondary hyperparathyroidism. Naphrol. Dial. Transplant. 2007；22：522-528

21) Onoda, N., Fukagawa, M., Tominaga, Y., et al.：New clinical guidelines for selective direct injection therapy of the parathyroid glands in chronic dialysis patients. NDT Plus. 2008；1 (Suppl. 3)：26-28

22) Tominaga, Y.：Surgical and medical management of tertiary hyperparathyroidism. World J. Endocr. Surg. 2010；2：105-109

23) 冨永芳博：副甲状腺摘出術後の輸液．綜合臨牀 2009；58：194-196

24) Eriguchi, R., Umakoshi, J., Tominaga, Y., et al.：Successful treatment of inoperable recurrent secondary hyperparathyroidism with cinacalcet HCL. Nephrol. Dial. Transplant. 2008；4：218-220

25) Goto, N., Tominaga, Y., Matsuoka, S., et al.：Cardiovascular complications caused by advanced secondary hyperparathyroidism in chronic dialysis patients；special focus on dilated cardiomyopathy. Clin. Exp. Nephrol. 2005；9：138-141

（冨永　芳博）

各論

6 循環器合併症ガイドライン

1. 透析患者の脂質代謝異常・動脈硬化症の評価と治療をどう行うか？

Evaluation and treatment of dyslipidemia and atherosclerosis in dialysis patients

はじめに

透析患者においては一般住民とは異なり，粥状動脈硬化性疾患のみならず多様な循環器系合併症が高頻度に認められる．したがって，「心血管疾患」としてひとくくりにすることには問題があり，ここではとくに粥状動脈硬化に基づく心血管疾患を念頭におくことにする．

I 透析患者の脂質管理にどんな意義があるか？

● ガイドラインの概要・考え方

▶日本透析医学会「血液透析患者における心血管合併症の評価と治療に関するガイドライン」(2011)[1]
 第Ⅰ章 脂質異常症・動脈硬化
 1．脂質異常症
 1) 透析患者においても，脂質異常症は心血管疾患，特に心筋梗塞発症の独立した危険因子である（B）．
 2) ルーチン評価には，透析前（随時採血）のLDL-C, Non-HDL-C, HDL-C, TGでよい（1B）．
 3) 管理目標値は，虚血性心疾患の一次予防では，LDL-C 120 mg/dL 未満，あるいは Non-HDL-C 150 mg/dL 未満，二次予防では LDL-C 100 mg/dL 未満，あるいは Non-HDL-C 130 mg/dL 未満とする（2C）．
 4) 食事・運動療法にて脂質管理目標に達しなければ，スタチンの投与を考慮する（2B）．
 5) 低脂血症を呈する場合は，栄養状態の評価と対策を考慮することが望ましい（2C）．

Clinical Question 1
血液透析患者においても脂質レベルは下げるべきか？

1990年以前に行われた透析患者の観察コホート研究[2]では，血清総コレステロール（TC）低値の群で死亡率が低いことが示されたため，透析患者における脂質低下療法に懐疑的な意見が多かった．しかし，昔の解析では栄養・炎症などに対する多変量調整がなされていなかった．最近の解析[3]では，低コレステロール血症そのものが悪いのでなく，その背後にある低栄養・炎症・高齢などが生命予後不良の独立した予測因子であることが示されている．

一方，透析患者[4]や透析患者を含む慢性腎臓病（CKD）患者[5]を対象とした脂質低下薬のランダム化比較試験（RCT）においては，透析患者においては一次評価項目に設定した心血管疾患の抑制効果は有意ではなかった．しかし，透析患者においても心血管疾患のうち血管再建術を含めた心イベント〔心臓死，非致死的心筋梗塞，経皮的冠動脈形成術（PTCA），冠動脈バイパス移植術（CABG），他の冠動脈インターベ

ンション〕のリスクは低下することが示されている[4]．

したがって，動脈硬化性心血管疾患発症リスクを低下させる目的で，透析患者で脂質低下療法を行うことには，高いエビデンスとはいえないものの，一定の根拠があると判断された．これに対して，2013年11月に発表された「KDIGO脂質管理ガイドライン」[6]では，透析患者においては脂質低下薬の使用によりベネフィットがあるとの高いエビデンスはないと判断し，「透析患者においては脂質低下薬を新たに開始しないことが望ましい」とされた．

CQ 2
血液透析患者の脂質管理目標はどう考えるか？

次の三つの考え方がありうる．

第1は，おもに循環器領域での考え方によるもので，ハイリスクであるのだからLDL-C（あるいはNon-HDL-C）の管理目標値を低く設定しようとする考え方で，「Treat-to-target方式」と呼ばれ，これまでの主流をなす考え方である．日本透析医学会（JSDT）のガイドライン（2011）は，この考え方で記載されている．

第2は，腎疾患以外を対象として実施されたこれまでのRCTのメタ解析では，スタチン治療による心血管リスクの低下率は治療開始前のLDL-Cレベルによらずほぼ一定であるので，管理目標値を設定せずに，とにかく投薬を実行するという考え方である．欧州とくにイギリスの研究者が好む考え方である．これは，治療は開始するが脂質レベルがどうなったかの確認は不要との考え方であり，「Fire-and-forget方式」と呼ばれている．

第3は，管理目標値（ゴール）を設定するのではなく，治療開始レベルを設定してはどうかという考え方である．SHARPの結果[5]によると，シンバスタチン＋エゼチミブ併用による動脈硬化性心血管疾患発症リスク低下の大きさは，投与前の総コレステロール値が高いほど大きいことが有意に示されており，もともと総コレステロール値が低い患者では介入によるリスク低下が認められていない．糖尿病透析患者のみを対象にした4Dのサブ解析[7]でも同様の関係が認められており，ステージの進んだCKD患者は，the lower, the betterとはいえない例外集団である可能性がある．

CQ 3
血液透析患者の脂質異常症治療に用いる薬剤は？

透析患者を含むCKD患者を対象としたRCTやそのサブ解析で有効性が示されているものは，スタチン単独，あるいはスタチン＋エゼチミブ併用のいずれかということになる．上記ガイドラインが作成された時点では，スタチン＋エゼチミブ併用によるSHARP[5]がまだ論文発表されていなかったため，この併用についての記載がなかった．海外のRCTは日本より高用量で実施されているため，そのままの用量ではなく，日本で用いられている通常用量を用いるのが望ましい．

CQ 4
血液透析患者の高トリグリセリド（TG）血症はどうすればいいのか？

高TG血症は心筋梗塞や脳梗塞の有意な予測因子であることが，日本の透析患者でも示されている[3]．しかし，TG低下目的で用いられるフィブラートは，一部の例外を除き，透析患者では禁忌であり，また心血管リスクを低下させるエビデンスがない．LDL-CとTG-richリポ蛋白のもつコレステロールの合計を表すNon-HDL-C（＝総コレステロール　マイナス　HDL-C）を用いれば，TGに関連するリスクも総合的に評価でき，また絶食を要しない．Non-HDL-Cは透析患者の心筋梗塞，脳梗塞発症の独立した予測因子である[3]．JSDTのガイドライン（2011）では，非絶食時採血のNon-HDL-C

の利用を許容している．

　高度な高TG血症（空腹時で500 mg/dL以上）の場合，急性膵炎のリスクが高まるといわれている．暴飲暴食や血糖コントロール不良などがない場合，二次性高TG血症の鑑別や治療法について，専門医にアドバイスを求めるのがよい．

CQ 5
脂質レベルの低い血液透析患者にはどうすればよいか？

　動脈硬化性心血管疾患発症のリスクは，相対的に低い．しかし，低栄養・炎症がベースにある場合，重篤なイベントを生じると致死率が高い[3]．低栄養や炎症の存在，およびその原因について検索し，対策を講じることが望ましい．

CQ 6
腹膜透析患者への対応は血液透析患者と同じでよいか？

　血液透析患者に比較し，腹膜透析患者の脂質異常はより著しい．しかし，腹膜透析患者を対象としたRCTはないため，情報が欠乏している．筆者の個人的見解としては，動脈硬化性心血管イベントリスクを低下させる目的で脂質低下療法を行うことは，腹膜透析患者においても実践すべきであると考えている．

II　透析患者の動脈硬化はどのように評価するか？

●ガイドラインの概要・考え方

▶「血液透析患者における心血管合併症の評価と治療に関するガイドライン」[1]
第1章　脂質異常症・動脈硬化
II．動脈硬化
1）透析患者の心血管死亡リスク評価のためには，古典的危険因子に加え，腎不全特有の危険因子（貧血，炎症・低栄養，ミネラル代謝異常など）も含めるべきである（1C）．
2）心血管リスク評価に，動脈壁肥厚度，動脈壁硬

化度，血管石灰化なども利用する（委員会意見）．

CQ 7
動脈硬化評価には何を用いるべきか？

　「動脈硬化」という用語は多義語であり，内腔の狭窄・閉塞，動脈壁の肥厚，硬化，石灰化のいずれを表すのにも用いられる．
　内腔狭窄・閉塞を調べる血管造影や冠動脈CT検査は，クリニックレベルの日常診療では利用しにくい．動脈壁肥厚度は，Bモード超音波で頸動脈内膜中膜肥厚度（IMT）[8]として，普及している．動脈壁硬化度は，脈波速度（PWV）[9]を用いて評価されている．血管石灰化は，胸部単純X線，腹部単純X線にて，その有無の判定[10]や，半定量化する評価方法がある．
　頸動脈IMT[11]，大動脈PWV[12]（あるいはbrachial-ankle PWV[13]），単純X線による血管石灰化[10]は，透析患者の総死亡・心血管死亡リスクの独立した予測因子であるため，透析患者の心血管死亡リスク評価に役立つ．ただし，これらの評価の頻度や基準値については明らかではない．

CQ 8
異常所見がある場合にどう対処すべきか？

　心血管リスク評価に，動脈壁肥厚度，動脈壁硬化度，血管石灰化を測定し，異常所見があった場合，まず冠動脈疾患の除外の必要性を検討し，必要により循環器内科医にコンサルトする．そうでない場合は，危険因子の管理に努める．この場合，古典的な動脈硬化危険因子に加え，腎不全特有の危険因子（貧血，炎症・低栄養，ミネラル代謝異常など）も含めて，対処を検討する．

診療のポイント

① LDL-C＞120 mg/dLもしくはNon-HDL-C＞150 mg/dLを有する透析患者には，脂

②低脂血症を呈する場合は，栄養状態の評価と対策を考慮する（GL）．
③高度な動脈硬化病変が認められた場合は，循環器専門医による評価を検討する（OP）．

おわりに

以上，ガイドラインのステートメントを紹介し，それを診療に生かすための解説を試みた．ガイドラインは，エビデンスや専門家の意見を取り入れた診療の手引きではあるが，各医療機関が置かれている事情や，患者ごとの個別の状況まで考慮できているとはかぎらない．EBM（evidence-based medicine）の時代とはいえ，各患者に対し最良の医療を提供するためには，担当医による総合的判断が求められることは，昔と変わりはない．

文　献

1) 日本透析医学会：血液透析患者における心血管合併症の評価と治療に関するガイドライン．透析会誌 2011；44：337-425
2) Degoulet, P., Legrain, M., Reach, I., et al.：Mortality risk factors in patients treated by chronic hemodialysis. Report of the Diaphane collaborative study. Nephron 1982；31：103-110
3) Shoji, T., Masakane, I., Watanabe, Y., et al.：Elevated non-high-density lipoprotein cholesterol (Non-HDL-C) predicts atherosclerotic cardiovascular events in hemodialysis patients. Clin. J. Am. Soc. Nephrol. 2011；6：1112-1120
4) Wanner, C., Krane, V., Marz, W., et al.：Atorvastatin in patients with type 2 diabetes mellitus undergoing hemodialysis. N. Engl. J. Med. 2005；353：238-248
5) Baigent, C., Landray, M. J., Reith, C., et al.：The effects of lowering LDL cholesterol with simvastatin plus ezetimibe in patients with chronic kidney disease (Study of Heart and Renal Protection)：a randomised placebo-controlled trial. Lancet 2011；377：2181-2192
6) Tonelli, M., Wanner, C.；Kidney Disease：Improving Global Outcomes Lipid Guideline Development Work Group Members：Lipid management in chronic kidney disease：synopsis of the Kidney Disease：Improving Global Outcomes 2013 clinical practice guideline. Ann. Intern. Med. 2014；160：182-189
7) März, W., Genser, B., Drechsler, C., et al.：Atorvastatin and low-density lipoprotein cholesterol in type 2 diabetes mellitus patients on hemodialysis. Clin. J. Am. Soc. Nephrol. 2011；6：1316-1325
8) Kawagishi, T., Nishizawa, Y., Konishi, T., et al.：High-resolution B-mode ultrasonography in evaluation of atherosclerosis in uremia. Kidney Int. 1995；48：820-826
9) Shoji, T., Nishizawa, Y., Kawagishi, T., et al.：Intermediate-density lipoprotein as an independent risk factor for aortic atherosclerosis in hemodialysis patients. J. Am. Soc. Nephrol. 1998；9：1277-1284
10) Okuno, S., Ishimura, E., Kitatani, K., et al.：Presence of abdominal aortic calcification is significantly associated with all-cause and cardiovascular mortality in maintenance hemodialysis patients. Am. J. Kidney Dis. 2007；49：417-425
11) Nishizawa, Y., Shoji, T., Maekawa, K., et al.：Intima-media thickness of carotid artery predicts cardiovascular mortality in hemodialysis patients. Am. J. Kidney Dis. 2003；41：S76-S79
12) Shoji, T., Emoto, M., Shinohara, K., et al.：Diabetes mellitus, aortic stiffness, and cardiovascular mortality in end-stage renal disease. J. Am. Soc. Nephrol. 2001；12：2117-2124
13) Kitahara, T., Ono, K., Tsuchida, A., et al.：Impact of brachial-ankle pulse wave velocity and ankle-brachial blood pressure index on mortality in hemodialysis patients. Am. J. Kidney Dis. 2005；46：688-696

（庄司　哲雄）

6 循環器合併症ガイドライン

2．透析患者の高血圧はどう評価し，治療するか？

Evaluation and treatment of blood pressure in hemodialysis patients

はじめに

透析患者の血圧管理について，わが国のガイドライン[1]と欧米のガイドラインとの差は，何よりもわが国のガイドラインでは①数値目標を掲げた点，②血圧測定の標準化を明記した点，の2点である．また，ドライウエイトの定義も行ったことは今後の検討に大いに役立つと期待される．

他国のガイドラインで数値目標をどのようにすべきか明確にできない点は，血圧値と予後にいわゆるU字型現象が存在し，低すぎることも問題であるという事実が存在するからである．しかし，これは横断研究で明らかとされている事実であり，結果の解釈には注意が必要である．何より，大規模な前向き介入試験が存在しないことが問題である．一方，数値目標について，観察研究ではあるが，これまでに一定の事実も存在する．

数値目標については，以上のような経緯がありガイドライン委員会ではやはり現時点においては欧米同様に数値目標を記すことに慎重であるべしとの意見もあった．確かに，透析患者では高血圧ばかりか，透析中の血圧低下も予後悪化因子であることは明らかであり，血圧を下げることばかりを考えこうした悪影響が出ることは避けなければならない．しかしながら，ガイドラインに数値目標がなければ，治療のアルゴリズムができない．いくつより高ければどうすべきかなどについての治療のアルゴリズムを進めることは困難であるという事態も生じる．何より，ガイドラインは現時点での指針であり，これをもとに今後各研究者がエビデンスを構築する踏み台となることを期待したものであると考えると，やはり何らかの数値目標を記載すべきであると結論づけた．世界に冠たる透析医療を誇るわが国のガイドラインが，欧米に追随するものばかりでなく，リードすべきものとの期待も込められている．

こうして，最終的には数値目標を記すこととなったが，この目標値を適用するには一定の付帯条件をつけた．詳しくは以下に述べるが，すでに心機能低下がある症例を除いた透析患者に対するものであり，また心血管障害を減らすためのものであると明記した．

血圧測定の標準化についての重要な点は，機会あるごとに透析終了後の立位血圧の測定を奨めたこと，また当然のことではあるが，脈拍を測定し透析中に生じやすい不整脈の発見を促した点である．坐位か臥位かなど細かな点を決めることは，今後多施設での共同研究を進めるうえでも重要となろう．

● ガイドラインの概要・考え方

▶日本透析医学会「血液透析患者における心血管合併症の評価と治療に関するガイドライン」(2011)[1]

第2章 血圧異常

Ⅰ．高血圧

1) 透析患者における血圧は，透析室における血圧のみならず家庭血圧を含めて評価すべきである（1B）．
2) 心機能低下がない，安定した慢性維持透析患者における降圧目標値は，週初めの透析前血圧で140/90 mmHg 未満とする（オピニオン）．
3) 目標血圧の達成にはドライウェイト（DW）の適正な設定が最も重要である（1B）．
4) DWの達成／維持後も降圧が不十分な場合に降圧薬を投与する（1B）．

Clinical Question 1
高血圧の病態はどういったものか？

高血圧の成因は，① 体液量（細胞外液量）過剰，② renin-angiotensin system（RAS）系の異常（容量負荷に対する不適切なアンジオテンシンⅡの反応性），③ 交感神経活性の亢進，④ 内皮依存性血管拡張の障害，⑤ 尿毒素，⑥ 遺伝因子，⑦ エリスロポエチン，などの関与が指摘されている．とくに，体液量過剰は主因として寄与し，その是正によって60％以上の患者で血圧を正常化できることが報告されている[2],[3]．すなわち，透析患者における降圧治療の原則はドライウエイト（DW）の適正化がもっとも重要で，その達成と維持によっても降圧が不十分な場合に降圧薬投与が有効となる．

CQ 2
血圧測定はいつ行うか？ 家庭血圧の重要性，WAB とは？

血圧異常の診断に当たっては，血圧測定の標準化が必要である．
血圧測定法を一律に決定することは困難である．現時点では以下のように行うことを奨める．
・血圧測定の体位について，坐位か臥位かは問わない．しかし，測定条件を一定にした状態で評価すべきである．測定時期については，穿刺に伴うストレスによる影響を避けるために穿刺直前は適切ではない．透析開始時の血圧測定は，透析開始5分以上前に，5分以上の安静後に測定すべきである．また，測定30分以内のカフェイン含有物の摂取や喫煙は禁止すべきである．
・透析中，定期的に（少なくとも1時間に1回）脈拍とともに測定する．
・透析終了時の血圧測定は，終了返血直前とともに返血を終了し抜針止血後5分以内にも同様に行ったほうがよい．なお，透析終了時血圧とは返血直前の血圧をさす．
・DW設定後あるいは設定変更後は透析終了後に立位でも測定すべきである．
・家庭血圧の測定法は日本高血圧学会ガイドラインに準ずる．早朝起床時および就寝時の測定を奨める．
・透析によって体液量が周期的に変動するので，家庭での血圧を含めた評価が重要で[4]〜[7]，透析日との開きによって中1日や中2日など透析の影響が異なるので，非透析日を含めた1週間単位で評価することも考慮すべきである[4],[5]．血圧は週初めから週末にかけて次第に低下する．家庭血圧の評価・利用の仕方についての報告はきわめて乏しいが，週当りの平均血圧（weekly averaged blood pressure；WAB）は週3回の透析前後の血圧と毎日の起床時と就寝時の家庭血圧の合計の平均値を利用して求める．われわれは[4],[5]，このWABは週初めの透析前あるいは透析後のワンポイント血圧測定に比べて，前向き観察研究で左室肥大や心血管障害発生の重要な予測因子になると報告した．加えて，週中日の非透析日早朝起床時の血圧がWABにほぼ一致することも報告されているので，家庭血圧を週1回測りこの値を利用することもできる．何より，WABを利用すれば他施設との血圧管理の差やさまざまな治療の血圧管理に及ぼす影響が検討できる．WABを利用した1週間にわたる良好な血圧管理が重要である．

CQ ❸ 降圧目標値はどう考えるべきか？

透析患者では血圧値と生命予後との間にU字型現象がみられ、血液透析（HD）後収縮期血圧110 mmHg未満および180 mmHg以上は、140～149 mmHgを基準とした場合、心血管死亡率が、それぞれ、2.8倍、2倍増加する[8)～10)]。また、透析期間が短い場合には血圧の低値が、透析期間が長くなると血圧の高値が予後不良に相関する[10)]。降圧目標値の決定はその対象と目的の明確化が重要である。

降圧目標値は安定した慢性維持透析患者で、長期的に心血管障害の発症を予防することを目的に決められる[11)]。したがって、心機能低下例などはこの限りではなく、高度に左室駆出率が低下した例、高度左室肥大によって拡張機能が低下した症例などでは、個々の例で心機能を評価したうえで総合的に血圧の目標値を決定すべきである。わが国における大規模観察研究[12)]でも、過度の降圧の危険性が示され、収縮期血圧139 mmHg以下、拡張期血圧が69 mmHg以下では死亡率が高い。しかしながら、本研究[12)]では心血管障害に関する併存疾患の記載がなく、既存の心血管障害が予後に影響した可能性があるが、患者の併存疾患を考慮せずに、血圧管理基準をすべての患者に一律に規定することには問題がある。これらを踏まえて、本ガイドラインでは、明らかな心機能低下がなく、安定して外来透析治療を受けている患者についての血圧管理基準を示す。

目標となる血圧値を明記するにはエビデンスが不足している。しかし、一般的には、週初めの透析前血圧値として140/90 mmHg未満を目標とすべきである。これまで、透析前の平均血圧値（拡張期血圧＋脈圧の1/3）が99 mmHg以上は予後不良[13)]や合併症のない透析患者で、昼間135/85 mmHg未満、夜間120/80 mmHg未満を目標とすべし[14)]との報告があり、これらを参考にすれば、透析中の血圧低下、過度な起立性低血圧がないかぎり、透析開始時の収縮期血圧140 mmHg未満、拡張期血圧90 mmHg未満は受け入れ可能な値と考えられる[15)]。そのほかの報告としては、透析前収縮期血圧160 mmHg以下にすれば予後が良い[16)]という報告や、家庭血圧を用いたWABの前向き検討[4)]などで透析前血圧がおよそ140/90 mmHgが妥当との報告も、140/90 mmHg未満を支持する報告である。同様に、透析室ではなく家庭血圧を用いた収縮期血圧で125～145 mmHgがもっとも透析患者の予後が良いとの報告がある[7)]。

2009年に報告されたメタアナリシス[17)]から、透析患者の薬物による積極的降圧は心血管障害を予防するうえで当然考慮されるべきで、ただし透析中の急激な血圧低下（収縮期血圧30 mmHg以上）[12),18)]や透析終了後の起立性低血圧は予後不良との報告があるので、今後の検討も必要である。一方、大規模な観察研究では、透析中の血圧低下に透析前血圧は無関係であったと報告した[19)]。なお、米国においての透析患者113,255例を対象とした5年間の後ろ向きコホート研究では、透析後の血圧低下が若干（−30～0 mmHg）であれば生存率は高まるものの、血圧上昇もしくは血圧低下（−30 mmHg以上もしくは0 mmHg超；すなわち、HD後の血圧がHD前の血圧より高くなる場合には）がより大きなものであれば、生存率は低下すると報告されている[20)]。

以上示した降圧目標値は、安定した慢性維持透析患者で、その長期的な心血管障害の発症を予防する目的で設定する値である。よって、すでに心血管障害が明らかな例における降圧目標値とは意義を異にする。

CQ ❹ 高血圧治療の実際は？

透析患者における高血圧治療の実際を図[1)]のようなアルゴリズムで示す。高血圧治療には必要量の透析が確保されていること（適正透析）が前提条件で、透析時間、回数、血液流量、透析膜などの透析条件を再考すべきである。その

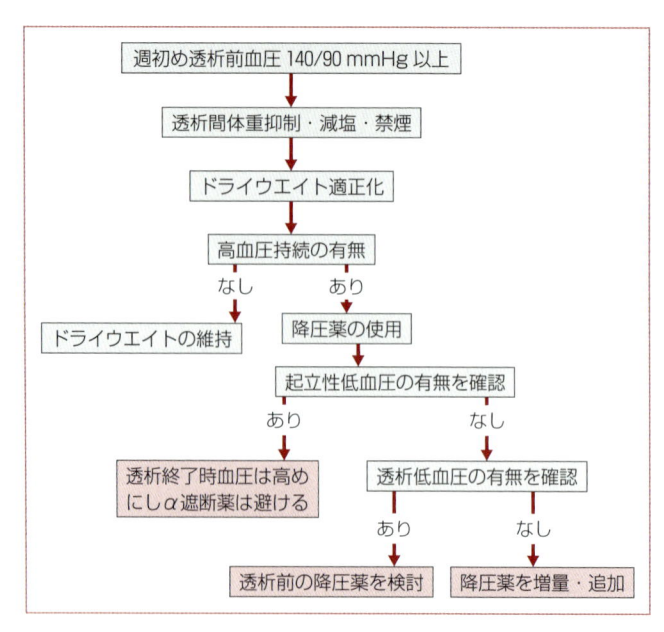

図　高血圧治療のアルゴリズム

〔日本透析医学会：透析会誌　2011；44：337-425[1]より引用〕

うえでDWの適切な設定・達成・維持を目指すべきである．それでも降圧が得られない場合に降圧薬を投与することになる．透析中に高度の血圧低下が発生し，降圧薬の影響が考えられる場合には，降圧薬の減量・中止を考慮し，DWを再度設定し直して経過観察した後に適切な降圧薬を選択すべきである．

　透析間の体重増加を抑制することは透析中の血圧低下を防ぐためにも有効に作用し，中1日でDWの3％，中2日では5％を限度とすべきである．一方，透析中の血圧低下を防止するためにDWを安易に上げることは避けるべきである．

CQ 5
適正なDW設定のための指針は？

　これまで，DWの定義は明確にされていなかった点を今回のガイドラインでは記載した．
　DWとは「体液量が適正で，透析中に過度の血圧低下を生ずることなく，かつ長期的にも心血管系への負担が少ない体重」と定義する．臨床的に設定する方法は明らかではない．

　一般的に採用されているDW設定の指標としては，透析中の著明な血圧低下がない，高血圧がない，末梢に浮腫がない，胸部X線で肺うっ血がなく，心胸郭比（cardiothoracic ratio；CTR）が50％以下（女性では53％以下）などがあげられる．このほか，さまざまな方法についてガイドラインには付記した．

CQ 6
体液量の評価は？

　透析患者の体液量を理学的に評価する場合，浮腫の存在と高血圧は体液量過剰のもっとも鋭敏な指標である．理学的所見のほかに汎用される指標としてCTRがある．CTRには体液量の変動以外に，貧血，腹水，肥満，心肥大，弁膜症・心筋梗塞・心房細動などの心障害，シャントの過剰発達，心嚢液貯留などが影響することに注意しなければならない．また，透析前後，体重の増減によって変化するので，胸部X線撮影は一定とする．もっとも状態の悪い週初めの

透析前か，逆に状態の良い週終わりの透析後とする．

心房性ナトリウム利尿ペプチド（hANP）を体液量の評価として用いることがあり，保険でも月に1回の測定が認められている．しかし，その基準は報告によりさまざまで，DW達成時には50〜100 pg/mL以下である[21]．しかしながら，器質的な心疾患では高値を示し，hANPはDWの指標とはならない．

下大静脈（IVC）径は，超音波で上腹部矢状断でIVCを描出し，肝静脈合流部から遠位2 cmで測定したIVC径である．IVC径は呼吸により変動し，呼気時最大径をIVCe，吸気時最小径をIVCiとして，その絶対値と虚脱係数〔collapsibility index（CI）＝IVCi/IVCe〕を指標とする[22]．多くの症例で，除水によりIVC径は減少し，IVCiは透析後2時間程度で完全虚脱状態となる．その後，IVCeは7 mm程度で安定する．個々の患者においてIVC径やCIは体液量ないしは循環血液量の変化を反映する．

そのほかDWの指標としてクリットラインで得られる血管内容量の変化や，body impedance analysisでは細胞内外の体液量を含めた指標が得られることが報告されている[23]．

CQ 7
DW達成までの期間は？

透析中の血圧低下を回避しながら除水して降圧されていくのを観察することになる．降圧が目標値に到達する，すなわち，体液量の是正のみで目標血圧値となるときの体重（DW）を達成するまでには，通常，4〜12週間が必要で，症例によっては，6〜12カ月を要することもあり，慎重に経過を観察することが重要である[24]．DWを変更する際は，透析ごとに0.3〜0.5 kg程度というように徐々に変更していき，週後半でDWに達するように緩徐に行うべきである．

CQ 8
降圧薬の選択は？

適切なDWを設定し，それが達成されても降圧が得られない場合に降圧薬投与を考慮する．透析患者における降圧薬選択についてのエビデンスは乏しいが，非透析例で得られた成績を参考にして適用することになる．血圧の評価は，1週間単位で行い，家庭血圧も参考にし，降圧薬を透析日は投与しないなどの工夫をし，1週間にわたって血圧管理が適切な範囲に入ることを目指す．降圧薬の選択に当たっては，①心肥大抑制など臓器保護効果があることを優先する，②作用時間の長短を組み合わせる，③透析性と血圧変動を考慮して服薬時間を決定する，④透析後に服薬する場合には帰宅後，家庭において降圧が過度に陥る危険性があることに注意する，など留意すべきである．また，降圧が不十分な場合，患者が服薬していない可能性も考慮しなければならない．

アンジオテンシン受容体拮抗薬（ARB）やアンジオテンシン変換酵素阻害薬（ACE阻害薬）などのレニン・アンジオテンシン阻害薬は左室肥大抑制効果など心血管系保護効果が明らかで，透析患者についても第一選択薬となる降圧薬である[25〜31]．とくに，ARBは胆汁排泄が主体で，透析性もなく，咳嗽などの副作用もないので投与しやすい．しかしながら，Taiら[32]は，メタ解析によって，ARBには左室肥大抑制効果はあっても心血管イベント発症を有意に抑制していないと報告し，厳密には今後も大規模な検討が必要である．

β遮断薬は，心筋梗塞の既往例や有意な冠動脈疾患を有する例で積極的な適応となる[33〜35]．DOPPS（Dialysis Outcomes and Practice Patterns Study）研究では，β遮断薬使用群の生存率がもっとも良好であった[36]．

カルシウム拮抗薬の投与も奨められる．いくつかの前向き観察研究で，カルシウム拮抗薬の投与が全死亡や心血管障害死亡を有意に減少させたことが報告されている[15,37,38]．透析患者で

は交感神経活性の亢進も存在し，以上の降圧薬で管理できない場合に中枢性交感神経作動薬やα遮断薬も考慮される．しかし，起立性低血圧など，副作用も多いことから二次的選択薬となる．

診療のポイント

① まず，心臓の機能の明らかな低下がない患者かどうかを区別し，低下がないことが前提で週初めの透析開始時で140/90 mmHgを目標とする．透析後はこれより下がっている必要があるが，透析中に急な20〜30 mmHgの血圧低下がないことが重要である．

② これを目的にして，まずDWを決定する．明らかな胸水やうっ血がないことが重要であり徐々に除水する．おおよそ達成したら，心胸郭比（CTR）50％を目指すが，迷うことがあれば，さらに詳しくhANP, IVC，クリットラインなどを併用して決定していく．

③ 生活の質などを参考にDWを設定してもなお血圧が目標値に達しないならRAS系阻害薬を開始し，それでも下がらなければカルシウム拮抗薬やβ遮断薬を加える．

④ 決定や変更の節目には必ず立位での血圧を測定する．

おわりに

本稿は，できるだけガイドラインの記述を用いることで，いっそうの正確性を期す努力を行った．

文献

1) 日本透析医学会：血液透析患者における心血管合併症の評価と治療に関するガイドライン．透析会誌 2011；44：337-425
2) Zucchelli, P., Santoro, A. and Zuccala, A.：Genesis and control of hypertension in hemodialysis patients. Semin. Nephrol. 1988；8：163-168
3) Agarwal, R., Alborzi, P., Satyan, S., et al.：Dry-weight reduction in hypertensive patients (DRIP). A randomized, controlled trial. Hypertension 2009；53：500-507
4) Moriya, H., Oka, M., Maesato, K., et al.：Weekly averaged blood pressure is more important than a single-point blood pressure measurement in the risk stratification of dialysis patients. Clin. J. Am. Soc. Nephrol. 2008；3：416-422
5) Moriya, H., Ohtake, T. and Kobayashi, S.：Aortic stiffness, left ventricular hypertrophy and weekly averaged blood pressure (WAB) in patients on haemodialysis. Nephrol. Dial. Transplant. 2007；22：1198-1204
6) Agarwal, R., Andersen, M. J., Bishu, K., et al.：Home blood pressure monitoring improves the diagnosis of hypertension in hemodialysis patients. Kidney Int. 2006；69：900-906
7) Alborzi, P., Patel, N. and Agarwal, R.：Home blood pressures are of greater prognostic value than hemodialysis unit recordings. Clin. J. Am. Soc. Nephrol. 2007；2：1228-1234
8) Iseki, K., Miyasato, F., Tokuyama, K., et al.：Low diastolic blood pressure, hypoalbuminemia, and risk of death in a cohort of chronic hemodialysis patients. Kidney Int. 1997；51：1212-1217
9) Zager, P. G., Nikolic, J., Brown, R. H., et al.："U" curve association of blood pressure and mortality in hemodialysis patients. Kidney Int. 1998；54：561-569
10) Mazzuchi, N., Carbonell, E. and Fernández-Cean, J.：Importance of blood pressure control in hemodialysis patient survival. Kidney Int. 2000；58：2147-2154
11) Takeda, A., Toda, T., Fujii, T., et al.：Discordance of influence of hypertension on mortality and cardiovascular risk in hemodialysis patients. Am. J. Kidney Dis. 2005；45：112-118
12) Shoji, T., Tsubakihara, Y., Fujii, M., et al.：Hemodialysis-associated hypotension as an independent risk factor for two-year mortality in hemodialysis patients. Kidney Int. 2004；66：1212-1220
13) Charra, B., Calemard, E., Ruffet, M., et al.：Survival as an index of adequacy of dialysis. Kidney Int. 1992；41：1286-1291
14) Mailloux, L. U. and Haley, W. E.：Hypertension in the ESRD patient：pathophysiology, therapy, outcomes, and future directions. Am. J. Kidney Dis. 1998；32：705-719
15) Foley, R. N., Parfrey, P. S., Harnett, J. D., et al.：Impact of hypertension on cardiomyopathy, morbidity and mortality in end-stage renal disease. Kidney Int. 1996；49：1379-1385
16) Tomita, J., Kimura, G., Inoue, T., et al.：Role of systolic

17) Heerspink, H. J. L., Ninomiya, T., Zoungas, S., et al.：Effect of lowering blood pressure on cardiovascular events and mortality in patients on dialysis：a systemic review and meta-analysis of randomized controlled trials. Lancet　2009；373：1009-1015

18) Inrig, J. K., Oddone, E. Z., Hasselblad, V., et al.：Association of intradialytic blood pressure changes with hospitalization and mortality rates in prevalent ESRD patients. Kidney Int.　2007；71：454-461

19) Takeda, A., Toda, T., Fujii, T., et al.：Can predialysis hypertension prevent intradialytic hypotension in hemodialysis patients? Nephron Clin. Pract.　2006；103：c137-c143

20) Park, J., Rhee, C. M., Sim, J. J., et al.：A comparative effectiveness research study of the change in blood pressure during hemodialysis treatment and survival. Kidney Int.　2013；84：795-802

21) 赤井洋一，草野英二，古谷裕章，他：透析患者のANPは体液貯留の指標となりうるか？　透析会誌　1991；24：1143-1148

22) 安藤康宏，田部井薫，椎名 明，他：超音波断層法による血液透析中の下大静脈内径変化の検討―特に除水量との関係について．人工透析研究会誌　1985；18：173-179

23) 前島俊一，岩本忠彦，小林修三：CRIT-LINEとbody composition analyzerを併用した透析患者の体液変動についての検討．透析会誌　1999；32：199-203

24) Chazot, C., Charra, B., Vo Van, C., et al.：The Janus-faced aspect of 'dry weight'. Nephrol. Dial. Transplant.　1999；14：121-124

25) Takahashi, A., Takase, H., Toriyama, T., et al.：Candesartan, an angiotensin II type 1 receptor blocker, reduces cardiovascular events in patients on chronic hemodialysis―a randomized study. Nephrol. Dial. Transplant.　2006；21：2507-2512

26) Efrati, S., Zaidenstein, R., Dishy, V., et al.：ACE inhibitors and survival of hemodialysis patients. Am. J. Kidney Dis.　2002；40：1023-1029

27) Matsumoto, N., Ishimitsu, T., Okamura, A., et al.：Effects of imidapril on left ventricular mass in chronic hemodialysis patients. Hypertens. Res.　2006；29：253-260

28) London, G. M., Pannier, B., Guerin, A. P., et al.：Cardiac hypertrophy, aortic compliance, peripheral resistance, and wave reflection in end-stage renal disease. Comparative effects of ACE inhibition and calcium channel blockade. Circulation　1994；90：2786-2796

29) Paoletti, E., Cassottana, P., Bellino, D., et al.：Left ventricular geometry and adverse cardiovascular events in chronic hemodialysis patients on prolonged therapy with ACE inhibitors. Am. J. Kidney Dis.　2002；40：728-736

30) Shibasaki, Y., Masaki, H., Nishiue, T., et al.：Angiotensin II type 1 receptor antagonist, losartan, causes regression of left ventricular hypertrophy in end-stage renal disease. Nephron　2002；90：256-261

31) Kanno, Y., Kaneko, K., Kaneko, M., et al.：Angiotensin receptor antagonist regresses left ventricular hypertrophy associated with diabetic nephropathy in dialysis patients. J. Cardiovasc. Pharmacol.　2004；43：380-386

32) Tai, D. J., Lim, T. W., James, M. T., et al.：Cardiovascular effects of angiotensin converting enzyme inhibition or angiotensin receptor blockade in hemodialysis：a meta-analysis. Clin. J. Am. Soc. Nephrol.　2010；5：623-630

33) Cice, G., Ferrara, L., D'Andrea, A., et al.：Carvedilol increases two-year survival in dialysis patients with dilated cardiomyopathy：a prospective, placebo-controlled trial. J. Am. Coll. Cardiol.　2003；41：1438-1444

34) Nakao, N., Hasegawa, H., Fujimori, A., et al.：Effects of cardiovascular prevention in patients receiving maintenance dialysis. J. Am. Soc. Nephrol.　2007；18（Suppl.）：709A

35) Foley, R. N., Herzog, C. A. and Collins, A. J.；United States Renal Data System：Blood pressure and long-term mortality in United States hemodialysis patients：USRDS Waves 3 and 4 Study. Kidney Int.　2002；62：1784-1790

36) Nakao, K., Makino, H., Morita, S., et al.：β-blocker prescription and outcomes in hemodialysis patients from the Japan Dialysis Outcomes and Practice Patterns Study. Nephron Clin. Pract.　2009；113：c132-c139

37) Kestenbaum, B., Gillen, D. L., Sherrard, D. J., et al.：Calcium channel blocker use and mortality among patients with end-stage renal disease. Kidney Int.　2002；61：2157-2164

38) Kojima, M., Taniguchi, M., Sato, K., et al.：Antihypertensive effects of long-acting calcium channel blockers on hemodialysis days―a randomized crossover trial between benidipine and nifedipine CR. Nephron Clin. Pract.　2004；97：c49-c53

（小林　修三）

6 循環器合併症ガイドライン

3. 透析関連低血圧をどう防ぎ，治療するか？

How to treat and prevent dialysis related hypotension

はじめに

透析低血圧は，透析治療では高頻度に遭遇する合併症であると同時に，毎日の診療では常に気を配らなければならない病態で，透析スタッフを苦しめている．本稿では，2011年の日本透析医学会の心血管合併症に関するガイドライン[1]（以下，本ガイドライン）に基づき臨床的な対応策とその考え方について述べる．

●ガイドラインの概要・考え方

▶日本透析医学会「血液透析患者における心血管合併症の評価と治療に関するガイドライン」(2011)[1]

第2章 血圧異常

Ⅱ．透析関連低血圧

1) 透析関連低血圧は，透析中の血圧低下（透析低血圧：intradialytic hypotension：IDH），起立性低血圧（orthostatic hypotension），常時低血圧（chronic sustained hypotension）に分けられる（オピニオン）．
2) 透析時の急な血圧低下や透析終了後の起立性低血圧は予後不良の危険因子である（B）．
3) 低栄養（低アルブミン血症）はplasma refilling rateを低下させて血圧維持が困難となる要因となる（オピニオン）．
4) 最近生じた急激な透析中の血圧低下では，心臓超音波検査などで心機能を評価し，循環器医へ相談すべきである（オピニオン）．
5) 透析中の血圧低下を避けるためには時間あたりの除水量を軽減することが必要で，そのためには透析時間の延長も考慮されるべきである（1B）．

Clinical Question 1
透析低血圧とは，どの程度の血圧低下をいうのか？

KDOQIガイドラインでは，透析開始時の血圧を基準として，透析中に収縮期血圧20 mmHg以上あるいは症状を伴って平均血圧が10 mmHg以上低下する場合と定義されている[2]．しかしこの定義ではほとんどの症例が透析低血圧になり，臨床的に意味がない．本ガイドラインでは，Shojiらの文献を引用して[3]，「収縮期血圧30 mmHg以上の低下」と定義している．

しかし，ここで重要なことは，本ガイドラインで強調しているように，透析開始前の血圧の測定法である．来院後ただちに測った血圧を基準にしたのでは，透析低血圧が多いことになってしまう．そこで，本ガイドラインでは，「高血圧」の項に詳細な血圧測定の注意点が記載されている．簡略に述べると，「透析開始時の血圧測定は，透析開始5分前に，5分以上の安静後に測定すべきである」とされている．

CQ 2
透析低血圧は予後規定因子か？

2009年末の日本透析医学会の統計によれば，心不全による死亡率は27.5％である[4]が，病理学的に心不全が確認できた症例は少なく，多くが非心原性の心不全，つまり体液管理不良によ

る溢水が原因である．

Shojiらは，1,000例以上の透析患者を対象として予後調査を行い，透析中に収縮期血圧が30 mmHg以上低下した症例で予後不良であると報告している[3]．

CQ 3
plasma refilling rateとは何か？

透析中の除水で何が起こるかを考えてみる．たとえば，体重50 kgの患者が，体重を2.5 kg増加させてきたとする．この患者の循環血液量は，体重の7.7％であるから，3.85 Lある．しかし，血球成分であるヘマトクリットが30％であるとすると循環血漿量は，2.7 Lしかない．透析療法では，循環血液中から除水をするわけであるから，この患者で2.5 Lも除水をしたら，血管内脱水，つまり，循環血液量が減少するのは当然である．そこで，血圧を保持するためには，血管外からの水分の移動が必要となる．これをplasma refilling（血漿再充満）という．plasma refillingを規定するのは，細胞外液量，血管内アルブミン濃度，血管透過性である．

CQ 4
plasma refilling rateはどのように観察するのか？

透析中の循環血液量をモニターできれば，除水により血管の中で何が起こっているのかがわかり，plasma refilling rateを知ることができる．

循環血液量モニタリングには，静的指標と動的指標がある．静的指標には心房性ナトリウム利尿ペプチド（hANP），下大静脈径，PWI（plasma body weight index），body impedance analysisの測定などがあり，動的指標にはクリットラインやBVM（blood volume monitoring）などがある．

CQ 5
特殊な機器を使用しないで循環血液量を知る方法は？

筆者が提唱した指標で，PWI（plasma body weight index）[5]という指標がある．透析前後の総蛋白濃度測定と体重変化率のみで計算できる指標で，除水1％体重で，どの程度の循環血漿量の変化があるかを示すもので，ドライウエイト（DW）の変更を悩んだ場合にはよい指標となる．

短時間では，血管内総蛋白量が変化しないとすると，

透析前循環血漿量（CPV_B）×透析前総蛋白濃度（TP_B）
＝透析後循環血漿量（CPV_A）×透析後総蛋白濃度（TP_A）

これを変形すると，

$TP_B/TP_A = CPV_A/CPV_B$

つまり，透析前後の総蛋白濃度の変化は，循環血漿量の変化を表す．

そこで，循環血漿量変化率（％ΔCPV）と体重変化率（％ΔBW）の比率をPWIとすると，

PWI＝％ΔCPV/％ΔBW

と表され，体重の1％の除水を行ったときに循環血漿量が何％低下するかを表す．われわれの検討では，PWIが2.0〜4.0が適正DWと考えている．

[PWIを用いてのDW設定の手順]

PWI 2以下：①透析中の血圧が安定ならばDWを下げることを検討する，②透析中の血圧が低下するようならば，血圧低下はDW設定以外の原因と考えて検索を行う．

PWI 2〜4：①透析中の血圧が安定ならばDWは適正と判断する，②透析中の血圧が低下するようならば，血圧低下はDW設定以外の原因と考えて検索を行う．

PWI 4以上：DWを上げることを検討する（シャント再循環に注意）．

CQ 6
低栄養（低アルブミン血症）の改善にはどのような方法があるのか？

低栄養とは，基本的にはエネルギー不足であ

るが，そのほかにも微量栄養素の不足なども低栄養の原因となる．

近年，MIA症候群が注目されている．MIA症候群とは，「malnutrition（栄養障害）」「inflammation（慢性炎症状態）」「atherosclerosis（動脈硬化）」の頭文字をとったもので，2000年Stenvinkelらにより名づけられた[6]．栄養障害と慢性炎症と動脈硬化が密接な関係にあることを意味している．透析患者では，透析を行っていること自体が「MIA症候群」にあるといっても過言ではない．

したがって，低栄養状態の改善には，①エネルギー摂取の適正化，②慢性炎症の改善が重要となる．

CQ 7
透析中の血圧低下と循環血液量の関係は？

日機装社製のコンソールに装備されているBVM（blood volume monitoring）は，特別な機器を装着する必要もなく，継時的に循環血液量の変化を観察できる装置である．

この装置を用いたわれわれの研究では，一般的には循環血液量は直線的に低下し，循環血液量の減少とともに血圧も低下する．DWが適正であると考えられた症例では，体重1％の除水により循環血液量が平均3.3％減少した．適正体重では，体重1％の除水により循環血液量が2〜3.5％程度減少が妥当と考えられ[7]，一部の装置には目標循環血液量変化範囲を表示した装置もある．われわれはこれをreference lineと呼ぶこととした[8]．

CQ 8
循環血液量の減少がないのに血圧が下がることがあるのか？

透析中の血圧低下は，除水過多やDW設定不適切以外にもいくつかの原因がある（表）．とくに注意を要するのは，透析開始30分以内の血圧低下はダイアライザの生体不適合や，ダイ

表 DW以外の血圧低下の原因

1. 透析開始直後の血圧低下
   1) 透析液関連
      (1) 濃度異常（低濃度透析）
      (2) 温度異常（高温透析）
      (3) 酢酸不耐症
   2) ダイアライザ関連
      (1) ダイアライザからの溶出物
      (2) EOGアレルギー
      (3) 生体適合性不良
   3) 血液回路関連
      (1) 空気誤入（動脈側接合不良）
      (2) 出血（動・静脈側接合不良）
      (3) nafamostat mesilate（フサン®）大量注入
2. 透析中期の血圧低下
   1) 血糖の低下
   2) 心機能障害，不整脈
3. 透析後期の血圧低下
   1) DWの設定の問題
   2) 除水設定の問題
4. 透析終了後の血圧低下
   1) 起立性低血圧

アライザ溶出物，フサン®投与中の場合には投与量の過剰（40 mg/hr以上），酢酸不耐症の可能性を検討する．

透析開始後2時間前後での低下では，低血糖，不整脈，心機能低下を考慮する．透析患者では，「無痛性心筋梗塞」「無症候性心筋虚血」がある．

CQ 9
適正な除水速度とは？

KDOQIのガイドラインでは，除水速度は，最大15 mL/kg/hr以下にすべきであることを勧めている[2]．このことは，4時間透析ならば，体重増加量が体重の6％を意味する．実際には，プライミングおよび回収時の生理食塩水量や食事摂取などを補正するため，実体重増加量は5％程度を意味する．それ以上の体重増加の場合には時間延長をすることが望まれる．

実際，体重増加量と死亡率の関係をみると，

日本透析医学会の統計調査委員会によれば，透析間の体重増加量が体重の2％以下と6％以上で予後が不良であった[9]．USRDS（US Reral Date System）でも4.8％以上の体重増加では予後不良であると報告している[10]．このことから，本ガイドライン[1]では，「透析間の体重増加を抑制することは透析中の血圧低下を防ぐためにも有効に作用し，中1日でDWの3％，中2日では5％を限度とすべきである」ことを推奨している．一方，「透析中の血圧低下を防止するためにDWを安易に上げることは避けるべきである」とも警告している．

CQ 10
透析間体重を増やさない方法は？

体液管理に関して，もっとも重要なことは，体重増加を抑制することにある．そのためには体重増加の意味をしっかりと認識する必要がある．

透析患者では無尿・乏尿であるがゆえに透析間に体重増加が起こるが，その増加量は食塩摂取量と尿量により決定される．血清ナトリウム（Na）濃度140 mEq/Lは食塩水に換算すると8.2 g/Lに相当する．すなわち，無尿の患者では8.2 gの食塩が体内に蓄積すると1 Lの水分（体液量≒体重）が貯留することになる．透析患者の高血圧治療でも食塩制限が有効となる可能性が高い．実際には汗と便を合わせて1日1 gが排泄されるから，週末に最大15 gの食塩摂取で体内の蓄積は12 gとなり，1.5 kgの体重増加となる．

食塩を摂取すると血漿浸透圧が上昇し，抗利尿ホルモンが分泌され，口渇中枢を刺激して飲水を促す．透析患者の透析前血清Na濃度の平均は概ね140 mEq/Lであることから，この調節系は維持されていると考えられる．口渇によらない飲水は容易に低Na血症を引き起こすことになり，仮に透析前血清Na濃度が135 mEq/L以下の症例では，口渇によらない飲水行動があることに留意する必要がある（自由水の過剰）．その原因としては，高血糖，お粥の摂取，点滴，付き合いでのお茶などである．

KDOQIでは，1日食塩摂取量は5 g以下を推奨している[2]．

しかし，私見ではあるが，食塩制限の一律化には問題がある．つまり，DWが30 kgの人と80 kgの人を同一に扱うわけにはいかないが，この点に関しては今後の研究を期待したい．

CQ 11
透析低血圧を防ぐ透析方法の工夫は？

透析低血圧に対する対策として，高Na透析，体外限外濾過法（ECUM），血液濾過（HF），低温透析などの治療モードの選択がありうる．また，除水方法にもいくつかの工夫がある．KDOQIのガイドラインでは，高Na透析は推奨していない[2]．血液濾過透析（HDF）は推奨される方法である．

本ガイドラインでは，低温透析，緩徐な除水，プログラム除水，DW変動制などを推奨している．plasma refillingを意識して，最大除水速度は15 mL/kg/hr以下にすべきことを強調している．

血管透過性が透析開始直後から2時間までは比較的高く，その後血管透過性が低下する[11]ことから，プログラム除水も理にかなっている．

そのほかにも，plasma refillingの刺激を推奨しているが，ヒドロキシエチルデンプン，グリセオール，マンニトールの持続投与，デキストラン硫酸の投与も意味があるが，長期間使用の安全性に関しては報告がなく，安易な使用は避けるべきであろう．

無酢酸透析にも期待がもたれるが[12]，その効果については今後の研究を待ちたい．

CQ 12
透析低血圧を防ぐための薬物療法にはどのようなものがあるか？

自律神経機能異常がある症例では，循環血液量が減少していないにもかかわらず血圧低下が起こる．これは，とくに糖尿病患者に多く，長期透析

患者でもみられる．このような患者には，ノルアドレナリン作動性神経機能改善薬ドロキシドパ，神経終末におけるノルアドレナリン作用を増強させるメチル硫酸アメジニウムなどの経口昇圧薬投与も検討すべきである．一方，やむをえずドパミン，エホチール®など投与する場合もある．

1) リズミック®（メチル硫酸アメジニウム）

末梢神経末端からのノルアドレナリン放出刺激作用．投与後3時間で最高血中濃度．透析時低血圧では，透析開始前に服用するとよい．また，透析終了後の起立性低血圧に対しては，透析開始後2時間での服用も有効である．透析時以外には血圧が高いような症例でも使用できる．

2) ドプス®（ドロキシドパ）

ノルアドレナリン前駆体．投与後6時間で最高血中濃度に達し，36時間で血中から消失する．透析開始前1時間での服用．常時低血圧患者には勧められる．

3) メトリジン®（塩酸ミドドリン）

末梢のα受容体を刺激．持続性低血圧患者では，立ちくらみ，めまい，全身倦怠感，頭痛などの症状が改善する．心臓および脳血管系に作用せず，末梢血管$α_1$受容体を選択的に刺激し血行動態を正常化する．作用発現は緩徐で作用時間が長い．起立性低血圧（立ちくらみ）の治療にも使われる．

4) エホチール®（エチレフリン塩酸塩）

α受容体興奮薬．心拍出量増加，末梢血管抵抗の減少（少量では低下），循環血液量の増加作用を示し，血圧を上昇させる．血圧は心拍出量増加の因子がより強く作用し，昇圧する．経口と静脈投与があるが，経口の効果はあまり強いものではない．

5) カフェイン

交感神経刺激作用とレニン・アンジオテンシン系活性化作用がある．アデノシンの血管拡張を抑制するため，下肢の血行不全のある糖尿病患者や冠状動脈不全の患者には用いない．透析開始後2時間目に100〜300 mg投与する．

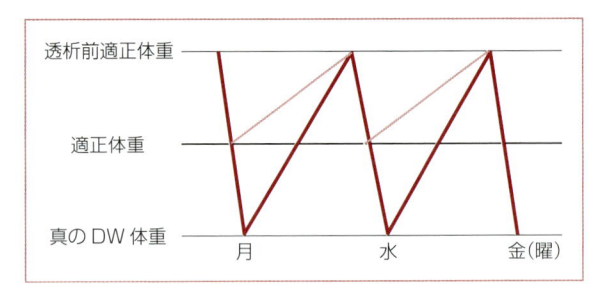

図　ドライウエイトと適正体重

CQ 13
DWはどのように考えるのか？

本来のDWとは，透析療法によって細胞外液量が是正された時点の体重で，
1) 臨床的に浮腫などの溢水所見がない．
2) 透析による除水操作によって最大限に体液量を減少させたときの体重．
3) それ以上の除水を行えば，低血圧，ショックが必ず起こるような体重．

と定義されていた．この定義は，体内に過剰な水分がまったくない状態，つまり「真のDW」の設定法であるといえる．一方，本ガイドラインでは，「体液量が適正であり，透析中に過度の血圧低下を生ずることなく，かつ長期的にも心血管系への負担が少ない体重」と定義された．つまり，透析前の体重が心臓に負担のかからないような，「適正体重」であれば，体重増加が少なければ，「真のDW」まで除水しなくてもよいことを意味している（図）．

CQ 14
DWはどのくらいの頻度で検討すればよいか？

基本は，後述するように「エネルギー7,000 kcalの過不足が体重を1 kg変化させる」ことである．たとえば，食欲がなく，エネルギー摂取が0 kcalの50 kgの患者を想定すると，この患者の基礎代謝率は50×25 kcalで1,250 kcalである．つまり，1,250/7,000＝0.179 kgの水分以外の体重減少が起こる．1週間では1.25 kg減少す

る．このような患者では，透析ごとに体重を下げないとむくみが出てしまう．このように必要エネルギーと摂取エネルギーの計算である程度のDWの変化を予想することも重要である．

逆に，毎日の必要エネルギーよりも100 kcalずつ余分に摂取すると1カ月で3,000 kcalの蓄積，つまり，3,000/7,000＝0.43 kgの水分以外の体重増加になる．この場合は，DWを上げなければならない．

しかし，多くの症例では，DWの見直しは，月に1回の胸部X線検査，透析後のhANPの測定，透析前後の総蛋白濃度の濃縮度（PWI），透析中の血圧変動などを参考に検討されている．

さらに，運動不足により筋肉量が減少することにも留意する必要がある．

診療のポイント

透析中の血圧低下を予防する鉄則は，
① 食事管理で体重増加を少なくする．
② DWの変化はエネルギー摂取量により変動する．
③ いつもと同じ透析なのに，透析中に血圧が低下するようになったら，心臓の検査をする．

この鉄則を理解するためのキーワードがある．
(1) 食塩8.2 gの体内蓄積が体重1 kgの増加の原因（水分の変化）．
(2) エネルギー7,000 kcalの過不足が体重を1 kg変化させる（水分以外の体の変化）．

おわりに

透析中の血圧低下は，おもには，食塩摂取による体重過剰が原因であることを医療スタッフ全員がしっかりと認識し，食塩制限が結果的には透析患者のQOLを高めることになるということを実感していただきたい．

しかし，最近急に透析中の血圧低下が多くなったような患者では，心機能のチェックも忘れないでいただきたい．

文　献

1) 日本透析医学会：血液透析患者における心血管合併症の評価と治療に関するガイドライン．透析会誌 2011；44：337-425
2) K/DOQI Workgroup：K/DOQI clinical practice guidelines for cardiovascular disease in dialysis patients. Am. J. Kidney Dis. 2005；45(4 Suppl. 3)：S1-S153
3) Shoji, T., Fujii, M., Imai, E., et al.：Hemodialysis-associated hypotension as an independent risk factor for two-year mortality in hemodialysis patients. Kidney Int. 2004；66：1212-1220
4) 中井　滋，井関邦敏，伊丹儀友，他：わが国の慢性透析療法の現況（2009年12月31日現在）．透析会誌 2011；44：1-36
5) 田部井薫，高野隆一，増永義則，他：除水による蛋白濃縮度の意義の検討．透析会誌 1999；32：1071-1077
6) Stenvinkel, P. H. O., Lindholm, B., Kaysen, G. A., et al.：Are there two types of malnutrition in chronic renal failure? Evidence for relationships between malnutrition, inflammation and atherosclerosis (MIA syndrome). Nephrol. Dial. Transplant. 2000；15：953-960
7) 吉田　泉，森　穂波，田部井薫，他；NIKKNAVI研究会：透析中の循環血液量モニタリングによる新しいドライウエイト設定法の評価．透析会誌 2010；43：909-917
8) Yoshida, I., Ando, Y., Tabei, K., et al.：A new device to monitor blood volume in hemodialysis patients. Ther. Apher. Dial. 2010；14：560-565
9) 新里高弘，菊池健次郎，田部井薫，他：わが国の慢性透析療法の現況（1999年12月31日現在）．透析会誌 2001；34：1-33
10) Foley, R. N., Herzog, C. A. and Collins, A. J.；United States Renal Data System：Blood pressure and long-term mortality in United States hemodialysis patients：USRDS Waves 3 and 4 Study. Kidney Int. 2002；62：1784-1790
11) Tabei, K., Imura, O., Sakurai, T., et al.：An index of plasma refilling in hemodialysis patients. Nephron 1996；74：266-274
12) Santoro, A., Ferramosca, G. F. and Grandi, F.：Acetate-free biofiltration. Contrib. Nephrol. 2007；158：138-152

（田部井　薫）

6 循環器合併症ガイドライン

4. 透析患者の心不全をどう診断し，増悪予防・治療を行うか？

Management of congestive heart failure in patients hemodialysis

はじめに

わが国の透析患者のおもな死因は心不全死である．心不全は後述で詳細を示すが，疾患名ではなく症候群と考えるべき一病態である．その主症状は体液貯留による臓器うっ血症状である．自尿量に乏しい血液透析患者では，体液貯留はしごく当然のことであり，かつ透析による体重の補正により臓器うっ血症状も改善することから，体うっ血徴候が安易に扱われてきた傾向は否めない．ガイドラインでは，臓器うっ血症状の存在は，まず心由来の体液貯留を想定することを念頭に，5項目のステイトメントから構成されている．

●ガイドラインの概要・考え方

▶日本透析医学会「血液透析患者における心血管合併症の評価と治療に関するガイドライン」(2011)[1]
第3章 心不全
1) 心不全とは，心室の収縮・拡張能力を損なう構造的，機能的な障害に由来する複合的臨床症候群であり，その主症状は諸臓器のうっ血である (A)．
2) うっ血症状は，問診，理学的所見，胸部レントゲン写真で診断するが，透析開始前の評価を推奨する (1C)．
3) 原因として非心臓性浮腫の頻度も稀ではないが，特に，虚血性心疾患が高率である (B)．
4) 治療の原則は，厳格な塩分制限に基づく体液量管理の徹底である (1A)．
5) 原因疾患の内科的治療の主体としてレニン・アンジオテンシン系阻害薬やβ遮断薬の投与を積極的に考慮する (1B)．

Clinical Question 1
うっ血性心不全とは？

心不全は心室の充満（拡張機能）・駆出能力（収縮機能）を損なう構造的・機能的な心臓障害に由来する複合的臨床症候群と定義される．主症状は，運動耐容能を制限することがある呼吸困難，疲労および肺うっ血，末梢性浮腫など体液量貯留が主要な症候である．日本透析医学会（JSDT）の統計調査委員会報告[2]によると，慢性透析患者における死因の第1位はうっ血性心不全であり，全体の約25％を占めている．透析患者では非透析例と比べて心不全の原因となる構造的・機能的な心疾患を高率に合併し，透析導入時における心に構造的・機能的異常を認めない正常者は16％にすぎないとの報告がある[3]．

CQ 2
心臓性浮腫（うっ血性心不全）or 非心臓性浮腫？

利尿不全を伴う透析患者では，常に体液過剰状態にあるといっても過言ではない．この常識感が，心由来の浮腫，うっ血症状を見逃す機会

を多く生んだ可能性がある．たとえば，肺水腫を合併し入院した透析患者の予後を検証した報告では，その75％にうっ血性心不全との診断が下されている[4]．上述のとおり，多くの心臓基礎疾患を有する透析患者では，うっ血症状はまず心原性由来であると考えるほうが自然である．

CQ 3
うっ血性心不全の原因疾患は？

虚血性心疾患，心臓弁膜症，高血圧性心筋症，代謝性心筋症，長時間持続する徐脈性・頻脈性不整脈，心膜炎など多彩な心疾患がその原因となる．われわれは透析患者の急性肺水腫の原因を連続症例で検証したところ，① 虚血性心疾患，② 高血圧性心筋症，③ 心臓弁膜症，の順となった．透析患者で臓器うっ血症状を診たときは，まず虚血性心疾患を疑う必要がある．

CQ 4
非心臓性循環不全とは？

明らかな器質的・機能的心疾患を伴わないが，相対的に体液量が過剰となって発症する非心臓性浮腫も，透析患者では遭遇する機会が少なくない．"非心臓性浮腫"という用語は，日本循環器学会用語集に記載されている正式用語である．原因としては，① 過剰な塩分摂取による体液量過剰状態，② 重症貧血，③ 過大血流量内シャント，④ 高血糖などが重要である[5]．これらは従来，高心拍出性心不全として理解されているが，心機能障害を伴わないことが原則であることから，「noncardiac circulatory failure：非心臓性循環不全」という概念を当てはめることもある[6]．この定義の採用には，心臓に構造的・機能的異常を認めないうっ血症状には可能なかぎり"心不全"という言葉を用いないとする意図があり，"非心臓性循環不全"という訳語を用いることにより区別した．

CQ 5
バイオマーカーの使用はできる？

ヒト脳性ナトリウム利尿ペプチド（BNP）ないし同前駆体N端フラグメント（NT-proBNP）は，循環血液量の増加や心室壁への圧負荷が増大した際に心筋細胞から分泌され，非透析患者では心不全の診断マーカーとして必要不可欠なものである[7,8]．その代謝の一部が腎機能の影響を受けるため，透析患者では，ほとんどの症例で心不全が存在しない場合でも高値を示す．したがって，透析患者では心不全を診断するための明確なカットオフ値は存在しない．一方，透析患者においても，BNPとNT-proBNPは，両者とも，左室心筋重量や左室駆出率と良好な相関関係を示すことが報告されていることから，心不全診断[9〜11]，心不全の重症度評価[9,12]，心血管イベント発症予測[13〜15]，生命予後予測因子[14,16]として応用できるとの報告が相次いでいる．透析患者において心不全を診断するためには，各患者での基準値を設定することが重要となり，適正なドライウエイト（DW）にあり，心不全症候を認めない時点で測定した値を基準とする．有症候時には，この基準値からの相対的変化量を求めて心負荷の程度を推測する[17]ことが推奨される．

CQ 6
血液透析患者特有のサインは？

透析中に繰り返す低血圧発作や，透析中に血圧が低下するために除水が困難となりDW達成に支障をきたしている状況，心胸比（CTR）が急激に拡大した場合などは，うっ血症状が明らかでなくても心不全の発症を考えて心機能を評価すべきである[18]．

CQ 7
うっ血症状を見たら，まず何を考え，どう対処する？

上述のとおり，まずうっ血性心不全を考え，心疾患に原因があるとの前提で診療を進める．急性発症，すなわち急性肺水腫の場合は，急性冠症候群の可能性もあり，早急に循環器専門施設への搬送を考慮する．うっ血性心不全では，まず原因となる心疾患の治療を完結することが必須である．慢性の臓器うっ血症状の場合は，心疾患の精査を行いながら，非心臓性循環不全の原因を確認する．過剰体重増加，非適切なDW，重度の貧血，過大内シャントの有無，血糖管理などである．臓器うっ血症状に対しては，いずれの原因でも厳密な塩分制限（5 g/day）に基づく体液量管理，透析間の体重増加を中1日でDWの3％未満，中2日で5％未満のもと，DWの下方修正で対処する．

CQ 8
薬物介入の位置づけは？

左室収縮機能や拡張機能が低下した慢性心不全では，心拍出量の低下を代償するために左室リモデリングが生じる．左室内腔の拡張（遠心性左室肥大）と左室壁厚の増加（求心性左室肥大）である．しかし，左室リモデリングによる代償の長期化は収縮機能と拡張機能をさらに悪化させる要因となる．このような代償機能が破綻した状態が非代償性うっ血性心不全で，放置すれば心不全死に至る予後不良の病態である．この悪循環を断ち切ることが生命予後を改善させるうえでもっとも重要である．左室リモデリングを促進する主因は，交感神経系やレニン・アンジオテンシン（RA）系の賦活化など神経内分泌系の著しい亢進である[19]．これらの神経内分泌系の亢進を抑制する目的で，RA系阻害薬およびβ遮断薬を使用することが推奨されている[7]．透析患者においても，β遮断薬[20]やRA系阻害薬[21),22]により，予後改善を示唆する報告がある．

診療のポイント

症　例：65歳，男性
主　訴：労作時の息切れ
透析歴：3年
原疾患：糖尿病性腎症
既往病：末梢動脈病変により，左第2足指に小さい潰瘍性病変あり

患者背景：火・木・土曜，週3回4時間の透析を自宅近くのクリニックで行っている．食事療法は守れず，自分本位に食生活をしている．DWは62 kg．透析間の体重増加も多く，DWの5～7％の増加は当たり前の状況．

病　歴：日頃より体重増加が多いため，やむなく時間当りの除水率を高くせざるをえず，透析中の血圧低下からDW未達成で終了することも珍しくはなかった．最近はとくに透析中の血圧低下が頻回になり，先週土曜日の透析時もDWから500 g残り終了していた．

本日，火曜日の定期透析のために受診したが，いつもより動作が緩慢で肩で息をしていることに気がついた．問診すると，最近労作時の息切れがひどくなった気がしたが，とくに今日は息が切れるとのことだった．就眠は良好の様子だった．診察所見では，血圧190/100 mmHg，脈拍数92/min，明らかな心雑音は認めず，両下肺野に湿性ラ音を聴取した．また前脛骨部にも浮腫を認めた．酸素飽和度は透析開始前の臥床時で95％であった．なお体重増加は，前回の残りも含めて3.8 kg，DWから6％であった．

本症例に実際に行われた診療：労作時息切れの原因として肺水腫が疑われ，透析開始前に胸部X線検査を行い，肺血管陰影の増強と，CTRの拡大を認めた．CTRは前回撮影時より約5％拡大していた．体重の過剰増加による肺水腫（非心臓性循環不全）と判断し，血液検査や心電図検査は施行せずに，ただちに血液透析による除水を開始した．5時間の延長透析を行い，DWまで到達した．症状は著明に改善したため，再度体重の過剰な増加に注意を促し，そのまま帰

宅させた．2日後の木曜日に大学病院より連絡が入り，急性左心不全で人工呼吸器管理中である旨の連絡が入った．

ポイント：生活習慣の規律も守れず，透析間の至適体重増加量を常に超えている状況が続いている．このような患者の肺うっ血症状は，その原因はとかく体重の増加のみで説明しがちである．一方で，下肢の末梢動脈病変を合併する糖尿病性腎症患者であることを考えれば，動脈硬化性心血管疾患を合併するリスクのきわめて高い患者であることはいうまでもない．

① 症状から徐々に労作時の息切れが悪化していること
② 透析中の血圧低下が頻回になりDW到達が困難な傾向にあったこと
③ DWからの体重増加率がいつもと変わらないにもかかわらず症状が顕在化していること
④ CTRが著明に拡大していること
⑤ 肺水腫で入院した透析患者の約3/4はうっ血性心不全であること[4]

これらの要素からは単なる体重増加による非心臓性循環不全ではなく，なんらかの心疾患によるうっ血性心不全を強く疑う．なお診察所見からは，右心不全症状（下肢浮腫）に左心不全症状が加わった，慢性心不全の急性増悪と考えるべきである（図の右側のプロセスを考える）．

増悪傾向を示す肺うっ血症状であり，原因となる心疾患の診断プロセスと，透析により体重を下げ，うっ血症状を解除する治療を同時に進めることが必要な状況である．理想的には，入院診療の適応である．今回，透析を開始しDWを目標に体重を下げたことは大きな問題ではない．うっ血性心不全を疑い，心疾患の精査を進める姿勢が認められないことに問題がある．精査手段が限られるクリニックにおいても，透析開始前に安静心電図を確認する．採血を実施し，BNP/NT-proBNPやトロポニンといったバイオマーカーや心筋逸脱酵素を確認することは，その場では確定診断に至らずとも，その後の診断プロセスでは大きな意味をもつことも多い．本例の場合，その日の帰宅はやむなくとも，翌日までには循環器専門医への受診を促すべきである．なお，本例のような急性左心不全，ないしは慢性心不全の急性増悪時には，まず急性冠症候群を疑う必要がある．参考までに，本例で

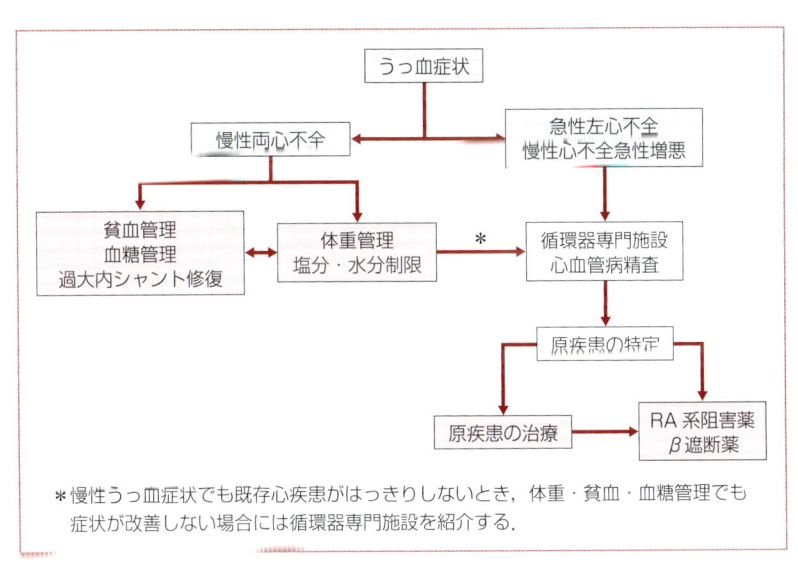

*慢性うっ血症状でも既存心疾患がはっきりしないとき，体重・貧血・糖管理でも症状が改善しない場合には循環器専門施設を紹介する．

図 透析患者における心不全診療

〔日本透析医学会：透析会誌 2011；44：383-388[1] より引用〕

は安定したときに計測した透析前NT-proBNPが約8,000 pg/mLであったのに対し，直近の採血時には約20,000 pg/mLまで上昇していた．透析患者では2倍以上の増加と心血管イベントの発症との関連が報告されており[13]，今回のイベントも予見できたのかもしれない．

精査により，冠動脈多枝病変によるうっ血性心不全と診断された．冠血行再建術がなされ無事退院となったが，一部左室壁運動低下が残存し，低左心機能状態となった．左室リモデリングを抑え予後改善を目的としたβ遮断薬，RA系阻害薬の使用を積極的に考慮すべきである．

対処例：
1) 厳格な塩分制限：1日5g
2) 体重増加：中1日でDWの3％未満，中2日で5％未満
3) バイオマーカー：退院後初回透析前BNP/NT-proBNP値を基礎値として，定期的に計測し相対評価

処方例：
アーチスト®（β遮断薬）1.25 mgないし2.5 mgより開始，症状，脈拍，透析中の血圧を確認しながら増量．

おわりに

たとえ，透析で除水することしか臓器うっ血症状を解決する方法がなかったとしても，それに起因する心臓の構造的・機能的異常があれば，それはうっ血性心不全である．（過剰な）塩分摂取や体重増加はその引き金と考えるべきである．引き金を摘み取る教育を施す一方で，常に心疾患が潜在している可能性を意識することを忘れてはならない．

文　献

1) 日本透析医学会：血液透析患者における心血管合併症の評価と治療に関するガイドライン．透析会誌 2011；44：383-388
2) Nakai, S., Masakane, I., Akiba, T., et al.：Overview of regular dialysis treatment in Japan as of 31 December 2006. Ther. Apher. Dial. 2008；12：428-456
3) Parfrey, P. S., Foley, R. N., Harnett, J. D., et al.：Outcome and risk factors for left ventricular disorders in chronic uraemia. Nephrol. Dial. Transplant. 1996；11：1277-1285
4) Banerjee, D., Ma, J. Z., Collins, A, J., et al.：Long-term survival of incident hemodialysis patients who are hospitalized for congestive heart failure, pulmonary edema, or fluid overload. Clin. J. Am. Soc. Nephrol. 2007；2：1186-1190
5) Tzamaloukas, A. H., Rohrscheib, M., Ing, T.S., et al.：Serum tonicity, extracellular volume and clinical manifestations in symptomatic dialysis-associated hyperglycemia treated only with insulin. Int. J. Artif. Organs 2004；27：751-758
6) Francis, G. S. and Sonnenblick, E. H.：Pathophysiology and diagnosis of heart failure. Fuster, V., Alexander, R. W., O'Rourke, R. A. (eds.)：Hurst's The Heart (10th ed.). 2001, p.655, McGraw-Hill, New York
7) 循環器病の診断と治療に関するガイドライン2004年度合同研究班：慢性心不全治療ガイドライン（2005年改訂版）．Circulation J. 2005, http://www.j-circ.or.jp/guideline/pdf/JCS2005_matsuzaki_h.pdf
8) 循環器病の診断と治療に関するガイドライン2004-2005年度合同研究班：急性心不全治療ガイドライン（2006年改訂版）．Circulation J. 2006, http://www.j-circ.or.jp/guideline/pdf/JCS2006_maruyama_h.pdf.
9) Mallamaci, F., Zoccali, C., Tripepi, G., et al.：Diagnostic potential of cardiac natriuretic peptides in dialysis patients. Kidney Int. 2001；59：1559-1566
10) Sharma, R., Gaze, D. C., Pellerin, D., et al.：Raised plasma N-terminal pro-B-type natriuretic peptide concentrations predict mortality and cardiac disease in end-stage renal disease. Heart 2006；92：1518-1519
11) Takami, Y., Horio, T., Iwashima, Y., et al.：Diagnostic and prognostic value of plasma brain natriuretic peptide in non-dialysis-dependent CRF. Am. J. Kidney Dis. 2004；44：420-428
12) David, S., Kumpers, P., Seidler, V., et al.：Diagnostic value of N-terminal pro-B-type natriuretic peptide (NT-proBNP) for left ventricular dysfunction in patients with chronic kidney disease stage 5 on haemodialysis. Nephrol. Dial. Transplant. 2008；23：1370-1377
13) Winkler, K., Wanner, C., Drechsler, C., et al.：Change in N-terminal-pro-B-type-natriuretic-peptide and the risk of sudden death, stroke, myocardial infarction, and all-cause mortality in diabetic dialysis patients. Eur. Heart J. 2008；29：2092-2099
14) Zoccali, C., Mallamaci, F., Benedetto, F. A., et al.：Cardiac natriuretic peptides are related to left ventricular mass and function and predict mortality in dialysis pa-

tients. J. Am. Soc. Nephrol. 2001；12：1508-1515
15) Naito, T., Masaki, T., Shimizu, Y., et al.：N-terminal pro brain natriuretic peptide predicts hospitalization of hemodialysis patients for cardiovascular disease. Nihon Jinzo Gakkai Shi 2011；53：633-641
16) Madsen, L. H., Ladefoged, S., Corell, P., et al.：N-terminal pro brain natriuretic peptide predicts mortality in patients with end-stage renal disease in hemodialysis. Kidney Int. 2007；71：548-554
17) Wang, A. Y. and Lai, K. N.：Use of cardiac biomarkers in end-stage renal disease. J. Am. Soc. Nephrol. 2008；19：1643-1652
18) K/DOQI：K/DOQI clinical practice guidelines for cardiovascular disease in dialysis patients. Am. J. Kidney Dis. 2005；45：S1-S153
19) Jessup, M. and Brozena, S.：Heart failure. N. Engl. J. Med. 2003；348：2007-2018
20) Cice, G., Ferrara, L., D'Andrea, A., et al.：Carvedilol increases two-year survivalin dialysis patients with dilated cardiomyopathy：A prospective, placebo-controlled trial. J. Am. Coll. Cardiol. 2003；41：1438-1444
21) Berger, A. K., Duval, S. and Krumholz, H. M.：Aspirin, beta-blocker, and angiotensin-converting enzyme inhibitor therapy in patients with end-stage renal disease and an acute myocardial infarction. J. Am. Coll. Cardiol. 2003；42：201-208
22) Winkelmayer, W. C., Charytan, D. M., Levin, R., et al.：Poor short-term survival and low use of cardiovascular medications in elderly dialysis patients after acute myocardial infarction. Am. J. Kidney Dis. 2006；47：301-308

（常喜　信彦，田中　友里）

6 循環器合併症ガイドライン

5．透析患者の虚血性心疾患をどう診断し，治療（外科的治療を含む）するか？

Diagnosis and treatment of ischemic heart disease in patients on dialysis

はじめに

透析患者では虚血性心疾患の有病率が高いが，無症候性が多く診断に苦慮する場合がある．透析導入時から高度の冠動脈狭窄が無症状に存在している場合もあり，放置すると重篤な心事故，心臓死につながる可能性がある．虚血性心疾患の早期診断が，透析患者の心臓死抑制につながると考える．

I 無症状透析患者の虚血性心疾患をどのように検出し，診断するか？

●ガイドラインの概要・考え方

▶日本透析医学会「血液透析患者における心血管合併症の評価と治療に関するガイドライン」(2011)[1]
第4章 虚血性心疾患
1) 息切れなどの症状，心不全，透析時の血圧低下，心電図，胸部レントゲンの変化などから心筋虚血の可能性を考慮する（1C）．
2) 心筋虚血が疑わしい場合には，心臓超音波検査を施行し，さらに心筋シンチグラフィなど非侵襲的検査による精査を進めることが望ましい（2B）．

Clinical Question 1
無症状透析患者の心筋虚血をどのように見つけるのか？

表に心筋虚血を示唆する症状，所見を示す．このような症状・検査所見の変化は，不適切なドライウエイト設定，過大血流内シャント，循環血液量過多・過少，心臓弁膜症，心嚢液貯留，肺高血圧，左室肥大などによっても生じる．そのため，高血圧や浮腫の有無などの確認とともに安静時心エコーを施行し，心機能，循環血液量の評価，弁膜症，肺高血圧，心膜・心筋疾患の有無などを検索し，症候や心電図・胸部X線の変化が，何に起因しているのかを鑑別する必要がある．その結果，心筋虚血の可能性があるときは，非侵襲的検査を施行する．虚血性心臓病の可能性のある場合には，積極的に冠動脈造

表 虚血性心疾患の存在を示す症状，検査所見

1) 症　状
   a. 非特異的な胸部症状：労作時の息切れ，動悸，胸部・心窩部・背部の不快感，下肢のだるさなど
   b. 新たに出現した心不全
   c. ドライウエイトの減量に反応しない心不全
   d. 反復する透析時の低血圧
   e. 持続する低血圧
2) 定期心電図での新たな異常
   a. ST-T変化（非特異的変化を含む）
   b. Q波の出現
   c. 不整脈
3) 定期胸部レントゲン検査での新たな異常
   a. 心胸比の増加（5％以上）
   b. 肺うっ血
   c. 間質性肺浮腫（カーリーA，B，Cライン）

〔日本透析医学会：透析会誌 2011；44：337-425[1] より引用〕

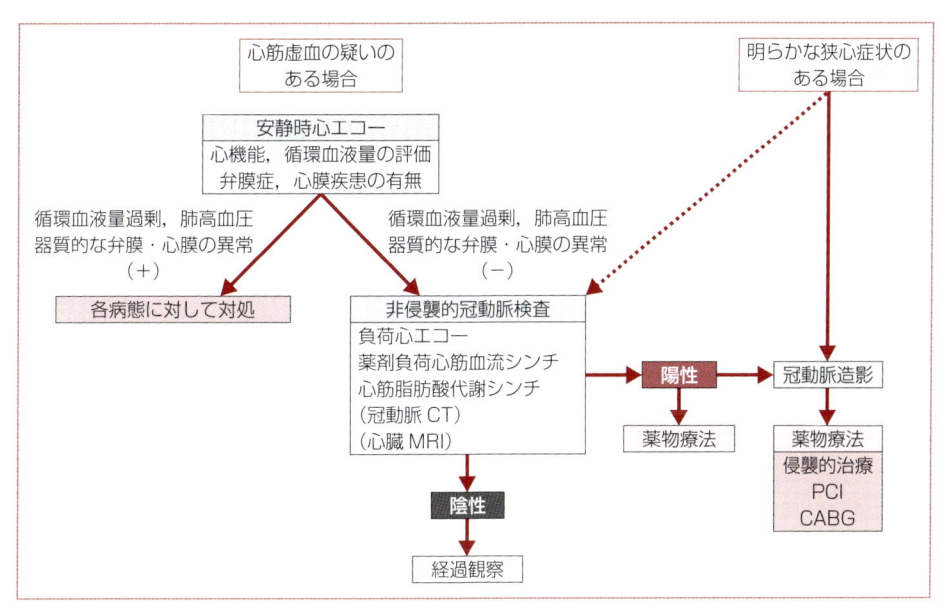

図1 冠動脈疾患の診断・治療フローチャート
〔日本透析医学会：透析会誌 2011；44：337-425[1] より引用・改変〕

影検査を施行する（図1）．

CQ 2
非侵襲的検査のなかでも有用性の高い検査は何か？

一般的に，運動負荷心電図，薬剤（運動）負荷心エコー，心筋シンチグラフィ（以下，シンチ），冠動脈CT，心臓MRIなどがある．透析患者では，末梢動脈疾患，骨・関節疾患を高率に合併，運動耐容能が低下している．左室肥大例ではST-T変化を判読しにくく，運動負荷心電図の判定に困難する場合が多い．負荷心エコーとしては，ドブタミン薬剤負荷が有用であるが，検査中の発作性心房細動の発生率が透析患者では高く注意を要する．

心臓核医学検査としては，アデノシンによる薬剤負荷心筋血流シンチが推奨される．負荷が困難な透析患者では，安静時のみの心筋脂肪酸代謝シンチも有用である[2]．

冠動脈造影CTは，造影剤による容量負荷の問題，冠動脈石灰化部位では冠動脈狭窄・閉塞病変の診断が困難であることなどから，透析患者には勧められない．

透析患者における冠動脈疾患へのMRI適用については報告が乏しく，その有用性については不明である．透析患者におけるMRI造影剤の使用は原則的に禁忌である．

CQ 3
心電図検査は有用ではないのか？

安静時12誘導心電図の変化は，心筋虚血を疑ううえで第一に重要である．急性もしくは陳旧性心筋梗塞を示す所見はもちろん，非特異的なST-T変化も心筋虚血を疑う所見となりうる．そのため，心電図検査は定期的に施行し，過去の心電図と比較する必要がある．

CQ 4
心筋シンチは心事故リスク評価によいのか？

透析患者の心臓死や急性冠症候群などのリスク予測に，心筋シンチは有用である．心事故発生率は，アデノシン負荷心筋血流シンチ正常例の4％に対して異常例で67％と高率であり[3]，

心事故高リスク群の検出に有用である．心筋脂肪酸代謝シンチで示される心筋脂肪酸代謝の高度障害群は非障害群に比して，透析患者の心臓死の高リスクとなる可能性がある[4]．

診療のポイント

① 透析患者は冠動脈疾患の高リスク群と捉える（GL）．
② 透析導入時より有意の冠動脈病変を有している可能性がある（GL）．
③ 病理学的に心筋に微小循環障害があるため，有意の冠動脈病変がなくても心筋虚血を生じうる（OP）．
④ 息切れ・動悸などの心不全症状，下肢のだるさ，透析時の血圧低下，定期的心電図・胸部X線の変化に注意する（GL）．
⑤ 心筋虚血以外の病態を知るために心エコー検査は有用である（GL）．
⑥ 冠動脈CTは，石灰化の多い透析患者では冠動脈病変検出に適していない（GL）．
⑦ 冠動脈疾患の有無，心事故リスク評価に薬剤負荷心筋シンチ，心筋脂肪酸代謝シンチは有用である（GL）．

図2に1例を示す．70歳，男性，透析歴1年．歩行時の息切れがあるも運動負荷心電図では異常なし．心筋血流シンチでは異常なかったが，心筋脂肪酸代謝シンチで前壁の一部を除いて左室広範に集積低下を認めた．冠動脈造影上，左冠動脈主幹部（LMT）に90％狭窄を認め，冠動脈バイパス術（CABG）を施行した．

II 急性心筋梗塞をいかに診断するか？

●ガイドラインの概要・考え方

▶「血液透析患者における心血管合併症の評価と治療に関するガイドライン」[1]
第4章 虚血性心疾患
1) 左肩痛，胸痛，背部痛は少なく，呼吸困難，咳などの心不全症状が主である．
2) 透析患者の急性心不全は，急性冠症候群を鑑別

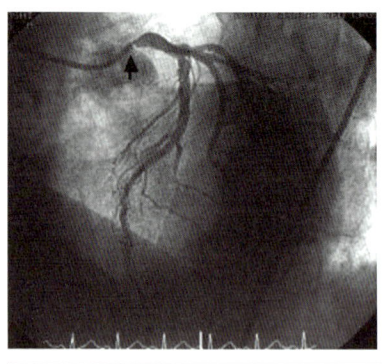

70 yeas, male
LMT lesion
LCA #5：90％

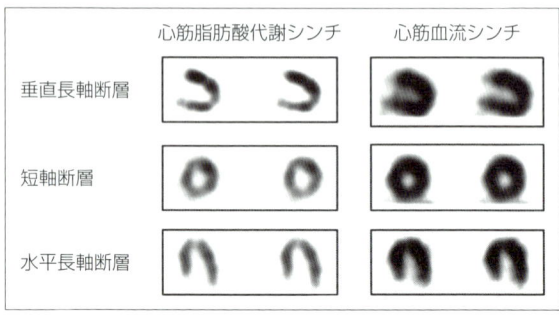

図2 BMIPP SPECTより冠動脈疾患を検出した1例

することが重要（1B）．
3) 急性心筋虚血のバイオマーカー（心筋トロポニンT，心筋型脂肪酸結合蛋白，CPK-MB分画）は疑陽性が多い（1B）．

CQ 5
透析患者の急性心筋梗塞の特徴は？

United States Renal Data System（USRDS）とNational Registry of Myocardial Infarction databasesのデータを用いた急性心筋梗塞の観察的コホート研究では，非透析患者と比較して透析患者では，発症時急性心筋梗塞の診断率が低く（44％ vs 22％），胸痛が少なく（68％ vs 44％），ST上昇も少なかったが（36％ vs 19％），肺水腫で発症することが多かった（8％ vs 15％）[5]．透析患者では，急性冠症候群の主要症状が心不全であることが多く，溢水との鑑別が必要である．透析患者が心不全を呈したときは急性冠症候群を鑑別することが重要となる．

CQ 6
血液心筋マーカーは疑陽性が多い？

Appleらは，無症状透析患者で，心筋トロポニンTの陽性カットオフ値0.1 ng/mLで20％が陽性となり，透析患者における急性心筋障害マーカーとしての意義は小さいと指摘した[6]．また，簡易トロポニンT検査は，心筋梗塞発症後3〜5時間以内では陽性とならないため，測定時期を配慮する必要がある．

細胞膜が障害される初期の段階で血液中に出てくる心筋型脂肪酸結合蛋白（H-FABP）も，急性冠症候群で早期に上昇するが，透析例では高率に疑陽性を呈するため勧められない．

クレアチンホスホキナーゼ（CPK）の心筋由来のMB分画は通常，総CPKの5％未満であるが，無症状透析患者の3〜5割でCPK-MB分画が5％以上に上昇している．CPK-MB分画の急性心筋障害診断の感度は44％，特異度は56％と不良である[7]．

診療のポイント

① 急性心不全を呈しているときは，単なる溢水とせずに，急性心筋虚血を除外する（GL）．
② 簡易トロポニンT検査は通常15分で判定するが，3〜5分以内に陽性であれば，血液中に大量のトロポニンTが流出している可能性が高く，急性心筋虚血の可能性がある（OP）．

III 透析患者の虚血性心疾患の治療

●ガイドラインの概要・考え方

▶「血液透析患者における心血管合併症の評価と治療に関するガイドライン」[1]
第4章 虚血性心疾患
1. 慢性冠動脈疾患（非侵襲的治療）
  1) 抗血小板薬，β遮断薬，亜硝酸薬，カルシウム（Ca）拮抗薬，レニン・アンジオテンシン系抑制薬，ニコランジルなどを用いる．
  2) 貧血や高脂血症，高血圧などの冠危険因子を是正．
    a. 血清ヘモグロビン（Hb）値10〜12 g/dLに管理．
    b. 高LDL（low density lipoprotein）-コレステロール，高non-HDL（high density lipoprotein）-コレステロール血症合併例では，スタチン投与を考慮．
    c. 透析前血圧を140/90 mmHg未満に管理．
2. 慢性冠動脈疾患（侵襲的治療）
  侵襲的血行再建として冠動脈インターベンション（PCI）と冠動脈バイパス術（CABG）がある．
3. 急性冠症候群に対する対応
  急性冠症候群は突然死が多く，発症時には救急車を用いてただちに循環器疾患の専門施設へ緊急搬送する．

CQ 7
心血管系薬剤治療は，透析患者の心事故を減らすというエビデンスはあるのか？

アンジオテンシン受容体ブロッカーが透析患者の心血管事故の発生を抑制したとの報告がある[8]．亜硝酸薬とカリウムチャネル開口薬のハイブリッドであるニコランジルは，無症状透析患者の心事故を抑制し[9]，PCI後の心事故や心臓死を抑制している[10]．いずれも今後の検討が必要である．

CQ 8
貧血補正はどの程度がよいのか？

日本透析医学会の2015年版腎性貧血治療ガイドラインでは，成人の血液透析患者の目標Hb値は週初めの採血で10 g/dL以上12 g/dL未満を推奨している．透析導入前の慢性腎臓病患者におけるHb値正常化を目指した腎性貧血治療では，高Hb値を目指した群の有益性は明らかでなく，死亡，心筋梗塞，心不全による入院，脳卒中などの発症率が有意に高く，有害な結果も報告されている．現状では，血液Hb値10〜12 g/dLに維持するのが妥当と思われる．

CQ 9
PCI と CABG のどちらを選択すべきか？

いずれも一般人と比較して予後は不良である．薬剤溶出性ステントの出現により，透析患者でも PCI 後再狭窄率は軽減したが，強力な抗血小板療法を半永久的に続ける必要があり，出血合併症の頻度が高くなる．一方，CABG の長期予後は PCI より良いが，周術期の死亡率，院内死亡率が高い．現時点では，2枝病変までは PCI を選択し，3枝病変，LMT 病変では CABG を勧めるのが妥当と思われる．ただし，体力が低下している患者では，PCI が選択される．

診療のポイント

① 高度の貧血は予後を悪化させる．Hb 値 10 g/dL 以下にならないように，Hb 値の変動を避け安定した値を保つように管理する（OP）．
② 高 LDL-コレステロール血症もしくは高 non-HDL-コレステロール血症合併透析例においては，スタチン投与を考慮（OP）．
③ 薬剤溶出性ステント留置後，低用量アスピリン（81～100 mg/day）は半永久的に，クロピドグレル（75 mg/day）は少なくとも1年以内は持続投与する（GL）．
④ 上部・下部消化管出血時は，アスピリン，クロピドグレルともに中止するが，中止期間はできるかぎり1週間以内が望ましい（OP）．
⑤ 透析患者は心筋微小循環障害を有しているため，微小循環改善作用のあるニコランジル内服が心事故予防に役立つ可能性がある（OP）．

おわりに

透析患者の虚血性心疾患の頻度は高いが，診断，治療のエビデンスは少ない．息切れ・動悸などの症状，透析時に反復する血圧低下，心電図・胸部X線の変化などを見逃さないこととともに，心筋シンチなど非侵襲的検査の施行を精力的に行うことが早期診断に重要と考える．

文 献

1) 日本透析医学会：血液透析患者における心血管合併症の評価と治療に関するガイドライン．透析会誌 2011；44：337-425
2) Nishimura, M., Hashimoto, T., Kobayashi, H., et al.：Myocardial scintigraphy using a fatty acid analogue detects coronary artery disease in hemodialysis patients. Kidney Int. 2004；66：811-819
3) Hase, H., Joki, N., Ishikawa, H., et al.：Prognostic value of stress myocardial perfusion imaging using adenosine triphosphate at the beginning of haemodialysis treatment in patients with end-stage renal disease. Nephrol. Dial. Transplant. 2004；19：1161-1167
4) Nishimura, M., Tsukamoto, K., Hasebe, N., et al.：Prediction of cardiac death in hemodialysis patients by myocardial fatty acid imaging. J. Am. Coll. Cardiol. 2008；51：139-145
5) Herzog, C. A., Littrel, K., Arko, C., et al.：Clinical characteristics of dialysis patients with acute myocardial infarction in the United States：a collaborative project of the United States Renal Data System and the National Registry of Myocardial Infarction. Circulation 2007；116：1465-1472
6) Apple, F. S., Murakami, M. M., Pearce, L. A., et al.：Predictive value of cardiac troponin I and T for subsequent death in end-stage renal disease. Circulation 2002；106：2941-2945
7) McLaurin, M. D., Apple, F. S., Voss, E. M., et al.：Cardiac troponin I, cardiac troponin T, and creatine kinase MB in dialysis patients without ischemic heart disease：evidence of cardiac troponin T expression in skeletal muscle. Clin. Chem. 1997；43：976-982
8) Suzuki, H., Kanno, Y., Sugahara, S., et al.：Effect of angiotensin receptor blockers on cardiovascular events in patients undergoing hemodialysis：an open-label randomized control trial. Am. J. Kidney Dis. 2008；52：501-506
9) Nishimura, M., Tokoro, T., Nishida, M., et al.：Clinical potential of nicorandil to inhibit major cardiac events in hemodialysis patients with suspected myocardial ischemia. Nephron Clin. Pract. 2009；111：c212-c221
10) Nishimura, M., Tokoro, T., Nishida, M., et al.：Oral nicorandil to reduce cardiac death after coronary revascularization in hemodialysis patients：a randomized trial. Am. J. Kidney Dis. 2009；54：307-317

〔西村　眞人〕

6 循環器合併症ガイドライン

6. 透析患者の不整脈をどう治療し，心臓突然死を防ぐか？

Optimal medical treatment for dysrhythmia, and prevention of sudden cardiac death in hemodialysis patients

はじめに

日本透析医学会統計調査委員会報告[1]では，透析患者における心臓突然死は死亡原因の約3％を占めている．一方，USRDS（United States Renal Data System）の報告〔参考URL[1]〕では約26％を占め，死亡原因の1位となっている．いずれの統計によっても心疾患を合併しない一般住民の心臓突然死の発症率0.1〜0.2％に比較すると，透析患者の心臓突然死は15〜250倍の高頻度で発症することが理解できる．非透析患者における心臓突然死発症リスクとして，冠動脈疾患の既往（5％），心不全または30％未満の低左室駆出率（22％），急性心筋梗塞（30％）が重要である．透析患者では，冠動脈疾患や心不全，急性心筋梗塞の合併率が非常に高頻度であることに加え，体液量の増加や透析治療による除水に伴う交感神経系の賦活，透析前の高カリウム（K）血症，透析後の低K血症などが致死性心室不整脈の原因として非常に重要である（図1）．

これらの事実を踏まえて日本透析医学会が作成した「血液透析患者における心血管合併症の評価と治療に関するガイドライン」の「心臓突然死と不整脈」[2]を日常診療に生かすことを本稿の目的とした．

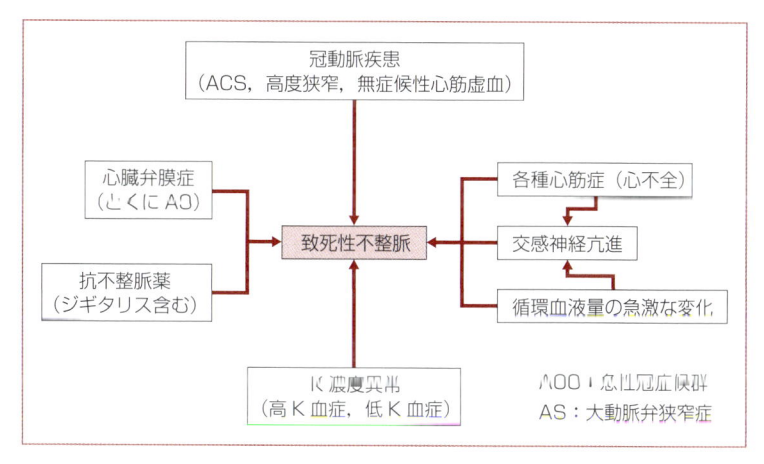

図1 致死性不整脈発症のおもな原因

〔日本透析医学会：透析会誌 2011；44：383-388[2]より引用〕

I 透析患者で重要となる不整脈を診断するうえで重要な点は何か？

●ガイドラインの概要・考え方

▶日本透析医学会「血液透析患者における心血管合併症の評価と治療に関するガイドライン」(2011)[2]
　第5章 不整脈・心臓弁膜症
　Ⅰ．心臓突然死と不整脈
　1）不整脈の誘発や治療効果の判定には運動負荷心電図やホルター心電図を施行する（1B）．
　2）不整脈を合併した透析患者では器質的心疾患を有する可能性が高く，心臓超音波検査や心臓核医学検査，必要に応じて，冠動脈造影検査を施行する（1B）．

Clinical Question 1
不整脈を見つけるにはどうすればよいか？

まずは，患者の自覚症状が重要である．動悸，胸部不快感，脈の結滞，失神，全身痙攣，起座呼吸，発作性夜間呼吸困難を自覚する患者に対しては標準12誘導心電図を行い，不整脈診断および虚血性変化の有無を診断する．通常では不整脈を認めない患者，症状が非常にまれな患者の場合には，運動負荷心電図による不整脈誘発やホルター心電図を行うことを推奨する．

一方，自覚症状のない患者でも透析開始時と透析終了時，あるいは透析中に急激な血圧上昇や低下を認めた場合には脈拍の触診や心音の聴診を行って，不整脈の有無を診断することが重要である．

CQ 2
不整脈の種類から器質的心疾患を推測することは可能か？

不整脈を分類すると，洞性頻拍，上室性期外収縮，心房細動，心房粗動，発作性上室頻拍，洞性徐脈，洞房ブロック，洞不全症候群，心室性期外収縮，心室頻拍，心室細動，心室粗動，心停止となる．いずれの不整脈も器質的心疾患との関連性が高い．しかし，不整脈の種類から特異な器質的心疾患を推測することは不可能である．不整脈を認めた場合には，心雑音の有無を聴診することが重要である．心雑音を聴取することによって弁膜症や心房中隔欠損症，心室中隔欠損症，感染性心内膜炎，心外膜炎の多くが診断可能である．

重症度診断には心臓超音波検査の施行を推奨する．心臓超音波検査で心不全（拡張型心筋症）を認めた場合，左室局所壁運動異常を認めた場合には冠動脈疾患の可能性が高いので心臓核医学検査を行う．心臓核医学検査にて重症冠動脈疾患が推測される場合には冠動脈造影検査を行う必要がある．ただし，致死性心室不整脈では救急蘇生が先行される．

Ⅱ 透析患者で積極的な治療の対象となる重要な不整脈は何か？

●ガイドラインの概要・考え方

▶「血液透析患者における心血管合併症の評価と治療に関するガイドライン」[2]
　第5章 不整脈・心臓弁膜症
　Ⅰ．心臓突然死と不整脈
　3）心室細動/粗動，持続性心室頻拍，洞不全症候群，洞房ブロック，高度房室ブロックは積極的に治療する（1A）．

CQ 3
心室細動や心室粗動，持続性心室頻拍を予防することは可能か？

心室細動，心室粗動，持続性心室頻拍はいずれも心臓突然死の原因として非常に重要な不整脈（致死性心室不整脈）であり，これらの不整脈発症を予防することは重要である．非慢性腎臓病（CKD）患者ではⅠ群抗不整脈薬を使用することが多いが，透析患者では血中濃度が高くなる可能性や他の薬剤との相互作用によって催不整脈作用を示す可能性が高いため，これらの薬剤の使用は避けることが望ましい．

致死性心室不整脈に対する予防治療の基本はβ遮断薬である．β遮断薬は交感神経賦活化を抑制することによって致死性心室不整脈発症を抑制する．とくに，カルベジロールは左室収縮機能障害の改善効果や心筋酸素需要量の低下による虚血性心疾患発症抑制効果も認め，心臓血管死全体の発症頻度を低下させる．そのほか，レニン・アンジオテンシン（RA）系阻害薬にも，容量依存的に心臓突然死の予防効果が認められる．非ジヒドロピリジン系カルシウム（Ca）拮抗薬であるジルチアゼムやベラパミルにも致死性心室不整脈抑制効果が認められる．また，持続性心室頻拍の既往患者に対しては，カテーテル焼灼術も予防効果が期待されるが，透析患者を対象とした報告はない．

CQ 4
致死性不整脈を発症した透析患者に対する有効な治療法は何か？

　自動体外式除細動器（AED）は致死性心室不整脈発現後数分以内であれば，透析患者の救命を可能とする装置と考えられている．しかし，AED設置施設と非設置施設における透析患者の救命率には有意差がないとする報告もあり，その有益性に関しては今後検討すべき課題である．まずは，心肺蘇生に努め，AEDによる除細動を試みながら循環器専門施設へ，適切に移送することが重要である．

　循環器専門施設では，虚血性心疾患や心臓弁膜症などの器質的心疾患合併患者に対しては，原疾患の治療を行う．原疾患の治療が不十分な患者や左室収縮機能が極端に低下した患者に対しては植え込み型除細動器（ICD）の適応となる．ただし，ICD治療後の5年生存率は非CKD患者が約65％であるのに対して透析患者では35％と低く，死亡原因の約50％が心臓突然死であることを患者自身や家族に説明する必要がある．

CQ 5
洞不全症候群や洞房ブロック，高度房室ブロックを伴う透析患者の治療法は何か？

　洞不全症候群，洞房ブロック，高度房室ブロックを含む高度の徐脈性不整脈を合併し，①失神などの徐脈に伴う臨床症状を認める場合，②投与不可欠な薬剤による高度徐脈の場合，③3秒以上の心停止や心拍数＜40/minの場合，④房室接合部のカテーテル焼灼術後の場合，⑤心臓手術後の場合，⑥進行性神経筋疾患を有する場合，には恒久ペースメーカーの植え込みが適応となる．

III 透析患者に合併した心房細動を治療するときに注意することは何か？

●ガイドラインの概要・考え方

▶「血液透析患者における心血管合併症の評価と治療に関するガイドライン」[2]
第5章　不整脈・心臓弁膜症
I．心臓突然死と不整脈
4) 心房細動に対する安易なワルファリン治療は行わないことが望ましいが，ワルファリン治療が有益と判断した場合にはPT-INR＜2.0に維持する（2C）．
5) PT-INRの測定に用いる血液は血管（静脈，内シャント，グラフトシャント）より直接採取する（1C）．

CQ 6
心房細動を合併した透析患者の脳梗塞予防法は何か？

　非透析患者に合併した心房細動では，血栓性合併症の予防としてワルファリン投与が推奨されているが，透析患者への投与は禁忌である．また，ワルファリンは血管石灰化促進作用を有するため，Caやリン（P）のコントロールが不良な透析患者では血管石灰化が増長される．

　心房細動を合併した透析患者を対象とした観

察研究では，ワルファリンを投与していない患者に比較して，ワルファリン服用患者では新規脳卒中発症リスクは1.98倍高く，とくにPT-INR（prothrombin time-international normalized ratio）＞2.0の患者では脳出血のみならず脳梗塞発症リスクも有意に増加したと報告されている[3]．アスピリンやクロビドグレル投与も透析患者の生命予後悪化要因であると報告されている．抗血小板薬で，透析患者の生命予後を改善したとする報告はシロスタゾールのみである．ただし，心房細動患者を対象とした検討ではないため，今後の検討が必要である．

左房内血栓が明らかな患者，人工弁置換術後の心房細動合併患者など，ワルファリン投与が有益と判断された透析患者ではPT-INRを定期的に測定し，PT-INR＜2.0に維持することが望ましい．

CQ 7
透析患者に対しての心房細動自体の治療法は何か？

透析患者では複数の降圧薬を含め，多彩な薬剤を服用している．また，著しい腎機能障害を伴っているため，リズムコントロールを目的とした安易なⅠ群抗不整脈薬投与は避けることが望ましい．透析患者に合併した心房細動の薬物治療はレートコントロールを目的に行うことを推奨する．

心房細動に対するレートコントロールはβ遮断薬（カルベジロールなど）や非ジヒドロピリジン系Ca拮抗薬（ジルチアゼム，ベラパミル）にて行うのが安全である．透析患者に対するジゴキシン投与は容易にジゴキシン中毒をきたすのみならず，血中消失時間が長く，他の薬剤との相互作用も多く，透析後の低K血症などを考慮すると，安易なジゴキシン治療は避けることが望ましい．レートコントロールの目標は安静時心拍数を60〜80/minにすることが適切であるとされていたが，110/min未満と90/min未満にコントロールした群間の予後に有意差を認めないとする非透析患者を対象とした大規模臨床報告[4]に従い，110/min未満にコントロールすることを推奨する．

非透析患者を対象とした肺静脈隔離カテーテル焼灼術の成功率は発作性心房細動で90％以上，持続性/永続性心房細動では60％以上とされている．透析患者を対象とした報告はないが，

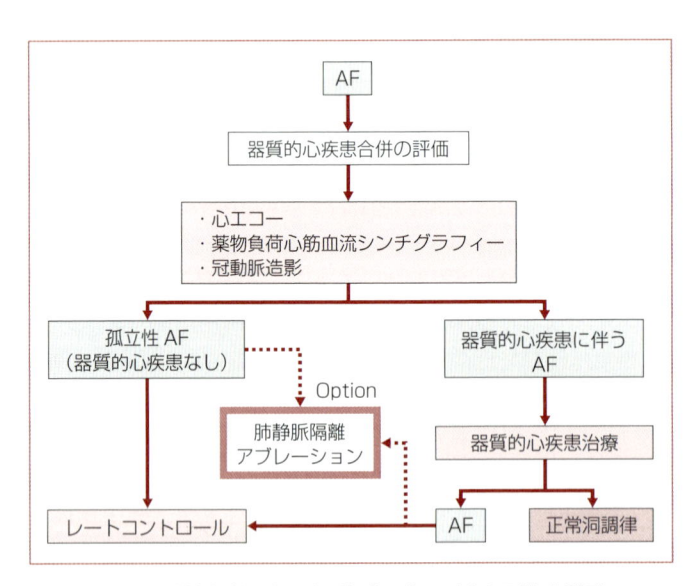

図2 透析患者の心房細動（AF）に対する治療戦略
〔日本透析医学会：透析会誌 2011；44：383-388[2]より改変・引用〕

左房の拡大を伴っている透析患者ではより成功率が低いと推察される．したがって，左房拡張を合併していない症候性または再発性心房細動患者にはカテーテル焼灼術も一つの心房細動完治療法オプションとなる可能性がある（**図2**）．

CQ 8
透析患者におけるPT-INR測定で注意すべき点は何か？

ワルファリン治療が有益と判断された透析患者ではPT-INRを定期的（1回/月以上）に測定することを推奨する．しかし，PT-INR≧10.0以上となる偽性上昇の発症頻度は非透析患者に比較して約10倍の頻度で起こるとされている．その原因の70％以上は留置カテーテルからの採血である．ヘパリンの影響も受ける可能性が高いため，PT-INR測定用の血液は透析前に血管（静脈，内シャント，グラフトシャント）より直接採血することを推奨する．

診療のポイント

① 透析患者の生命予後改善には，心臓突然死や致死性心室不整脈の原因としてもっとも重要な虚血性心疾患および心不全（左室収縮/拡張不全）の早期発見と，早期からの適切な薬物介入治療が必要である（GL）．
② 透析患者に高頻度で合併する心房細動の基本的治療はレートコントロールであり，安易なワルファリン治療は避ける必要がある（GL）．
③ 透析患者に合併した致死性心室不整脈や心房細動に対する積極的薬物介入治療の主軸として，β遮断薬（カルベジロール）の果たす役割が重要である（GL）．

おわりに

透析患者の不整脈治療に関する報告はきわめて少ないのが現状である．本稿を読んで十分に納得できない場合には，自ら積極的にエビデンス作成を目指すことを期待する．

文　献

1) 日本透析医学会統計調査委員会：わが国の慢性透析療法の現況（2010年12月31日現在）．2011, CD-ROM版
2) 日本透析医学会：血液透析患者における心血管合併症の評価と治療に関するガイドライン．透析会誌 2011；44：337-425
3) Chan, K. E., Lazarus, J. M., Thadhani, R., et al.：Warfarin use associates with increased risk for stroke in hemodialysis patients with atrial fibrillation. J. Am. Soc. Nephrol. 2009；20：2223-2233
4) Van Gelder, I. C., Groenveld, H. F., Crijns, H. J., et al.：Lenient versus strict rate control in patients with atrial fibrillation. N. Engl. J. Med. 2010；352：1363-1373

参考URL（2016年2月現在）
1) United States Renal Data System：http://www.usrds.org/adr.aspx

（長谷　弘記）

6 循環器合併症ガイドライン

7．透析患者の脳血管障害をどう予防し，治療するか？

How do we prevent and treat cerebrovascular disease in patients on dialysis?

はじめに

透析患者において脳血管障害は，優れた薬剤の開発や医療技術の進歩による救命率向上により全死因に占める割合は年々減少しているものの，依然として死因の上位を占め，救命しえても患者のQOL（quality of life）を大きく悪化させる重大な合併症である．脳血管障害の予防と管理は，非透析患者と異なる点があり注意が必要である．

本稿では，透析患者における脳血管障害の予防・治療について，2011年に日本透析医学会より発表された「血液透析患者における心血管合併症の評価と治療に関するガイドライン」[1]を中心に，その後に発表されたエビデンスも加えて概説する．

I 脳出血の予防・管理

●ガイドラインの概要・考え方

▶日本透析医学会「血液透析患者における心血管合併症の評価と治療に関するガイドライン」(2011)[1]
第7章　脳血管障害
I．脳出血
1) 発症24時間以内は透析を回避すべきである（1C）．
2) 発症早期の透析方法としては，持続血液透析濾過や腹膜透析，血流を減じた血液透析など，頭蓋内圧の上昇が小さい透析法を選択し，透析中にはグリセロールを投与し，抗凝固薬としてはメシル酸ナファモスタットを用いる（1B）．
3) 血圧コントロールは，急性期から積極的に行うことが望ましい（2C）．
4) 頭蓋内圧亢進を伴う大きな脳出血の急性期治療では，外科手術を考慮する（2C）．
5) 発症とともに，再発予防のために，厳正な血圧管理を行う（1B）．

Clinical Question 1
急性期の脳浮腫管理をどう行うか？

頭蓋内圧亢進を伴う大きな脳出血の急性期治療において，グリセロールの有効性が報告されている[2]．透析患者では尿排泄が期待できず，グリセロール投与は体液量の過剰負荷となるため，除水による排泄が期待できる透析中の投与が望ましい．

重篤な意識障害例，血腫推定量が30 mLを超える例や，血腫の脳室穿破で水頭症を合併した場合には，脳外科的な緊急処置（血腫除去術，脳室ドレナージ）が必要となる[1]．透析患者における開頭手術の成績は不良である[3]が，被殻出血に対する定位的血腫除去術に関しては，血腫量が30〜50 mLであれば，非透析患者と予後に差がないことが報告されている[4]．

CQ 2
急性期の血圧管理をどう行うか？

脳出血急性期は，再出血，血腫拡大，脳浮腫

表1　脳血管障害急性期の血圧管理

〈急性期脳梗塞患者の血圧管理〉

血栓溶解療法適応外	SBP＜220 mmHg または DBP＜120 mmHg	積極的な降圧は行わない（高血圧性脳症，大動脈解離，急性腎不全，急性肺水腫，急性心筋梗塞等の全身合併症を除く）
	SBP＞220 mmHg または DBP＞120 mmHg	降圧目標：前値の85～95％ 降圧薬（ニカルジピン，ジルチアゼム，ニトログリセリンやニトロプルシドの点滴静注）
血栓溶解療法適応	SBP＞185 mmHg または DBP＞110 mmHg	降圧目標：＜180/105 mmHg 降圧薬（ニカルジピン，ジルチアゼム，ニトログリセリンやニトロプルシドナトリウムの点滴静注）

〈急性期脳出血患者の血圧管理〉

SBP＞180 mmHg または MBP＞130 mmHg	降圧目標：前値の80％ 降圧薬（ニカルジピン，ジルチアゼム，ニトログリセリンやニトロプルシドの点滴静注）

SBP：収縮期血圧，DBP：拡張期血圧，MBP：平均血圧

〔日本透析医学会：透析会誌 2011；44：337-425[1]より引用〕

増悪の予防のために血圧管理がきわめて重要である．降圧薬の非経口投与（塩酸ジルチアゼムあるいは塩酸ニカルジピンの点滴投与）により収縮期血圧を180 mmHg（平均血圧130 mmHg）以下に保つことが推奨されているが，過度の降圧による脳虚血のリスクを回避するために，前値の80％を目標として緩徐に降圧をはかるよう推奨されている[5),6)]（**表1**）[1)]．

CQ 3
急性期の腎不全管理をどう行うか？

脳出血発症後24時間以内は血腫増大のリスクが高いため，透析を避けるほうが望ましい．透析は，溶質除去と除水により頭蓋内圧亢進が増強するので，頭蓋内圧への影響が極力小さい方法を選択すべきである．通常の間欠的血液透析に比べ，腹膜透析や持続血液透析濾過，血流を落とした血液透析では頭蓋内圧が上昇しにくいため，急性期の透析法として推奨されている[7)]．

CQ 4
一次予防，二次予防としての血圧管理をどう行うか？

健常人と比較して透析患者では，脳梗塞発症後の死亡率は1.3倍とそれほど差がないが，脳出血発症後の死亡率は3.8倍で著明に高い[8)]．したがって，透析患者では脳出血の予防が非常に重要である．

脳出血の二次予防としての血圧管理はきわめて重要である．血圧コントロール不良例では再発率が高く，再発予防のためには，拡張期血圧を90 mmHg以下に降圧するように勧められている[2)]．一次予防も同様で，脳出血の新規発症リスクとして血圧が強く影響することが明らかにされている[9)]．また，160 mmHg以上では140 mmHg未満と比べて発症率が3倍に上昇すること[10)]や，透析前収縮期血圧値と血腫量が有意に正相関することが報告されている[11)]．

CQ 5
無症候性微小脳出血の意義は？

MRI T2*強調画像で低信号病変として検出される微小脳出血（microbleeds；MBs）は，長期高血圧例や脳血管障害既往例で高頻度に認められるが，透析患者でも高頻度に認められる[12]．MBsは脳出血の発症に影響することが指摘されている[13]が，抗血栓療法により脳出血のリスクが増加するか否かは不明である．

診療のポイント

① 日常の血圧・体液管理を厳格に行い，発症を予防することが重要である（GL）．
② 発症後の血圧管理も重要である（GL）．
③ 発症早期に透析を施行する際には，頭蓋内圧が上昇しないよう注意して行う（GL）．
④ 抗凝固薬や抗血小板薬投与時には，透析時の抗凝固が過剰にならないよう注意する（OP）．

II 脳梗塞の予防・管理

●ガイドラインの概要・考え方

▶「血液透析患者における心血管合併症の評価と治療に関するガイドライン」[1]
第7章 脳血管障害
II．脳梗塞
1) 発症早期には，持続血液透析濾過や腹膜透析，血流を低下させた血液透析など，頭蓋内圧の上昇が小さい透析方法を選択すべきである（1B）．
2) 抗血栓療法を行う場合，出血性合併症を予防するためには，透析時のヘパリン減量などの対策を行う（2C）．
3) 心房細動に対するワルファリン治療は安易に行うべきではないが，有益と判断される場合にはPT-INR＜2.0に維持することが望ましい（2C）．
4) 高度の頸動脈狭窄に対する頸動脈内膜摘除術や血管内治療の適応については慎重な検討が必要である（2C）．

CQ 6
脳梗塞の初期診療および診断は？

脳血管障害が疑われる患者に対する初期診療としては，意識の確認と気道の確保，呼吸・循環評価，神経症状の評価を行う．意識障害がある場合は，他の原因を鑑別し頭部CTを施行する．頭部CTで脳梗塞が疑われた場合，MRIとMRAを施行して脳梗塞病型を推定し，治療方針を決定する．必要に応じて頸動脈エコー，心エコー（経胸壁，経食道），ホルター心電図，脳血管造影などを追加し，発症機序を確定する[14]（図）[1]．

CQ 7
急性期の血圧管理をどう行うか？

脳梗塞急性期には，降圧によって病巣部およびその周辺のペナンブラ領域の局所脳血流はさらに低下し，病巣の増大をきたす可能性があるため[15]，積極的な降圧療法は原則として推奨されていない．しかし，出血性合併症のリスク回避のために，収縮期血圧220 mmHg以上または拡張期血圧120 mmHg以上の場合には降圧治療を行うことが推奨されている[6]．ただし，血栓溶解療法を行うには，収縮期血圧185 mmHg未満および拡張期血圧110 mmHg未満に降圧する必要がある．降圧目標は前値の85～90％程度とし，緩徐に降圧することが重要である[6]．

CQ 8
急性期の腎不全管理をどう行うか？

発症直後は頭蓋内圧の自動調節能が破綻し[16]，頭蓋内圧亢進が急速に進行して脳浮腫が増強する危険性があるため，発症当日は透析を避けるべきである．以後も透析の必要性を慎重に検討し，施行する場合は頭蓋内圧への影響が小さく，脳灌流圧が維持できる腹膜透析や持続血液透析濾過，血流を減じた血液透析を選択す

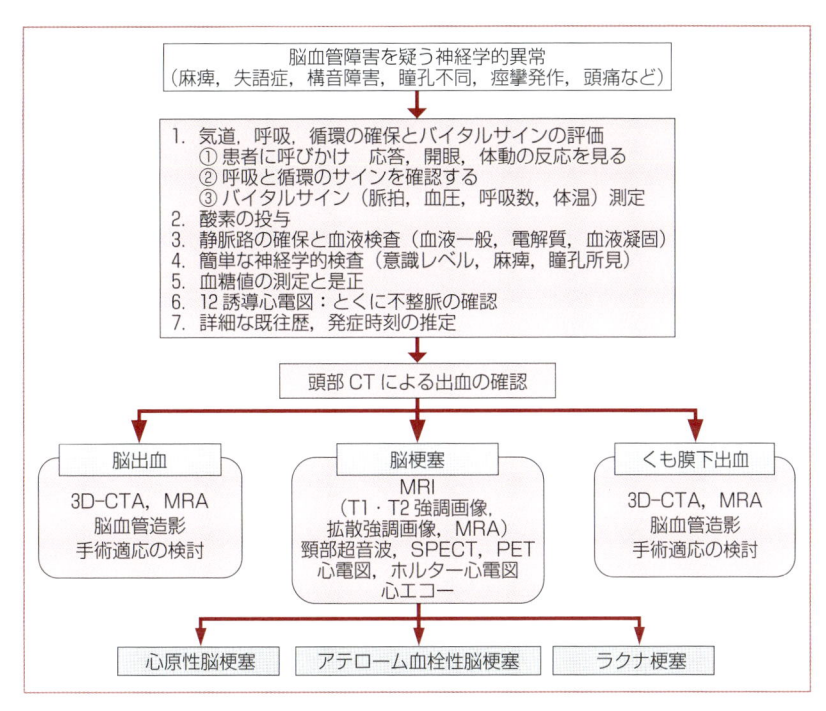

```
            ┌─────────────────────────────────┐
            │    脳血管障害を疑う神経学的異常     │
            │ (麻痺, 失語症, 構音障害, 瞳孔不同,  │
            │      痙攣発作, 頭痛など)          │
            └─────────────────────────────────┘
                          ↓
┌──────────────────────────────────────────────┐
│ 1. 気道, 呼吸, 循環の確保とバイタルサインの評価    │
│    ① 患者に呼びかけ 応答, 開眼, 体動の反応を見る │
│    ② 呼吸と循環のサインを確認する                │
│    ③ バイタルサイン (脈拍, 血圧, 呼吸数, 体温) 測定│
│ 2. 酸素の投与                                  │
│ 3. 静脈路の確保と血液検査 (血液一般, 電解質, 血液凝固) │
│ 4. 簡単な神経学的検査 (意識レベル, 麻痺, 瞳孔所見) │
│ 5. 血糖値の測定と是正                           │
│ 6. 12誘導心電図：とくに不整脈の確認              │
│ 7. 詳細な既往歴, 発症時刻の推定                  │
└──────────────────────────────────────────────┘
```

図　脳血管障害診断のアルゴリズム
〔日本透析医学会：透析会誌 2011；44：337-425[1]より引用〕

る．急速で大量の除水は脳虚血を増悪させるために，避けるべきである．

CQ 9
急性期の脳浮腫管理をどう行うか？

グリセロールの静脈内投与は脳浮腫を軽減し，頭蓋内圧亢進を伴う大きな脳梗塞例の救命に有効である[17]．透析患者では，透析療法による脳浮腫の増悪に留意して腎不全管理を行うことが重要となる．

CQ 10
抗血栓療法をどう行うか？

抗血栓療法としては，抗血小板薬（アスピリン・オザグレルナトリウム）や抗凝固薬（ヘパリン・アルガトロバン）が使用される（表2）[1]．オザグレルナトリウムは，未変化体の尿中排泄率が高く透析患者では減量が必要で，通常量の半量を目安とすべきである[18]．選択的抗トロンビン薬のアルガトロバンは，おもに胆道系排泄で腎不全患者でも減量が不要とされている[19]が，透析例では約半量で至適APTT（活性化部分トロンボプラスチン時間）値に達する例が多く[18]，APTTを頻回に測定しながらこまかな用量設定が必要である．

CQ 11
慢性期治療・再発予防（二次予防）をどう行うか？

脳梗塞発症1カ月以降の慢性期は，脳血管障害の再発予防を目的とした抗血小板薬や抗凝固薬の投与および降圧療法が主体となる．抗血小板薬は非心原性脳梗塞の予防に，抗凝固薬は心原性脳塞栓症の予防に有効である[1]．抗血小板薬にはアスピリン，チクロピジン，クロピドグレル，シロスタゾールなどがあり，非透析患者と同様に使用できる（表2）[1]．

表2 脳血管障害に対する治療薬剤

薬剤名		商品名	尿中未変化体排泄率（％）	Ccr（ml/分） >50	Ccr 10～50	Ccr <10または透析	透析性
抗血小板薬	アスピリン	バイアスピリン バファリン81 mg	2～30％ 尿のアルカリ化で排泄が増加する	100 mg 81 mg	腎機能正常者と同量を慎重投与		○
	塩酸チクロピジン	パナルジン	0.01～0.02％	200～600 mg	腎機能正常者と同じ		×
	硫酸クロピドグレル	プラビックス	尿中排泄41％ 糞中排泄51％	50～75mg	腎機能正常者と同じ		×
	シロスタゾール	プレタール	3.47％	200 mg	腎機能正常者と同じ		×
	オザグレルナトリウム	カタクロット キサンボン	61.1％	80～160 mg	40～80 mg	20～40 mg	不明
	アルガトロバン	ノバスタン スロンノン	22.8％	60 mg/日×2日＋ 20 mg/日×5日	腎機能正常者と同じ		×
抗凝固薬	ヘパリンナトリウム	ヘパリンナトリウム	0～50％	適量（APTT 2～3倍延長）	腎機能正常者と同じ		×
	ワルファリンカリウム	ワーファリン	2％以下	適量（PT-INRで投与量決定）	腎機能正常者と同量を慎重投与		×
血栓溶解薬	アルテプラーゼ	アクチバシン グルトパ	0％	34.8万 IU/kg	腎機能正常者と同じ		×
脳保護薬	エダラボン	ラジカット	0.68％	1回 30 mg	腎機能正常者と同じ	原則禁忌	×

〔日本透析医学会：透析会誌 2011；44：337-425[1] より引用〕

CQ 12
心房細動患者の脳梗塞予防はどう行うか？

透析患者では心房細動の罹患率が著しく高いが[20),21)]，血小板機能低下や透析時のヘパリン使用の影響により，心房細動の脳卒中発症への関与が明らかではない[21),22)]．ワルファリンによる脳梗塞抑制効果に関するエビデンスはほとんどなく，むしろ，出血性合併症の危険が増加することから，使用を控えるべきとの意見が多い[22),23)]．最近の大規模観察研究でも，ワルファリン投与の非有用性や危険性が報告されている[24)～29)]．カナダ心臓血管学会の心房細動治療のガイドライン[30)]でも，「透析患者では，心房細動における脳卒中の予防目的に経口抗凝固薬またはアセチルサリチル酸をルーチンに使用しないことを提言する」と，心房細動合併透析患者に対するルーチンの抗凝固療法を控えることを提唱している．ワルファリン治療が有益と判断し使用する場合には，出血性合併症のリスクを増加させないためにPT-INR（プロトロンビン時間国際標準比）を定期的に測定し，PT-INR＜2.0に維持することが重要である[25)]．

CQ 13
頸動脈狭窄に対する頸動脈内膜摘除術と血管内治療

高度の頸動脈狭窄例に対する頸動脈内膜摘除術（CEA）は，腎不全例では予後が不良であることが指摘されている[31]が，一方で，非腎不全例よりCEAの有効性が高かったことも報告されている[32]．CEAと同様，頸動脈ステント留置術（CAS）についても，腎不全患者において成績が不良である[33]．

最近，YuoらはM国腎臓データシステム（USRDS）のデータベースを用いて，無症候性の患者に対して行われたCEAとCASの周術期の成績を検討し，死亡あるいは脳卒中を発症した割合は，30日で10.2％，1年で33.5％と高く，透析患者における頸動脈インターベンションは適切な治療ではないと結論した[34]．一方，わが国では，頸動脈狭窄症の透析患者12例に15回のCEAが施行され，脳卒中や心筋梗塞などの周術期合併症を1例も起こさなかったことが報告されている[35]．したがって，透析患者のCEAやCASは，経験の多い熟練した施設で慎重に行うことが重要と思われる．

CQ 14
一次予防，二次予防としての血圧管理はどう行うか？

血圧と脳卒中再発の間にはJカーブ現象[36]がみられることから，過剰降圧に対して注意が喚起されてきたが，最近では，否定的な報告も散見される[37]．通常，治療開始後1カ月以降に降圧療法を開始し，1〜3カ月かけて徐々に降圧することが重要で，最終降圧目標は，両側内頸動脈高度狭窄例や主幹動脈閉塞例を除き140/90 mmHg未満が推奨されている[6]．また，一次予防においても，高血圧は脳梗塞発症の危険因子であることが報告されているが，脳出血に比べるとその関与は小さく，限定的である[8),38]．

CQ 15
新規（非ビタミンK阻害）経口抗凝固薬は使用可能か？

近年，新規（非ビタミンK阻害）経口抗凝固薬として，抗トロンビン薬のダビガトランや抗Xa活性薬のアピキサバン，リバロキサバンなどの新薬が開発され，心房細動例を対象とした臨床研究で，脳卒中や全身性塞栓症の予防と安全性においてワルファリンやアスピリンを上回っていることが報告されている[39)〜44]．これらの薬剤は腎排泄性（アピキサバンは腎排泄率が25％でダビガトランやリバロキサバンよりも腎排泄率が低い）であるため，高度の慢性腎臓病（CKD）患者での使用は困難と考えられるが，軽度〜中等度のCKD患者では使用可能で，有効性や安全性が報告されている[39),40),42),43]．

最近，米国の透析患者でのダビガトランとリバロキサバンの使用に関する後ろ向き観察研究が報告され，抗凝固療法を開始された透析患者の心房細動例に占める割合が5.9％であったこと，ワルファリンと比較して出血性合併症が有意に多かったことが示された[45]．

CQ 16
血栓溶解療法は可能か？

2005年より，急性脳梗塞発症3時間以内において，遺伝子組換え組織プラスミノーゲンアクチベーター（rt-PA）静注による血栓溶解療法が施行可能となったが，CKD患者では血栓溶解療法後の予後が不良であることが報告されている[46]．透析患者における報告はわずかで，最近，透析患者4例の使用経験が報告され，1例に脳出血の合併が認められたものの，全例で予後が改善したことが報告された[47]．

最近報告されたSaeedらの検討では，虚血性脳卒中を発症した透析患者2,313例において，rt-PAの静脈内投与が行われた1,398例（60％）と血管内治療（動脈内rt-PA投与±機械的血栓除去術）が行われた915例（40％）の予後を比

較した結果，入院中の死亡率（7.6 % vs. 14.5 %，p＝0.04）および中等度～高度の身体障害（30 % vs. 52 %，p＜0.0001）はともに血管内治療群のほうが少なく，年齢，性，その他の交絡因子で調整後も有意であったことが示されている[48]．

透析患者でも血栓溶解療法の適応となりうるため，発症早期の患者を速やかに専門施設に搬送できるよう体制を整えておくことが推奨される．

診療のポイント

① 発症当日の透析はできるだけ避ける（GL）．
② 発症早期に透析を施行する際には，脳圧が上昇しないように注意して行う（GL）．
③ 発症早期の血圧管理は，過剰降圧に注意し緩徐に行う（GL）．
④ 心房細動患者に対するワルファリン投与はルーチンに行わないようにする（GL）．
⑤ ワルファリン投与時にはPT-INRが2.0を超えないよう注意する（GL）．
⑥ 頸動脈狭窄例に対するCEAやCASは，慎重に適用を決定し，習熟した施設で行うことが推奨される（GL）．
⑦ 新規経口抗凝固薬や血栓溶解療法のエビデンスが待たれる（OP）．
⑧ 発症早期の患者を速やかに専門施設に搬送できるよう体制を整えておくことが推奨される（GL）．

おわりに

透析患者の脳血管障害の管理について概説した．透析患者では，治療法が非透析例と異なるため，病態や薬剤の特性を十分に理解したうえで治療を行うことが重要である．新規経口抗凝固薬や血栓溶解療法など，透析患者での報告はほとんどなく，今後のエビデンスの構築が期待される．

文　献

1) 日本透析医学会：血液透析患者における心血管合併症の評価と治療に関するガイドライン．透析会誌 2011；44：337-425
2) 脳卒中合同ガイドライン委員会；篠原幸人，小川　彰，鈴木則宏，他編：脳卒中治療ガイドライン2009．2009，協和企画，東京
3) 権藤学司，山中祐路，藤井　聡，他：腎不全を合併した脳卒中患者の治療戦略．脳卒中の外科　2000；28：248-253
4) 鶴嶋英夫，亀崎高夫，山部日出子，他：慢性腎不全患者における被殻出血の検討．脳神経外科　1998；26：897-901
5) Broderick, J., Connolly, S., Feldmann, E., et al.：Guidelines for the management of spontaneous intracerebral hemorrhage in adults：2007 update：a guideline from the American Heart Association/American Stroke Association Stroke Council, High Blood Pressure Research Council, and the Quality of Care and Outcomes in Research Interdisciplinary Working Group. Stroke 2007；38：2001-2023
6) 日本高血圧学会高血圧治療ガイドライン作成委員会：高血圧治療ガイドライン2009．2009, 46-59, ライフサイエンス出版，東京
7) Krane, N. K.：Intracranial pressure measurement in a patient undergoing hemodialysis and peritoneal dialysis. Am. J. Kidney Dis. 1989；13：336-339
8) Wakasugi, M., Matsuo, K., Kazama, J. J., et al.：Higher mortality due to intracerebral hemorrhage in dialysis patients：a comparison with the general population in Japan. Ther. Apher. Dial. 2015；19：45-49
9) 日本透析医学会統計調査委員会：図説 わが国の慢性透析療法の現況（2001年12月31日現在）．日本透析医学会，2002
10) Iseki, K. and Fukiyama, K.：Predictors of stroke in patients receiving chronic hemodialysis. Kidney Int. 1996；50：1672-1675
11) Kawamura, M., Fijimoto, S., Hisanaga, S., et al.：Incidence, outcome, and risk factors of cerebrovascular events in patients undergoing maintenance hemodialysis. Am. J. Kidney Dis. 1998；31：991-996
12) Watanabe, A.：Cerebral microbleeds and intracerebral hemorrhages in patients on maintenance hemodialysis. J. Stroke Cerebrovasc. Dis. 2007；16：30-33
13) Nighoghossian, N., Hermier, M., Adeleine, P., et al.：Old microbleeds are a potential risk factor for cerebral bleeding after ischemic stroke：a gradient-echo T2*-weighted brain MRI study. Stroke 2002；33：735-742
14) 循環器病の診断と治療に関するガイドライン（2006-

2007 年度合同研究班報告）：脳血管障害，腎機能障害，末梢血管障害を合併した心疾患の管理に関するガイドライン．Circ. J. 2008；72：1465-1518

15) Bath, P., Chalmers, J., Powers, W., et al.；International Society of Hypertension Writing Group：International Society of Hypertension (ISH)：statement on the management of blood pressure in acute stroke. J. Hypertens. 2003；21：665-672

16) Rose, J.C. and Mayer, S.A.：Optimizing blood pressure in neurological emergencies. Neurocrit. Care 2004；1：287-299

17) Righetti, E., Celani, M. G., Cantisani, T., et al.：Glycerol for acute stroke. Cochrane Database Syst. Rev., 2000

18) 豊田一則：維持透析患者の脳梗塞急性期治療―抗血栓療法の有効性．血管医学 2004；5：293-298

19) 平田純生：腎不全と薬の使い方 Q & A．2005，じほう，東京

20) Abe, S., Yoshizawa, M., Nakanishi, N., et al.：Electrocardiographic abnormalities in patients receiving hemodialysis. Am. Heart J. 1996；131：1137-1144

21) Sánchez-Perales, C., Vázquez, E., García-Cortés, M. J., et al.：Ischaemic stroke in incident dialysis patients. Nephrol. Dial. Transplant. 2010；25：3343-3348

22) Wiesholzer, M., Harm, F., Tomasec, G., et al.：Incidence of stroke among chronic hemodialysis patients with nonrheumatic atrial fibrillation. Am. J. Nephrol. 2001；21：35-39

23) Elliott, M. J., Zimmerman, D. and Holden, R. M.：Warfarin anticoagulation in hemodialysis patients：a systematic review of bleeding rates. Am. J. Kidney Dis. 2007；50：433-440

24) Chan, K. E., Lazarus, J. M., Thadhani, R., et al.：Anticoagulant and antiplatelet usage associates with mortality among hemodialysis patients. J. Am. Soc. Nephrol. 2009；20：872-881

25) Chan, K. E., Lazarus, J. M., Thadhani, R., et al.：Warfarin use associates with increased risk for stroke in hemodialysis patients with atrial fibrillation. J. Am. Soc. Nephrol. 2009；20：2223-2233

26) Wizemann, V., Tong, L., Satayathum, S., et al.：Atrial fibrillation in hemodialysis patients：clinical features and associations with anticoagulant therapy. Kidney Int. 2010；77：1098-1106

27) Winkelmayer, W. C., Liu, J., Setoguchi, S., et al.：Effectiveness and safety of warfarin initiation in older hemodialysis patients with incident atrial fibrillation. Clin. J. Am. Soc. Nephrol. 2011；6：2662-2668

28) Shah, M., Avgil Tsadok, M., Jackevicius, C. A., et al.：Warfarin use and the risk for stroke and bleeding in patients with atrial fibrillation undergoing dialysis. Circulation 2014；129：1196-1203

29) Wakasugi, M., Kazama, J. J., Tokumoto, A., et al.：Association between warfarin use and incidence of ischemic stroke in Japanese hemodialysis patients with chronic sustained atrial fibrillation：a prospective cohort study. Clin. Exp. Nephrol. 2014；18：662-669

30) Skanes, A. C., Healey, J. S., Cairns, J. A., et al.：Canadian Cardiovascular Society Atrial Fibrillation Guidelines Committee. Focused 2012 update of the Canadian Cardiovascular Society atrial fibrillation guidelines：recommendations for stroke prevention and rate/rhythm control. Can. J. Cardiol. 2012；28：125-136

31) Mathew, A., Devereaux, P. J., O'Hare, A., et al.：Chronic kidney disease and postoperative mortality：a systematic review and meta-analysis. Kidney Int. 2008；73：1069-1081

32) Mathew, A., Eliasziw, M., Devereaux, P. J., et al.；North American Symptomatic Carotid Endarterectomy Trial (NASCET) Collaborators：Carotid endarterectomy benefits patients with CKD and symptomatic high-grade stenosis. J. Am. Soc. Nephrol. 2010；21：145-152

33) Saw, J., Gurm, H. S., Fathi, R. B., et al.：Effect of chronic kidney disease on outcomes after carotid artery stenting. Am. J. Cardiol. 2004；94：1093-1096

34) Yuo, T. H., Sidaoui, J., Marone, L. K., et al.：Revascularization of asymptomatic carotid stenosis is not appropriate in patients on dialysis. J. Vasc. Surg. 2015；61：670-674

35) Okawa, M., Ueba, T., Ogata, T., et al.：Long-term morbidity and mortality of carotid endarterectomy in patients with end-stage renal disease receiving hemodialysis. J. Stroke Cerebrovasc. Dis. 2014；23：545-549

36) Irie, K., Yamaguchi, T., Minematsu, K., et al.：The J-curve phenomenon in stroke recurrence. Stroke 1993；24：1844-1849

37) Arima, H., Chalmers, J., Woodward, M., et al.；PROGRESS Collaborative Group：Lower target blood pressures are safe and effective for the prevention of recurrent stroke：the PROGRESS trial. J. Hypertens. 2006；24：1201-1208

38) Seliger, S. L., Gillen, D. L., Tirschwell, D., et al.：Risk factors for incident stroke among patients with end-stage renal disease. J. Am. Soc. Nephrol. 2003；14：2623-2631

39) Connolly, S. J., Ezekowitz, M. D., Yusuf, S., et al.；RE-LY Steering Committee and Investigators：Dabigatran versus warfarin in patients with atrial fibrillation. N. Engl. J. Med. 2009；361：1139-1151

40) Patel, M. R., Mahaffey, K. W., Garg, J., et al.；ROCKET

AF Investigators : Rivaroxaban versus warfarin in non-valvular atrial fibrillation. N. Engl. J. Med. 2011 ; 365 : 883-891

41) Fox, K. A., Piccini, J. P., Wojdyla, D., et al. : Prevention of stroke and systemic embolism with rivaroxaban compared with warfarin in patients with non-valvular atrial fibrillation and moderate renal impairment. Eur. Heart J. 2011 ; 32 : 2387-2394

42) Granger, C. B., Alexander, J. H., McMurray, J. J., et al. ; ARISTOTLE Committees and Investigators : Apixaban versus warfarin in patients with atrial fibrillation. N. Engl. J. Med. 2011 ; 365 : 981-992

43) Connolly, S. J., Eikelboom, J., Joyner, C., et al. ; AVERROES Steering Committee and Investigators : Apixaban in patients with atrial fibrillation. N. Engl. J. Med. 2011 ; 364 : 806-817

44) Hohnloser, S. H. and Connolly, S. J. : Atrial fibrillation, moderate chronic kidney disease, and stroke prevention : new anticoagulants, new hope. Eur. Heart J. 2011 ; 32 : 2347-2349

45) Chan, K. E., Edelman, E. R., Wenger, J. B., et al. : Dabigatran and rivaroxaban use in atrial fibrillation patients on hemodialysis. Circulation 2015 ; 131 : 972-979

46) Lyrer, P. A., Fluri, F., Gisler, D., et al. : Renal function and outcome among stroke patients treated with IV thrombolysis. Neurology 2008 ; 71 : 1548-1550

47) Naganuma, M., Mori, M., Nezu, T., et al. ; SAMURAI Study Investigators : Intravenous recombinant tissue plasminogen activator therapy for stroke patients receiving maintenance hemodialysis : the Stroke Acute Management with Urgent Risk-Factor Assessment and Improvement (SAMURAI) rt-PA registry. Eur. Neurol. 2011 ; 66 : 37-41

48) Saeed, F., Adil, M. M., Piracha, B. H., et al. : Outcomes of endovascular versus intravenous thrombolytic treatment for acute ischemic stroke in dialysis patients. Int. J. Artif. Organs 2014 ; 37 : 727-733

（鶴屋　和彦）

6 循環器合併症ガイドライン

8. 透析患者の末梢動脈疾患の予防，早期発見・治療をどう行うか？

How to manage the hemodialytic patients with peripheral artery disease?

はじめに

末梢血管疾患（peripheral vascular disease；PVD）は大動脈，頸動脈，腎動脈，腸間膜動脈などの動脈病変や静脈，リンパなどの疾患の総称である．下肢の末梢動脈疾患（peripheral arterial disease；PAD）は閉塞性動脈硬化症（arteriosclerosis obliterans；ASO）と閉塞性血栓性血管炎（Buerger病，thromboangitis obliterans；TAO）に分けられる．しかし，圧倒的にASOが多いため，PADは狭義にはASOを指すものと考えられる．急性のPADより慢性のPADが圧倒的に多いため，PADは慢性の下肢ASOが対象となる．

●ガイドラインの概要・考え方

▶日本透析医学会「血液透析患者における心血管合併症の評価と治療に関するガイドライン」[1]
第8章 末梢動脈疾患
1) 透析患者は糖尿病の有無にかかわらずPADの独立した危険因子となる（B）．
2) PAD患者では同時に心血管障害の評価を行うことを推奨する（1B）．
3) 透析患者では膝関節以下の末梢で，高度の石灰化病変を伴う頻度が高い（B）が，症状が乏しく，早期発見に努めることが重要である（オピニオン）．
4) 足関節−上腕収縮期血圧比（ankle-brachial systolic pressure index；ABI）を少なくとも年1回測定することを推奨する（1C）．

5) 治療では虚血の病態について十分に評価することが重要である（1B）．

I 病態

Clinical Question 1
透析患者のPADの特色とは？

糖尿病や透析患者ではない一般のPADの患者では，間欠性跛行（intermittent claudication；IC：Fontaine分類のII度）の患者と重症虚血肢（critical limb ischemia；CLI：Fontaine分類のIII，IV度）を呈する患者とでは予後は異なるため，分けて考えるべきである．しかし，透析患者の場合にはたとえ軽症であっても十分な観察や治療が必要となる．以下の特色がある．
1) 膝関節以下のより末梢に病変を伴い，さらに石灰化が高度である例が多い．
2) 症状がなくともすでに下肢の血流は低下していることが多く，疾病そのものに気づきにくい．
3) 早期発見が遅れ，病状の進行も速いため治療抵抗性となることが多い．すなわち，ICの症状出現が乏しくCLIに至ってからの受診が多い．
4) 慢性腎臓病はPADの独立した危険因子である．すなわち，糖尿病の有無にかかわらず慢性腎臓病，とくに糸球体濾過量

（GFR）30 mL/min/1.73 m² 未満では注意が必要である．
5）四肢切断後の生命予後は非透析患者に比べ著しく悪い．透析患者の心血管障害による死亡の重要な一因となる．

CQ 2
透析患者の PAD の頻度は？

腎疾患患者において，どの程度の PAD 有病率があるかについての大規模調査は少ない．この理由として，冠動脈疾患や脳血管障害など，他の血管障害の危険因子として腎機能障害が注目されてきたのに対して，PAD の危険因子として腎機能障害が十分認識されていなかった点，さらには PAD の早期は，症状に乏しくかなり進行して CLI となるまで医療者側に認識されにくい，あるいは医療者側が注目しない点にあると考えられる．

数少ない腎疾患患者の PAD 有病率に関する報告を調べると，2004 年 O'Hare らが閉経後女性での新規 PAD 発症を baseline の腎機能で評価した報告がある[2]．彼らは 2,763 名の冠動脈疾患を有する閉経後女性を，8 年間にわたり前向き追跡調査し，新規 PAD 発症率（新規の下肢切断，下肢動脈形成術，下肢動脈バイパス術をアウトカムとした場合）を検討した．その結果，クレアチニンクリアランス（Ccr）30 mL/min/1.73 m² 未満の腎障害患者での年間新規 PAD 発症率は 2.73 ％で，Ccr 60 mL/min/1.73 m² 以上の患者の 0.55 ％と比較し有意に多いこと，Ccr 60 mL/min/1.73 m² 以上の患者群と対比した場合の PAD 発症ハザード比が 3.24 であること，腎機能障害がその後の新規 PAD 発症の独立危険因子であることを報告した．

単一施設で新規に血液透析に導入した患者 322 名を評価した Koch らの検討では，血管造影検査で有意狭窄がみられるか，もしくは下肢潰瘍・壊死病変のある CLI 患者は透析導入期に 322 名中 34 名（10.6 ％）認められ，5 年間の追跡調査で透析導入時に病変のなかった 288 名中 25 名（8.7 ％）が CLI を発症したと報告されている[3]．

日本人を対象とした Okamoto らの研究では，維持血液透析患者 140 名（年齢 67.4±10.2 歳，透析期間 7.1±4.7 年）に対して，ABI ならびに SPP（skin perfusion pressure；皮膚灌流圧）を用いて横断的に検討している[4],[5]．その結果，ABI＜0.9 が 16.7 ％，SPP 50 mmHg 未満が 41.4 ％の下肢に認められたと報告している．SPP の診断感度・特異度から血液透析患者の 37.2 ％に PAD を有することが示された．このうち約半数が無症状である．

CQ 3
PAD を有する透析患者の予後は？

透析患者では ABI 1.1 以上 1.3 未満に比較して，0.9 未満，1.3 以上は，それぞれ 7.09 倍，2.20 倍の全死亡リスクをもっていると報告されている[6]．心血管障害による死亡でも，ABI 1.1 以上 1.3 未満に比較して，0.9 未満は 10.6 倍，1.3 以上は 3.1 倍の有意なリスクをもつことが示されている[6]．Dossa らの報告では，下肢切断術後の在院死亡率は非透析患者で 7 ％であるのに対し，透析患者では 24 ％であった[7]．膝上での下肢大切断術後の透析患者の在院死亡率は約 40 ％と非常に高率であった．下肢切断術後の遠隔成績としての 2 年生存率では，非透析患者で 79 ％であるのに対し，透析患者では 27 ％と著明に悪かった．また，Aulivola らは，下肢大切断術後の 1 年および 5 年生存率を検討し，非透析患者の 75.4 ％，42.2 ％と比較し透析患者ではそれぞれ 51.9 ％，14.4 ％と報告しており，透析患者では下肢切断後（とくに大切断後）の生命予後は非常に悪い[8]．

II 診　断

CQ 4
透析患者のPADの早期診断に有効な方法は何か？

PADの早期診断にはIC症状を聞き取ることが重要であるが，透析患者では骨関節障害などにより歩行が困難で，典型的な症状が出現しにくく，CLIで発症することも少なくない．

1）Ratschow試験

Ratschow試験は，ベッド上で臥位になり，両下肢を挙上して足関節を20〜40回まわして足底が白くなるまで行う．その後すぐに座位となり両下肢を下垂し，約2分後の足背の色の変化を見る検査である．病変があるほうの足背はいつまでも皮膚に赤みがささない．

2）ABI

ABIは初期評価として重要なものである．ABIは左右それぞれ測定し，通常は上腕の高いほうの収縮期血圧に対して左右それぞれ後脛骨動脈か足背動脈の高いほうとの比で求めるが，透析患者では上腕は非シャント側で測定する．ABI 1.3以上は石灰化を伴う病変が存在する可能性がある．また，ABI 1.0未満であってもPADが存在する可能性がある．ABIは透析患者では注意して用いる必要がある．これまで，血管造影との対比ではABI 0.9未満で特異度100％，最大95％の感度で検出されるといわれていたが，これは非透析患者のデータである[9]．透析患者ではMDCT（multi-detector row CT）所見との対比においてABI 0.9未満は特異度100％であるが感度は29％と，かなり低下することが報告されている[4),5)]．ABIは，血管石灰化やより末梢の動脈病変の多さなどから，そのまま透析患者に当てはめるのは正しくない．透析患者のABIの正常範囲は1.02〜1.42と一般より右にシフトしていると報告されている[4),5)]．

3）SPP，TBI，tcPO$_2$

そのほか，以下のような皮膚微小循環の生理検査法がある．

SPPはCastronuovoらにより報告された方法で，レーザーを用いて毛細血管レベルでの赤血球の流入を測定しようとしたものである[10]．SPPの健常人の正常値は79±14 mmHgであり，SPP 50 mmHgをカットオフ値とすると感度84.9％，特異度76.6％と，ABIに比して正診率ははるかに向上する[4),5)]．足趾上腕血圧比（toe brachial pressure index；TBI）の場合は0.6をカットオフ値とすると感度45.2％，特異度100％となり，経皮的酸素分圧（transcutaneous PO$_2$；tcPO$_2$）50 mmHgをカットオフ値とすると感度61％，特異度70％と報告されている[4),5)]．tcPO$_2$は一度に4カ所の皮膚微小循環を捉えることができ，併せて，マンシェットを巻く必要がないので痛みを伴うCLIでも評価できる利点がある．

CQ 5
PADに対する有効な画像診断は？

1）血管エコー

局在診断として血管エコーは非侵襲的に行える検査であり，腸骨動脈〜膝窩動脈の精査に非常に有用である．浅大腿動脈は体表近くを走行しているため，断層法で病変の有無が観察可能である．腸骨動脈は体表から距離があるが，カラードプラを用いると病変を見つけやすい．膝窩動脈以下に関しては石灰化の影響などでエコーでは十分に観察できない場合もあるが，足背・後脛骨動脈の血流波形を利用して間接的に病変の有無を推測することは可能である．

2）CTA，MRA

画像診断装置の進歩によって，CT angiography（CTA）/MR angiography（MRA）もPVD精査のために広く利用されるようになってきた．血管造影検査と違い非侵襲的で特殊な手技を必要としないため，血管専門医にコンサルトする前の精査としても非常に有効である．それ以外にも一度の撮影で腹部骨盤から両側下肢全長にわたる動脈を描出可能であること，さらに三次元的画像表示により任意の角度からの観察が可能であるなど，血管造影検査より優れた側面も

もつ．基本的には撮影の簡便さ，画像の精度（血管径や閉塞部の走行の評価が可能），石灰化を描出できることなどから CTA を選択することが多いが，ヨード造影剤の禁忌例（非透析の腎機能障害症例）や血管の高度石灰化のため CTA で内腔評価が困難な症例では MRA が有用である．ただしスライス面内を平行に走行する血管（腸骨動脈の蛇行部分など）では描出不良になるため，狭窄と誤認しないよう注意が必要である．

3）血管造影

血管造影検査は CTA/MRA の普及により診断目的での施行は減少したとはいえ，依然血行再建術（血管内治療，外科的手術）前の精査として必要度の高い検査である．とくに digital subtraction angiography（DSA）は骨との重なりを避けることによって CTA/MRA では評価が難しい膝下〜足趾までの動脈評価も行うことができ，有用性が高い．

III 治　療

CQ 6
生活習慣や運動についての指導は？
フットケアは？

1）禁煙の指導はとくに重要である[11),12)]．
2）運動は一般非透析患者では 1 週間 3 回，1 回 30〜45 分，12 週間行うことで有効だと報告されている[13)〜15)]．
3）足の状態（フィジカルアセスメント）の観察・評価が常に継続され，虚血と感染の有無を評価することが重要である．

創傷に対する病態の理解と適切なデブリドマン，ドレッシング技術が重要である．救肢は重要であるが切断の時期を逃して生命予後をかえって悪化させてはならない．しかしながら，透析患者ではとくに足の大切断後の生命予後が悪いので，切断部位の軽減など慎重な検討を必要とする．

CQ 7
透析患者の PAD に対する薬物療法の留意点は？

わが国では，潰瘍・冷感・疼痛など虚血諸症状の改善に抗血小板薬として保険適応となっているのは，シロスタゾール，サルポグレラート，ベラプロスト，チクロピジン，エイコサペンタエン酸（EPA），ユベラニコチネート®であるが，いずれも非透析患者から得られた成績である．

シロスタゾール 100 mg 1 日 2 回の経口投与は IC に有効であると報告されている．しかし，心不全には慎重投与であり，容易に溢水傾向を呈する透析患者には，低用量で使用するなど注意が必要である．ベラプロスト〔プロスタグランディン（PG）I_2 誘導体〕はこの点安全であり，一定運動負荷による歩行距離に改善を認めたという randomized controlled trial（RCT）が存在する[16)]．チクロピジンは肝障害や血栓性血小板減少性紫斑病（TTP）などの副作用が危惧されるが，有効とした RCT が存在する[17),18)]．

メタ解析によると，CLI の患者に対する PGE_1 の血管内投与は，潰瘍治療と疼痛緩和に有効であったと報告されているが[19)]，透析患者に関する報告ではない．

CQ 8
透析患者での血行再建の適応と成績は？

PAD，とくに高度の IC や CLI を有する患者では，血行再建術が考慮される．血行再建術の適応と治療戦略は病変部位により異なり，腸骨動脈領域では血管内治療（primary stenting）の有用性が確立している一方で，大腿膝窩動脈領域から膝下動脈においても TASC 分類により血行再建術の選択基準が示されている．しかし，CLI の血行再建術の治療方針に関しては，透析患者での報告は少なくエビデンスが不足しているのが現状である．膝下動脈の血行再建の治療方針については最新のガイドラインでも明文化されていない．唯一の CLI の治療の比較検討試

験である BASIL trial[20]では，開存率と生存率は血管内治療と外科的血行再建で同等の成績が報告されているが，BASIL trial も膝下病変に限定した比較検討試験ではない．

透析患者を対象とした PAD に対する血管内治療（PTA）の報告は，Aulivola ら[21]，Brosi ら[22]，Graziani ら[23]の報告がある．このうち，Aulivola ら[21]，Brosi ら[22]の報告は膝下動脈に対する PTA 成績であるが，PTA による初期成功率は 92～97 %で，30 日死亡率は 6.3～10 %，1 年救肢率 53～73 %，1 年生存率 80～94 %であり，PTA は PAD を合併した透析例には有用な治療法であると報告している．Brosi ら[22]は PTA 後の開存率を報告しているが，膝下動脈の PTA では 3 カ月で 17 %，1 年で 11 %と不良であった．ただし，1 年救肢率は 73 %と良好であり，PTA による初期の血流改善中に潰瘍・壊死を改善できれば，その後再閉塞しても必ずしも下肢切断を必要としないことが示されている．

透析患者 CLI に対する外科的血行再建（バイパス術）では，術後 30 日以内の死亡が多く，Kimura らの報告[24]，Georgopoulos らの報告[25]ではともに 18 %と報告されている．死亡原因としては，急性心筋梗塞や心不全などの心臓関連死が多く[26,27]，とくに透析患者では外科的血行再建を行う症例では心機能を含む術前の全身評価が重要である．バイパス症例では，バイパス開存率は 1 年で 62～85 %，2 年後も 56～81 %と比較的良好であり，救肢率は 1 年で 56～77 %，2 年で 50～71 %，生存率は 1 年で 39～73 %，2 年で 33～65 %と報告されている[26〜28]．

透析患者 PAD に対する PTA の報告は少ないが，PTA と外科的血行再建とを比較した報告はさらに少ない．Jaar ら[29]は，800 例の透析患者での治療成績（PTA 292 例，バイパス術 508 例）を比較検討した．この検討では，30 日死亡率，2 年生存率は PTA，バイパス術でそれぞれ，7.5 % vs 12.6 %，57 % vs 37 %であり，肢切断率はバイパス術で 22.6/100 患者・年，PTA で 5.7/100 患者・年でバイパス術での肢切断率が PTA の 4 倍あり，死亡率もバイパス術群で高いと報告されている．

診療のポイント

① 慢性腎臓病，とくに透析患者は，糖尿病の有無にかかわらず PAD の独立した危険因子である．PAD を有する透析患者は死亡リスクが高い（エビデンス B）．

② 透析患者の PAD 罹患率は一般人口と比較し高い．PAD 患者は同時に他の心血管障害も併せてもつことが多く，これらの評価も同時に行うことが望まれる（エビデンス B）．

③ 透析患者では膝関節以下の末梢に病変を伴い，さらに石灰化が高度である例が多い（エビデンス B）．症状出現が乏しく重症虚血肢に至ってからの受診が多い（OP）．

④ 症状の有無にかかわらず足関節-上腕収縮期血圧比（ABI）を年 1 回測定すべきである（1C）．ただし，透析患者の場合偽陰性が多く，これのみに診断を頼ることはできない（エビデンス B）．

⑤ 安易に薬物療法のみに頼らず，初めに虚血の評価が行われなければならない．フットケア，栄養，感染対策，血行再建術（カテーテル治療，バイパス術）を含めた集学的治療が重要である（OP）．治療は，重症虚血肢とそれ以外に分けて考慮し，救肢と生命予後と生活の質を勘案して行う．

文献

1) 日本透析医学会：血液透析患者における心血管合併症の評価と治療に関するガイドライン．透析会誌 2011；44：337-425
2) O'Hare, A. M., Vittinghoff, E., Hsia, J., et al.：Renal insufficiency and the risk of lower extremity peripheral arterial disease：Results from the Heart and Estrogen/Progestin Replacement Study (HERS). J. Am. Soc. Nephrol. 2004；15：1046-1051
3) Koch, M., Trapp, R., Kulas, W., et al.：Critical limb ischemia as a main cause of death in patients with end-stage renal disease：a single-centre study. Nephrol. Dial. Transplant. 2004；19：2547-2552
4) Okamoto, K., Oka, M., Maesato, K., et al.：Peripheral arterial occlusive disease is more prevalent in patients

with hemodialysis:Comparison with the findings of multidetector-row computed tomography. Am. J. Kidney Dis. 2006;48:269-276
5) 岡本好司, 岡真知子, 真栄里恭子, 他:透析患者における下肢閉塞性動脈硬化症―無侵襲診断法について. 脈管学 2006;46:829-835
6) Ono, K., Tsuchida, A., Kawai, H., et al.:Ankle-brachial blood pressure index predicts all-cause and cardiovascular mortality in hemodialysis patients. J. Am. Soc. Nephrol. 2003;14:1591-1598
7) Dossa, C. D., Shepard, A. D., Amos, A. M., et al.:Results of lower extremity in patients with end-stage renal disease. J. Vasc. Surg. 1994;20:14-19
8) Aulivola, B., Hile, C. N., Hamdan, A. D., et al.:Major lower extremity amputation. Arch. Surg. 2004;139:395-399
9) Bernstein, E. F. and Fronek, A.:Current status of noninvasive tests in the diagnosis of peripheral arterial disease. Surg. Clin. North Am. 1982;62:473-487
10) Castronuovo, J. J. Jr., Adera, H. M., Smiell, J. M., et al.:Skin perfusion pressure measurement is valuable in the diagnosis of critical limb ischemia. J. Vasc. Surg. 1997;26:629-637
11) Law, M. and Tang, J. L.:An analysis of the effectiveness of interventions intended to help people stop smoking. Arch. Intern. Med. 1995;155:1933-1941
12) Olin, J. W.:Thromboangitis obliterans(Buerger's disease). N. Engl. J. Med. 2000;343:864-869
13) Regensteiner, J. G.:Exercise in the treatment of claudication:assessment and treatment of functional impairment. Vasc. Med. 1997;2:238-242
14) Gardner, A. W. and Poehlman, E. T.:Exercise rehabilitation programs for the treatment of claudication pain:a meta-analysis. JAMA 1995;274:975-980
15) Hiatt, W. R., Wolfel, E. E., Meier, R. H., et al.:Superiority of treadmill walking exercise versus strength training for patients with peripheral arterial disease. Implications for the mechanism of the training response. Circulation 1994;90:1866-1874
16) Lievre, M., Morand, S., Besse, B., et al.:Oral Beraprost sodium, a prostaglandin I(2)analogue, for intermittent claudication:a double-blind, randomized, multicenter controlled trial. Beraprost et Claudication Intermittente(BERCI)Research Group. Circulation 2000;102:426-431
17) Balsano, F., Coccheri, S., Libretti, A., et al.:Ticlopidine in the treatment of intermittent claudication:a 21-month double-blind trial. J. Lab. Clin. Med. 1998;114:84-91
18) Arcan, J. C., Blanchard, J., Boissel, J. P., et al.:Multicenter double-blind study of ticlopidine in the treatment of intermittent claudication and the prevention of its complications. Angiology 1988;39:802-811
19) Creutzig, A., Lehmacher, W. and Elze, M.:Meta-analysis of randamized controlled prostaglandin E1 studies in peripheral arterial occlusive disease stage III and IV. VASA 2004;33:137-144
20) Adam, D. J., Beard, J. D., Clevelant, T., et al.:Bypass versus angioplasty in severe ischemia of the leg(BASIL):multicenter, randomized controlled trial. Lancet 2005;365:1925-1934
21) Aulivola, B., Gargiulo, M., Bessoni, M., et al.:Infrapopliteal angioplasty for limb salvage in the setting of renal failure:do results justify its use? Ann. Vasc. Surg. 2005;19:762-768
22) Brosi, P., Baumgartner, I., Silvestro, A., et al.:Below-the-knee angioplasty in patients with end-stage renal disease. J. Endovasc. Ther. 2005;12:704-713
23) Graziani, L., Silvestro, A., Bertone, V., et al.:Percutaneous transluminal angioplasty is feasible and effective in patients on chronic dialysis with severe peripheral artery disease. Nephrol. Dial. Transplant. 2007;22:1144-1149
24) Kimura, H., Miyata, T., Sato, O., et al.:Infrainguinal arterial reconstruction for limb salvage in patients with end-stage renal disease. Eur. J. Vasc. Endovasc. Surg. 2003;25:29-34
25) Georgopoulos, S., Filis, K., Vourliotakis, G., et al.:Lower extremity bypass procedures in diabetic patients with end-stage renal disease:is it worthwhile? Nephron Clin. Pract. 2005;99:37-41
26) Whittemore, A. D., Donaldson, M. C. and Mannick, J. A.:Infrainguinal reconstruction for patients with chronic renal insufficiency. J. Vasc. Surg. 1993;17:32-39, discussion 39-41
27) 山村光弘, 宮本裕治, 向井資正, 他:慢性血液透析症例の閉塞性動脈硬化症に対する下肢血行再建術後成績. 日血外会誌 2005;14:99-103
28) Albers, M., Romiti, M., Braganca Pereira, C. A., et al.:A meta-analysis of infrainguinal arterial reconstruction in patients with end-stage renal disease. Eur. J. Vasc. Endovasc. Surg. 2001;22:294-300
29) Jaar, B. G., Astor, B. C., Berns, J. S., et al.:Predictors of amputation and survival following lower extremity revascularization in hemodialysis patients. Kidney Int. 2004;65:613-620

(横井　宏佳)

6 循環器合併症ガイドライン

9. 透析患者での循環器薬の使用方法は？

Prescription of cardiovascular drugs for dialysis patients

はじめに

日本透析医学会「透析患者における心血管合併症の評価と治療に関するガイドライン」[1]（以下，循環器ガイドライン）は9章全89頁に及ぶ大部なガイドラインで，薬物治療も降圧薬，抗不整脈薬から抗脂薬まで多岐にわたる．本稿では，透析患者の臨床に密接に関わり，臨床医が迷うことも多いと思われる治療薬別の使用法にfocusを当てて詳述する．

I ワルファリン

1. 心房細動（AF）に対するワルファリン治療

透析医にはあまり認識されていないがワルファリンは「重篤な肝障害・腎障害のある患者」は投与禁忌である．透析患者では定期的なヘパリン投与が行われているため，ワルファリンの作用が増強され副作用が出やすく，しかもAF合併透析患者に対するワルファリン治療の有益性がほとんど示されていない．

したがって，循環器ガイドラインでは「第5章 不整脈・心臓弁膜症 I. 心臓突然死と不整脈」の章において，ステートメント「4. 心房細動に対する安易なワルファリン治療は行わないことが望ましいが，ワルファリン治療が有益と判断した場合にはPT-INR＜2.0に維持する（2C）」と記載している（アンダーライン筆者）．AFに対する治療としては循環器医向けコメントとして，「β遮断薬やジルチアゼム，ベラパミルによるレートコントロール治療を原則とする」としており，このように記載されると「ワルファリン治療が有益」と判断される場合の判断をどのように行うかが課題となる．「解説」では，「観察研究においてワルファリン服用患者では脳卒中の発症リスクが2.79倍，2.17倍に増加した」ことを引用し，今後介入研究が必要であることを述べ，「ワルファリン治療が有益と判断された透析患者〔一過性脳虚血発作（TIA）/脳梗塞の既往，左房内血栓の存在，人工弁置換術後，僧帽弁狭窄症合併〕」と例示したうえで，プロトロンビン時間国際標準比（PT-INR）を定期的に測定し，PT-INR＜2.0の範囲に維持することが重要と述べ，「血栓リスクの高い透析患者」を限定している．

さらに心臓手術時には日本循環器病学会の「循環器病の診断と治療に関するガイドライン［2006年度合同研究班報告］弁膜症の非薬物治療に関するガイドライン（2007年改訂版）」を引用し，「第6章 外科的治療 II. 心臓弁膜症」において「僧帽弁閉鎖不全症に対する手術適応と手術法の推奨（表5）」に従った手術法ごとに「抗凝固・抗血小板療法（表6）」で目標PT-INRを提示している．

2. 脳梗塞に対するワルファリン治療

脳梗塞に対する治療のステートメントでも心

原性脳塞栓症の原因となる AF に対して，「第 7 章 脳血管障害 II．脳梗塞」のステートメントで「3．心房細動に対するワルファリン治療は安易に行うべきではないが，有益と判断される場合には PT-INR＜2.0 に維持することが望ましい（2C）」としており，表に「脳血管障害に対する治療薬剤」としてワルファリンを挙げている．そのうえで，「血液透析患者では，心房細動を合併しても，血小板機能の低下や透析時のヘパリン使用により脳梗塞が発症しにくいと考えられている」と記載し，「ワルファリン治療が有益と判断し使用する場合には，出血性合併症のリスクを増加させないためには INR を定期的に測定し，INR＜2.0 に維持することが重要である」と強調している．「ワルファリン治療が有益と判断し使用する場合」に対する解説はされておらず，1) に準ずるとすれば，「心房細動に伴う脳梗塞」は適応と判断される．

II β遮断薬

1．高血圧への β遮断薬の使用

高血圧への降圧薬の選択については，ステートメントには薬剤の種類への言及はない．「第 2 章 血圧異常 I．高血圧」の解説では「降圧薬（アンジオテンシン II 受容体拮抗薬，カルシウム拮抗薬，β遮断薬）によって，収縮期血圧を 4.5 mmHg，拡張期血圧を 2.3 mmHg 低下させることにより心血管障害発生の risk reduction（RR）が 0.71（95 % CI：0.55–0.92，P＝0.009），全死亡では RR 0.80（95 % CI：0.66–0.96，P＝0.014），心血管障害死は RR 0.71（95 % CI：0.50–0.99，P＝0.044）」とリスク低下が得られるとの記載である．同章の「降圧薬の選択」の節で，β遮断薬は，心筋梗塞の既往例や有意な冠動脈疾患を有する例で積極的な適応となる．DOPPS 研究では，降圧を目的に使われたかは問わず，β遮断薬使用群の生存率がもっとも良好であったと報告されている．

2．心不全への β遮断薬投与

「第 3 章 心不全」のステートメントには「5．原因疾患の内科的治療の主体としてレニン・アンジオテンシン系阻害薬やβ遮断薬の投与を積極的に考慮する（1B）」とあり，解説では「左室リモデリングを促進する主因は，交感神経系やレニン・アンジオテンシン（RA）系の賦活化など神経内分泌系の著しい亢進である．これらの神経内分泌系の亢進を抑制する目的で，RA 系阻害薬およびβ遮断薬を使用する」としている．そして，「透析患者においても，β遮断薬の心不全における予後改善効果は期待できる」と記載している．さらに循環器専門医向けコメントとして，「原因となっている心疾患の治療を可能な限り試みる．非透析例と同等レベルの治療が適用されていないことが，透析患者の予後不良に寄与している可能性も示唆されている．薬物治療では，レニン・アンジオテンシン系阻害薬に対する過大な評価を慎むとともに，カルベジロールを代表とするβ遮断薬を積極的に使用することには何ら問題がない」とレニン・アンジオテンシン系阻害薬への過大な期待を抑え，β遮断薬の使用を推奨している．

3．虚血性心疾患への β遮断薬

「第 4 章 虚血性心疾患」の解説に，虚血性心疾患への非侵襲的治療として，「非透析患者と同様に，抗血小板薬，β遮断薬，亜硝酸薬，Ca 拮抗薬，アンジオテンシン I 変換酵素（ACE）阻害薬，アンジオテンシン II 受容体拮抗薬（ARB），ニコランジルなどを用いる」とβ遮断薬を 2 番目に列挙している．

4．不整脈への β遮断薬の投与

致死性心室不整脈に対する予防治療として，「第 5 章 不整脈・心臓弁膜症 I．心臓突然死と不整脈」の解説では「β遮断薬は心室性期外収縮や他の不整脈発生の抑制，心臓突然死発症の抑制に有効であるとともに，安全性が高いために薬物治療の主軸とすることを推奨する．左室収縮障害（左室駆出率＜35 %）の透析患者に

対するカルベジロール投与は全心臓血管死のみならず，心臓突然死も有意に減少させる．カルベジロールには他のβ遮断薬と比較して，①α遮断作用を有し，②インスリン抵抗性を改善，③中性脂肪を減少，④HDL-コレステロールを増加するという特徴がある」としている．

AFに対するレートコントロール治療として，「β遮断薬（カルベジロールなど）や非ジヒドロピリジン系Ca拮抗薬（ジルチアゼム，ベラパミル）によるレートコントロールが行われる．目標は，急性期では90～100/min以下とし，最終的には安静時心拍数を60～80/min，中等度の運動時心拍数を90～110/minとする．緊急性のないAF患者でうっ血性心不全を伴わない透析患者に対しては透析医がβ遮断薬やジルチアゼム，ベラパミルによるレートコントロール治療を試みることに問題はない」としている．なおカルベジロールの記載は拡張性心筋症の透析患者からの知見であるが，他は非透析患者からの知見の外挿である．

III スタチン

1．スタチン投与と脂質異常症

「第1章 脂質異常症・動脈硬化 Ⅰ．脂質異常症」のステートメントでは，脂質異常症の管理目標値を示したのち，「4．食事・運動療法にて脂質管理目標に達しなければ，スタチンの投与を考慮する（2B）」と述べている．一方，観察研究では，総コレステロール（TC）が低いほど，総死亡あるいは心血管死亡のリスクが高く，一般住民の疫学データと逆転している．この逆転は低アルブミン血症，低BMI状態，低コレステロール血症としてとらえられる栄養障害は，イベント発症後の死亡リスク（致死率）を高めているものと理解できる．この事実のため管理目標値の決定は困難だったが，非慢性腎臓病（CKD）患者・非透析患者に倣って「虚血性心疾患の一次予防では，LDL-C 120 mg/dL未満，あるいはNon-HDL-C 150 mg/dL未満」「二次予防ではLDL-C 100 mg/dL未満，あるいはNon-HDL-C 130 mg/dL未満」と定められた（2C）．

2．スタチン投与と心血管イベント発症リスク

脂質低下療法が心血管イベント発症リスクを有意に低下させるかどうかについて，透析患者におけるランダム化比較試験（RCT）のエビデンスは不十分である．

2型糖尿病血液透析患者1,255名を対象にした4D試験では，心血管死亡，非致死的心筋梗塞，非致死的脳血管障害の複合一次エンドポイントは9％低下したものの有意でなく，透析患者2,776名を対象にしたAURORA試験でも心血管死亡，非致死的心筋梗塞，非致死的脳血管障害の複合エンドポイントのリスクは4％低下したものの，有意ではなかった．しかし，4D試験では，スタチン投与により二次エンドポイントである虚血性心事故のリスク（心臓死，非致死的心筋梗塞，経皮的冠動脈形成術（PTCA），冠動脈バイパス移植術（CABG），その他の冠動脈疾患に対するインターベンションのリスクの合計）は18％有意に低下していることなどから，本ガイドラインは「虚血性心疾患リスクを低下させる目的で，LDL-CやNon-HDL-Cの高い透析患者にスタチンを投与することには一定の根拠がある」としてSHARP試験の結果を待つとした．その後発表されたSHARP試験の結果はsimvastatinとezetimibe投与群は主要動脈硬化イベントの17％の有意な低下を観察したものの，非致死的心筋梗塞や心筋梗塞死亡，冠動脈死亡では有意差がなかった．スタチン投与による透析患者の心血管イベント発症リスクの低下の可能性については今後の研究が待たれる．

IV ジギタリス

1．心不全に対するジギタリス投与

「第3章 心不全」のステートメントには，心不全に対してジギタリス投与の記載はない．解説では薬物治療の最初の項目として「ジギタリ

ス」を取り上げ，「左室収縮機能障害を伴う非透析患者に対するジゴキシン治療に予後改善効果は認められていない．透析患者に対するジゴキシン治療は死亡リスクを28％増大させること，血中ジゴキシン濃度の上昇や血中カリウム濃度が4.3 mEq/L以下の状態で死亡リスクが増大することを考慮すると，透析患者の心不全治療にジゴキシンを積極的に投与することには問題がある」と記載し，ジギタリス投与を否定している．

2．不整脈へのジギタリス投与

「第9章 透析患者における循環器系薬剤の使用」の解説において，「透析施行によって血行動態が変化しやすい透析患者では，基本的にリズムコントロールは難しいことをふまえた上で抗不整脈薬の使用を考慮すべきである」としたうえで，「ジギタリス製剤は分布容積が大きく，透析によって除去されにくいものの，その投与設定は非常に難しい」と述べ，「使用開始時，半減期の4～5倍の時間が経過して定常状態に到達したと考えられる時点で週1回の血中濃度測定と心電図検査を行い，安定後は，これらを月1回は監視すべきである」とし，厳重な監視下での限定的な使用にとどめた．

Clinical Question 1
心房細動（AF）患者はどう治療するか？

1）頻脈があるか？
頻脈があれば，β遮断薬でレートコントロールを行う．徐脈で失神，痙攣，うっ血性心不全が徐脈性AFによるものであることが確認された場合には恒久ペースメーカー植込みの適応となる．

2）血栓リスクの高い合併症を持っているか？
左房内血栓の存在，人工弁置換術後，僧帽弁狭窄症合併症例ではワルファリン投与を検討する．TIA/脳梗塞の既往患者については脳卒中の増加が報告されており，脳梗塞の危険が差し迫っている患者のみに限定すべきである．これらの患者で他に出血性合併症がないことを確認し，かつ十分な説明後に患者の同意が得られれば，ワルファリンを投与する．PT-INRを定期的に測定し，PT-INR＜2.0の範囲に維持する．

CQ 2
慢性心不全患者はどう治療するか？

1）ドライウエイトはしっかり決められているか？
最初にドライウエイトの設定の最適化，食塩制限の厳格化による透析間体重増加幅の減少など，非薬物療法を十分行う．

2）貧血はどうか？
貧血のコントロールを最適化する．高すぎると心血管死亡が増加するとの報告があり，低すぎると高心拍出量性心不全を増悪する．ヘモグロビン12 g/dL以下にコントロールする．

3）高血圧はあるか？
高血圧があると後負荷が増加し心筋虚血が増加する．β遮断薬，アンジオテンシン変換酵素阻害薬，アンジオテンシン受容体拮抗薬を用いて，血圧低下をはかる．病態により降圧目標値は異なると考えられるので，症例を仔細に観察し適切な値にコントロールする．

高血圧がない場合も前述の薬剤を少量投与し，心筋保護作用を期待する治療も行われている．心不全患者にみられる低血圧は，生命予後不良の重要な兆候である．

4）アルドステロン拮抗薬は禁忌
循環器ガイドラインには触れられていないが一般の心不全に対する治療薬としては，1999年『New England Journal of Medicine』誌に報告された無作為化対照試験でspironolactone投与群が偽薬群より30％の死亡リスクの減少が得られたとの報告以来，アルドステロン拮抗薬の投与が標準治療になっている．透析患者が，透析患者を診療する機会の少ない循環器専門医の診療を受けた場合，spironolactoneやeplerenone投与を推奨されることがあるかもしれないが，副作用として高カリウム血症がほぼ必発であるので抗アルドステロン薬は禁忌である．

CQ 3
高脂血症患者を診たらどうするか？

① 最初にメタボリック症候群の部分症であるか判断し，メタボリック症候群であれば体重減少，運動，禁煙，アルコール摂取制限などライフスタイルの改善を行う．

② 高脂血症のパターンを診断し，病態に従い治療を行う．高コレステロール血症であれば，低コレステロール食指導を行う．

③ 食事指導で改善しなければ，スタチンを投与する．投与目標は虚血性心疾患の一次予防ではLDL-C 120 mg/dL未満，あるいはNon-HDL-C 150 mg/dL未満，二次予防ではLDL-C 100 mg/dL未満，あるいはNon-HDL-C 130 mg/dL未満とする．

④ 非CKD患者では高脂血症でない虚血性心疾患患者にスタチンを投与し，心血管イベントの発症リスク減少が報告されている．しかし，透析患者ではこれが確認されていないので薦めない．

おわりに

本稿は「透析患者での循環器薬の使用方法は？」という題をいただき，ガイドラインに基づいて薬物の使用について解説した．ワルファリンの限定的な使用，ジギタリス適応の減少，β遮断薬の使用の推奨など，ひと昔前とは大きな変革があったことを改めて認識した．最後に，患者に対する治療方針は，①ライフスタイル指導，②透析処方，そして③薬剤投与の順にstep by stepに進められるべきであり，循環器薬であってもこの順を遵守すべきであることは言うまでもないことを強調したい．

文　献

1) 日本透析医学会：血液透析患者における心血管合併症の評価と治療に関するガイドライン．透析会誌 2011；44：337-425

（秋葉　隆）

各論 7

C型肝炎ガイドライン

1. 予防，スクリーニングをどのように行うか？

How does prevention and screening of HCV infection carry out?

I 透析患者の肝機能検査ではC型肝炎ウイルス（HCV）感染がわかるか？

●ガイドラインの概要・考え方

▶日本透析医学会「透析患者のC型ウイルス肝炎治療ガイドライン」（2011）[1]

1. 透析患者におけるC型肝炎患者のスクリーニング
1) 透析患者は腎機能正常者に比べて血清トランスアミナーゼが低値である（エビデンスレベル：High，推奨度：強）．
2) 透析患者ではHCV抗体陽性者は陰性者よりも血清トランスアミナーゼが高値であるが，一般人の基準値が使用できない（エビデンスレベル：High，推奨度；強）

Clinical Question 1
透析患者では血清トランスアミノーゼが正常値でも，なぜHCV感染が否定できないのか？

Nakayamaらは透析患者におけるAST値およびALT値は，HCV抗体陰性者では15.3±9.2および12.5±8.8と正常基準値内でも低値であり，HCV抗体陽性者であってもそれぞれ22.9±17.6，22.7±20.0と正常基準値内であるとの報告をしている（表）[2]．

長崎腎病院（旧 桜町病院）のHCV抗体陰性の透析患者のALT値は10.2±4.3と通常の正常基準値内で明らかに低値であった．なお，HCV-RNA陽性の透析患者のALT値は20.3±17.0でHCV-RNA陰性透析患者に比し高値であったが，それでも正常基準値内であった．したがって，透析患者の血清トランスアミナーゼは正常値でもHCV感染が否定できない．

CQ 2
透析患者はなぜ血清トランスアミナーゼが低いのか？

Heafらの透析患者におけるplasma pyridoxal-5′-phosphate（PLP）と血清トランスアミナーゼを示す[3]．PLP欠乏群は正常群に比しASTは9.2±0.3 vs. 13.4±0.7，ALTは8.6±0.6 vs. 11.4±0.9と血清トランスアミナーゼが有意に低か

表 HCV陰性および陽性透析患者におけるAST・ALT値

	Anti-HCV Antibody（+）	Anti-HCV Antibody（-）
N	267	1,194
AST（IU/l）	22.9±17.6*	15.3±9.2
ALT（IU/l）	22.7±20.0*	12.5±8.8

*：P＜0.001

〔Nakayama, E., et al.：J. Am. Nephrol. 2000；11：1896-1902[2]より作成〕

235

った．透析患者は PLP 値が低く，トランスアミナーゼの coenzyme として働く PLP の欠乏が一部関与しているとの報告がある．PLP の補充にて血清トランスアミナーゼ値は正常化した．また HCV 陽性透析患者の血清を透析処置して血清トランスアミナーゼを測定すると血清トランスアミナーゼが上昇することより，患者血清中に血清トランスアミナーゼ活性を抑制する因子が存在すると考えられている．Lente らは，ALT・AST の測定にはアミノ基転移反応にビタミン B_6 誘導体の PLP が必要であり，尿素により形成されるシアン塩により PLP 結合部位がカルバミル化され酵素活性が失われると報告している[4]．

II 透析患者の血清トランスアミナーゼの測定頻度はどのようにしたらよいのか？

●ガイドラインの概要・考え方

▶「透析患者の C 型ウイルス肝炎治療ガイドライン」[1]
1. 透析患者における C 型肝炎患者のスクリーニング
3) 透析患者では無症状であっても月に 1 回以上は血清トランスアミナーゼを測定することが望ましい（エビデンスレベル：Low，推奨度：弱）．
4) 透析導入期および転入時は HCV 抗体検査，必要に応じて HCV-RNA 検査を行うことを推奨する（エビデンスレベル：Low，推奨度：強）．
5) 透析患者は初回検査で HCV 抗体が陰性であっても 6 カ月に 1 回は HCV 抗体検査を行うことが望ましい（エビデンスレベル：Low，推奨度：弱）．

CQ 3
透析患者のトランスアミナーゼの検査の頻度はどのようにしたらよいか？

先に述べたように透析患者の血清トラスアミナーゼは正常基準値内であり，HCV に感染し上昇したとしても正常基準値内の変動であり HCV に感染したかの確認が困難である．

日本透析医会の透析患者の定時検査では毎月肝機能検査を施行することが推奨されており，通常透析施設では毎月肝機能検査が施行されている．したがって，「透析医療における標準的な透析操作と院内感染予防に関するマニュアル」では血清トランスアミナーゼは月 1～2 回検査を施行するように推奨している[5]．

CQ 4
透析導入および転入時に HCV 感染の有無を検査する必要があるか？

Iwasa らの透析患者の透析導入時の年齢別の HCV 抗体の陽性頻度を図 1 に示す[6]．一般健常人に比し HCV 抗体陽性頻度が高く，年齢が高くなるに従い HCV 抗体陽性の頻度が高くなっている．その要因として，透析導入の原因としての膜性増殖性腎炎などの慢性腎炎や糖尿病性腎症などの慢性腎臓病では HCV 抗体陽性頻度が高いことが関係していると考えられる[7]．

DOPPS の報告[8]では，施設間の HCV 抗体陽性率，陽転化率に大きな差があり，これは施設ごとの感染対策の違いによるものと考えられる（図 2）．したがって，透析導入時と他施設からの転入時には HCV 抗体の検査を施行することが推奨されている．透析患者では HCV 抗体が陰性でも 9％は HCV-RNA 陽性であった報告がある[9]．これらの患者はウイルス量が少なく，HCV 抗体陰性でも HCV 感染が否定できないことがあり注意が必要である．

CQ 5
透析患者の HCV 抗体検査の頻度はどのようにしたらよいのか？

通常，ALT は感染後 2～8 週間で上がり始める．症状は 3～12 週（平均 7 週）に出現し，同時か少し遅れて HCV 抗体が陽性となる．なお，HCV-RNA は HCV 感染後 1～2 週で検出可能となり，慢性肝炎になると 6 カ月は HCV-RNA 陽性が持続する．したがって 6 カ月に 1 回は

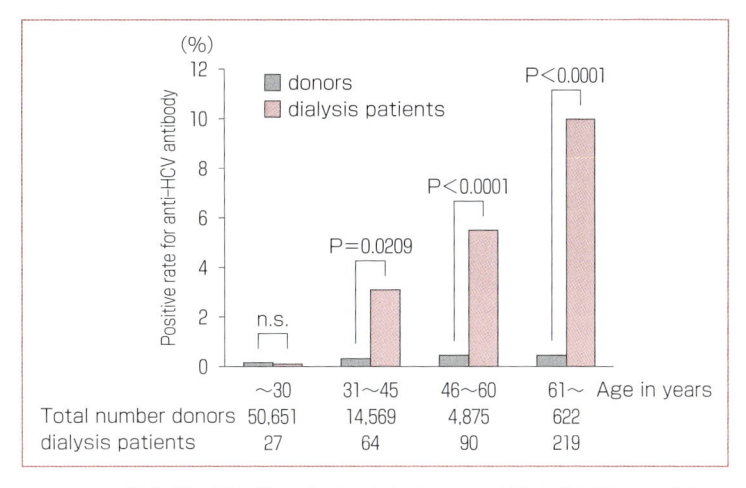

図1 献血者と透析導入患者の年齢とHCV抗体陽性頻度の関係
〔Iwasa, Y., et al.：Clin. Exp. Nephrol. 2008；12：53-57[6] より引用〕

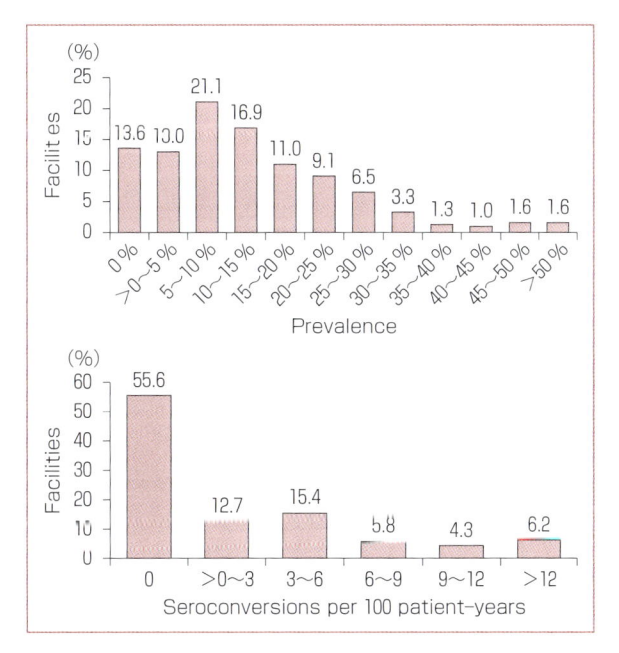

図2 透析施設間におけるHCV抗体陽性頻度・HCV陽転化率
〔Fissell, R. B., et al.：Kidney Int. 2004；65：2335-2342[8] より引用〕

HCV抗体検査を行うことが望ましい．

KDIGO（Kidney Disease：Improving Global Outcomes）のガイドラインではHCV抗体陰性患者は6〜12カ月に1回はHCV-RNA検査を行うように推奨しているが，HCV罹患率が低い施設では酵素抗体法（EIA）で，罹患率が高い施設では核酸増幅法（NAT）によるHCV-RNAの検査を推奨している[10]．

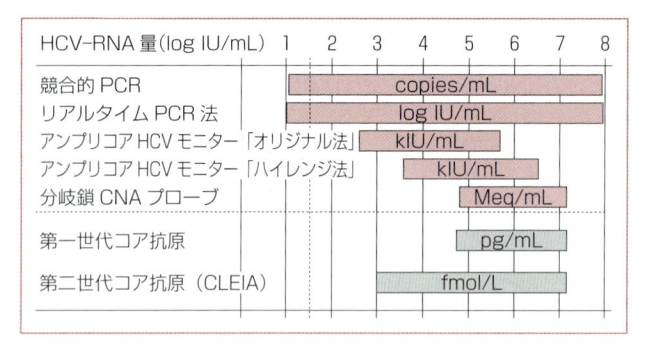

HCV-RNA 量(log IU/mL)	1 2 3 4 5 6 7 8
競合的 PCR	copies/mL
リアルタイム PCR 法	log IU/mL
アンプリコア HCV モニター「オリジナル法」	kIU/mL
アンプリコア HCV モニター「ハイレンジ法」	kIU/mL
分岐鎖 CNA プローブ	Meq/mL
第一世代コア抗原	pg/mL
第二世代コア抗原（CLEIA）	fmol/L

図3 各種 HCV-RNA 定量検査の感度，定量域の比較
HCV-RNA 定量検査ではリアルタイム PCR 法が感度が高く，定量域が広い．
〔朝比奈靖浩：C 型肝炎ウイルスの詳しい検査，ここがポイント C 型・B 型肝炎，肝癌の診療（泉　並木 編）改訂第2版．p.14, 2008, 南江堂[11] より許諾を得て改変し転載〕

III 肝機能（トランスアミナーゼ）が上昇したときには HCV の検査はどのようにしたらよいのか？

●ガイドラインの概要・考え方

▶「透析患者の C 型ウイルス肝炎治療ガイドライン」[1]
1. 透析患者における C 型肝炎患者のスクリーニング
6) 明らかな原因もなく血清トランスアミナーゼが上昇した場合は，臨時に HCV 抗体検査に加えて HCV-RNA 検査あるいは HCV コア抗原検査を行うことを推奨する（エビデンスレベル：Low，推奨度：強）．

CQ 6
HCV 感染を早期に診断するにはどのような検査を用いたらよいか？

血清トランスアミナーゼが誘因なく上昇したときには，HCV 感染の可能性があるために HCV 抗体の検査を行う．しかしながら，HCV 抗体陰性でも HCV 感染は否定できないために HCV-RNA 検査も施行することが望ましい．図3に示すように HCV-RNA 定量検査ではリアルタイム PCR（polymerase chain reaction）が感度に優れているが，HCV 抗体陽性になるまでのウインドウピリオドの時期の診断には高感度 HCV コア抗原測定が安価で短時間で HCV 感染を判定でき HCV 感染の診断に有用である[11]．なお，KDIGO では NAT を用いた HCV-RNA 検査を行うべきであると推奨している[10]．

IV 院内感染と思われる HCV 陽性者が出たらどのように対処したらよいのか？

●ガイドラインの概要・考え方

▶「透析患者の C 型ウイルス肝炎治療ガイドライン」[1]
1. 透析患者における C 型肝炎患者のスクリーニング
7) 院内感染と思われる HCV 陽性者が出たら，曝露された可能性がある透析患者全員に HCV-RNA 検査あるいは HCV コア抗原検査を行うことを推奨する（エビデンスレベル：Very low，推奨度：強）．

CQ 7
新規 HCV 陽性患者が出たときにはどのような対応をしたらよいか？

新規 HCV 陽性者が出たときは，なんらかの

感染の機会があり院内感染の可能性があるので，透析が同じクールの他の患者や同じブロックの他の患者に感染者がいないか，曝露された可能性がある患者全員にHCV-RNAあるいはHCVコア抗原の検査を行うことが推奨されている．KDIGOの診断アルゴリズムではHCV陽性頻度が高い施設と低い施設で検査を分けており，低い施設ではEIAで，高い施設ではNATを推奨している[10]．院内感染が疑われたら2〜12週おきにNATによるHCV-RNA検査を繰り返すように推奨している．

診療のポイント

① 透析患者のトランスアミナーゼ値は健常人より低値で，HCV感染していても正常基準値内である（GL）．
② 透析導入時および転入時にHCV感染の有無を検査する必要がある（CL）．
③ 6カ月に1回はHCV抗体検査を行う（GL）．
④ 肝機能が上昇したときにはHCV感染の有無を検査する必要がある（GL）．
⑤ HCVの感染の確認にはHCV-RNAまたはHCVコア抗原の検査を行う（GL）．
⑥ 新規HCV陽性患者が出たら，曝露された可能性がある患者全員にHCV-RNAまたはHCVコア抗原の検査を行う（GL）．

おわりに

透析患者の血清トランスアミナーゼ検査は，正常基準値内でもその評価は慎重にしなければならない．HCV感染の早期発見のためには正常値内の動きでも院内感染の可能性を考えて検査を行う必要がある．HCV検査としてのHCV抗体検査は陽性になるまでの期間が必要であるので，ウインドウピリオドの時期はHCV-RNAあるいはHCVコア抗原の検査が望ましいと考えられる．現在も透析患者にHCV陽性者が多い現状を踏まえて，院内感染を起こさないために，また院内感染を早期に発見するために，HCV感染のスクリーニングを行うことが必要

である．本ガイドラインの治療に関する章では，透析患者のHCV感染に対するインターフェロン療法が推奨されているので早期発見に努める必要がある．

文　献

1) 日本透析医学会：透析患者のC型ウイルス肝炎治療ガイドライン．透析会誌　2011；44：481-531
2) Nakayama, E., Akiba, T., Marumo, F., et al.：Prognosis of anti-hepatitis C virus antibody-positive patients on regular hemodialysis therapy. J. Am. Soc. Nephrol. 2000；11：1896-1902
3) Heaf, J. G.：Liver function tests and pyridoxine levels in uremia. Nephron　1982；30：131-136
4) Lente, F. V., McHugh, A., Pippenger, C. E.：Carbamylation of apo-aspartate aminotransferase：a possible mechanism for enzyme inactivation in uremic patients. Clin. Chem.　1986；32：2107-2108
5) 平成19年度厚生労働省科学研究費補助金（肝炎等克服緊急対策研究事業）「透析施設におけるC型肝炎院内感染の状況・予後・予防に関する研究」透析医療における標準的な透析操作と院内感染予防に関するマニュアル（三訂版）．2008
6) Iwasa, Y., Otsubo, S., Sugi, O., et al.：Patterns in the prevalence of hepatitis C virus infection at the start of hemodialysis in Japan. Clin. Exp. Nephrol.　2008；12：53-57
7) Sabry, A. A., Sobh, M. A., Irving, W. L., et al.：A comprehensive study of the association between hepatitis C virus and glomerulopathy. Nephrol. Dial. Transplant. 2002；17：239-245
8) Fissell, R. B., Bergg-Gresham, J. L., Woods, J. D., et al.：Patterns of hepatitis C prevalence and seroconversion on hemodialysis units from three continents：The DOPPS. Kidney Int.　2004；65：2335-2342
9) Hanuka, N., Sikuler, E., Tovbin, D., et al.：Hepatitis C virus infection in renal failure patients in the absence of anti-hepatitis C virus antibodies. J. Viral Hepat 2002；9：141-145
10) KDIGO：KDIGO clinical practice guidelines for the prevention, diagnosis, evaluation, and treatment of hepatitis C in chronic kidney disease. Kidney Int.　2008；73（Suppl. 109）：S10-S19
11) 朝比奈靖浩：C型肝炎ウイルスの詳しい検査．泉　並木編：ここがポイントC型・B型肝炎，肝癌の診療（改訂第2版）．p.14, 2008, 南江堂, 東京

（原田　孝司，舩越　哲）

7　C型肝炎ガイドライン

2. HCV感染患者の経過観察法と保存的治療をどう行うか？（インターフェロン以外）

Management and treatment except interferon of hepatitis C in dialysis patients

はじめに

慢性維持透析患者は，C型肝炎ウイルス（HCV）感染のハイリスクグループである．HCVの持続感染によって，キャリアもしくは慢性肝炎の患者が多数存在する．活動性の慢性肝炎は，自然経過で肝硬変や肝細胞癌へと進展する可能性が高い．透析歴20年以上の患者が増加しており，今後，肝硬変や肝細胞癌の発生率が高まることが危惧されている．また，HCV抗体陽性透析患者の予後はHCV抗体陰性透析患者より悪いことも明らかとなっている．慢性肝炎の合併は透析患者の生命予後を脅かすのみでなく，透析施設での院内感染の面においても問題であり，HCV感染の予防，診断，治療が重大な診療上の課題となっていた．

そこで2011年に透析医や腎臓内科医が肝臓専門医と連携しながら，透析施設でC型慢性肝炎の治療や管理が行えるよう日本透析医学会「透析患者のC型ウイルス肝炎治療ガイドライン」[1]が発刊された．本稿では上記ガイドラインのなかから，HCV感染患者の管理とインターフェロン（IFN）以外の保存的治療について述べる．

I　HCV感染透析患者の肝臓評価

●ガイドラインの概要・考え方

▶日本透析医学会「透析患者のC型ウイルス肝炎治療ガイドライン」（2011）[1]
　2．透析患者におけるC型肝炎患者の管理
　1）腎機能正常者と同様にHCV感染透析患者の肝臓評価には，肝生検がもっとも信頼できる方法であり，とくに，移植を考慮している場合，実施することが望ましい（エビデンスレベル：Low，推奨度：弱）．

Clinical Question 1
慢性肝炎の重症度の評価は？

肝生検は肝炎の活動性（重症度）を判断するもっとも有用な検査であるが，透析患者では出血のリスクが危惧されるため，経皮的肝生検はほとんど行われていないのが現状である．経肝静脈的肝生検は安全であるが，一般的ではない．抗ウイルス療法を開始するに際し，事前に可能なかぎり肝生検を施行することがガイドラインでは推奨されている．肝生検によって得られた肝組織をスコア化した新犬山分類（**表**）[2]が慢性肝炎の重症度の指標として用いられる．

新犬山分類では肝炎の活動性（A）と線維化（F）についてスコア化されている．C型慢性肝炎の場合，肝細胞癌の発症には肝線維化の程度が強く関連する．年間発癌率はF1で0.4%，

表　肝組織の新犬山分類

線維化の程度		壊死・炎症所見の程度	
F0	線維化なし	A0	壊死・炎症所見なし
F1	門脈域の線維性拡大	A1	軽度の壊死・炎症所見
F2	線維性架橋形成	A2	中等度の軽度の壊死・炎症所見
F3	小葉のひずみを伴う線維性架橋形成	A3	高度の壊死・炎症所見
F4	肝硬変		

〔市田文弘，他：慢性肝炎の肝組織診断基準─新犬山分類．犬山シンポジウム記録刊行会 編：C型肝炎　研究の進歩．1996，183-188，中外医学社，東京[2]より転載〕

F2で2％，F3で5％，F4で8％と報告されている[3]．

CQ 2
透析患者に肝生検がとくに推奨される場合は？

腎移植を予定しているHCV感染患者は移植前に肝生検を施行し，肝組織学的病変を正確に把握しておくことが望ましい．その理由は，①移植前にHCV感染が存在すると移植後の肝障害が高率（5倍）となる[4]こと，②肝病変の進行が腎機能正常のHCV感染患者よりも速い[5]こと，③移植前に肝硬変が存在すると，透析患者の移植後10年の生存率が26％と低値であり，肝硬変は独立した予後不良因子であり，腎移植には禁忌と考えられている[6]ことによる．

CQ 3
HCV感染透析患者の肝組織病変は，腎機能正常者と比べ，程度に差があるのか？

透析患者に肝生検を施行した研究で，活動性は一般人と変わりないという報告，低いとする報告があり，肝炎の活動性については意見の一致をみていない．de Paula Farahら[7]は，HCV抗体陽性の血液透析患者とHCV抗体陽性の一般人の肝生検所見を比較した結果，血液透析患者ではalanine aminotransferase（ALT）値が低いにもかかわらず，肝炎の活動性は同等であったと報告している．一方で，Cotlerら[8]は，C型肝炎を有する透析患者では，一般のC型肝炎患者と比べて炎症，bridging fibrosis，肝硬変ともに少ないことを示している．またRampinoら[9]はHCVに感染後約4年経過した透析患者と非腎不全患者の肝生検像を検討した結果，肝炎の活動性と肝の線維化はともに透析患者で軽度であったと報告している．

CQ 4
肝生検がなされていない場合の肝病変の評価は？

肝炎の重症度と進行には，肝細胞の壊死を反映する血清ALT値とその高値の持続期間がもっとも相関する．しかし，透析患者ではもともと血清ALTが異常に低値であり[10]，慢性肝炎が存在しても，ALT値は一般人の正常域にとどまることが多く，肝炎の活動性の判断は難しい．

日本透析医学会の統計調査[11]によると，HCV抗体，HCV-RNAともに陽性の透析患者のALT値は22.7±30.5 IU/Lである．非肝炎透析患者のALT値が13.4±15.3 IU/Lであることから，ALT値が20 IU/L以上であれば，肝炎の活動性がある可能性が高い．肝細胞壊死が高度であれば，血清ビリルビン値の上昇をみることがある．γグロブリン，膠質反応（ZTT，TTT）の上昇も肝炎の活動性を反映するので，ALTと組み合わせて活動性を判断する．

肝線維化は血小板数，aspartate aminotransferase（AST）（IU/L）/血小板数（×10⁴/L）比，肝線維化マーカー〔ヒアルロン酸，IV型コラ

ゲン，Ⅲ型プロコラーゲンアミノペプチド（PⅢP）〕などから推定する．血小板数はC型慢性肝炎の肝線維化進展度とよく相関し，F1では18万，F2では15万，F3では13万，F4では10万以下である．ただし，あくまで目安であり，透析患者でこの基準がそのまま適用できるかどうかは検討の余地がある．血小板低値とともにAST高値が関連しており，AST/血小板数比も肝線維化のマーカーとして有用である．透析患者ではAST/血小板数比0.95以上は線維化を強く示唆する[12]．

診療のポイント

① 肝生検は血液透析患者にとって禁忌ではない．生検後の透析に抗凝固薬としてメシル酸ナファモスタットを用いるなどの対策をたてる（OP）．
② 腎移植を予定しているHCV感染透析患者に対しては，抗ウイルス療法を行う前に肝生検の了解をとることに努める（OP）．
③ 血小板数は優れた肝線維化マーカーである（GL）．

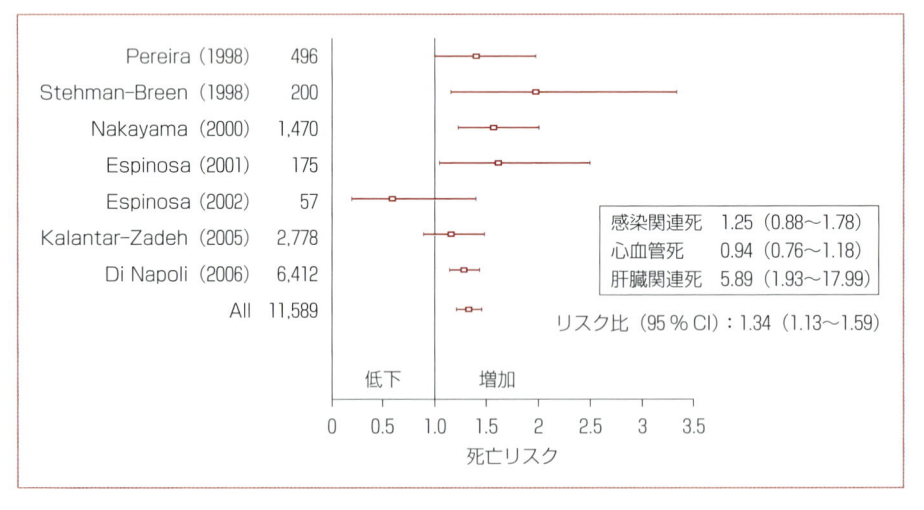

Ⅱ HCV感染透析患者の予後

●ガイドラインの概要・考え方

▶「透析患者のC型ウイルス肝炎治療ガイドライン」[1]
 2．透析患者におけるC型肝炎患者の管理
 2）HCV感染透析患者はHCV非感染透析患者に比して，有意に生命予後が不良である（エビデンスレベル：High，推奨度なし）．

CQ 5
HCV感染透析患者の予後に関する報告は？

透析患者のHCV感染は高率に慢性化する[13]．長期透析患者の増加により，透析患者のHCV感染の予後に及ぼす影響は重要な課題となってきている．多くの研究が，HCV感染透析患者の生命予後がC型肝炎を有しない透析患者よりも有意に不良であることを示している．

Fabriziら[14]のメタアナリシスでは，七つの臨床研究11,589例の検討で，相対リスク1.34でC型慢性肝炎合併透析患者の生命予後が不良であることが示されている（図）．死亡原因でも，肝細胞癌や肝硬変など肝疾患に関連したもの

研究	例数
Pereira (1998)	496
Stehman-Breen (1998)	200
Nakayama (2000)	1,470
Espinosa (2001)	175
Espinosa (2002)	57
Kalantar-Zadeh (2005)	2,778
Di Napoli (2006)	6,412
All	11,589

感染関連死　1.25（0.88〜1.78）
心血管死　　0.94（0.76〜1.18）
肝臓関連死　5.89（1.93〜17.99）

リスク比（95% CI）：1.34（1.13〜1.59）

図　HCV感染透析患者の生命予後
HCV感染透析患者は，非感染透析患者よりも生命予後が不良である（メタアナリシス）．
〔Fabrizi, F., et al.：J. Viral. Hepatol. 2008；15：79-88[14] より作成〕

が，5.89倍多い．また，HCV抗体陽性維持透析患者では，HCV抗体陰性維持透析患者に比べ，すべての死因を含めた生命予後が不良であった（相対リスク 1.57）との報告[15]もある．機序は明らかではないが，慢性の炎症反応が悪影響を及ぼしていることが推察されている．

これまでに，厳密にHCV感染透析患者とHCV感染腎機能正常者の生命予後を比較したコントロール研究はない．透析患者の生命予後が一般人よりも不良であることを考慮するとその評価は難しい面もある．HCV感染透析患者の治療介入による予後改善効果については報告がない．

CQ 6
HCV抗体陽性透析患者の肝硬変・肝細胞癌の発症頻度については？

1994年の日本透析療法学会感染症対策委員会の全国調査[16]では，HCV抗体陽性維持透析患者の肝硬変発生は 8.57 人/1,000 人/年，肝細胞癌発生は 3.87 人/1,000 人/年であり，一般人に比し高率であった．ほかにもHCV抗体陽性維持透析患者の肝硬変や肝細胞癌への進行が速いという報告が多くみられる．

一般には，C型慢性肝炎の進行は65歳以上の高齢者および糖尿病合併患者では速いというのが定説である．平均透析導入年齢が70歳に迫っていることに加え，透析導入時のHCV感染率の高さ（とくに糖尿病合併患者），長期透析患者の増加を考えると，今後，肝硬変，肝細胞癌が増加してくるものと予想される．

診療のポイント

HCV感染患者は生命予後が不良であることをよく説明し，適応があれば抗ウイルス療法を積極的に勧める（GL）．

III フォローアップ

●ガイドラインの概要・考え方

▶「透析患者のC型ウイルス肝炎治療ガイドライン」[1]
2. 透析患者におけるC型肝炎患者の管理
3) HCV感染透析患者では，肝硬変の同定，肝細胞癌の早期発見を目的とした定期的なフォローアップを実施することを推奨する（エビデンスレベル：High，推奨度：強）．

CQ 7
フォローアップの目的は？

C型慢性肝炎患者の管理の目標は，慢性肝炎から肝硬変への進展，肝発癌を阻止し，QOL，生命予後を改善することにある．肝細胞癌を早期に発見する意味で，定期的なフォローアップが必要である．

腫瘍マーカーの測定や画像診断の施行は不可欠である．肝細胞癌の腫瘍マーカーとしてαフェトプロテイン（AFP），AFP-L3分画，ビタミンK欠乏誘導蛋白（PIVKA-II）がある．腫瘍マーカーの解釈は一般人と同じである．画像診断では，超音波検査は簡便かつ非侵襲的であり，肝癌の早期発見にもっとも役立つ．腫瘍病変の大きさが径 1 cm 以上であれば，超音波検査で描出可能である．完全治療を期待できる肝癌の大きさは，径 2 cm 以下である．

超音波検査で腫瘍性病変が検出された場合，造影の超音波やCT検査を施行し，鑑別診断を行う．腫瘍マーカーが高値の場合，超音波検査で腫瘍が検出されなくても，造影CTを施行することが推奨される．

CQ 8
具体的な経過観察法は？

肝発癌阻止のための慢性肝炎合併透析患者のフォローアップについての検査の施行頻度に関するエビデンスはないが，ガイドラインでは，

日本肝臓学会で推奨されているフォローアップ[17]に準じて，慢性肝炎患者あるいは血小板10万/μL以上の患者では，腫瘍マーカーの測定と腹部超音波検査は半年から1年に1回程度，肝硬変合併患者および血小板10万/μL未満の患者では，腫瘍マーカーの測定と腹部超音波検査は3カ月に1回程度，さらに造影CT（単純CTは不可）を半年に1回程度は行うこととする．

なお，造影CTが行えない場合や診断に苦慮する場合，透析患者では原則として使用せず，他の検査で代替すべきとされている少量のガドリニウムを含むEOB（ethoxybenzyl）-MRI検査を考慮する．

いずれの場合も，AFPが高値の場合はAFP-L3分画検査を施行し，AFPの肝細胞癌に対する特異性を確認する．

診療のポイント

腫瘍マーカーや画像診断の検査間隔は本ガイドラインに従って行うべきである．肝細胞癌は進行が速いため，検査間隔が空くのは問題である（GL）．

Ⅳ 鉄剤の投与

●ガイドラインの概要・考え方

▶「透析患者のC型ウイルス肝炎治療ガイドライン」[1]
2. 透析患者におけるC型肝炎患者の管理
4) 鉄は肝細胞障害性を有し，過剰な肝内鉄沈着がC型慢性肝炎の増悪因子であり，肝発癌促進に作用する可能性を考慮すると，HCV感染透析患者における鉄剤投与に際しては，鉄過剰状態にならないようにすることが望ましい（エビデンスレベル：Low，推奨度：弱）．

CQ 9
鉄はなぜC型慢性肝炎によくないのか？

血中の余剰な鉄は肝臓に蓄えられ，必要に応じて肝臓から血中に放出される．肝細胞内の過剰な鉄は過酸化水素と反応し，ヒドロキシラジカルなどのフリーラジカルを発生する．このフリーラジカルは反応性が強く，細胞構成成分である蛋白質，脂質，核酸などと反応し細胞障害をもたらし，肝発癌の原因となる．

C型慢性肝炎患者では肝組織への鉄の過剰沈着が認められ，肝細胞障害，脂肪変性，線維化，発癌などの各段階に鉄依存性の酸化ストレスが関与することが指摘されている．また，肝臓への鉄の沈着はIFNへの反応性の低下にも関連するとされている．腎機能正常のC型慢性肝炎患者に瀉血療法を行うと，有意に肝細胞癌の発生が減少する．C型慢性肝炎合併透析患者に対する鉄剤投与は慎重であるべきであるが，今のところHCV感染透析患者に対する鉄剤投与の肝障害への影響を検討した大規模な臨床研究はない．

CQ 10
腎性貧血のガイドラインでは鉄の補充が推奨されているが？

鉄はヘモグロビン合成に必須の微量元素であり，腎性貧血管理上，鉄欠乏に対する鉄剤の投与は慢性腎臓病患者における腎性貧血治療のガイドラインにも，必要な処置として記載されている．

しかしながら，HCV感染透析患者における鉄剤投与に際しては，鉄過剰状態にならないよう留意すべきである．なお，静注鉄剤は添付文書上，重篤な肝障害を有する場合は投与禁忌となっている．

診療のポイント

HCV感染透析患者の場合，鉄剤の投与はESA（erythropoiesis stimulating agent）製剤の最大投与量を使用しても貧血が改善しない場合に限定すべきであると考える（OP）．

V インターフェロン以外の治療法

●ガイドラインの概要・考え方

▶「透析患者のC型ウイルス肝炎治療ガイドライン」[1]
- ガイドラインのステートメントには記載されていないが、「4. 透析患者における抗ウイルス療法による治療」の解説でその他の治療として肝庇護薬とvirus removal and eradication by DFPP（VRAD）療法について触れている．

ガイドラインにはまったく触れられていないが，最近，治療の中心となったIFNフリーの直接作用型抗ウイルス薬（DAAs；direct-acting antivirals）について追記する．

CQ 11
肝庇護薬の使用方法とは？

抗ウイルス療法が無効か，または種々の理由で抗ウイルス療法ができなかった症例には，HCVが存在する状況下で肝炎を鎮静化するために種々の肝庇護薬が使用される．肝庇護薬には，ウルソデオキシコール酸（UDCA，ウルソ®），強力ネオミノファーゲンシー®（SNMC）などがある．抗ウイルス作用は認められず，ALTの低下を代理ポイントとして投与する．

UDCAおよびSNMCは有意なALT改善効果を認める．腎機能正常者でのランダム化比較研究や前向き研究で，死亡および肝硬変・肝癌を抑制したエビデンスは少なく，透析患者におけるエビデンスはない．

投与方法：
1) ウルソ（100 mg）6〜9錠 分3, 連日内服
2) 強力ネオミノファーゲンシー注 1回40〜100 mL静脈注射, 透析ごと

CQ 12
Virus removal and eradication by DFPP（VRAD）療法とは？

VRADの保険適用は，IFN再治療，ジェノタイプ1b，HCV-RNA量が100 KIU/mL以上の患者を対象とし，施行回数は5回までである（血漿処理量，施行時間，施行間隔，施行回数に関するエビデンスはない）．DFPP（二重膜濾過血漿交換法）によりウイルス量を減らして，IFNの効果を高めるという発想の治療法である．非透析患者を対象とした多施設共同前向き試験が施行されており，PEG-IFN＋リバビリン療法（30人）とPEG-IFN＋リバビリン＋DFPP療法（74人）のSVR（IFN治療終了後24週のHCV-RNA陰性）が検討されている[18]．SVRはPEG-IFN＋リバビリン療法で50.0％（29/58），PEG-IFN＋リバビリン＋DFPP療法（VRAD）で70.8％（17/24）とDFPP併用群のほうが高かったが，有意差はなかった（P＝0.094）．透析患者を対象としたIFN療法とVRAD療法のSVRを比較した報告はない．

CQ 13
IFNを使用しない抗ウイルス療法とは？

今後抗ウイルス療法のスタンダードとなるであろう経口のDAAsについて簡単に述べる．

最近，非透析患者のC型慢性肝炎や代償性肝硬変に対しDAAsが広く行われるようになり，今までIFNに治療抵抗性を示したジェノタイプ1b高ウイルス量症例に対しても高いSVRが得られるようになった．IFN＋リバビリン療法に比べ，治療期間が短縮されかつ副作用も少ない．今後は透析患者においても，IFNフリーの肝排泄型DAAsによる抗ウイルス療法が主流になるものと予想される．

現時点では，HCVジェノタイプ1（セログループ1）症例に対しては，アスナプレビル（NS3/4Aプロテアーゼ阻害薬）＋ダクラタスビル（NS5A阻害薬）[19]またはパリタプレビル（NS3/4Aプロテアーゼ阻害薬）/リトナビル（パリタプレビルのブースター）＋オムビタスビル（NS5A阻害薬）の肝排泄型DAAsの組み合わせを，HCVジェノタイプ2（セログループ2）症例に対しては，従来どおりIFNの単独療法が

推奨される.

注）NS：HCVの複製に必須の非構造蛋白．2，3，4A，4B，5A，5Bからなる．DAAsはNSのどれかを阻害することによりHCVの複製を阻害する．

診療のポイント

① UDCAは副作用の頻度が少なく，それなりの治療効果が認められる（GL）．
② 透析患者でのリバビリン投与は禁忌であり，IFN再治療を施行する場合の併用療法としてVRADの効果が期待される（GL）．
③ 今後，IFN無効例に対してのみならず，新規に抗ウイルス療法を開始する場合にもDAAsが用いられるものと思われる（OP）．

おわりに

HCV感染透析患者の経過観察で重要なことは，慢性肝炎を悪化させないこと，究極的には肝細胞癌の発症を食い止めることである．

未治療で放置した場合，肝硬変，肝細胞癌の増加に加え生命予後の悪化が予想される．ガイドラインにより患者の予後の改善につながれば幸いである．

文献

1) 日本透析医学会：透析患者のC型ウイルス肝炎治療ガイドライン．透析会誌 2011；44：481-531
2) 市田文弘，小俣政男，辻 孝夫，他：慢性肝炎の肝組織診断基準—新犬山分類．犬山シンポジウム記録刊行会 編：C型肝炎 研究の進歩．1996，183-188，中外医学社，東京
3) Yoshida, H., Shirotori, Y., Moriyama, M., et al.：Interferon therapy reduces the risk for hepatocellular carcinoma：national surveillance program of cirrhotic and noncirrhotic patients with chronic hepatitis C in Japan. Ann. Intern. Med. 1999；131：174-181
4) Gentil, M. A., Rocha, J. L., Rodriguez-Algarra, G., et al.：Impaired kidney transplant survival in patients with antibodies to hepatitis C virus. Nephrol. Dial. Transplant. 1999；14：2455-2460
5) Zylberberg, H., Nalpas, B., Carnot, F., et al.：Severe evolution of chronic hepatitis C in renal transplantation：a case control study. Nephrol. Dial. Transplant. 2002；17：129-133
6) Mathurin, P., Mouquet, C., Poynard, T., et al.：Impact of hepatitis B and C virus on kidney transplantation outcome. Hepatology 1999；29：257-263
7) de Paula Farah, K., Carmo, R. A., de Figueiredo Antunes, C. M., et al.：Hepatitis C, HCV genotypes and hepatic siderosis in patients with chronic renal failure on haemodialysis in Brazil. Nephrol. Dial. Transplant. 2007；22：2027-2031
8) Cotler, S. J., Diaz, G., Gundlapalli, S., et al.：Characteristics of hepatitis C in renal transplant candidates. J. Clin. Gastroenterol. 2002；35：191-195
9) Rampino, T., Arbustini, E., Gregorini, M., et al.：Hemodialysis prevents liver disease caused by hepatitis C virus：role of hepatocyte growth factor. Kidney Int. 1999；56：2286-2291
10) 洞 和彦：透析患者における肝障害関連検査．Clinical Engineering 2007；18：466-471
11) 日本透析医学会：わが国の慢性透析療法の現況（1999年12月31日現在）．2000
12) Schiavon, L. L., Schiavon, J. L., Filho, R. J., et al.：Simple blood tests as noninvasive markers of liver fibrosis in hemodialysis patients with chronic hepatitis C virus infection. Hepatology 2007；46：307-314
13) Seeff, L. B.：Natural history of hepatitis C. Hepatology 2002；36：S35-S46
14) Fabrizi, F., Dixit, V., Messa, P., et al.：Interferon monotherapy of chronic hepatitis C in dialysis patients：meta-analysis of clinical trials. J. Viral Hepatol. 2008；15：79-88
15) Nakayama, E., Akiba, T., Marumo, F., et al.：Pathogenesis of anti-hepatitis C virus antibody-positive patients on regular hemodialysis thertapy. J. Am. Soc. Nephrol. 2000；11：1896-1902
16) 秋葉 隆，川口良人，黒田満彦，他：日本の透析施設におけるHCV感染に関する実態調査．透析会誌 1994；27：77-82
17) 日本肝臓学会 編：慢性肝炎の治療ガイド2008．2008，文光堂，東京
18) Fujiwara, K., Kaneko, S., Kakumu, S., et al.；The Virus Reduction Therapy Study Group：Double filtration plasmapheresis and interferon combination therapy for chronic hepatitis C patients with genotype 1 and high viral load. Hepatol. Res. 2007；37：701-710
19) Toyoda, H., Kumada, T., Tada, T., et al.：Safety and efficacy of dual direct-acting antiviral therapy（daclatasvir and asunaprevir）for chronic hepatitis C virus genotype 1 infection in patients on hemodialysis. J. Gastroenterol. 2016 Feb 12.［Epub ahead of print］

（洞　和彦，田中　榮司）

7 C型肝炎ガイドライン

3. インターフェロンをどの患者にどう使うか？

Treatment of hepatitis C virus infection in dialysis patients

　本稿は「臨牀透析」2012年6月増刊号（vol.28 no.7）に掲載した「インターフェロン療法をどの患者にどう使うか？」の部分改訂版である．2011年に日本透析医学会より公開された「透析患者のC型ウイルス肝炎治療ガイドライン」を日常診療に生かすために記載しているが，ガイドライン公開からすでに5年が経過しており，この間にC型肝炎治療は大きな変化があった．2014年にインターフェロン（IFN）フリー，内服薬のみでの治療である抗ウイルス薬，direct acting antiviral（DAA）が登場して，透析患者においても，大きな副作用なく治癒を目指せる時代となった．本稿では，治療についての記載はガイドラインとは異なる内容となっているが，最新の治療について紹介したい．

はじめに

　①慢性透析患者はC型肝炎ウイルス（HCV）抗体の陽性率が高い．②HCV感染透析患者は非感染患者と比較し予後不良である．③HCV感染患者は治療により生命予後の改善が期待できる．以上の3点からHCV感染透析患者での抗ウイルス療法は重要な課題であるが，実際のインターフェロン治療は数％にとどまっており，ほとんどの患者は無治療で経過している．この原因として，肝炎の活動性を評価する適切な指標がないこと，治療の適応が明確でないこと，標準的治療法が確立していないこと，透析専門医と肝臓専門医の連携不足，などが挙げられた．

　そこで日本透析医学会は，透析医および腎臓医が肝臓専門医と連携しながら，透析施設でC型肝炎の管理や治療を行えるガイドラインである「透析患者のC型ウイルス肝炎治療ガイドライン」（以下，ガイドラインと省略）を作成することとなった．ガイドライン作成ワーキンググループは，透析専門医5人，肝臓専門医4人で構成され，①スクリーニング，②管理（血液検査や画像診断の方法や頻度など），③抗ウイルス療法の治療の適応，④抗ウイルス療法による治療（腎移植レシピエント患者を含む），⑤血液透析施設におけるHCV感染の予防，の5項目からなり，2011年に公開された[1]．

　本稿ではこのガイドラインを参考にしながら，ガイドライン作成後に発表された論文を取り入れ，HCV感染透析患者の治療適応およびインターフェロン治療について解説する．

I. HCV感染透析患者のインターフェロン治療の適応

●ガイドラインの概要・考え方

▶日本透析医学会「透析患者のC型ウイルス肝炎治療ガイドライン」（2011）[1]
  3．透析患者における抗ウイルス療法の治療の適応
  1）生命予後の期待できるHCV感染透析患者に対しては積極的に抗ウイルス療法を行うことを推奨する（エビデンスレベル：Very low，推奨度：強）．

2) 腎移植予定のHCV感染患者に対しては，抗ウイルス療法を行うことを推奨する（エビデンスレベル：High，推奨度：強）．
3) 透析患者が急性のHCVに罹患した場合，12週間以内にウイルスが排除されない場合は抗ウイルス療法を行うことが望ましい（エビデンスレベル：High，推奨度：なし）．

Clinical Question 1
生命予後が期待できる患者とはどのような患者か？ 何歳くらいまでの患者が治療対象になるのか？

腎機能正常者でインターフェロン（IFN）治療を行う場合，年齢制限はないというのがコンセンサスだが，65歳以上ではIFN療法の有効率が低く，副作用の発現頻度が高いため，生命予後を勘案して慎重に治療適応を検討する必要がある．ガイドラインでは，重篤な心血管合併症がなく，年齢が若く，5年以上の生命予後が見込める患者を適応としている．

筆者のHCV感染透析患者に対するIFN治療経験では，72歳女性・serotype 1・低ウイルス量の患者が最高齢で，この患者はペグインターフェロン（PEG-IFN）α2a 60〜90μg/weekの少量長期投与で，重篤な副作用なくSVR（sustained virological response）が得られている．長期透析患者や高齢透析患者が増加していることから，筆者は70歳以下の患者で，5年以上の生命予後が見込める患者はIFN治療を施行している．70歳以上75歳未満の患者は，SVRが高率に期待できる患者で，肝疾患以外の合併症が少なく，5年以上の生命予後が見込める可能性がきわめて高い患者にIFN治療を施行している．原則的に75歳以上の患者にはIFN治療を行っていない．後述するDAAの臨床データでは，79歳までの患者に大きな副作用なく治療を行い，SVRが得られている．IFNフリーのDAA内服治療では，IFNと異なり，副作用が少ないことから，高齢であっても生命予後が期待できる症例には治療を行うべきと考えられる．

CQ 2
重篤な心血管合併症のない患者とはどのようにして判断するのか？

透析患者は，透析導入時から約半数の患者で，有意な冠動脈狭窄を有しているにもかかわらず，明らかな心筋虚血の症状を呈さない場合が多く，心血管疾患での死亡も高率であることから，IFN治療前の十分なスクリーニングが重要である．

筆者はIFN治療前検査とし，全症例で心臓超音波検査を施行し，心筋虚血が疑われる場合は，心筋血流シンチグラフィを施行している．心臓超音波検査で心筋虚血の所見がない場合，心筋血流シンチグラフィで心筋虚血の所見がない場合はIFN治療を開始している．

CQ 3
腎移植を予定している患者が治療適応なのはなぜか？

腎移植を予定している患者の多くは若年で，重大な合併症が少なく，長期予後が期待される集団である．そして，HCV感染腎移植患者は，移植後の糖尿病発症が高率で，腎生着率および生存率が低下する．移植前のIFN療法の施行で，移植後糖尿病・腎炎の発症率が低下し，拒絶反応による生着率低下も減少する．しかし，腎移植後のIFN療法は，SVRが低く，drop-outが多く，移植腎の急性拒絶を誘発する[1]．したがって，腎移植を予定している患者に対し，腎移植前のIFN療法を積極的に施行するべきである．

CQ 4
HCV感染は透析患者の生命予後に影響を与えるか？

透析患者でもHCV感染患者は肝硬変・肝細胞癌による死亡が増加する．わが国のHCV抗体陽性透析患者276人とHCV抗体陰性透析患

者1,194人を6年間追跡した研究では，HCV抗体陽性患者の死亡率は33.0％で，HCV抗体陰性患者の死亡率23.2％と比較し，有意に高率であった．肝硬変による死亡率はHCV抗体陽性患者で8.8％，HCV抗体陰性患者で0.4％であった．肝細胞癌による死亡率はHCV抗体陽性患者で5.5％，HCV抗体陰性患者で0％であった．この研究により，HCV感染が透析患者の重要な生命予後決定因子であることが示されている[2]．

CQ 5
C型急性肝炎が治療適応となる理由は何か？

腎機能正常者では，C型急性肝炎に対するIFN療法の効果は高く，C型慢性肝炎と比較し高いSVR率が期待できる．C型急性肝炎は発症後12週までに自然治癒する症例が約30％に認められるが，発症後12週以降は自然治癒することはまれで慢性肝炎に移行する．このため，発症後12週までにHCV-RNAが陰性化しない症例に対しては慢性化阻止のため早期にIFN療法を開始することが推奨される．

透析患者のC型急性肝炎の治療の必要性を検討した報告では，台湾の4施設でC型急性肝炎を発症した透析患者（新規感染率1.36％/年）を対象に，急性肝炎後の慢性化率と急性期のIFN療法の効果を検討した研究がある．2002年7月～2005年6月に急性肝炎を発症した患者は36人で，16週間でHCV-RNAが陰性化しなかった患者は30人，キャリア率は83.3％（30/36）であった．2005年7月～2008年6月に急性肝炎を発症した患者は42人で，16週間でHCV-RNAが陰性化しなかった患者は35人，キャリア率は83.3％（35/42）であった．2005年7月～2008年6月に急性肝炎を発症しキャリアとなった患者35人にPEG-IFN α2a 135μg週1回，24週間の単独療法を行った．SVR（治療終了後24週のHCV-RNA陰性）は31人，SVR率は88.6％（31/35）と高率なSVRが得られ，慢性化を予防することが可能であった[3]．

本邦の慢性透析患者のHCV抗体陽転化率は年間に1.0％（1.0人/100人・年）と非常に高率であり，慢性化予防のため急性肝炎患者へのIFN療法が推奨される．

診療のポイント

① HCV抗体陽性患者にHCV-RNA検査を施行する．HCV抗体陽性であるからといって，現在HCV感染しているとはかぎらない．透析患者でも，HCV感染後に約20％の患者は自然治癒することから，HCV抗体陽性患者はHCV-RNAリアルタイムPCR検査を行い，HCV血症の有無を確認する必要がある．
② HCV-RNA陽性の場合はHCV serotype検査を施行する．HCVのgenotypeによりIFN療法の著効率が異なり，1型は著効率が低く2型は著効率が高い．
③ HCV-RNA陽性患者で，5年以上の生命予後が期待できると考えられる患者や腎移植希望の患者は，積極的に肝臓専門医に紹介し，治療適応の有無を検討する．

II インターフェロン治療の詳細

●ガイドラインの概要・考え方

▶「透析患者のC型ウイルス肝炎治療ガイドライン」[1]
4．透析患者における抗ウイルス療法による治療
1) 透析患者のC型肝炎では抗ウイルス療法であるインターフェロン投与による治療が第一選択である．
2) 透析患者では腎機能正常者と比較し，インターフェロン療法の効果は同等以上であるが，副作用の発現頻度も高いため，十分な観察を行うことを推奨する（エビデンスレベル：Low，推奨度：強）．
3) 従来型インターフェロンα製剤，ペグインターフェロンα製剤ともに，腎機能正常者の投与量を使用した場合，透析患者では血中濃度が上昇することから，減量することを推奨する（エビデンスレベル：High，推奨度：強）．
4) 透析患者へのリバビリンの投与は禁忌であり，投与しないことを推奨する（エビデンスレベル：

High，推奨度：強）．透析患者に対する抗ウイルス療法は，インターフェロン単独療法が第一選択である（エビデンスレベル：High，推奨度：強）．
5) 腎機能正常者の治療ガイドラインでは，ウイルス量とウイルス型により薬剤選択やリバビリン併用の有無が記載されているが，透析患者ではリバビリンの投与が禁忌であるため，ウイルス量とウイルス型による薬剤選択の推奨はない．
6) 透析患者では，従来型インターフェロンα単独療法に比べ，ペグインターフェロンα単独療法の効果が高く副作用の頻度が少ない（エビデンスレベル：High，推奨度：強）．
7) インターフェロンβ製剤は，腎機能正常者と同量の使用が可能であるが，短時間での静脈注射は，急激な血中濃度の上昇による副作用の懸念があることから，透析患者では30～60分の点滴静脈注射での投与を推奨する（エビデンスレベル：Low，推奨度：強）．
8) 腎移植を予定しているHCV感染透析患者に対し，移植前にインターフェロン療法を施行することを推奨する（エビデンスレベル：High，推奨度：強）．
9) 腎移植レシピエントは，インターフェロン療法により拒絶反応が惹起される可能性が高く，治療の必要性がリスクを上回る場合にのみ施行することを推奨する（エビデンスレベル：High，推奨度：強）．

CQ 6
なぜ透析患者ではIFN単独療法が推奨されるのか？　腎機能正常者では標準的な治療法であるリバビリン併用療法が，なぜ透析患者では推奨されていないのか？

透析患者でのリバビリンの併用療法は，投与量および投与回数を減らして治療した場合，中止率が低く，高いSVR率が得られた報告がある．しかし，透析患者では蓄積性があり血液透析で除去できないことから，添付文書で禁忌となっており，ガイドラインでは投与しないことを推奨した．
したがって，透析患者に対する抗ウイルス療法は，IFNαまたはIFNβでの単独療法が推奨される．とくにIFNα単独療法の薬剤選択では，ランダム化比較試験（RCT）の結果からPEG-IFNα製剤のSVR率が高く，副作用が少なく，治療中止も少ないことが報告されている．IFNα製剤で単独療法を行う際の薬剤選択はPEG-IFNα2aを推奨する．

CQ 7
透析患者に対する抗ウイルス療法の効果はどの程度か？

透析患者での抗ウイルス療法の治療成績について紹介する．

1) 国内でのPEG-IFNα2a単独療法の多施設共同研究での治療成績[4]

REACH study（**R**ecommendation of PEG-IFNα2**a** treatment for hepatitis **C** patients on **H**emodialysis）は，国内でのHCV感染透析患者に対するPEG-IFNα2aの有効性と安全性を検討する多施設の前向き介入研究で，参加施設数は20施設，56人の患者を対象に行われた．治療はgenotypeに関係なく，低ウイルス量（HCV-RNA 5.0 Log IU/mL未満）はPEG-IFNα2a 90μg/week，高ウイルス量（HCV-RNA 5.0 Log IU/mL以上）はPEG-IFNα2a 135μg/weekで，48週間の治療が行われた．対象はgenotype 1型の高ウイルス量33人，低ウイルス量8人，genotype 2型の高ウイルス量9人，低ウイルス量6人であった．全症例の75％が高ウイルス量であったにもかかわらず39％（1型29％，2型67％）と高いSVRが得られた．また，ウイルス型別でのSVRが高率となるHCV-RNA量のcut off値は，1型ではHCV-RNA量が5.7 Log IU/mL未満でSVR 64％，2型ではHCV-RNA量が6.5 Log IU/mL未満でSVR 88％であった．PEG-IFNα2a療法は，単独療法であっても高いSVRが得られ，とくにcut off値を設定して治療した場合，非常に高い治療効果が得られることが明らかとなった．

2) 国内での genotype 1 型を対象とした DAA 療法の治療成績―ダクラタスビル＋アスナプレビル療法

北海道大学の坂本直哉先生が中心となった NORTE study group の治療成績を紹介する．対象は男性 15 人，女性 6 人の 21 人．年齢は 63（50〜79）歳，透析歴は 7（1.5〜33）年，HCV-RNA 量は 5.7（2.9〜6.8）Log IU/mL，NS5A 耐性変異は Y93 変異 3 人の患者背景．治療はダクラタスビル 60 mg/day＋アスナプレビル 200 mg/day を 24 週間内服，治療終了 12 週後の HCV-RNA 陰性（SVR12）で効果判定が行われた．結果 SVR12 は 95.2％（20/21）ときわめて高い効果が明らかとなった[5]．

大垣市民病院の豊田秀徳先生らの治療成績を紹介する．対象は男性 16 人，女性 12 人の 28 人．患者背景は年齢 65.5±9.5 歳，HCV-RNA 量 5.89±0.91 Log IU/mL，NS5A 耐性変異なし．治療はダクラタスビル 60 mg/day＋アスナプレビル 200 mg/day を 24 週間内服，治療終了 12 週後の HCV-RNA 陰性（SVR12）で効果判定が行われた．結果 SVR12 は 100％（28/28）ときわめて高い効果が明らかとなった[6]．

第 60 回日本透析医学会学術集会（横浜，2015 年）での藤田記念病院内科の宮崎良一先生の発表を紹介する．対象は男性 6 人，女性 4 人の 10 人．患者背景は年齢 59〜78 歳，HCV-RNA 量 2.9〜6.1 Log IU/mL，NS5A 耐性変異 L31 変異 2 人．治療はダクラタスビル 60 mg/day＋アスナプレビル 200 mg/day を 24 週間内服，SVR12 で効果判定が行われた．結果 SVR12 は 100％（10/10）ときわめて高い効果が明らかとなった[7]．

CQ 8
治療前および治療中の貧血への対応は？

筆者は IFN 治療開始後の貧血に備え，ESA（erythropoiesis stimulating agent）製剤を使用し治療開始前のヘモグロビン（Hb）を 11 g/dL 程度にコントロールし治療を開始する．治療開始後も Hb がコントロール目標を逸脱する前に，適宜 ESA 製剤の増量を行っている．そして，ESA 製剤の増量にもかかわらず，Hb の改善が得られない場合のみ，鉄剤を必要最低限使用している（エポジン®・エスポー® 9,000 単位/week，ネスプ® 60 μg/week，ミルセラ® 250 μg/month の使用で反応しない場合）．

診療のポイント[8]

1. 治療前の検査手順
① 透析患者に第 3 世代の HCV 抗体検査を行う．
② HCV 抗体陽性患者に HCV-RNA リアルタイム PCR 検査を行う．
③ HCV-RNA 陽性患者に serotype または genotype 検査を行う（genotype は保険適用外）．
④ 腹部エコーや腹部造影 CT および可能であれば肝生検を行い，肝の状態や占拠性病変の有無を評価する．
⑤ IFN 療法により期待される利益とリスクを説明し，患者の同意が得られれば治療を開始する．

2. 治療対象
① 長期生存が期待できる HCV 感染透析患者
② 腎移植を予定している HCV 感染透析患者
③ 治療開始時の血液検査で，好中球数 1,500/mm³ 以上，Hb 10 g/dL 以上，血小板数 90,000/mm³ 以上を満たし，除外基準に当てはまらない患者

3. 除外基準
① IFN 製剤に過敏症の既往
② 自己免疫性肝炎，アルコール性肝障害など他の慢性肝疾患
③ 肝硬変，肝不全および肝癌
④ 甲状腺機能異常
⑤ 小柴胡湯を内服中
⑥ 間質性肺炎の既往
⑦ 妊婦または妊娠している可能性のある患者，授乳中の患者
⑧ 重度のうつ病

⑨ワクチンなど生物学的製剤に対し過敏症の既往

4. 治療前の合併症検査

IFN療法により，間質性肺炎，うつ病，自己免疫現象の発症（SLE，関節リウマチ，溶血性貧血など），甲状腺機能異常，狭心症・心筋梗塞，脳出血・脳梗塞，網膜症などの副作用が報告されている．IFN療法を施行前の合併症の評価とし，胸部X線や心エコー，甲状腺機能や自己免疫系の検査，眼科の受診，必要に応じて精神科の受診を行う．

5. 透析患者への抗ウイルス療法の実際

冒頭でも記載したように，透析患者でのガイドライン作成からすでに5年が経過しており，この間にエポックメーキングであるDAAが登場して，透析患者での抗ウイルス療法もパラダイムシフトを迎えている．透析患者においても大多数を占めるgenotype 1型でNS5A耐性変異のない症例では，DAA内服治療を完遂できれば100％に近いSVRが期待できる．DAA療法ではIFN療法と異なり，併用禁忌薬が多いことが難点であるが，IFN療法のようなインフルエンザ様症状はなく，その他の副作用も軽微である．とくにダクラタスビル＋アスナプレビル療法では，透析患者での有効性と安全性が確立されつつある．また，薬物動態的に透析患者でも使用可能である，パリタプレビル/リトナビル＋オムビタスビル療法は，米国では透析患者にも使用されており，国内では末期腎不全患者での第4相試験が開始予定で，有効性と安全性が検討される．

genotype 2型の治療は，2015年にソフォスブビル＋RBV療法が保険適用となった．DDAで唯一genotype 2型に使用可能な薬剤であり，SVR 96.4％と非常に効果の高い治療法であるが，併用薬がリバビリンであることから透析患者では適応できない．genotype 2型の透析患者での治療は，すでにエビデンスのあるPEG-IFN単独療法が第一選択となる．REACH studyの結果から，genotype 2型に対するPEG-IFN単独療法で，HCV-RNA量が6.5 Log IU/mL未満の患者を選択した場合，SVRが88％と高率であり，十分な効果が期待できる．

〈透析患者での抗ウイルス療法の治療選択〉
genotype 1型（効きづらい）
- ダクラタスビル＋アスナプレビル（Y93/L31変異なしの症例）　24週
- パリタプレビル/リトナビル＋オムビタスビル（Y93変異なしの症例）　12週
- PEG-IFN単独療法　24～48週

genotype 2型（効きやすい）
- PEG-IFN単独療法　24～48週

6. 効果判定とフォローアップ

治療開始4週後，治療終了時，治療終了12週後および治療終了24週後

① rapid virological response（RVR）：治療開始4週後のHCV-RNAの陰性化
② end-of-treatment response（ETR）：治療終了時のHCV-RNAの陰性化
③ sustained virological response（SVR12）：投与終了後12週のHCV-RNAの陰性化
④ SVR24：投与終了後24週のHCV-RNAの陰性化

IFN療法の効果判定はSVR24で行われていたが，DAAの効果判定はSVR12で行われている．SVRが得られれば，ウイルス学的著効すなわち治癒と診断する．早期のウイルス学的反応であるRVR得られれば，SVRを得られる可能性がきわめて高い．SVRが達成された場合も，ウイルス学的著効から肝発癌もありうるため，6カ月に1回程度の腹部エコーや腹部造影CTおよびHCV-RNA検査を施行する必要がある．

おわりに

透析患者でもHCV抗体陽性患者は肝硬変・肝細胞癌の発症率が高く，死亡率も高い．また，HCV感染腎移植患者も，腎生着率が低く，生存率も低下する．したがって，長期生存が期待できる患者や腎移植を予定しているHCV感染透析患者は，積極的に抗ウイルス療法を施行するべきである．ガイドラインの公開によりHCV感染透析患者の抗ウイルス治療が普及す

ることを期待する．

文献

1) 透析患者のC型ウイルス肝炎治療ガイドライン作成ワーキンググループ：社団法人日本透析医学会「透析患者のC型ウイルス肝炎治療ガイドライン」．透析会誌　2011；44：481-531
2) Nakayama, E., Akiba, T., Marumo, F., et al.：Prognosis of anti-hepatitisc virus antibody-positive patients on regular hemodialysis therapy. J. Am. Soc. Nephrol. 2000；11：1896-1902
3) Liu, C. H., Liang, C. C., Liu, C. J., et al.：Pegylated interferon alfa-2a monotherapy for hemodialysis patients with acute hepatitis C. Clin. Infect. Dis.　2010；5：541-549
4) Kikuchi, K., Akiba, T., Nitta, K., et al.：Multicenter study of pegylated interferon α-2a monotherapy for hepatitis C virus-infected patients on hemodialysis：REACH Study. Ther. Apher. Dial.　2014；18：603-611
5) Suda, G., Kudo, M., Nagasaka, A., et al.：Efficacy and safety of daclatasvir and asunaprevir combination therapy in chronic hemodialysis patients with chronic hepatitis C. J. Gastroenterol. 2016 Feb 12.［Epub ahead of print］
6) Toyoda, H., Kumada, T., Tada, T., et al.：Safety and efficacy of dual direct-acting antiviral therapy（daclatasvir and asunaprevir）for chronic hepatitis C virus genotype 1 infection in patients on hemodialysis. J. Gastroenterol. 2016 Feb 12.［Epub ahead of print］
7) 宮崎良一，宮城恭子，金　華恵：維持血液透析患者のC型ウイルス肝炎治療としての経口直接作用型抗ウイルス薬の効果．透析会誌　2015；48(Suppl. 1)：S585
8) 菊地　勘：ウイルス性肝炎．槙野博史，秋澤忠男 編：腎疾患・透析最新の治療．2011, 361-364, 南江堂, 東京

（菊地　勘）

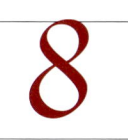

各論 8 # 血液透析患者の糖尿病治療ガイド

Management of diabetic patients on hemodialysis

はじめに

　糖尿病性腎症が慢性糸球体腎炎を抜いて，1998年にわが国における新規透析導入の原疾患の第1位となって以降，その割合は増加の一途であった．ここ数年はほぼ横ばいで経過しているものの，2013年末には43.8％と依然高率である．これを反映し，透析患者の主要原疾患の割合でも2011年末には糖尿病性腎症が第1位となり，2013年末には37.6％を占めるに至っている．さらに，糸球体腎炎や腎硬化症などを原疾患とする透析患者で糖尿病を合併している症例，また，維持透析中に新規に糖尿病を発症する症例も合わせると，糖尿病治療は透析医療における大きな課題の一つである．

　本稿では，「血液透析患者の糖尿病治療ガイド2012」[1]を参考にしながら，透析患者における血糖管理の意義と管理指標・目標値について考え，そして日常臨床でもっとも頻用される経口血糖降下薬およびインスリン療法による血糖コントロール法について述べる．

I 糖尿病透析患者における血糖管理の意義は？

● 「ガイド」の概要・考え方

▶日本透析医学会「血液透析患者の糖尿病治療ガイド2012」[1]
　I．血糖管理
　(1) 血糖コントロールの意義と指標・目標値
　・低血糖のリスクを回避しつつ，生命予後の向上を目指して随時血糖値（透析前血糖値），グリコアルブミン（glycated albumin；GA）値などを総合的に判断しながら，血糖コントロールをする必要がある．

Clinical Question 1
合併症の進展した糖尿病透析患者における血糖コントロールの重要性は？

　厳格な血糖コントロールが糖尿病の合併症，とくに細小血管症の発症・進展を抑制することはよく知られている．また，発症初期の厳格な血糖コントロールは将来の大血管症の発症抑制にもつながることが示唆されている．したがって，糖尿病性腎症1・2期に食事・運動療法を中心にさまざまな薬物療法で積極的な血糖コントロールを行うことに異論はないと思われる．

　一方，糖尿病透析患者（腎症5期）は糖尿病罹病期間が長く，腎症はいうまでもなく，網膜

症や神経障害を含む細小血管症がすでに進展しているケースがほとんどである．また，腎症進展症例，とくに4期以降の症例では多くの経口血糖降下薬は禁忌・慎重投与になるため，従来，血糖コントロール法の主体はインスリン療法であり，一気に治療ハードルが上がることになる．すなわち血糖コントロールがより複雑で容易でない，合併症の進展した糖尿病透析患者における血糖コントロールの重要性についてはどうであろうか？

　糖尿病透析患者における血糖コントロールと生命予後に関する研究では，"関係あり"あるいは"関係なし"とする報告があり，一定の見解が得られていなかった．しかし，最近の大規模な長期間の観察研究の結果からは，ある似通った傾向がみられる．米国における糖尿病透析患者54,757名を対象としてヘモグロビンA1c（HbA1c）を血糖コントロール指標として生命予後を検討した結果，HbA1c 7.0～7.9％群を基準とした場合，8.0％以上群，6.9％以下群で死亡率の上昇が報告されている[2]．また9,201名のDOPPS（Dialysis Outcomes and Practice Patterns Study）における検討でも，同様にHbA1c 7.0～7.9％群に対し，9.0％以上群，5.9％以下群で死亡率が上昇するU字型をとることが示されている[3]．これらの結果より，HbA1cの絶対値については議論の残るところであるが，おそらく，明らかな血糖コントロール不良は大血管症のさらなる進展，あるいは感染症増加などを引き起こし，一方，低血糖を生じるような状況も，生命予後不良につながることが想定される．

　以上の結果から，低血糖のリスクを回避しつつ，生命予後の向上を目指して，適切な血糖コントロールを行う必要がある，と結論づけられる．

II　糖尿病透析患者における血糖管理指標・目標値は？

●「ガイド」の概要・考え方

▶「血液透析患者の糖尿病治療ガイド2012」[1]
　I．血糖管理
（1）血糖コントロールの意義と指標・目標値
- 透析開始前の随時血糖値（透析前血糖値）およびGA値を血糖コントロール指標として推奨する．
- HbA1c値は貧血や赤血球造血刺激因子製剤（ESA）の影響により低下し，透析患者の血糖コントロール状態を正しく反映しないため参考程度に用いる．
- 随時血糖値（透析前血糖値：食後約2時間血糖値）180～200 mg/dL未満，GA値20.0％未満，また，心血管イベントの既往歴を有し，低血糖傾向のある患者にはGA値24.0％未満を血糖コントロールの暫定的目標値として提案する．しかし，確定値の設定には今後の研究成果を待つ必要がある．

CQ 2
糖尿病透析患者における血糖管理指標は？

　HbA1cは血糖コントロール指標として世界的に使用されているのみでなく，糖尿病学会の定める，糖尿病診断基準としても用いられている．赤血球寿命が約120日であることから，過去1～3カ月間の平均血糖値を反映する．しかし透析患者では赤血球寿命が短縮し，また，腎性貧血治療に対してESAを投与されているケースも多く，そのため幼若赤血球の割合が増加するなどの要因で，HbA1cが低値になることはよく知られている．したがって，透析患者におけるHbA1c値は，血糖コントロール状態の過小評価につながる．

　一方，GAは血清アルブミンの糖化産物である．アルブミンの半減期が約17日であることから，GA値は過去2～4週間の血糖状況を反映する．短期間の指標として有用であることに加え，とくに透析患者では，腎性貧血の影響を受

けない GA は，HbA1c に代わる有用な血糖コントロール指標であることが期待される．実際に，わが国における報告では糖尿病透析患者における血糖コントロール指標として HbA1c に対する GA の優越性が示され[4]，米国においても同様の結果が報告されている[5]．

CQ 3
糖尿病透析患者における血糖管理の目標値は？

一般的な糖尿病患者における血糖コントロール目標値としては，合併症予防のため HbA1c 7.0％未満が推奨されている．一方，糖尿病透析患者の血糖コントロールは，その意味合いが異なり，生命予後改善を目指すための目標値となる．

1) HbA1c 値

上述した近年の大規模・長期間の観察研究やメタ解析の研究からは HbA1c 8％以上は生命予後が有意に不良になる．しかし腎性貧血の問題を抱える糖尿病透析患者の HbA1c が，実際の約30％も過小に見積もられている報告もあり[4]，この値自体に大きな問題が残る．また，米国などの海外とわが国の透析医療の違いも考慮に入れる必要がある．以上を鑑みると，HbA1c での目標値設定は困難といわざるをえない．

2) 血糖値

一般的な糖尿病診療においては通常，空腹時血糖値が測定されるケースが多い．しかし透析診療の現場では，透析開始時の採血が一般的である．したがって空腹時血糖値は実用的ではなく，透析前血糖値あるいは随時血糖値で目標値を設定することが適当と考えられる．実際，わが国の糖尿病新規透析導入患者を11年間追跡した研究では，全期間の透析前血糖値の平均値が180 mg/dL 以上で生命予後が有意に不良になることが報告されている[1]．また前述の米国の報告でも，平均随時血糖値が200 mg/dL 以上群で有意に生命予後が不良であった[2]．以上の結果をもとに，低血糖を起こさないことを前提に，ガイドでは血糖コントロールの暫定的目標値として，透析前血糖値（随時血糖値）180〜200 mg/dL 未満が推奨されている．

3) GA 値

GA 値は，糖尿病透析患者における有用な血糖コントロール指標であるためもっとも期待されるが，現時点では GA 値と生命予後，あるいは心血管イベントの関係についての報告は限られている．わが国における検討では透析導入時の GA 値29％以上で生命予後が有意に不良で[7]，GA 値23％以上で心血管イベントの発症リスクが有意に高いことが報告されている[8]．最近の検討でも，GA 値25％より高値群では25％以下群に比較し，全死亡・心血管死亡率ともに高く，これらの関係は HbA1c 値では認められないことが報告されている[9]．また，観察開始時の GA 値を血糖コントロール指標として4年間観察したところ，心血管イベントの既往を有さない群では GA 値20％未満では，それ以上の群に比較し，有意に生命予後が良好であった．ただし，既往歴を有する群では有さない群に比較し予後不良であり，また，予後悪化の GA 値の閾値も見出されていない[10]．このことはすでに心血管イベントを発症した症例では血糖コントロールのインパクトが少ないことを示唆しているのかもしれない．一方，米国においても，血糖コントロール指標として GA 値を用いた検討がなされており，GA 高値と生命予後，入院率に有意な関連があることを報告している．この研究でもやはり HbA1c と生命予後，入院率の関連は認められていない[11]．

以上の限られた成績から，ガイドでは GA 値についてもやはり暫定的な目標値として以下を提案している．①心血管イベントの既往歴がない症例：GA 値20％未満，②心血管イベントの既往歴を有し低血糖リスクがある症例：GA 値24％未満．いずれにしても，目標値確定には今後の研究成果の集積が必須である．

III 糖尿病透析患者の経口血糖降下薬による治療法は？

●「ガイド」の概要・考え方

▶「血液透析患者の糖尿病治療ガイド 2012」[1]

I．血糖管理
(5) 経口血糖降下薬

1. スルホニル尿素（SU）薬，ビグアナイド薬，チアゾリジン薬，および，速効型インスリン分泌促進薬のナテグリニド，DPP-4 阻害薬のうちシタグリプチンは，透析患者で禁忌である．（筆者注：現在はすべての DPP-4 阻害薬が使用可能である）

2. 透析患者に使用可能な経口血糖降下薬は，速効型インスリン分泌促進薬のうちミチグリニドとレパグリニド，α-グルコシダーゼ阻害薬のアカルボース，ボグリボース，ミグリトール，DPP-4 阻害薬のうちビルダグリプチン，アログリプチン，リナグリプチン，テネリグリプチン，アナグリプチンである．

3. 投与量：
   ① （速効型インスリン分泌促進薬の）ミチグリニド，レパグリニドは低血糖に注意しながら，少量から開始することが望ましい（慎重投与）．
   ② α-グルコシダーゼ阻害薬のアカルボース，ボグリボースは常用量まで使用可能．ミグリトールは慎重投与である．
   ③ DPP-4 阻害薬のビルダグリプチンは少量（25 mg/日）から開始することが望ましい．アログリプチンは 6.25 mg/日，アナグリプチンは 100 mg/日で慎重投与である．リナグリプチン，テネリグリプチンは常用量投与可能である．（筆者注：シタグリプチン，サキサグリプチンも用量調整し，慎重投与である）

CQ 4
糖尿病透析患者で禁忌・投与すべきでない経口血糖降下薬は？

糖尿病透析患者において，経口血糖降下薬が禁忌となるもっとも大きな理由は，① おもに SU 薬による重症低血糖の問題で，次いで ② ビグアナイド薬による乳酸アシドーシス，③ チアゾリジン薬によるインスリン抵抗性改善を介した低血糖および体液貯留である．④ 最近話題の SGLT2 阻害薬はその作用機序より投与すべきではない．

1) 透析患者では腎不全による薬物代謝の遅延，（活性）代謝産物の腎からの排泄低下などにより遷延性低血糖のリスクがある．とくに SU 薬は肝で代謝され，その活性代謝産物（血糖降下作用を有する）が腎排泄であるため，重篤な低血糖が起こりうることから禁忌である．また，透析患者では腎不全による腎での糖新生の低下，腎でのインスリンクリアランスの低下，さらに血液透析によるグルコース除去など，低血糖を生じやすい状況に陥っていることに留意する必要がある．速効型インスリン分泌促進薬のナテグリニドは，代謝産物に血糖降下作用が残存し，それらの一部が腎排泄であるため，遷延性の重症低血糖をきたした症例もあり禁忌である．

2) 低血糖以外の重大な副作用としてはビグアナイド薬（メトホルミン）による乳酸アシドーシスがよく知られている．インスリン抵抗性改善薬であるビグアナイド薬は代謝を受けず，未変化体がおもに腎排泄であるため，腎不全では蓄積し乳酸アシドーシスの原因となるため，禁忌である．

3) 同じインスリン抵抗性改善系であるチアゾリジン薬（ピオグリタゾン）はおもに肝代謝・胆汁排泄である．そのため透析患者でも機序的には使用が考えられ，実際，米国では常用量が使用可能である．しかし本邦では，低血糖リスクに加え体液貯留もきたしやすく透析患者ではピオグリタゾンは禁忌である．

4) SGLT2 阻害薬は，従来の経口血糖降下薬と作用起点がまったく異なるため，新規の糖尿病治療薬として期待されている．しかし SGLT2 阻害薬は糸球体を濾過した後，尿細管管腔側から SGLT2 を阻害することにより尿糖再吸収をブロック・尿糖排泄を促進し，血糖コントロールを改善するため，糸球体濾過量・尿量が著明に低下した透析患者では効果が期待できず，投与すべきではないと考えられる．

表　糖尿病透析患者で使用可能な経口血糖降下薬

経口血糖降下薬	一般名	商品名	常用量	透析至適用量
速効型インスリン分泌促進薬	ミチグリニド	グルファスト®	15〜30 mg（毎食直前）	慎重投与
	レパグリニド	シュアポスト®	0.75〜3 mg（毎食直前）	
DPP-4 阻害薬	シタグリプチン	ジャヌビア®　グラクティブ®	50〜100 mg	12.5〜25 mg
	ビルダグリプチン	エクア®	50〜100 mg（1日2回）	慎重投与
	アログリプチン	ネシーナ®	25 mg	6.25 mg
	リナグリプチン	トラゼンタ®	5 mg	
	テネリグリプチン	テネリア®	20〜40 mg	
	アナグリプチン	スイニー®	200〜400 mg（1日2回）	100 mg
	サキサグリプチン	オングリザ®	5 mg	2.5 mg
α-グルコシダーゼ阻害薬	アカルボース	グルコバイ®	150〜300 mg（毎食直前）	
	ボグリボース	ベイスン®	0.6〜0.9 mg（毎食直前）	
	ミグリトール	セイブル®	150〜225 mg（毎食直前）	慎重投与

CQ 5
糖尿病透析患者で投与可能な経口血糖降下薬は？

糖尿病透析患者で使用可能な経口血糖降下薬は，低血糖をきたしにくく，薬物あるいはそれらの（活性）代謝産物が腎排泄でないものがより望まれる[12]．使用可能な経口血糖降下薬を表に示す．

1）α-グルコシダーゼ阻害薬

糖吸収調節系であり，炭水化物が消化され，小腸に至った二糖類は最終的にα-グルコシダーゼにより単糖になり吸収されるが，この酵素を阻害することで糖吸収を遅延させ，食後の血糖上昇を抑制する．ボグリボース（ベイスン®）は吸収・代謝されず，実臨床の場で頻用されてきたのではないかと思われる．アカルボース（グルコバイ®）は腸内細菌叢で分解され吸収されるがそれらには血糖降下作用がないため，使用可能である．ミグリトール（セイブル®）は小腸から吸収され，未変化体が腎から排泄されるため血中濃度の上昇が認められるが，血中では血糖降下作用がないため，慎重投与にはなるが使用可能である．

2）速効型-インスリン分泌促進薬

SU薬と同様に膵β細胞に作用するが，その効果発現は速く，持続時間が短く，SU薬より低血糖は生じにくい．上述のナテグリニドは活性代謝産物の問題で使用禁忌である．ミチグリニド（グルファスト®）は肝・腎代謝で代謝産物は尿中排泄が多いが，それらの代謝産物はほとんど血糖降下作用がないため使用可能である．最近本邦でも使用可能になったレパグリニド（シュアポスト®）は，おもに肝代謝・胆汁排泄であり，慎重投与ではあるが透析患者でも使用可能である．後述するDPP-4阻害薬に比較し比較的血糖降下作用が強いようであり，内因性インスリン分泌が残り，血糖コントロールが不十分な症例には有力な選択肢の一つと考えられる．ミチグリニド，レパグリニドともインスリン分泌促進系薬であることから，少量から慎重に投与すべきである．

3）DPP-4阻害薬

経口摂取により小腸から分泌されたインクレチン（glucagon-like peptide-1；GLP-1）は膵に作用し，血糖依存的にインスリン分泌を促進，グルカゴン分泌を抑制するが，血中などに豊富に存在するDPP-4で速やかに失活する．そこ

で内因性のインクレチンを上昇させるためDPP-4阻害薬が開発された．そのため単独投与では低血糖リスクも少ないため，近年の糖尿病治療に大きな影響を与えた．また，これまでインスリン療法が原則とされてきた糖尿病透析患者の血糖コントロールにも大きな変革をもたらした．

透析患者におけるDPP-4阻害薬の使い分けとして留意すべき点は，それぞれの代謝・排泄経路により，用量調整をすべきかどうかである．すなわち，代謝産物あるいは未変化体が腎排泄が主体であるものは，血中濃度が上昇するため，減量が必要となる．発売当初，シタグリプチン（ジャヌビア®，グラクティブ®）は透析患者では使用禁忌であったが，現在はすべてのDPP-4阻害薬が使用可能である．

これらDPP-4阻害薬のなかで，常用量が投与可能であるものはリナグリプチン（トラゼンタ®）とテネリグリプチン（テネリア®）である．使用制限の多い，糖尿病透析患者に対する薬剤としては画期的な出来事である．リナグリプチンはほとんど代謝を受けず，その未変化体がおもに胆汁排泄である．テネリグリプチンはその代謝産物は血糖降下作用を示さず，また尿中未変化体排泄率も約20％と低い．理論的には安全でかつ有効性が期待できるが，透析患者における長期投与の経験がなく，今後のデータの集積が待たれるところである．

Ⅳ 糖尿病透析患者のインスリン療法は？

●「ガイド」の概要・考え方

▶「血液透析患者の糖尿病治療ガイド2012」[1]
Ⅰ．血糖管理
(6) インスリン療法
1. インスリン分泌が廃絶した1型糖尿病患者では，インスリン注射の絶対的適応であり，1日3〜4回の強化インスリン療法が必要である．
2. 単一あるいは複数の経口血糖降下薬を使用しても十分なコントロールが得られない2型糖尿病透析患者に対しても，インスリン注射の適応となる．
3. 2型糖尿病患者では，インスリン分泌能や実際の血糖値に応じて，インスリンの種類，注射回数，投与量を決める．実際には，各食前（超）速攻型インスリン3回注射，混合型インスリンの朝夕2回注射，あるいは1日1回の中間型あるいは持続型溶解インスリン注射で維持できる場合が多い．
4. インスリン治療中の糖尿病透析患者では，透析中に血中インスリン濃度が低下することがある．
5. 透析後の血漿インスリン濃度低下による高血糖を防ぐため，透析後にインスリンの追加投与が必要なことがある．
6. インスリン使用患者に対しては，血糖自己測定の実施を強く推奨する．
7. 血糖値と血中インスリン濃度は血液透析によって大きく影響を受けることから，血糖管理を良好にするためには，透析日と非透析日のインスリンの投与量と投与時間を変更することもある．

CQ 6
糖尿病透析患者におけるインスリン療法は？

生理的インスリン分泌は，おもに空腹時血糖値を調整する基礎分泌と食物摂取による血糖値上昇に対応する追加分泌からなる．したがって，インスリン製剤は，基礎分泌を補う中間型・持効型インスリン製剤，追加分泌を補う速効型・超速効型インスリン製剤，およびそれらの混合型インスリン製剤に分けられる．透析患者では，腎でのインスリンクリアランスが低下するため，低血糖を防ぐ観点から，効果遷延をきたしやすい速効型よりも超速効型インスリン製剤[13]，効果のピークを示さない持効型が，中間型インスリン製剤よりも一般的には推奨される．したがってインスリンアナログ製剤を中心とした図のような組み合わせが考えられる．

- 1型糖尿病やインスリン分泌能が明らかに低下した2型糖尿病から透析導入になった症例では，図aのような強化インスリン療法で加療されていることが多い．
- 一方，透析患者では，腎の糖新生低下のため空腹時の血糖値は低値傾向で，かつ尿糖排泄

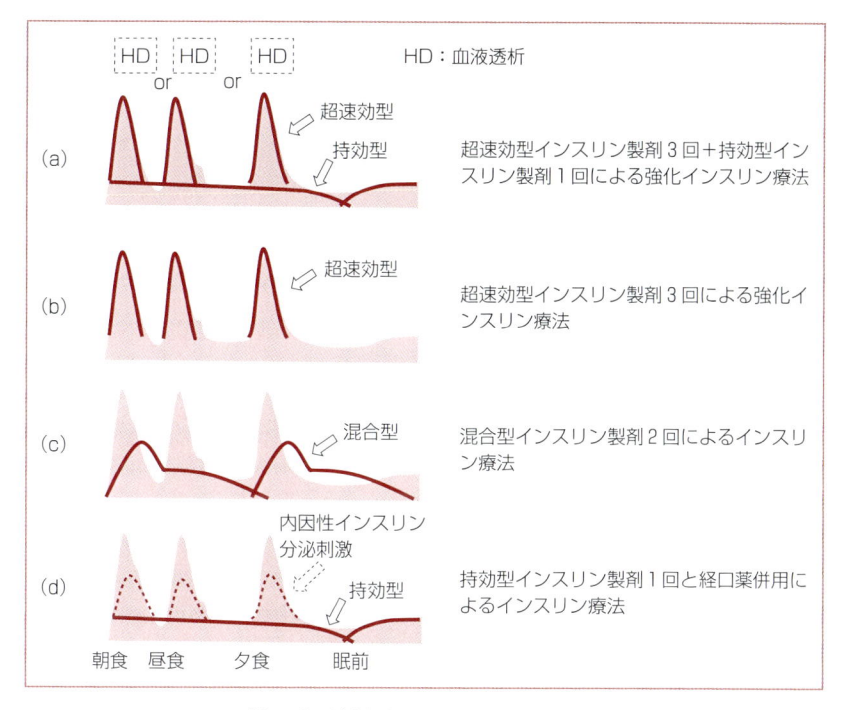

図　糖尿病透析患者におけるインスリン療法

低下・消失により食後血糖が上昇しやすいため，そのような症例では，図bのような毎食直前の超速効型インスリン製剤でのコントロールが推奨される．

- また，透析前には図aのようなインスリン療法から，腎不全進行により，持効型インスリン製剤が不要になり，毎食前の超速効型インスリン製剤も減量を行った図bのようなケースもあると思われる．
- 頻回のインスリン注射のほうが，血糖コントロールは容易になることが多いが，上記のような強化インスリン療法がすべての症例においてベストであるわけではなく，患者の罹病期間，血管合併症，余命などを考慮し，図cのような混合型インスリン製剤1日2回あるいは1回でコントロールする症例や，図dのように持効型インスリン製剤に上述したDPP-4阻害薬などの経口薬を組み合わせた，いわゆる basal supported oral therapy（BOT）がよりふさわしい症例もある[14]．
- また症例によってはインスリンアナログ製剤よりも速効型や中間型インスリン製剤がベターな場合もある．

糖尿病透析患者におけるインスリン療法を困難にしているもっとも大きな要因は，血液透析による影響である．透析ブドウ糖濃度が100 mg/dLである場合，透析中に血糖値が低下する．一方，インスリン療法中の症例で，透析中に，インスリンのダイアライザへの吸着が生じ，血中インスリン濃度が低下する場合もある[15]．これらの影響で，透析後に顕著な高血糖をきたす症例では，インスリンの追加投与も考慮すべきである．透析による血糖変動への影響が大きいため，透析日と非透析日でインスリンの投与量，投与時間を変更している症例もよくあると思われる．以上のことから，インスリン療法中の糖尿病透析患者の血糖変化を推測することは困難なことが多く，適切な血糖コントロールのため，血糖自己測定の実施が強く推奨される．

診療のポイント

① 低血糖を回避しつつ，生命予後の向上を目指し，適切な血糖コントロールを行う（ガイド：G）．

② 血糖コントロールの（暫定的）目標値は，随時血糖値（透析前血糖値）180〜200 mg/dL 未満，GA 値 20.0％未満である（G）．
③ 心血管イベントの既往歴を有し，低血糖傾向のある対象者では GA 24.0％未満を（暫定的）目標値とする（G）．
④ 経口血糖降下薬は DPP-4 阻害薬が単剤では低血糖を生じにくく，用量調整不要な薬剤もあり，投与しやすい（OP）．
⑤ 血糖値と血中インスリン濃度は血液透析によって大きく影響を受ける．インスリン使用患者に対しては，血糖自己測定を強く推奨する（G）．

おわりに

血液透析患者における血糖管理の意義，管理指標，その目標値については依然明確ではなく，実臨床においては手探り状態が続いていると思われる．そのなかで，DPP-4 阻害薬の登場は画期的な出来事であり，長期的な安全性の検討は必要であるが，これまで困難であった透析患者の血糖コントロールの改善，ひいては生命予後改善も期待される．一方，インスリン療法もインスリンアナログ製剤の登場で大きく進歩したものの，透析患者における血糖コントロールは透析による影響も大きく，きわめて複雑で，個々の症例を丹念に診ていく必要がある．本稿では触れなかったが，注射薬療法の GLP-1 受容体作動薬の一つであるリラグルチド（ビクトーザ®）は，透析患者でも使用可能であり，期待される報告も散見されるが，今後の十分な検討が必要であると思われる．

文 献

1) 日本透析医学会 編：血液透析患者の糖尿病治療ガイド 2012. 透析会誌 2012；46：311-357
2) Ricks, J., Molnar, M. Z., Kovesdy, C. P., et al.：Glycemic control and cardiovascular mortality in hemodialysis patients with diabetes：a 6-year cohort study. Diabetes 2012；61：708-715
3) Ramirez, S. P., McCullough, K. P., Thumma, J. R., et al.：Hemoglobin A (1c) levels and mortality in the diabetic hemodialysis population：findings from the Dialysis Outcomes and Practice Patterns Study (DOPPS). Diabetes Care 2012；35：2527-2532
4) Inaba, M., Okuno, S., Kumeda, Y., et al.：Glycated albumin is a better glycemic indicator than glycated hemoglobin values in hemodialysis patients with diabetes：effect of anemia and erythropoietin injection. J. Am. Soc. Nephrol. 2007；18：896-903
5) Peacock, T. P., Shihabi, Z. K., Bleyer, A. J., et al.：Comparison of glycated albumin and hemoglobin A (1c) levels in diabetic subjects on hemodialysis. Kidney Int. 2008；73：1062-1068
6) Shima, K., Komatsu, M., Kawahara, K., et al.：Stringent glycaemic control prolongs survival in diabetic patients with end-stage renal disease on haemodialysis. Nephrology 2010；15：632-638
7) Fukuoka, K., Nakao, K., Morimoto, H., et al.：Glycated albumin levels predict long-term survival in diabetic patients undergoing haemodialysis. Nephrology 2008；13：278-283
8) Okada, T., Nakao, T., Matsumoto, H., et al.：Association between markers of glycemic control, cardiovascular complications and survival in type 2 diabetic patients with end-stage renal disease. Intern. Med. 2007；46：807-814
9) Isshiki, K., Nishio, T., Isono, M., et al.：Glycated albumin predicts the risk of mortality in type 2 diabetic patients on hemodialysis：evaluation of a target level for improving survival. Ther. Apher. Dial. 2014；18：434-442
10) Inaba, M., Maekawa, K., Okuno, S., et al.：Impact of atherosclerosis on the relationship of glycemic control and mortality in diabetic patients on hemodialysis. Clin. Nephrol. 2012；78：273-280
11) Freedman, B. I., Andries, L., Shihabi, Z. K., et al.：Glycated albumin and risk of death and hospitalizations in diabetic dialysis patients. Clin. J. Am. Soc. Nephrol. 2011；6：1635-1643
12) Abe, M., Okada, K. and Soma, M.：Antidiabetic agents in patients with chronic kidney disease and end-stage renal disease on dialysis：metabolism and clinical practice. Curr. Drug Metab. 2011；12：57-69
13) Urata, H., Mori, K., Emoto, M., et al.：Advantage of insulin glulisine over regular insulin in patients with type 2 diabetes and severe renal insufficiency. J. Renal Nutr. 2015；25：129-134
14) 森 克仁，絵本正憲，稲葉雅章：透析患者に対する薬の使い方 疾患別・病態別［代謝異常］糖代謝異常．腎と透析 2013；74（増刊）：609-613
15) Abe, M., Okada, K., Ikeda, K., et al.：Characterization of insulin adsorption behavior of dialyzer membranes used in hemodialysis. Artif. Organs 2011；35：398-403

（森　克仁，稲葉　雅章）

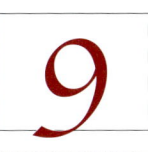

各論

9 食事療法基準

Dietary recommendations for chronic kidney disease

はじめに

　CKD・透析関連領域における食事療法基準は，1997年に日本腎臓学会から「腎疾患の生活指導・食事療法ガイドライン」[1]が発表され，以後，2007年に日本腎臓学会から「慢性腎臓病に対する食事療法基準2007年版」[2]，2009年に日本透析医学会から「2009年版腹膜透析ガイドライン」[3]，2014年に日本腎臓学会から「慢性腎臓病に対する食事療法基準2014年版」[4]および日本透析医学会から「慢性透析患者の食事療法基準」[5]が発表されている．

　「慢性腎臓病に対する食事療法基準2014年版」[4]は，日本腎臓学会，日本糖尿病学会，日本透析医学会の三学会が合同委員会を立ち上げて作成しており，コンセンサスが得られた内容となっている．おもな変更点を表1に示す．

　本稿では，「慢性腎臓病に対する食事療法基準2014年版」[4]と「慢性透析患者の食事療法基準」[5]に準拠して，栄養素ごと（エネルギー，たんぱく質，食塩，カリウム，リン）の食事摂取基準について概説する．一方，腹膜透析については，「2009年版腹膜透析ガイドライン」[3]がそのまま踏襲されているため，今回は触れないこととした．

I 保存期CKD患者の食事療法

●ガイドラインの概要・考え方

▶日本腎臓学会「慢性腎臓病に対する食事療法基準2014年版」[4]
1) 体格指数（body mass index；BMI）で22 kg/m^{2}に相当する体重を用いる．
2) エネルギー摂取量はステージにかかわらず25〜35 kcal/kg/dayとする．
3) たんぱく質摂取量はステージG3aで0.8〜1.0 g/kg/day，ステージG3b以降で0.6〜0.8 g/kg/dayとする．
4) 食塩摂取量はすべてのステージで3 g/day以上，6 g/day未満を目標とする．
5) カリウム制限はステージG3b以降に行う．

Clinical Question 1
エネルギー摂取量はどうする？

1）基本的な考え方

　必要エネルギー量は，性別，年齢，身長，体重，身体活動レベルによって異なる．「慢性腎臓病に対する食事療法基準2007年版」[2]では，糖尿病を含むすべてのCKDに対し，必要エネルギー量は『日本人の食事摂取基準（2005年版）』（厚生労働省）に準拠し，27〜39 kcal/kg/dayを推奨していた（表1）．

　通常，必要エネルギー量は基礎代謝量と身体

表1 慢性腎臓病に対する食事摂取基準2007年版と2014年版の違い

	2007年度版[2]	2014年度版[4]
基本的に用いる体重	エネルギー：厚生労働省策定の「日本人の食事摂取基準(2005年)」と同一にする たんぱく質：標準体重（BMI＝22 kg/m²）	標準体重（BMI＝22 kg/m²）
エネルギー（kcal/kg/day）		
ステージ1～5	27～39	25～35
たんぱく質（g/kg/day）		
ステージ1～2	蛋白尿[注1]で区分 基準値未満：任意 基準値以上：0.8～1.0	過剰な摂取をしない
ステージ3	蛋白尿[注1]で区分 基準値未満：0.8～1.0 基準値以上：0.6～0.8	CKDステージで区分 ステージ3a：0.8～1.0 ステージ3b：0.6～0.8
ステージ4～5	0.6～0.8	0.6～0.8
食塩（g/day）		
ステージ1～2	蛋白尿[注1]で区分 基準値未満：10未満[注2] 基準値以上：6未満	3以上6未満
ステージ3～5	3以上6未満	
カリウム（mg/day）		
ステージ1～2	制限なし	制限なし
ステージ3～5	ステージ3：2,000以下 ステージ4～5：1,500以下	ステージ3a：制限なし ステージ3b：2,000以下 ステージ4～5：1,500以下

[注1]：蓄尿で0.5 g/day，随時尿で0.5 g/gクレアチニン以上の蛋白尿．蓄尿ができない場合は，随時尿での尿蛋白／クリアランス比0.5．
[注2]：高血圧の場合は6 g/day未満

〔日本腎臓学会：文献2)，4)より作成〕

活動レベルの積から推定する．基礎代謝量は，各年代・性別の中央値である基準体重（参照体重）を基準にしている．したがって，肥満の場合は基礎代謝量を過大評価し，やせの場合は過小評価する可能性がある．すなわち，肥満者では真のエネルギー必要量よりも大きく，やせの場合は小さく指示されやすい．

そこで，「慢性腎臓病に対する食事療法基準2014年版」[4]では，既存の生活習慣病の食事摂取基準に準拠し，必要エネルギー量として25～35 kcal/kg標準体重/dayを推奨している．必要量の下限は，糖尿病に対する食事療法の考えを基にしており，通常の糖尿病食が25～30 kcal/kg標準体重/dayに相当することから採用している．一方，上限の35 kcal/kg標準体重/dayは，0.6 g～0.8 g/kg標準体重/dayのたんぱく質制限の際に同量で十分なことから採用している[4]．

2) 注意点

① 目標体重に幅がある

エネルギー摂取量は，必要量を過不足なく充足するだけでは不十分であり，望ましいBMI

表2 目標とする BMI の範囲（参考値）

年齢（歳）	目標とする BMI（kg/m²）
18～49	18.5～24.9
50～69	20.0～24.9
70以上	21.5～24.9

を維持する量である．しかし，望ましい BMI は疫学調査でもっとも総死亡率の少ない数値であるため，年代で異なる（**表2**）[6]．したがって，指導後の体重変化や検査成績を見て，必要エネルギー量を調整する必要がある．

② 肥満 CKD 患者の必要エネルギー量

平成25年国民健康・栄養調査（厚生労働省）[参考URL1]によると，成人男性の28.6 %，成人女性の20.3 %が肥満症に該当する．通常，肥満者は20～25 kcal/kg 標準体重/day のエネルギー制限が指導される．しかし2014年の食事摂取基準[4]では，たんぱく質制限を強化する場合にエネルギー・たんぱく質不足，窒素バランスの不均衡などのリスクがあるため，エネルギー制限による減量とこれらリスクを比較し，有益と判断した場合に実施するようコメントしている．

③ 超低たんぱく食を施行する場合のエネルギー量

0.6 g/kg 実測体重/day 以下のたんぱく質制限を行う場合は，35 kcal/kg 実測体重/day 以上のエネルギーを摂取しないと，窒素バランスが負になる．今回の基準では上限は35 kcal/kg 標準体重/day であるが，厳格なたんぱく質制限（0.6 g/kg 標準体重/day）を指導する場合にはそれ以上増やす必要がある．

CQ 2
たんぱく質摂取量はどうする？

1) 基本的な考え方

CKD ステージ G1～G2 では，たんぱく質を制限する必要はない．しかし，CKD の進行リスクが高い場合は，1.3 g/kg 標準体重/day を超えないことを一つの目安にする．ステージ G3～G5 では，G3a は 0.8～1.0 g/kg 標準体重/day，G3b 以降は 0.6～0.8 g/kg 標準体重/day を推奨している[4]．

一方，0.5 g/kg/day 以下の超低たんぱく食については，特殊食品の使用経験が豊富な腎臓専門医と管理栄養士による診療体制が整備されていることが必須であり，専門的な医療機関で行われることを勧めている．

2) 注意点

① 糖尿病性腎症および多発性嚢胞腎におけるたんぱく質制限

糖尿病性腎症および多発性嚢胞腎は，たんぱく質制限のエビデンスが少ないため，標準的なたんぱく質制限（0.6～0.8 g/kg 標準体重/day）の指導はステージ G4～G5 でよい[4]．

② ガイドラインによってたんぱく質の指示量が異なる

糖尿病性腎症はアルブミン尿によって病期が分類される（**表3**）[7]．腎機能が正常でアルブミン尿がある場合には，0.8～1.0 g/kg 標準体重/day が推奨される[7]．一方，CKD の食事摂取基準[4]では"過剰な摂取をしない"となっている．

同様に，正常アルブミン尿で CKD ステージ G3 の場合には，糖尿病性腎症の食事摂取基準[7]は 1.0～1.2 g/kg 標準体重/day であるのに対し，CKD の食事摂取基準[4]は G3a で 0.8～1.0，G3で 0.6～0.8 g/kg 標準体重/day となっている．

上記の指示量の違いは今後の検討課題である．現時点では，CKD の原因が糖尿病によるものか，糖尿病以外の原因（慢性糸球体腎炎や腎硬化症など）によるものかを評価し，個別対応するしかないと思われる．

CQ 3
食塩摂取量はどうする？

1) 基本的な考え方

末期腎不全への移行と心血管疾患の発症を予防するため，すべての CKD ステージで 3 g/day 以上，6 g/day 未満が推奨されている[4]．

ただし，6 g/day 未満の達成は容易でないた

表3 糖尿病性腎症の食事摂取基準

病期	推算GFR (mL/min/1.73 m²)	エネルギー (kcal/kg/day)	たんぱく質 (g/kg/day)	食塩 (g/day)	カリウム (g/day)
第1期 (腎症前期)	30以上	25〜30	1.0〜1.2	高血圧<6	制限せず
第2期 (早期腎症期)	30以上	25〜30	1.0〜1.2 [注1]	高血圧<6	制限せず
第3期 (顕性腎症期)	30以上	25〜30 [注2]	0.8〜1.0 [注2]	<6	制限せず 高K血症あれば<2.0
第4期 (腎不全期)	30未満	25〜35	0.6〜0.8	<6	<1.5
第5期 (透析療法期) 血液透析 (HD)		30〜35 [注3]	0.9〜1.2	<6	<2.0
第5期 (透析療法期) 腹膜透析 (PD)		30〜35 [注3]	0.9〜1.2	PD除水量(L)×7.5 +尿量(L)×5 (g)	原則制限せず

[注1]：一般的な糖尿病の食事基準に従う〔文献7）の40頁参照〕．
[注2]：GFR<45では第4期の食事内容への変更も考慮する．
[注3]：血糖および体重コントロールを目的として25〜30 kcal/kg体重/日までの制限も考慮する．

〔日本糖尿病学会 糖尿病性腎症合同委員会：糖尿病性腎症病期分類2014の策定（糖尿病性腎症病期分類改訂）について．糖尿病 57(7)，529-534，2014に基づいて作成．日本糖尿病学会 編・著：糖尿病治療ガイド2014-2015．2014，p.80-81，文光堂，東京[7]より引用・改変〕

め，ステージG1〜G2で高血圧や体液過剰を伴わない場合には，「日本人の食事摂取基準2015年版」[6]の目標量である男性8 g/day未満，女性7 g/day未満を達成目標に挙げている．

2）注意点

高齢者や2型糖尿病患者では，食塩摂取量の低下は生命予後の悪化に関連することが観察されている．とくに高齢者では，食塩摂取量と食事摂取量は密接に関連するため，3 g/day未満の厳格な食塩摂取は推奨されていない．

CQ 4
カリウム摂取量はどうする？

1）基本的な考え方

推算糸球体濾過量（GFR）が40 mL/min/1.73 m²未満より高カリウム血症（≥5.5 mEq/L）の頻度が高くなること，低カリウム血症そのものは死亡リスクと関連することより，ステージG3bからカリウムを制限する[4]．

2）注意点

CKD患者における高カリウム血症の原因には，GFRの低下以外に，レニン・アンジオテンシン系阻害薬やβ遮断薬の使用，うっ血性心不全や糖尿病の合併，代謝性アシドーシスなどが関与する．したがって，CKDステージにかかわらず，血清カリウム値が5.5 mEq/Lを超えた場合には，カリウム制限を指導する．

CQ 5
リン摂取量はどうする？

1）基本的な考え方

リン摂取量はたんぱく質摂取量に大きく影響されるため，目標値は提示していない．しかし，高リン血症はCKDの腎機能低下，死亡および心血管疾患に対する独立した危険因子であることより，血清リン値は各施設の基準範囲内に保つことが推奨されている[4]．

2）注意点

血清リン値を基準範囲に保つ方法は，リン吸着薬の投与と食事中のリン制限である．両者とも，リン利尿因子であるFGF23（fibroblast growth factor 23）を下げるが，生命予後や腎機能予後に対する長期効果は不明である．

たんぱく質1g当りリンは平均15 mg含まれるが，食材によって異なる．とくに，食品加工によく使われる無機リンは，吸収率が90％以上と高い．しかし，日本食品標準成分表に記載されている分析値は，有機リンと無機リンを合わせた数値であり，実際に無機リンがどの程度含まれるかは不明である．

したがって，個々の食品について指導するよりも，たんぱく質制限を基本とし，リン吸着薬を必要に応じて使用し，血清リン値を基準範囲内に保つことが重要となる．

II 血液透析患者の食事摂取基準のポイント

●ガイドラインの概要・考え方

▶日本透析医学会「慢性透析患者の食事療法基準」(2014)[5]
1) エネルギー摂取量は30～35 kcal/kg標準体重/dayとする．
2) たんぱく質摂取量は0.9～1.2 g/kg標準体重/dayとする．
3) 血液透析患者では食塩は6 g/day未満を目標とする．
5) 血液透析患者ではカリウムは2,000 mg/day以下にする．

CQ 6
必要エネルギー量は？

1）基本的な考え方

透析患者と健常人で，安静時エネルギー代謝量に違いがあるかは不明である．しかし，透析患者では肥満よりもやせが問題なため，下限値は27 kcal/kg/dayから30 kcal/kg/dayに上がっている．一方，上限値はほかのCKDステージに合わせて，30～35 kcal/kg標準体重/dayが採用されている[5]．この目標値は，国際腎栄養代謝学会（International Society of Renal Nutrition and Metabolism；ISRNM）が提唱したprotein-energy wasting（PEW）を予防するために必要な最低エネルギー量と同じである[8]．

2）注意点

今回の数値は，あくまでも標準的な身体活動下での想定であるため，食事指導後に必ず栄養状態や体重変化の推移を観察し，適正量か評価する必要がある．たとえば，活動性の乏しい高齢者は，30 kcal/kg標準体重/dayで十分な場合がある．

CQ 7
たんぱく質摂取量はどうする？

1）基本的な考え方

透析導入年齢が上昇していること，残存腎機能を有する保存期から移行期への指導を考慮し，血液透析患者では0.9 g/kg/dayを下限にしている．一方で，たんぱく質摂取量の増加によるリン摂取量の増加を懸念し，1.2 g/kg/dayが上限となっている[5]．

2）注意点

今回の基準では，無尿の血液透析患者（週3回×4時間）を想定しているため，オンラインHDFや家庭透析などでは，透析量に応じて調整する必要がある．一方で，PEW予防のために，ISRNMでは最低1.2 g/kg標準体重/dayのたんぱく質摂取を推奨している[8]．したがって，本基準値にとらわれず，個々の症例に応じた食事療法を実践することが重要である．

CQ 8
食塩摂取量はどうする？

1）基本的な考え方

目標値は2007年版と同じ6 g/day未満である[5]．しかし，透析間の体重増加率と生命予後

表4 血液透析患者（週3回）に対する食事摂取基準の変遷

	1997年版[1]	2007年版[2]	2014年版[4]
エネルギー（kcal/kg 理想体重/day）	30～35	27～39	30～35
たんぱく質（g/kg 理想体重/day）	1.0～1.2	1.0～1.2	0.9～1.2
食塩	0.15 g/kg 現体重/day（残腎尿量100 mLにつき0.5 g/dayの増量可）	6 g/day 未満	
水分	食事外水分：15 mL/kg 現体重/day（残腎尿量分の増加可）	できるだけ少なく	
カリウム（g/day）	1.5以下	2以下	
リン（mg/day）	700	たんぱく質（g）×15以下	

現体重＝dry weight

〔日本腎臓学会：文献1), 2), 4)より作成〕

にはUカーブの関連性がある．無尿の状態では，8 gの食塩を摂取すると1.0 Lの水分を摂取することになる．したがって，6 g/day未満の食塩制限を遵守しようとすると，透析によってナトリウムが除去され，自らの調節能のない無尿患者では，体格や生活環境によっては低栄養による予後不良のリスクを負う可能性がある．

実際，1997年の「腎疾患の生活指導・食事療法ガイドライン」[1]（表4）では，透析間体重の増加が現体重の5％以内になるように許容量を設定し，食塩摂取量は現体重（dry weight）当り0.15 gの表記になっている．

2) 注意点

ISRNMは維持血液透析患者のナトリウム摂取量として，80～100 mEq/day（食塩換算で4.7～5.9 g/day）を推奨している[8]．現時点では，体格に応じて塩分摂取量を変えるべきかのコンセンサスは得られていない．

CQ 9
リン摂取量はどうする？

1) 基本的な考え方

リン摂取量はたんぱく質摂取量と正相関することより，リン摂取量の基準はたんぱく質摂取量に基づいて決めることが妥当である．たんぱく質1 g当りのリン含有量は約15 mgであるため，たんぱく質（g）×15（mg）が基準値として表記されている[5]．

2) 注意点

体内からのリン除去は，透析治療やリン吸着薬で影響される．リンは低分子量であるため，血流量の増加や透析時間の延長によって，容易に除去量を増やせる．したがって，血清リンの上昇を認めたときは，たんぱく質制限を指導するだけでなく，血流量や透析時間などの透析条件，リン吸着薬のアドヒアランスを見直す必要がある．

CQ 10
栄養補助食品の効果は？

1) 基本的な考え方

血液透析時あるいは自宅で栄養補助食品（経腸栄養剤）を摂取することにより，エネルギー量で＋7～10 kcal/kg 理想体重/day，たんぱく質量で＋0.3～0.4 g/kg 理想体重/dayを増やすことができる．しかし，目標量を確保するには，少なくともエネルギー量で20 kcal/kg 理想体重/day，たんぱく質量で0.4～0.8 g/kg 理想体重/dayが摂取できている状況が必要である[8]．

これまでの研究をメタ解析した報告による

と，栄養補助食品によってエネルギーおよびたんぱく質摂取量は増加しており，血清アルブミンで平均0.23 g/dL上昇した．一方，血清カリウムやリン値に影響しなかった[8]．

2）注意点

経口からの栄養補助食品により，生命予後や入院率が改善するかまでは明らかでない．また，米国ではまったく食事を提供しないため，米国の成績をそのまま本邦の透析施設に当てはめられない．

CQ 11
透析中高カロリー輸液の効果は？

1）基本的考え方

透析中高カロリー輸液は簡便であるが，骨格筋蛋白合成への影響は一時的である．一方，透析中の経口摂取では，透析終了2時間後まで骨格筋への効果が持続する[9]．血液透析回路からの高カロリー輸液と経口摂取で効果に差がないため，経口から摂取が可能な場合は，経腸栄養剤などの栄養補助食品の摂取を優先する．

2）注意点

透析中高カロリー輸液は週3回，透析時のみの補給なため，これだけで栄養状態は改善されない[10]．非透析日にも経腸栄養を併用し，必要栄養量の50～80％を確保した条件で，透析中高カロリー輸液は考慮すべきである

診療のポイント

① エネルギー摂取量は25～35 kcal/kg標準体重/dayで指導し，体重や検査所見などの推移により，適時に変更する（OP）．
② たんぱく質摂取量は，CKDステージG3aでは0.8～1.0 g/kg標準体重/day，ステージG3b以降では0.6～0.8 g/kg標準体重/dayで指導する（OP）．
③ 透析患者では，たんぱく質摂取量0.9～1.2 g/kg/dayを最低目標とする（OP）．
④ 食塩はCKDステージにかかわらず，3～6 g/dayが推奨される（OP）．
⑤ 無尿患者の減塩は，体格や生活環境によっては低栄養のリスクを負う可能性があるため，個々に調整する（OP）．
⑥ カリウム摂取量はステージG3bでは2,000 mg/day以下，G4～G5では1,500 mg/day以下を目標とする（OP）．
⑦ 経口摂取量の少ない維持血液透析患者では，栄養補助食品の併用を考慮する（OP）．

おわりに

保存期CKD患者の食事療法の目的は，透析導入を遅らせ，心血管病などの発症を防ぐことである．一方で，透析患者では透析合併症の進展を遅らせ，生活の質を保持し，元気に過ごしてもらうことが目的となる．これまでの食事摂取基準では，各栄養素の目標値を示しているものの，これらを遵守することで予後がどの程度まで改善するかは明らかになっていない．その理由として，食事自体が日常生活と直結するため，ランダム化比較試験が実践しにくい特殊性が挙げられる．

食事内容は嗜好で大きく変わり，季節や地域でも異なる．また，食事に対する考えは一人ひとり違う．こうした事情を踏まえると，画一的な目標値に拘泥せず，各人の栄養状態を評価し，各場面でベストと思われる食事療法を指導することが実務的と思われる．さらに，サルコペニア・フレイル予防のため，運動療法も一緒に行うことを忘れてはならない．

文　献

1) 日本腎臓学会 編：腎疾患の生活指導・食事療法ガイドライン．1998，東京医学社，東京
2) 日本腎臓学会：慢性腎臓病に対する食事療法基準 2007年版．日腎会誌　2007；49：871-878
3) 日本透析医学会：2009年版 腹膜透析ガイドライン．透析会誌　2009；42：285-315
4) 日本腎臓学会：慢性腎臓病に対する食事療法基準 2014年版．日腎会誌　2014；56：553-599
5) 日本透析医学会：慢性透析患者の食事療法基準．透析会誌　2014；47：287-291
6) 厚生労働省：日本人の食事摂取基準2015年版．2014，

第一出版，東京
7) 日本糖尿病学会 編・著：糖尿病治療ガイド 2014-2015．2014，文光堂，東京
8) Ikizler, T. A., Cano, N. J., Franch, H., et al.；International Society of Renal Nutrition and Metabolism：Prevention and treatment of protein energy wasting in chronic kidney disease patients：a consensus statement by the International Society of Renal Nutrition and Metabolism. Kidney Int．2013；84：1096-1107
9) Pupim, L. B., Majchrzak, K. M., Flakoll, P. J., et al.：Intradialytic oral nutrition improves protein homeostasis in chronic hemodialysis patients with deranged nutritional status. J. Am. Soc. Nephrol．2006；17：3149-3157
10) Stratton, R. J., Bircher, G., Fouque, D., et al.：Multinutrient oral supplements and tube feeding in maintenance dialysis：a systematic review and meta-analysis. Am. J. Kidney. Dis．2005；46：387-405

参考URL（2016年2月現在）
1) 厚生労働省：平成 25 年国民健康・栄養調査の結果
http://www.mhlw.go.jp/stf/houdou/0000067890.html

（加藤　明彦）

各論

10 血液透析処方ガイドライン

Guidelines for hemodialysis prescriptions

はじめに

血液透析処方ガイドラインが日本透析医学会から2013年に発表された．今回発表されたガイドラインは，日本の透析の特徴を前提とすることとしている．とくに諸外国と比較して長期かつ高齢の血液透析患者が多く，そのような長期の血液透析が安定して行えることを目標としている．

ガイドラインの本編では，最低限守るべき推奨として本邦においてすでに広く行われている治療，すなわち超純粋透析液を用いて，血流量200 mL/min以上，透析液流量500 mL/min以上でハイパフォーマンス膜ダイアライザを用いた週3回，1回4時間以上の血液透析を行えば達成できる値を示している．

ガイドラインは3つのパートに分かれている．すなわち第1～4章はガイドラインの本編として血液透析処方の基本である，溶質除去（小分子，中分子量物質），体液管理，治療効果の評価を提示している．これらの処方の対象となる症例はあくまで安定した外来血液透析患者であり，入院患者や重篤な合併症を有している症例は除いている．

本稿では，Clinical Questionに応じる形で第1章，第2章，および血液透析濾過に関して論じる．

I 血液透析量とその効果：小分子物質

●ガイドラインの概要・考え方

▶日本透析医学会「維持血液透析ガイドライン：血液透析処方」(2013)[1]

第1章 血液透析量（小分子物質）と透析時間
1) 透析量は，尿素のsingle-pool Kt/Vurea（spKt/V）を用いることを推奨する．(1B)
2) 透析量は，月1回以上の定期的な測定を推奨する．
3) 実測透析量として，以下の値を採用する．
　① 最低確保すべき透析量として，spKt/V 1.2を推奨する．(1B)
　② 目標透析量としては，spKt/V 1.4以上が望ましい．(2B)
4) 透析時間は，4時間以上を推奨する．(1B)
補　足
＊本ステートメントは，週3回，1回6時間未満の維持血液透析患者を対象とする．

Clinical Question 1
血液透析量（小分子物質）をどう考えるか？

1) 指標物質としては尿素

指標物質としては尿素が採用された．これは腎不全で蓄積し，透析で除去される，その濃度が臨床的な転帰と関連する，測定が簡便であるという点からである．さらに尿素の除去状態と

表1　透析量と生命予後

報告	推奨 spKt/V
National Kidney Foundation (NKF) Kidney Disease Outcome Quality Initiative (KDOQI)[3] (アメリカ)	1.2
European Best Practice Guidelines (EBPG)[4] (ヨーロッパ)	最低1.2, 目標1.4 (女性や合併症が多い患者では1.4を推奨)
HEMO Study[5]	1.2以上でも予後改善なし
DOPPS[9],[10]	Kt/Vではなく透析時間が予後に関連
日本透析医学会 (JSDT)[1],[6],[7]	1.0以上1.2未満を基準とし1.8まで予後改善　1.4以上1.6未満を基準とし1.8まで予後改善

患者の生命予後・合併症予後に関しては，米国で実施されたNational Cooperative Dialysis Studyにおいて，蛋白質の代謝産物である尿素の維持レベルと，栄養指標である蛋白異化率が，透析患者の合併症や死亡に関連する重要な因子であることが報告されているからである[2]．

2) 透析量と生命予後（表1）

米国のガイドラインKidney Disease Outcome Quality Initiative (KDOQI) ガイドライン[3]，ヨーロッパのEuropean Best Practice Guidelines (EBPG)[4]では最低限の実測透析量として，spKt/V 1.2が推奨された．その後に行われた透析量に関する第2の大規模な前向き介入研究Hemodialysis (HEMO) Studyでは，KDOQIガイドラインで推奨するspKt/V 1.2よりも透析量を大きくしても，予後の改善は認められなかった[5]．

一方，日本透析医学会の統計調査結果の解析では，諸外国と同様に透析量が大きいほど死亡リスクが低下する傾向を認め，spKt/Vで1.0以上1.2未満を基準として，spKt/V 1.8程度までは，有意な死亡リスクの低下が認められている[6],[7]．また，最近の報告では，spKt/V 1.4以上1.6未満を基準として，spKt/V 1.8以上まで死亡リスクが有意に低下していることに加えて，短時間高効率ではなく，透析時間を延長して透析量を増大することで，死亡リスクが低下する可能性が示唆されている[8]．

CQ 2
透析時間をどう考えるか？

日本透析医学会統計調査結果の解析によれば，週3回で1回3～5時間の一般的な透析条件において，平均的な1回4時間の透析を基準とすると，それより短い透析時間の患者群の死亡リスクは透析時間が短いほど高くなり，逆にそれより長い透析時間の患者群の死亡リスクは，透析時間が長いほど低くなることが認められた[6],[7]．Dialysis Outcomes and Practice Patterns Study (DOPPS)[9],[10]でも，透析時間が4時間半に達するまでは，それが長いほど死亡リスクは低下している．

CQ 3
血流量や透析液流量をどう考えるか？

尿素のような小分子物質の除去効率を高めるためには，透析時間の延長だけではなく，血流量 (Q_B) や透析液流量 (Q_D) を多くすることも有効と考えられる．日本透析医学会統計調査結果の解析では，200以上220 mL/min未満のQ_Bを基準とした場合，250～300 mL/min程度まで，より多いQ_Bで死亡リスクが低下する可能性が示唆されている．一方，Q_Dと生命予後の関係をみた報告，とくに意図的にQ_Dを増減させて予後を比較した研究はない[7],[11]．

II 血液透析量とその効果：中分子物質

●ガイドラインの概要・考え方

▶「維持血液透析ガイドライン：血液透析処方」(2013)[1]
第2章 血液透析量とその効果：β_2-ミクログロブリン（β_2-M）
1) 最大間隔の透析治療前血清β_2-M濃度は予後関連因子である．(1B)
2) 最大間隔透析前血清β_2-M濃度が30 mg/L未満を達成できるように透析条件を設定することを推奨する．(2C)
3) 最大間隔透析前血清β_2-M濃度25 mg/Lを達成できるように透析条件を設定することが望ましい．（オピニオン）
4) β_2-M以上の物質除去により予後が改善する可能性がある．（オピニオン）

CQ 4
血液透析量（中分子物質）をどう考えるか？

1) 指標物質としてはβ_2-M

中分子量物質以上の尿毒症性物質は多数存在し，生物学的意義をもつものも多い．しかし，実臨床でモニタリングできるものは限られている．今回，測定が簡便であり認知度も高いことから，分子量11,800 Daのβ_2-Mを中分子物質の血液透析量を検討するためのターゲットとした．

2) 尿毒症性物質としてのβ_2-Mから予後規定因子へ

透析領域におけるβ_2-Mの意義は，「長期透析療法の合併症である透析アミロイドーシスの主要構成蛋白であり，透析療法で積極的に除去すべき尿毒症性物質である」という認識である．しかし，近年β_2-Mは単に除去すべき尿毒症性物質であるという認識から，透析患者の予後関連因子であるという報告がみられ，β_2-Mの臨床的意義は予後関連因子に変わってきている点である．HEMO studyや奥野らの報告でもあるように，透析前血清β_2-M濃度が27.5～34 mg/L以下でリスクが低くなり，積極的なβ_2-M領域の尿毒症性物質除去が予後を改善させることから，透析治療では中分子量物質ないしは大分子量物質の除去も欠かせないこととなっている[12),13)]．さらにそのターゲットレベルとして，「最大間隔の透析治療前血清β_2-M濃度が30 mg/L未満」を提唱した[1)]．

CQ 5
血清β_2-M濃度が30 mg/L未満をどう考えるか？

2006年4月1日時点で血液透析（HD）を施行していた748名の5年生存率（実質61.9カ月）を検討したところ，透析前血清β_2-M濃度が30.0 mg/L未満では予後が改善することが2011年度の日本透析医学会で報告されている（図）[14)]．さらに，予後因子としての可能性が確認された臨床検査の4項目について，多変量解析を行ったところβ_2-Mについては，単変量解析，フルモデル解析でも有意に予後因子として確認された（表2）．HR（hazard ratio）は単変量解析1.059，フルモデル解析1.037および最終モデル1.036と奥野らの報告[13)] HR 1.05とほぼ同じ値であった．さらに，β_2-M濃度を30 mg/Lからさらに下げると，予後が改善することが「わが国の慢性透析療法の現況（2009年12月31日現在）」でも報告されている[15)]．

CQ 6
血清β_2-M濃度が30 mg/L未満は妥当か？

β_2-Mの1回治療当りの除去率は血流が200 mL/min以上，β_2-Mのクリアランスが50 mL/min以上の高性能透析膜を用いると，60％以上の除去率が得られることも報告されている[16)]．2010年末現在，わが国では約70％以上の患者でβ_2-M濃度30 mg/L未満が達成されており，透析条件設定で十分に達成可能なレベルと考えられる[17)]．

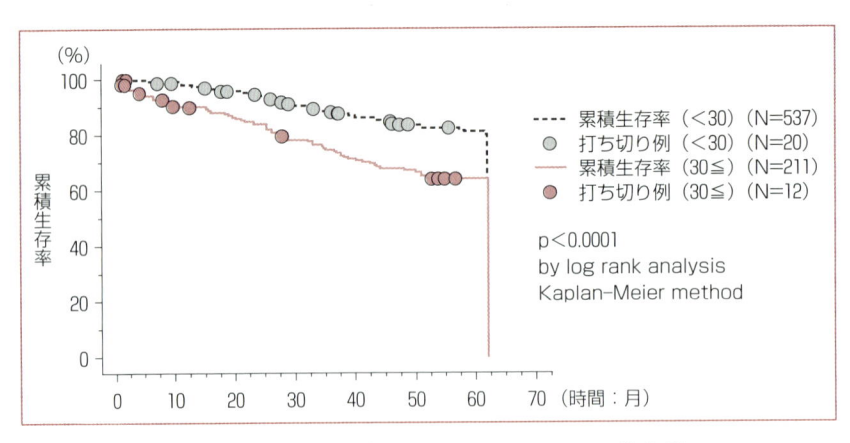

図　透析前 β_2-M 濃度＜30 or 30≦mg/L での生存率
川島ホスピタルグループでの検討：2006年4月1日時点でHDを施行していた748例の5年生存率

表2　多変量解析結果

	単変量解析			フルモデル（多変量解析）			最終モデル（多変量解析）		
	HR	95 % CI	P-value	HR	95 % CI	P-value	HR	95 % CI	P-value
年齢 （1歳増えると）	1.085	1.069 −1.101	<.0001	1.075	1.054 −1.096	<.0001	1.082	1.063 −1.101	<.0001
透析歴 （1カ月増えると）	0.999	0.998 −1.001	0.4009	1.001	0.999 −1.004	0.191	1.002	1.000 −1.004	0.0449
糖尿病の有無 （無 対 糖尿病有と）	0.468	0.342 −0.639	<.0001	0.446	0.284 −0.698	0.0004	0.544	0.385 −0.768	0.0006
血清 β_2-M （1 mg/L 増えると）	1.059	1.037 −1.081	<.0001	1.037	1.012 −1.062	0.0029	1.036	1.015 −1.057	0.0009
治療前血清 CL 濃度 （1 mEq/L 増えると）	0.926	0.883 −0.971	0.0014	0.897	0.803 −1.002	0.0538	0.906	0.863 −0.952	<.0001
治療前アルブミン （1 g/dL 増えると）	0.137	0.098 −0.191	<.0001	0.322	0.148 −0.696	0.0040	0.342	0.200 −0.585	<.0001
治療前尿素窒素 （1 mg/dL 増えると）	0.971	0.949 −0.994	0.0014	1.070	1.027 −1.115	0.0013	1.076	1.034 −1.119	0.0003
治療後尿素窒素 （1 mg/dL 増えると）	0.964	0.954 −0.974	<.0001	0.963	0.944 −0.962	0.0002	0.962	0.944 −0.979	<.0001

CQ 7
血清 β_2-M 濃度 30 mg/L 未満を達成するためには？

　β_2-M は分子量 11,800 Da であり，現在の透析治療においては濾過よりも，拡散による除去が中心となる．すなわち，HD 条件では Q_B を増大させることが，もっとも効率よく β_2-M を除去することになるが，透析膜の膜面積を増大させることも濾過を増やすこととなり，除去性能は上がる．また，透析膜の選択においては，β_2-M クリアランスが高い透析膜を使用するほうが，β_2-M は積極的に除去できることになる．治療時間を増加させることも有用な方法である

表3 $β_2$-M 除去を高めるためには

- 透析液清浄化（ultra pure dialysis fluid）を徹底する
- 透析膜（ダイアライザ）を選択する
- 膜面積を大きくする
- 血流量を大きくする
- 治療時間を長くする
- $β_2$-M 吸着カラムを使用する

最大間隔透析前血清 $β_2$-M 濃度が 30 mg/L 未満を達成できるように透析条件を設定することが望ましい．

（表3）．

III 血液透析濾過の適応とそれを効果的に使用するためには？

●ガイドラインの概要・考え方

▶「維持血液透析ガイドライン：血液透析処方」(2013)[1]
第5章 発展的血液浄化法
II．濾過型血液浄化療法
1) 血液透析濾過療法（hemodiafiltration；HDF）は低分子量蛋白の除去量増加，炎症性サイトカインの産生減弱，生命予後の向上が期待される．
2) ハイフラックスダイアライザ，超純粋透析液を用いた血液透析（hemodialysis；HD）にても改善しない患者の不定愁訴（瘙痒感，関節痛，全身倦怠感，食欲不振など），透析低血圧への対策として HDF は考慮されるべきである．
補 足
＊本邦の HDF の特徴としては低分子量蛋白からアルブミンまでの分子量物質の透過性を保持するヘモダイアフィルタを用いた大量液置換-前希釈オンライン HDF があげられる．

本邦の HDF の保険適応は「血液透析によって対処できない透析アミロイドーシスあるいは透析困難症」とされていた．HDF は従来の HD と比較して小分子量溶質のみならず低分子量蛋白までも効率よく除去することが可能とされる．

オンライン HDF は膜技術により透析液を連続的に精製して置換液を作製し用いる治療法であり，従来のオンライン HDF と比較して，置換液量も大幅に増量することが可能である．2008年に日本透析医学会にて透析液の清浄化基準が制定され[18]，2010年4月よりオンラインHDF に対応した透析装置の承認によりオンラインHDF が可能となり，2012年4月よりオンラインHDF に対する保険点数が認められることとなった．また，オンライン HDF の適応病態などは限定されず，すべての慢性維持透析患者に施行可能となった．

CQ 8
HDF の適応をどう考える？

1) 透析アミロイドーシス治療効果

Nakai らは各種血液浄化療法モダリティの透析アミロイドーシス抑制効果について1998年から1999年の間に日本透析医学会の統計調査に参加した1,196例を対象として検討を行い，ローフラックス膜 HD を相対危険度1とした場合，透析アミロイドーシスの悪化効果において，オンライン HDF 0.013，プッシュプル HDF で 0.017 となり，HDF で相対危険度が有意に低く，HDF が透析アミロイドーシスに有効な治療法であると報告している[19]．Locatelli らの検討でも，有意に手根管症候群手術時期を延長させる結果が報告されている[20]．

2) 貧血の改善

HDF では赤血球造血刺激因子製剤（erythropoiesis stimulating agents；ESA）抵抗性指数（Epo/Hct比）が HD に比較して有意に低く，ESA 抵抗性を改善することなどが報告されている[21]．しかし，イタリアでの前希釈オンラインHDF での無作為比較対照試験（randomized controlled trial；RCT）の21カ月間の観察では貧血改善効果，ESA 抵抗性の改善はなかったと報告され[22]，貧血改善や ESA 抵抗性改善については一定の見解は得られていない．

3) 炎症改善効果

オンライン HDF と HD との30カ月における前向き観察研究である RISCAVID 研究においてオンライン HDF 群はオフライン HDF，HD と

表4 HDFにおける生命予後改善の報告

研 究	方 法	結果など
DOPPS[27]	後希釈オンラインHDF vs ローフラックス透析膜HDの比較（後ろ向き）	オンラインHDFが死亡に対する危険率を35％軽減
RISCAVID研究[23]	後希釈オンラインHDF vs 重炭酸HDの比較（後ろ向き）	重炭酸HDと比較して，オンラインHDFは心血管死亡率を低下させ，オンラインHDFとオフラインHDFは総死亡率を低下させた
CONTRAST[28]	後希釈オンラインHDF vs ローフラックス膜HDの比較（前向き）	全死亡，心血管疾患死亡とも全体の解析では差が認められなかったが，濾過量＞21.95 L群では38％全死亡リスクが減少した
Turkish study[29]	後希釈オンラインHDF vs ハイフラックス膜HDの比較（前向き）	全体の解析では有意差なし．置換液量＞17.4 Lの高置換液群で全死亡率46％，心血管疾患死亡率71％のリスク低下
ESHOL study[30]	後希釈オンラインHDF vs ハイフラックス膜HDの比較（前向き）	オンラインHDFで全死亡率30％，心血管疾患死亡率35％，感染症関連死亡率55％低下，透析低血圧発症頻度28％の低下，濾過量を増加させた＞23 L群と＞25 L群ではそれぞれ40％，45％の全死亡率低下

比較して炎症性サイトカインであるIL-6を有意に低下させたと報告されている[23]．また，Carracedoらは31人を対象としたクロスオーバー研究を行い，オンラインHDFはハイフラックスダイアライザを用いたHDと比較して炎症サイトカインを高度に発生する単球細胞（$CD14^+$ $CD16^+$細胞）の発現比率を有意に低下させ，これらの単球を刺激した場合のIL-6，TNF-α産生もオンラインHDFで有意に低いことを報告している[24]．

4）透析低血圧への効果

透析低血圧低減の効果については，Locatelliの発表したItalian Studyで示されている．本研究において，前希釈オンラインHDFを行うことで透析低血圧が前希釈オンライン血液濾過（hemofiltration；HF）と同程度に低減可能であることが報告され[25]，同様の報告を筆者らも行っている[26]．

5）生命予後の改善[23],[27]〜[30]

海外の報告ではHDFにおける生命予後改善の報告がある．しかし，HDF条件の違いがさまざまあり，比較となったHDの条件も一定しないが，大量液置換の優位性についての報告が多い（表4）．

6）本邦のオンラインHDFの現状と効果的な使用法

本邦のオンラインHDFの特徴としては前希釈HDFが挙げられる．しかし，平均の置換液量は40 L程度と比較的少ない[31]．さらに，海外でも前希釈オンラインHDFについての除去性能の検討はなされているが，少数例に限定されており，本邦のように1回の治療当り60 L以上の比較的大量の置換液を用いることは少ない．

オンラインHDFの効果的な治療法については確立されたものは少ないが，本邦で行われている前希釈法では平均的な40 L置換よりもより大量な60 L以上の置換液を使用しないと濾過型血液浄化法の特性を発揮できない可能性がある．

診療のポイント

① HD量では小分子物質のマーカーとしてspKt/Vを用い，1.4以上を目標とする．

② 中分子物質のマーカーとしてβ_2-Mの最大間隔透析前血清濃度を用い，30 mg/L未満を目指す．

③ HDF療法は発展的血液浄化法として捉え，

従来のHDでは治療困難であった病態に適応される．さらに，海外の前向き研究などで心血管系を中心とした生命予後改善の報告が多くなっている．

おわりに

血液透析処方ガイドラインは最低量の透析量を示しているものであり，週3回，1回4時間の血液透析治療を前提に，血流量200 mL/min，透析液流量500 mL/minで達成できる値としている．したがって，これ以上の透析処方が有用であることはいうまでもなく，発展的血液浄化法の利用についても検討していく必要がある．

文献

1) 日本透析医学会：維持血液透析ガイドライン─血液透析処方．透析会誌　2013；46：587-632
2) Lowrie, E. G., Laird, N. M., Parker, T. F., et al.：Effect of the hemodialysis prescription of patient morbidity. Report from the National Cooperative Dialysis Study. N. Engl. J. Med.　1981；305：1176-1181
3) National Kidney Foundation：Clinical practice guidelines for hemodialysis adequacy. Am. J. Kidney Dis. 2006；48(Suppl. 1)：S12-S47
4) Ramirez, S. P., Kapke, A., Port, F. K., et al.：Dialysis dose scaled to body surface area and side-adjusted, sex-specific patients mortality. Clin. J. Am. Soc. Nephrol.　2012；7：1977-1987
5) Eknoyan, G., Beck, G. J., Cheung, A. K., et al.：Effect of dialysis dose and membrane flux in maintenance hemodialysis. N. Engl. J. Med.　2002；347：2010-2019
6) Shinzato, T., Nakai, S., Akiba, T., et al.：Survival in long term haemodialysis patients：results from the annual survey of the Japanese Society for Dialysis Therapy. Nephrol. Dial. Transplant　1997；12：884-888
7) 日本透析医学会編：わが国の慢性透析療法の現況（1999年12月31日現在）．血液透析患者の6年間の生命予後に関与する因子．2000，994-1000
8) 鈴木一之，井関邦敏，中井　滋，他：血液透析条件・透析量と生命予後─日本透析医学会の統計調査結果から．透析会誌　2010；43：551-559
9) Saran, R., Bragg-Gresham, J. L., Levin, N. W., et al.：Longer treatment time and slower ultrafiltration in hemodialysis：Associations with reduced mortality in the DOPPS. Kidney Int.　2006；69：1222-1228
10) Tentori, F., Zhang, J., Li, Y., et al.：Longer dialysis session length is associated with better intermediate outcomes and survival among patients on in center three times per week hemodialysis：results from the Dialysis Outcomes and Practice Patterns Study (DOPPS). Nephrol. Dial. Transplant.　2012；27：4180-4188
11) 日本透析医学会編：図説　わが国の慢性透析療法の現況（2009年12月31日現在）．透析処方関連指標と生命予後．2010，66-89
12) Cheung, A. K., Rocco, M. V., Yan, G., et al.：Serum beta-2 microglobulin levels predict mortality in dialysis patients：results of the HEMO study. J. Am. Soc. Nephrol.　2006；17：546-555
13) Okuno, S., Ishimura, E., Kohno, K., et al.：Serum beta2-microglobulin level is a significant predictor of mortality in maintenance haemodialysis patients. Nephrol. Dial. Transplant.　2009；24：571-577
14) 土田健司，友　雅司，水口　潤：血液透析量とその効果─大分子溶質．透析会誌　2011；44(Suppl.)：341
15) 日本透析医学会編：図説　わが国の慢性透析療法の現況（2009年12月31日現在）．2010，p.83，CD-ROM
16) 日本透析医学会編：わが国の慢性透析療法の現況（2008年12月31日現在）．2009，CD-ROM（表1544，表2276）
17) 日本透析医学会編：図説　わが国の慢性透析療法の現況（2010年12月31日現在）．2011，p.30，CD-ROM
18) Kawanishi, H., Akiba, T., Masakane, I., et al.：Standard on microbiological management of fluids for hemodialysis and related therapies by the Japanese Society for Dialysis Therapy 2008. Ther. Apher. Dial.　2009；13：161-166
19) Nakai, S., Iseki, K., Tabei, K., et al.：Outcomes of hemodiafiltration based on Japanese dialysis patient registry. Am. J. Kidney Dis.　2001；38(4 Suppl. 1)：S212-S216
20) Locatelli, F., Marcelli, D., Conte, F., et al.：Comparison of mortality in ESRD patients on convective and diffusive extracorporeal treatments. Kidney Int.　1999；55：286-293
21) Lin, C. L., Huang, C. C., Yu, C. C., et al.：Improved Iron utilization and reduced erythropoietin resistance by on-line hemodiafiltration. Blood Purif.　2002；20：349-356
22) Locatelli, F., Altieri, P., Andrulli, S., et al.：Predictors of haemoglobin levels and resistance to erythropoiesis stimulating agents in patients treated with low-flux haemodialysis, haemofiltration and haemodiafiltration：results of a multicentre randomized and controlled trial. Nephrol. Dial. Transplant.　2012；27：3594-3600
23) Panichi, V., Rizza, G. M., Paoletti, S., et al.：Chronic In-

flammation and mortality in haemodialysis : effect of different renal replacement therapies. Results from the RISCAVID study. Nephrol. Dial. Transplant. 2008 ; 23 : 2337-2343
24) Carracedo, J., Merino, A., Nogueras, S., et al. : On-line hemodiafiltration reduces the proinflammatory CD14$^+$ CD16$^+$ monocyte-derived dendritic cells : A prospective, crossover study. J. Am. Soc. Nephrol. 2006 ; 17 : 2315-2321
25) Locatelli, F., Altieri, P., Andrulli, S., et al. : Hemofiltration and hemodiafiltration reduce intradialytic hypotension in ESRD. J. Am. Soc. Nephrol. 2010 ; 21 : 1798-1807
26) Tsuchida, K. and Minakuchi, J. : Clinical benefits of predilution on-line hemodiafiltration. Blood Purif. 2013 ; 35(Suppl. 1) : 18-22
27) Canaud, B., Bragg-Gresham, J. L., Marshall, M. R., et al. : Mortality risk for patients receiving hemodiafiltration versus hemodialysis : European results from the DOPPS. Kidney Int. 2006 ; 69 : 2087-2093
28) Grooteman, M. P., van den Dorpel, M. A., Bots, M. L., et al. : Effect of online hemodiafiltration on all-cause mortality and cardiovascular outcomes. J. Am. Soc. Nephrol. 2012 ; 23 : 1087-1096
29) Ok, E., Asci, G., Toz, H., et al. : Mortality and cardiovascular events in online haemodiafiltration (OL-HDF) compared with high-fluxdialysis : results from the Turkish OL-HDF Study. Nephrol. Dial. Transplant. 2013 ; 28 : 192-202
30) Maduell, F., Moreso, F., Pons, M., et al. : High-efficiency postdilution online hemodiafiltration reduces all-cause mortality in hemodialysis patients. J. Am. Soc. Nephrol. 2013 ; 24 : 487-497
31) 日本透析医学会統計調査委員会 編：図説 わが国の慢性透析療法の現況（2013年12月31日現在）．2014

（土田　健司，道脇　宏行，廣瀬　大輔，水口　　潤）

各論 11 **水質基準ガイドライン**

Guidelines for dialysis fluid purification

はじめに

透析液清浄化においては従来，エンドトキシン（ET）活性値がその評価項目として用いられてきたが，2005年にInternational Organization for Standardization（ISO）/CD 23500の提案があり，国際的には透析液の生物学的伝染管理基準がET活性値よりも生菌数を重視したものとなった．

日本臨床工学技士会では早々，透析液中の生菌数についての現状調査を行い，多くの透析施設で基準内〔0.1 CFU（colony forming unit）/mL〕に管理することが困難と判断し，実現可能な基準（1 CFU/mL）と生菌数測定の普及を目指すために「透析液清浄化ガイドライン Ver. 1.05」（2006年8月）を発行した．その後，メンブランフィルタ（MF）法の普及をおもな目的としたVer. 1.06（2009年12月）に，オンラインhemodiafiltration/hemofiltration（HDF/HF）用装置の一部変更許可に対応したVer. 1.07（2010年4月）に更新してきた．この間，生菌数の管理基準は1 CFU/mLと不変であったが，ISO 23500の発行（2011年5月）と，日本透析医学会「わが国の慢性透析療法の現況（2010年12月31日現在）」において70％以上の施設で1 CFU/mLが達成されているとの報告を受け，生菌数の基準を0.1 CFU/mLにレベルアップし，新たに透析液供給装置の管理基準を設けた「透析液清浄化ガイドライン Ver. 2.00」（2011年10月）を発行した．その管理基準を表1，2に示す．ここではそれを生かすべきポイントについて述べることとする．

I ETと生菌数は，どのように測定すればよいのか？

●ガイドラインの概要・考え方

▶日本臨床工学技士会「透析液清浄化ガイドライン Ver. 2.01」（2014）[1]

- 5-1-1 ET活性値

ET活性値は，リムルス試験法（比濁法・比色法）とする．採取直後に測定しない場合には安定化剤入りの容器を用い，冷蔵保存，1週間以内に測定する．透析液以外の試料（原水，軟水，RO水）についての安定性は保証されていないので，結果の判断には注意が必要である．測定は自施設内で行うことが望ましいが，外注業者への委託も可とする．汚染部を特定する目的でA，B原液のET活性値を測定する場合には，阻害を防ぐためにA原液40倍，B原液20倍に希釈後に測定する．

- 5-1-2 生菌数検査法

生菌数は平板表面塗抹法，およびMF法を用いる．培地はReasoner's Agar No2（R2A）を推奨する．ほかを使用する場合は同等性を確認したものを用いる．培養温度は20～25℃，または30～35℃のいずれかで，検出率の高いほうとする．培養期間は4～7日，またはそれ以上とする．R2A培地は寒天のほかに簡易法として液体およびシート状の物

表1 透析液清浄化ガイドライン Ver. 2.01 透析用水化学物質管理基準（22項目）

No	混入物質	最大濃度 (mg/L)
1	カルシウム	2 (0.1 mEq/L)
2	マグネシウム	4 (0.3 mEq/L)
3	カリウム	8 (0.2 mEq/L)
4	ナトリウム	70 (3.0 mEq/L)
5	アンチモン	0.006
6	ヒ素	0.005
7	バリウム	0.10
8	ベリリウム	0.0004
9	カドミウム	0.001
10	クロム	0.014
11	鉛	0.005
12	水銀	0.0002
13	セレン	0.09
14	銀	0.005
15	アルミニウム	0.01
16	総塩素	0.10
17	銅	0.10
18	フッ化物	0.20
19	硝酸塩（窒素として）	2.0
20	硫酸塩	100
21	タリウム	0.002
22	亜鉛	0.10

〔日本臨床工学技士会：透析液清浄化ガイドライン Ver. 2.01, 2014[1] より引用〕

があるが，寒天培地による公定法に準拠した方法と同等の結果が得られることを事前に検証して使用する．チャージする検体量は 0.05～100 mL 以上とし，汚染度に合わせて適時調整する．

Clinical Question 1
ET 活性値測定法の比濁法と比色法の特徴は？

比濁法は，ET がリムルス試薬を活性化し，ゲル化による濁度変化で検出する試験方法であり，検体の反応開始から一定の濁りに達する時間をゲル化時間として検出する．ゲル化時間と ET 量には負の相関関係が成り立つことから ET 量の測定が可能となる．注意点として，濁っている検体の測定には適さない．

比色法は，ET がリムルス試薬を活性化し，発色合成基質が切断されることを検出する試験方法であり，発色基質 p-ニトロアニンが ET により活性化され遊離するとき，405 nm の吸光度変化を測定することにより検出する．遊離に要する時間と ET 量は反比例することから ET 量の測定が可能となる．注意点として，検体中に黄褐色系の物質が含まれているとブランクが高くなるので，このような検体の測定には適さない．

また，リムルス試薬は，検体の組成により微量でも影響を受けるので注意が必要である．

CQ 2
ET 活性値測定に電解質の影響はないのか？

ガイドラインには，透析液原液の ET 活性値を測定する場合には，電解質による影響を防ぐために A 原液 40 倍，B 原液 20 倍に希釈後に測定する，と記されている[1]．

リムルス試薬の反応は pH 7.4 程度を標準としているため，A 原液の pH 2～3 程度では低すぎて蛋白変性が起こる可能性がある．また，高いナトリウム (Na) 濃度の影響により ET 活性の測定値が低くなる．B 原液では，重炭酸 Na 自体がリムルス試薬の反応に影響を与える．したがって，透析液原液の ET 活性値を測定する場合には，以上を十分考慮して測定評価する必要がある．

CQ 3
培地と培養方法は何がよいのか？

生菌数は平板表面塗抹法，および MF 法を用いる．培地は R2A を推奨する．同等性を確認

表2 透析液清浄化ガイドライン Ver. 2.01 水質管理基準

〈透析用水生物学的汚染管理基準〉

ET活性値	0.01 EU/mL 未満　目標値 0.001 EU/mL 未満
生菌数	1 CFU/mL 未満　目標値 0.1 CFU/mL 未満
検体採取量	1 mL～100 mL
測定頻度	月1回以上測定

〈A溶解装置，B溶解装置（透析用水）〉

ET活性値	0.001 EU/mL 未満
生菌数	1 CFU/mL 未満　目標値 0.1 CFU/mL 未満
検体採取量	1 mL～100 mL
測定頻度	多人数用透析液供給装置の透析液が基準値以上の場合に実施する．

〈透析用監視装置〉

ET活性値	0.001 EU/mL 未満
生菌数	0.1 CFU/mL 未満
検体採取量	10 mL～100 mL
測定頻度	月1回以上測定，1年で全台実施することが望ましい．

〈透析液応用全自動装置〉

ET活性値	0.001 EU/mL 未満
生菌数	0.1 CFU/mL 未満（装置流入部は 1 CFU/mL 未満）
検体採取量	50 mL～100 mL
測定頻度	メーカの添付文書に記載された管理基準に準ずる．

〈オンラインHDF/HF装置（流入部）〉

ET活性値	0.001 EU/mL 未満
生菌数	1 CFU/mL 未満
検体採取量	1 mL～100 mL
測定頻度	メーカの添付文書に記載された管理基準に準ずる．

〈オンラインHDF/HF装置（オンライン補充液）〉

ET活性値	0.001 EU/mL 未満
生菌数	10^{-6} CFU/mL 未満（not detected で管理）
検体採取量	10 mL～100 mL
測定頻度	メーカの添付文書に記載された管理基準に準ずる．

〔日本臨床工学技士会：透析液清浄化ガイドライン Ver. 2.01，2014[1] より引用〕

したほかの培地の使用も可能であるが，同等性の確認は難しくR2Aを推奨する．R2A培地は寒天のほかに簡易法として液体およびシート状のものがあるが，寒天培地による公定法に準拠した方法と同等の結果が得られることを事前に検証して使用する．培地の取り扱いは，常に蓋が下になった状態とし，試料を入れるときと吸収されるまでの間のみ蓋を上にする．無菌的に

採取した試料を培地に入れ，コンラージ棒を用いて培地上に均一に塗布し，試料が培地に吸収されたら蓋を下にして培養する．MFは孔径0.45μm以下の適当な材質のものを用いる．MFの直径は50 mmのものが望ましいが，異なる直径のものも使用できる．またガイドラインには，簡易法としてカートリッジ式のMFに液体培地を流し込み，カートリッジからMFを取り出すことなく培養する方法も用いられる，と記されている[1]．培地については，R2AとTryptone Glucose Extract Agar（TGEA）が使用できるといわれているが，培地成分に大きく違いがあり，本ガイドラインで推奨しているR2Aがもっとも適する．MF法では，菌集落（colony：コロニー）を数えられる範囲かつ信頼のおける範囲が10～100 CFUである．そのために，MF法で10 mLの検体を注入した結果，100 CFUを大きく超えた（スケールアウトした）場合は，R2A寒天培地に50～200μL（100 CFU/mL前後の場合は500μLになる）を塗布して算定する．R2A寒天培地に300 CFU以上の場合は，検体の10倍希釈系列の希釈液を塗布する．このように生菌数を考慮して適正な培養方法を選択していく必要がある．

CQ 4
適正な培養温度と培養期間（時間）は？

培養温度は20～25℃，または30～35℃のいずれかで，検出率の高いほうとする．培養期間は4～7日，またはそれ以上とする．「第一六改正日本薬局方」の参考情報によると，培養温度と培養期間は，菌種により至適条件が異なり，上記の2通りが推奨されている．一般細菌や従属栄養細菌の一部は30～35℃でコロニーを形成し，従属栄養細菌の一部は20～25℃でのみコロニーを形成する細菌が存在する．

ガイドラインには，培養温度と培養期間は，施設の水質に応じた設定が必要となる，と記されている[1]．それぞれの施設での透析室の温度は，季節，地域差，日中夜間などとさまざまな環境があり，すべての施設で異なっていると思われる．それに伴って発生する細菌の種類も多種多様となると考える．

透析用水および透析液中に発生する従属栄養細菌は基本的に低温，低栄養の環境に発生してくるものであるが，その範囲は限定されずに広い．従属栄養細菌は，一般細菌とは異なり発育が遅く，肉眼的に確認できるようになるまで数日～数週間の時間を要する．その発育時間もすべての細菌が一定ではなく，菌種によって異なり，それが多種存在する．ゆえに培養時間においても適正な時間を完全には決めることができない．したがって，さまざまな条件で数多くの培養検査を実施し，そのデータを収集検討して，それぞれの施設でもっとも多く発生する培養温度を2通り設定し，また，培養時間を設定し，生菌数を測定することが望ましいと考える．

CQ 5
適正な検体量は？

ガイドラインには，チャージする検体量は0.05～100 mL以上とし，汚染度に合わせて適時調整する，と記されている[1]．R2A寒天培地は，当初では培地に塗布する検体量として1.0 mLが推奨され，検体が培地に吸収されるのに長い時間を必要としたために正確な検査が行えていないこともあったが，現在では50～200μLが適量となっている．MF法では10～100 mLが適正な検体量となっている．検体採取量と実際の検査に用いる検体量は，目的，測定法，汚染度に合わせて適正に採取し，測定を実施する必要がある．

CQ 6
培養検査を実施するための設備はどのくらい必要なのか？

細菌の培養検査を安全確実に実施するためには，細菌検査室レベルの設備が必要となる．おもなものとして，培地を乾燥させ検体を接種す

るクリーンベンチ，一定温度で培養するインキュベータ，培養後の培地を処理するオートクレーブなどが必要となる．このような設備がない場合には，次の点に留意して実施すべきと考える[2]．

1) 閉鎖された部屋を使用し，水回りから1.5 m以上離れた場所を選ぶ．
2) 空調を切り，人の出入りを禁じる．
3) 消毒用アルコールで机上を消毒する．
4) 寒天培地を1時間以上前に冷蔵庫から取り出し，結露を除いておく．
5) 手袋，マスクを着用する．臨床着の上に白衣をつける．
6) 短時間で接種する．
7) 培地はビニール袋やプラスチック容器などに入れ，少し通気をする．培地の乾燥が予想される場合は滅菌蒸留水で湿らせた綿花を入れておく．
8) 培養・観察後は培地をビニール袋に入れ，感染性廃棄物の処理を行う．

以上，培養検査を実施するための設備とともにその知識と手技においても十分に身につける必要があると考える．

測定のポイント

① ET活性値は，リムルス試験法（比濁法・比色法）とする（GL）．
② 採取直後に測定しない場合には安定化剤入りの容器を用い，冷蔵保存，1週間以内に測定する（GL）．
③ 生菌数は平板表面塗抹法，およびMF法を用いる（GL）．
④ 培地はR2Aを推奨する（GL）．
⑤ R2A寒天培地の検体量は，50〜200 μLが適量である（OP）．
⑥ MFは孔径0.45 μm以下の適当な材質のものを用いる（GL）．
⑦ リムルス試薬は，検体の組成により微量でも影響を受けるので注意が必要である（OP）．
⑧ ET活性値測定には電解質の影響がある

（OP）．
⑨ 培養温度と培養期間（時間）は，それぞれの施設でもっとも多く発生する培養温度を2通り設定し，また，培養時間を設定し，生菌数を測定することが望ましい（OP）．
⑩ 細菌の培養検査を安全確実に実施するためには，細菌検査室レベルの設備を整えることが望ましい（OP）．

Ⅱ サンプリング（検体採取）の方法は，どのようにすればよいのか？

●ガイドラインの概要・考え方

▶「透析液清浄化ガイドライン Ver. 2.01」[1]

• 5-2-1 透析用水の採取

RO水タンクへ設置してあるメーカの推奨する専用のサンプルユニットより，できるかぎり長い時間（1分以上）透析用水を流した後に採取する．薬液を封入可能な場合は事前にアルコールなどの薬剤を封入しておく．サンプルポートを使用する場合，アルコールで消毒後，採液する．RO水タンクがない場合はROモジュール出口から採取する．

• 5-2-2 透析液の採取

多人数用透析液供給装置でメーカの推奨する専用のサンプルユニットより，流量500 mL/min以上でできるかぎり長い時間（5分以上）透析液を流した後に採取する．薬液を封入可能な場合は事前にアルコールなどの薬剤を封入しておく．

A末，B末溶解装置でメーカの推奨する専用のサンプルユニットより，洗浄中の処理水（透析用水）をできるかぎり長い時間（1分以上）流した後に採取する．

透析用監視装置で流量500 mL/min以上でできるかぎり長い時間（5分以上）透析液を流した後に採取を行う．ダイアライザ透析液入口側へ専用の採取部品（ゴムボタン，混注キャップなど）を装着し，外部を消毒後に採取する．部品はできるかぎりディスポとする．

CQ 7
いつ（時間），サンプリングを行うのか？

透析用水や透析液をサンプリングする場合に，いつ行うのがよいのかということについては，ガイドラインやその他の書物にもほとんど書かれていない．もっとも清浄度が高いのは洗浄消毒終了直後であり，その後時間とともに清浄度は低下し，洗浄消毒開始直前がもっとも清浄度は低くなる．血液検査のようにもっともデータが悪いときに採血して検査評価するのが理想かもしれないが，現在透析液でそれをすべてに行うのは難しいと思われる．したがって，少なくとも透析中か透析間にサンプリングを行い，検査評価することが重要と考える．また，自施設の清浄化の評価および対策のためには，洗浄消毒終了直後から洗浄消毒開始直前までの間でいくつかのポイントにてサンプリングして検査し，そのデータを収集分析することも重要と考える．

CQ 8
どこから（部位），サンプリングを行うのか？

ガイドラインでは，透析用水の採取は，RO水タンクへ設置してあるメーカの推奨する専用のサンプルユニットより，できるかぎり長い時間（1分以上）透析用水を流した後に採取する．透析液の採取は，多人数用透析液供給装置でメーカの推奨する専用のサンプルユニットより，流量 500 mL/min 以上でできるかぎり長い時間（5分以上）透析液を流した後に採取する，となっている[1]．とくにダイアライザへ供給する直前で採取して検査を行い評価することは重要と考える．また，各ラインや部位によって清浄度が異なるので適正な部位を数箇所決めておく必要があるが，自施設の清浄化の評価および対策のためには，各工程のポイントにてサンプリングして検査し，そのデータを収集分析することも重要である．

CQ 9
どのくらい（量），サンプリングを行うのか？

サンプリング量についてもほとんど書かれていないが，大量の水を使用して行う透析のごく一部をサンプリングして検査するより，なるべく多くの量をサンプリングして検査したほうがよいと考える．サンプリングして実際に検査に用いる検体量は 0.05〜100 mL が主となるが，これも目的，測定法，汚染度に合わせて適正にサンプリング量を決定し，検査を実施することが重要である．

CQ 10
コンタミネーション（細菌汚染）を起こさないためには？

できるかぎり長い時間サンプル液を流した後にサンプリングを行う．専用のサンプリング部品（ゴムボタン，混注キャップなど）を装着し，外部を消毒後にサンプリングする．使用する部品はできるかぎりディスポとすると記されている[1]．専用のサンプリング部品，消毒薬，サンプリング方法などを十分に検討し，サンプリングを行う．サンプリングしてから検査が終了するまでの過程においても，コンタミネーションが起きないシステムを構築し実施する．そのためには，十分な知識と技術，手技の訓練が必要である．

サンプリングのポイント

① 透析用水の採取は，RO水タンクへ設置してあるメーカの推奨する専用のサンプルユニットより，できるかぎり長い時間（1分以上）透析用水を流した後に採取する（GL）．
② 透析液の採取は，多人数用透析液供給装置でメーカの推奨する専用のサンプルユニットより，流量 500 mL/min 以上でできるかぎり長い時間（5分以上）透析液を流した後に採取する．とくにダイアライザ

るクリーンベンチ，一定温度で培養するインキュベータ，培養後の培地を処理するオートクレーブなどが必要となる．このような設備がない場合には，次の点に留意して実施すべきと考える[2]．

1) 閉鎖された部屋を使用し，水回りから1.5 m以上離れた場所を選ぶ．
2) 空調を切り，人の出入りを禁じる．
3) 消毒用アルコールで机上を消毒する．
4) 寒天培地を1時間以上前に冷蔵庫から取り出し，結露を除いておく．
5) 手袋，マスクを着用する．臨床着の上に白衣をつける．
6) 短時間で接種する．
7) 培地はビニール袋やプラスチック容器などに入れ，少し通気をする．培地の乾燥が予想される場合は滅菌蒸留水で湿らせた綿花を入れておく．
8) 培養・観察後は培地をビニール袋に入れ，感染性廃棄物の処理を行う．

以上，培養検査を実施するための設備とともにその知識と手技においても十分に身につける必要があると考える．

測定のポイント

① ET活性値は，リムルス試験法（比濁法・比色法）とする（GL）．
② 採取直後に測定しない場合には安定化剤入りの容器を用い，冷蔵保存，1週間以内に測定する（GL）．
③ 生菌数は平板表面塗抹法，およびMF法を用いる（GL）．
④ 培地はR2Aを推奨する（GL）．
⑤ R2A寒天培地の検体量は，50〜200 μLが適量である（OP）．
⑥ MFは孔径0.45 μm以下の適当な材質のものを用いる（GL）．
⑦ リムルス試薬は，検体の組成により微量でも影響を受けるので注意が必要である（OP）．
⑧ ET活性値測定には電解質の影響がある（OP）．
⑨ 培養温度と培養期間（時間）は，それぞれの施設でもっとも多く発生する培養温度を2通り設定し，また，培養時間を設定し，生菌数を測定することが望ましい（OP）．
⑩ 細菌の培養検査を安全確実に実施するためには，細菌検査室レベルの設備を整えることが望ましい（OP）．

II　サンプリング（検体採取）の方法は，どのようにすればよいのか？

●ガイドラインの概要・考え方

▶「透析液清浄化ガイドライン Ver. 2.01」[1]

・5-2-1 透析用水の採取

RO水タンクへ設置してあるメーカの推奨する専用のサンプルユニットより，できるかぎり長い時間（1分以上）透析用水を流した後に採取する．薬液を封入可能な場合は事前にアルコールなどの薬剤を封入しておく．サンプルポートを使用する場合，アルコールで消毒後，採液する．RO水タンクがない場合はROモジュール出口から採取する．

・5-2-2 透析液の採取

多人数用透析液供給装置でメーカの推奨する専用のサンプルユニットより，流量500 mL/min以上でできるかぎり長い時間（5分以上）透析液を流した後に採取する．薬液を封入可能な場合は事前にアルコールなどの薬剤を封入しておく．

A末，B末溶解装置でメーカの推奨する専用のサンプルユニットより，洗浄中の処理水（透析用水）をできるかぎり長い時間（1分以上）流した後に採取する．

透析用監視装置で流量500 mL/min以上でできるかぎり長い時間（5分以上）透析液を流した後に採取を行う．ダイアライザ透析液入口側へ専用の採取部品（ゴムボタン，混注キャップなど）を装着し，外部を消毒後に採取する．部品はできるかぎりディスポとする．

CQ 7
いつ（時間），サンプリングを行うのか？

透析用水や透析液をサンプリングする場合に，いつ行うのがよいのかということについては，ガイドラインやその他の書物にもほとんど書かれていない．もっとも清浄度が高いのは洗浄消毒終了直後であり，その後時間とともに清浄度は低下し，洗浄消毒開始直前がもっとも清浄度は低くなる．血液検査のようにもっともデータが悪いときに採血して検査評価するのが理想かもしれないが，現在透析液でそれをすべてに行うのは難しいと思われる．したがって，少なくとも透析中か透析間にサンプリングを行い，検査評価することが重要と考える．また，自施設の清浄化の評価および対策のためには，洗浄消毒終了直後から洗浄消毒開始直前までの間でいくつかのポイントにてサンプリングして検査し，そのデータを収集分析することも重要と考える．

CQ 8
どこから（部位），サンプリングを行うのか？

ガイドラインでは，透析用水の採取は，RO水タンクへ設置してあるメーカの推奨する専用のサンプルユニットより，できるかぎり長い時間（1分以上）透析用水を流した後に採取する．透析液の採取は，多人数用透析液供給装置でメーカの推奨する専用のサンプルユニットより，流量500 mL/min以上でできるかぎり長い時間（5分以上）透析液を流した後に採取する，となっている[1]．とくにダイアライザへ供給する直前で採取して検査を行い評価することは重要と考える．また，各ラインや部位によって清浄度が異なるので適正な部位を数箇所決めておく必要があるが，自施設の清浄化の評価および対策のためには，各工程のポイントにてサンプリングして検査し，そのデータを収集分析することも重要である．

CQ 9
どのくらい（量），サンプリングを行うのか？

サンプリング量についてもほとんど書かれていないが，大量の水を使用して行う透析のごく一部をサンプリングして検査するより，なるべく多くの量をサンプリングして検査したほうがよいと考える．サンプリングして実際に検査に用いる検体量は0.05〜100 mLが主となるが，これも目的，測定法，汚染度に合わせて適正にサンプリング量を決定し，検査を実施することが重要である．

CQ 10
コンタミネーション（細菌汚染）を起こさないためには？

できるかぎり長い時間サンプル液を流した後にサンプリングを行う．専用のサンプリング部品（ゴムボタン，混注キャップなど）を装着し，外部を消毒後にサンプリングする．使用する部品はできるかぎりディスポとすると記されている[1]．専用のサンプリング部品，消毒薬，サンプリング方法などを十分に検討し，サンプリングを行う．サンプリングしてから検査が終了するまでの過程においても，コンタミネーションが起きないシステムを構築し実施する．そのためには，十分な知識と技術，手技の訓練が必要である．

サンプリングのポイント

① 透析用水の採取は，RO水タンクへ設置してあるメーカの推奨する専用のサンプルユニットより，できるかぎり長い時間（1分以上）透析用水を流した後に採取する（GL）．
② 透析液の採取は，多人数用透析液供給装置でメーカの推奨する専用のサンプルユニットより，流量500 mL/min以上でできるかぎり長い時間（5分以上）透析液を流した後に採取する．とくにダイアライザ

へ供給する直前で採取して検査を行い評価することは重要である（GL）．
③ 透析用水や透析液をサンプリングする場合は，透析中か透析間にサンプリングを行い，検査評価することが重要である（OP）．
④ サンプリングして実際に検査に用いる検体量は0.05〜100 mLが主となるが，これも目的，測定法，汚染度に合わせて適正にサンプリング量を決定し，検査を実施することが重要である（OP）．
⑤ コンタミネーションを起こさないために十分な知識と技術，手技の訓練が必要である（OP）．

III 透析用水，透析液の管理は，どのようにすればよいのか？

●ガイドラインの概要・考え方

▶「透析液清浄化ガイドライン Ver. 2.01」[1]

- 5-3 透析用水と関連装置の管理

管理基準達成のためには，各工程の適切な構造・管理が重要であり，要求される品質の透析用水が供給されることを適切なバリデーションによって検証する必要がある．さらに，日常の水質管理によってその品質を保証し続けなければならない．そのためには，最終透析液の抜き取り検査のみではなく，各工程でのモニタリングを行い，管理基準を逸脱する場合は透析機器安全管理委員会にて原因を究明し改善措置をとる．各工程における管理基準は，施設ごとに透析液製造工程が異なるため各施設にて設定する．また，管理成績のトレンドを把握するためにデータは記録し最低5年間保存する．

- 5-4 透析液と関連装置の管理

多人数用透析液供給装置，B原液タンク，A原液タンク，の洗浄・消毒には次亜塩素酸ナトリウムと酢酸が使用され，その効果についてすでに多くのコンセンサスが得られている．しかし，現在の洗浄・消毒法がバイオフィルム形成を抑制していることを確認するべきである．また，現在臨床で使用されている多人数用透析液供給装置では，透析液原液と透析用水の混合部から透析用監視装置までの洗浄・消毒機構のみが装備された機種が多く，それ以外のB原液タンク（B溶解装置），A原液タンク（A溶解装置）など，無消毒のラインが存在する場合がある．とくにB原液ライン系の微生物汚染は重大な問題となるため透析液の清浄化を行ううえで重要なポイントの一つである．

CQ 11
透析装置や配管の洗浄消毒は？

洗浄消毒は，透析液配管の清浄化には避けて通れない重要な問題である．配管管理の基本は，送液方法，送液管の形状，材質，および消毒の方法である．まず多人数用透析システムで透析液を送液する場合は，透析液pHの維持を目的としてシングルパス方式を基本とする．個人用透析装置で透析用水を送液する場合はループ式を基本とする．次に，配管の形状はできるかぎり細くし高流速で送液し，液停滞部分がない形状を採用する．また，配管は定期的に交換する（5年ごとを推奨）．透析液配管は低濃度の消毒液を用い夜間封入するシステムを推奨する．

透析装置の洗浄消毒薬は原則としてメーカの推奨品（一般的には次亜塩素酸ナトリウムと酢酸）を使用する．配管内にバイオフィルムの形成が疑われる場合はメーカと協議し，有効性の高い洗浄消毒薬の使用を推奨する．透析配管用の洗浄消毒薬の機能には，殺菌，炭酸塩除去，有機物除去に加え残留性，廃棄の問題，安全性およびコストなど，多くの検討すべき問題がある．薬液タンクと透析装置間には電磁弁（モーターバルブ）とは別に，手動のクランプを設け電子部品の開閉の誤作動時に薬液が流れ出さない機構を設ける．薬剤の原液タンクは，透析液のミキシング部分より低い位置に設置し落差圧による誤流入を防止すると記されている[1]．

洗浄消毒については，要求される清浄化を維持するための目的が達成できる薬剤と方法を用いて行う．メーカの推奨する次亜塩素酸ナトリウムと酢酸は，非常に有効な薬剤ではあるが，少し弱点もあるのでほかの薬剤についてもメーカと協議し，安全性を確認し，有効性の高い洗

浄消毒薬の使用も可能と思われる．

CQ 12
ET retentive filter（ETRF）は，どのように使用すべきか？

通常，細菌やETなどを捕捉し，クリーンな透析液を供給する手段としてETRFが使用される．これを透析用監視装置の一次側へ装着すると，インスタントで清浄化された透析液の供給が可能となるという考えは誤りである．ETRFは，前述した水処理，多人数用透析液供給装置系の基本的な清浄化対策が構築されたシステムで，さらにクリーンな透析液が必要な場合に設置すべきである．ETRFは非医療機器であるが使用方法，管理方法はメーカの推奨を参考に各施設の透析機器安全管理委員会で適切に管理する．同じETRFであっても，最近の装置で機器に内蔵されているタイプのものは医療機器の交換パーツとして認可を受けているため，装置の取扱い説明書の管理方法に従うと記されている．

ETRFは，使用する水質により数種類の性能に分かれる．もっとも多く使用されているのは，ダイアライザへ供給する透析液に用いるETRFである．またこれもメーカにより少しずつ性能が異なるため，実際の使用においては，その目的や施設の状況に合わせて，何種類のETRFをどのように設置して使用するのかを十分に検討して実施することが必要と思われる．そして，ETRFは清浄化システムが完成された環境においてさらなる清浄化と安全性を求めて使用することが重要である．

CQ 13
カプラについては？

従来から使用されている透析用カプラは，構造上無消毒の部分があり細菌培養検査を行うと，ETの原因菌が存在すると報告されるため定期的に消毒を行う．洗浄消毒されていないカプラからは大量のETがダイアライザに流入するので注意が必要である．近年，清浄化対策を施した透析用カプラが販売されており，ガイドラインでは本製品の使用を推奨すると記されている[1]．

カプラは，透析液をダイアライザに接続する部分であり，清浄化対策のなかでもっとも重要な最後の部分である．ここまで清浄化対策を十分に行ってきたとしても，このカプラに清浄化対策が行えていなかったらなんの意味もなくなってしまう．したがってカプラの清浄化対策は非常に重要である．

カプラにも種類はあるが，とくにOリングなどが細菌の温床となっているので，できれば透析ごとに交換したいが，少なくとも1週間に1回は洗浄消毒する必要がある．頻回の洗浄消毒が難しい場合には，清浄化対策を施した透析用カプラを使用したほうがよいと考える．

■ 管理のポイント

① 管理基準達成のためには，各工程の適切な構造・管理が重要であり，要求される品質の透析用水が供給されることを適切なバリデーションによって検証する必要がある．さらに，日常の水質管理によってその品質を保証し続けなければならない（GL）．

② 現在臨床で使用されている多人数用透析液供給装置では，B原液タンク（B溶解装置），A原液タンク（A溶解装置）など，無消毒のラインが存在する場合がある．とくにB原液ライン系の微生物汚染は重大な問題となるため透析液の清浄化を行ううえで重要なポイントである（OP）．

③ 透析液配管は低濃度の消毒液を用い夜間封入するシステムを推奨する．また，配管は定期的（5年ごと）に交換することを推奨する（GL）．

④ 洗浄消毒については，要求される清浄化（水質）を維持する目的が達成できる薬剤（次亜塩素酸ナトリウムと酢酸など）と方

法を用いて行う（OP）．
⑤ ETRFは，水処理，多人数用透析液供給装置系の基本的な清浄化対策が構築されたシステムで，さらにクリーンな透析液が必要な場合に設置すべきである（GL）．
⑥ 透析用カプラは，構造上無消毒の部分があり細菌培養検査を行うと，ETの原因菌が存在するため定期的に消毒を行う必要がある．また，清浄化対策を施した透析用カプラの使用を推奨する（GL）．

おわりに

2004年ISO/AAMIより透析液清浄化に関係する数種類の国際基準案が提案され，現在までに5つの国際基準が成立してきた．本邦においてもオンラインHDF/HF治療が当該装置を用いることで施行可能となり，透析液清浄化加算も認められた．このようななかで透析医療の安全性の担保と最低限の遵守事項を基本とする透析液清浄化ガイドラインが策定されてきた．今後においても透析液清浄化を取り巻く環境は変動するものと思われ，内容についても随時更新するものとなっている．各施設においては，本ガイドラインを基本として透析機器安全管理委員会にて十分に検討し，適正な透析液清浄化システムを構築することを期待する．

引用文献
1) 日本臨床工学技士会：透析液清浄化ガイドライン Ver. 2.01. 2014
http://www.ja-ces.or.jp/ce/wp-content/uploads/2013/03/72ca45279a884fa1f4faa647058754f5.pdf
2) 岩本ひとみ，野田哲寛，古賀伸彦：透析液の安全管理―生菌数試験．臨牀透析　2011；27：1260-1265

参考文献
1) 大澤貞利，久島貞一：透析液の安全管理―エンドトキシンの測定法．臨牀透析　2011；27：466-470
2) 小野信行：透析液の安全管理―透析液作成供給装置とライン管理．臨牀透析　2012；28：123-128

（山下　芳久）

かは不明であると多くの法律家は論じている．治療の非開始や継続中止に関する論議はこのところ医療界だけではなく広く一般社会でもなされてきており，大きな変化が到来するかもしれない．

CQ 8
医療の有意性をどう捉えるべきか？

患者が自らに与えられる医療を受けるか否かは，一定の条件下で自己決定することが許されている権利であるが，受ける医療がもたらす益が患者の被る負担を凌駕するであろうとする判断に依存している．大まかには，患者も医療側も患者の生命の質に重点を置いて判断を決める．一方で患者は自らが価値あると考える命を生きたいのであり，他方で医療側はその患者が生き続けて価値があると考える命を支援したいとするものである．CQ④で言及したように，患者の要求をすべて受け入れることはいかに自己決定権を尊重する時代でも，常にはなしえないし倫理的にも法的にも正しくないことがある．原則的に患者側と医療側の意向に乖離がある場合には患者側の意向が優先されるといえるが，状況により種々の制限が付されるものである．

CQ 9
終末期をどう定義するのか？

日本医師会は生命の質の観点からこれを「生命維持装置の適用にかかわらず，合理的な医学的判断の範囲内では，死が必至の不治の状態で，生命維持装置の適用は患者の死の時期を延長することだけに役立つ状態で生存している時期」と定義している．または，日本医師会は生存期間の観点からは，「疾病や傷害により最低で2週間以内，長くて1カ月以内に死が訪れるのが必至の状態」と定義している[8]．これに対して日本老年医学会は「病状が不可逆的かつ進行性で，その時代に可能なかぎりの治療によっても，病状の好転や進行の阻止が期待できなくなり，近い将来の死が不可避となった状態」を終末期としており，病状がきわめて多岐にわたるため，「具体的な期間の設定は無理である」と説明している[参考URL1]．臨死期には1週間以内などと短期間の生命予後を予想できることが多いが，慢性疾患の最終段階では死の予測は著しく難しいと多くの臨床医は感じている．識者のなかには，「死を意識したときにその人の終末期が始まる」と言う人がいるが，医療者にはあまりに漠然としている．

CQ 10
いわゆる終末期医療やケアは，いつ開始されるべきなのか？

現在の趨勢として終末期における余命を明記しないのはその予測が難しいことのほかに，終末期医療やケアは一線を画して開始されるべきものではなく，病態により漸次その比重を増していくべきものと理解されてきたからだと考える．日常生活の基本的な動作に困難が伴うようになってきて進行していく場合，具体的には，脱着衣・排泄動作・歯磨き・洗面・入浴・摂食などが自力でできなくなってくる時期が終末期医療とケアが開始されるべき時期と考える．身体的な苦痛をできるだけ軽減することが目論まれるが，その他の社会的・精神的・スピリチュアルな苦痛・苦悩にも配慮されるべきは当然である．

CQ 11
アメリカの透析見送りガイドラインはどうなっているか？

アメリカのRenal Physicians Association (RPA)は2011年に透析の適正な開始および見送りについて，Clinical Practice Guideline[9]を発表しているが，その概要が表3である．"Recommendation"（勧告）という語句が用いられている．表3の勧告5からは持続的植物

表3 Shared Decision-Making in the Appropriate Initiation of and Withdrawal from Dialysis Clinical Practice Guideline (Second Edition)

勧告1　医師と患者の間で「共同の意思決定」を行いうる関係を構築すること．
勧告2　疾患の診断，予後および治療の選択肢*について，十分に患者に伝えること．
勧告3　患者の総合的な状態に特化した予後の予測を患者に与えること．
勧告4　将来計画（Advance care planning）を立てること．
勧告5　透析の非開始と透析の中止が容認される条件：① 自由意思による自己決定，② 事前指示書の存在，③ 法的代理人による判断，④ 思考・感覚・目的行動または自己および周辺の認識を欠くような不可逆的で重篤な神経学的障害の存在．
勧告6　きわめて予後不良な患者であるか，透析が安全に施行不能な状態の患者
勧告7　透析施行の可否判断において，意見の衝突を解消すべきこと．
勧告8　意見衝突時への対応．
勧告9　要に応じて緩和ケアを行うべきこと．
勧告10　診断，予後，治療選択，ケアの到達点について，意思の疎通をはかるために，系統的なアプローチを行うべきこと．

＊：事前指示（書），法定代理人の選定，非開始や中止も選択肢のなかに含まれることへの理解を患者側から得ること．

〔Renal Physicians Association：Rockville Maryland, October 2010（USA）（大平 試訳）〕

状態や認知症状態の患者などが，勧告6からは低血圧・重度認知症・非腎性疾患の末期状態の患者などが透析の対象外であるとして，医療側からは「透析をお勧めしない」という態度をとると読み取れる．ただし，この医療側からの勧告は強制的（mandatory）ではないと明記してある．つまり最終決定はあくまでも患者側にあることになっている．アメリカのこの問題に対する最終的な姿勢は，患者の自己決定にあるといえる．

診療のポイント

① 高度腎機能障害患者の背景変貌に鑑み，腎不全 即 透析開始とは必ずしもならないこと，さらに透析の継続が必ずしも当該患者の利益にはならないことがあることが経験的に明確になってきている．
② 透析療法の適応については，保存的療法との比較を厳密に行ったうえで慎重に決することが必要である[10]．

おわりに

治療の非開始や継続中止は，これまでも密やかに行われてきたことが予想される．限りある命を生きる人間にとって不安のない安寧な死を迎えるためにはこれらへの配慮が必要であり，適正な基準と透明性のある環境において考慮されるべきであろう．今後は，透析の非開始例や継続中止例の細やかな臨床経過の蓄積と分析とが必須となろう．これによって，透析か否かの選択への患者側ならびに患者を支える医療側の意思決定が適正で容易になると考える．

本提言が種々の事例経験や研究成果の分析などの積み重ねによって，漸次改定されることを望みたい[11]．

引用文献

1) 渡辺有三，平方秀樹：慢性血液透析療法の非導入/継続中止（見合わせ）に関する血液透析療法ガイドラインワーキンググループからの提言（案2012）を策定することに至った経緯について．透析会誌　2012；45：1085-1089
2) 大平整爾：維持透析の見合わせ―個人的回顧とオーバービュー．透析会誌　2012；45：1099-1103
3) 日本透析医学会・学術委員会：維持血液透析の開始と継続に関する意思決定のプロセスについての提言．透析会誌　2014；47：269-285
4) 辰井聡子：治療不開始・中止行為の刑法的評価．明治学院大学院法学研究　2009；86：57-104

5) 大平整爾：いかによく生きるか―命の選択．第1章 生死に関する事象を考察する際の判断基準（2）倫理の原則．2013, 11-12, 医学と看護社, 東京
6) 星野一正：米国連邦法「患者の自己決定権法」．時の法令　2000；1622：62-66
7) 塚本泰司：安楽死と尊厳死．宇津木伸, 塚本泰司 編：現代医療のスペクトル・フォーラム 医事法学．2001, 329-347, 尚学社, 東京
8) 土屋　隆：終末期をめぐる諸問題．日医師会誌　2004；132：1315-1319
9) Renal Physicians Association：Shared Decision-Making in the Appropriate Initiation of and Withdrawal from Dialysis；Clinical Practice Guideline（2nd ed）．2010, RPA, Rockville, Maryland, USA
10) 大平整爾：終末期医療：透析の非導入・継続中止・事前指示―いつ, どのようにして進めるべきか．臨牀透析　2014；30：1295-1302
11) 大平整爾：透析の見合わせ（非開始と継続中止）に対する一考察―日本透析医学会による「提言」公示を受けて．日透医誌　2014；29：363-372

参考文献
1) 大平整爾：透析患者のターミナルケア―生と死のはざまにある医療と看護．2011, メディカ出版, 大阪
2) Bernat, J. L.（中村裕子 監訳）：臨床家のための生命倫理学―倫理問題解決のための実践的アプローチ（第2版）．2007, 協同医書出版, 東京
3) Grubbs, V., Moss, A. H., Cohen, L. M., et al.：A palliative approach to dialysis care：a patient-centered transition to the end of life. Clin. J. Am. Soc. Nephrol. 2014；9：2203-2209

参考URL（2016年2月現在）
1) 日本老年医学会：「高齢者の終末期の医療およびケア」に関する日本老年医学会の「立場表明」2012
http://www.jpn-geriat-soc.or.jp/jgs-tachiba2012.pdf

（大平　整爾）

索引

和文

あ

アカルボース（グルコバイ®） 259
アクセス外科医 85
アスナプレビル 251
アドヒアランス 268
　服薬—— 152
アルドステロン拮抗薬 232
アンジオテンシンⅡ受容体拮抗薬（ARB） 189
アンジオテンシン変換酵素阻害薬（ACE阻害薬） 189
亜鉛欠乏症 145

い

インクレチン 260
インスリン 260
　——アナログ製剤 260
　——抵抗性改善系 258
　強化—— 260
　混合型——製剤 260
　速効型・超速効型——製剤 260
　速効型——分泌促進薬 258, 259
　中間型・持効型——製剤 260
インターフェロン 247
異所性副甲状腺 175
遺伝子組換え組織プラスミノーゲンアクチベーター（rt-PA） 219
遺伝子組み換えヒトエリスロポエチン 126
犬山分類 241
医療訴訟 26
医療の有意性 301
院内感染 238

う

ウルソデオキシコール酸 245
植え込み型除細動器（ICD） 211
うっ血性心不全 198
運動負荷心電図 210

え

エネルギー量 267
エポエチン 127
　——βペゴル 127
エリスロポエチン（EPO）
　——産生刺激製剤（ESA製剤）→ESAをみよ
　——産生阻害 146
　遺伝子組み換えヒト—— 126
エンドトキシン（ET） 279
栄養補助食品 268

お

オンラインHDF 275, 281
黄色ブドウ球菌腹膜炎 76

か

カリウム
　高——血症 266
カルシウム（Ca） 149
　——感知受容体（CaSR） 161
　——拮抗薬 189
　——の管理目標値 150
　PTx後の——補充療法 176
　血清補正——濃度 149
　高——血症 162
カルニチン欠乏症 145
下大静脈径 193
活性型ビタミンD製剤 152, 161
家庭血圧 186
間欠性跛行 223
患者の自己決定 298
肝生検 241
感染
　院内—— 238
　グラフト—— 105
肝組織の新犬山分類 241
冠動脈インターベンション（PCI） 207
冠動脈疾患の診断 205
冠動脈バイパス術（CABG） 206, 207
肝発癌 243
肝庇護薬 245

き

基礎分泌 260
急性冠症候群 207
急性期の脳出血 214
急性心筋梗塞 206
強化インスリン療法 260
強力ネオミノファーゲンシー® 245
虚血性心疾患
　——へのβ遮断薬 230
　無症候性—— 204
巨赤芽球性貧血 146
禁煙 226

く

クエン酸第二鉄 158, 170
グラフト感染 105
グラフト使用内シャント→AVGをみよ
グラム陰性菌/陽性菌 76
グリコアルブミン（GA） 255
クリットライン 193

け

経口血糖降下薬 258
経口鉄剤 130, 135
頸動脈狭窄 219
頸動脈内膜中膜肥厚度（IMT） 183
経皮的エタノール局注療法（PEIT） 176
経皮的血管形成術→PTAをみよ
経皮的酸素分圧（tcPO$_2$） 225
血圧
　——測定法 186
　家庭—— 186
　足趾上腕——比 225
　透析低—— 192
血液透析 35
　——併用腹膜透析 69
　——用カテーテル 93
血液透析処方 271
血液透析量
　——：小分子物質 271
　——：中分子物質 273

でHIVに感染する確率はおよそ0.3％，粘膜汚染では0.09％といわれているからである[11]．強いて大きな違いをあげるならば，後述するように，HIV汚染時の対策が細かく記述されていることであろう．ただ，万が一HIV曝露が生じても，今では抗ウイルス薬の予防的投与は労働災害（労災）の適応となっており，それほど案ずることはない．実際，ARTが進化したおかげで20年前には考えられなかったほどウイルス増殖を抑えられるようになっている．

HIV陽性HD患者を受け入れる際に基本的予防策として一番大事なのは，HIVやHIV感染症に対する知識・理解を深め，ガイドラインに則ってしっかりとした準備をしておくことであろう．

- HIV汚染時の対応策として，「HIV感染患者透析医療ガイドライン」には曝露時の対策フローチャートや病院関係者（担当者）の対応，曝露後の予防内服の考え方などが示されている．また，曝露時の検索サイトや各地域の拠点病院も示されている．

ガイドラインを熟読すれば，いざというときの対策は理解できるはずである．ただ，各医療施設間で地域差もあればそれぞれの医療事情が異なると思われるため，HIV陽性HD患者を受け入れる施設では必要な情報の周知徹底，気持ちの準備（心構え），シミュレーションも兼ねて，独自の感染防御マニュアルや曝露時の対応マニュアル，フローチャートを作成しておくことをお勧めする．

- 「HIV感染患者透析医療ガイドライン」の最終章には，予防薬投与に関する労災適応の問題やHIV検査の保険適応，針刺し曝露時の予防薬準備の費用負担など，医療保険や医療行政に関わる問題が記されている．

まず，2010年9月，それまで認められていなかった医療上の曝露に伴うHIV感染予防薬が労災の適応となった．

HIV感染のスクリーニング検査については，いまだに医療保険では認められておらず，患者の同意を必要とする．しかし，上述したようにHIV感染が潜在的な拡がりをみせ，特別な病気ではなくcommon diseaseとして捉えられる時代に入ったので，スクリーニング実施のハードルも下げるにこしたことはない．そのためには，HDやCAPD導入時に医療保険でHIVのスクリーニング費用を賄える環境を整備しなければならない．

Clinical Question 1
HIV陽性透析患者のスクリーニングはどのようにして行うか？

感染症の拠点病院では，HIVはhepatitis B virus（HBV），hepatitis C virus（HCV）同様，入院時や内視鏡実施時などすべての患者で検査されるのが普通であるが，HIVが漸増しているのとHDが直接血液を処理する治療であることを考えると，他の病院やサテライトでも，HD導入患者や新しくHDを受け入れた患者に対しては患者の同意を得てHIV抗体をチェックすることが望ましい．

通常，HIV抗体のスクリーニングにはenzyme immunoassay（EIA）法がよく用いられる．EIA法は古い第1世代から最新の第4世代まであり，検査法の進化とともに感度，特異度ともにかなり高くなっている．とくに，第4世代で測定した場合，HIV抗体よりも早く陽性化しやすいP24抗原を検出できるので，より早い段階でHIV感染症を診断することができるとされている[12]．なお，通常のスクリーニング検査では，HIVに感染していないのにプラスとなる偽陽性があることにも注意すべきである（表2）[13),14)]．また，感染した直後だと抗体が出現せず，HIV抗体が検出できない偽陰性期間（いわゆるwindow period）が存在するので，EIA法の世代によって多少異なるが，罹患時から6週間を経な

表2 HIV抗体検査で偽陽性を生じやすい状況

- 妊娠（多胎妊娠）
- 血液腫瘍（白血病，多発性骨髄腫）
- 膠原病
- 腎不全
- 原発性胆汁性肝硬変
- 原発性硬化性胆管炎
- アルコール性肝炎
- 複数回の輸血
- ワクチン接種（B型肝炎，インフルエンザ）
- 感染症（ヘルペスウイルスなどDNAウイルス感染症，マラリア）

〔文献13），14）より改変・引用〕

表3　HIV 感染症診断に必要な検査概略

HIV 抗体検査（EIA 法）	スクリーニング検査	感度・特異度ともに高く標準的スクリーニング検査
迅速検査（イムノクロマト法）	スクリーニング検査	やや偽陽性率が高い
ウエスタンブロット法	確認検査	標準的な確認検査
HIV-RNA 検査	確認検査	定量検査であり，HIV 感染症の病勢も評価できる 特殊な状況下では，スクリーニングに使用されることもある RT-PCR，NAT，bDNA といった方法がある

〔木村宗芳，他：治療　2011；93：2209-2212[15]　より改変・引用〕

いと陰性かどうか判定しにくい場合があることも頭に入れておくべきであろう．スクリーニング検査で陽性の場合は，確認検査としてウエスタンブロット法や HIV の RNA 測定検査などが行われる（表3）[15]．

CQ 2
HIV 陽性患者に対する維持 HD はどのようにすべきか？

HD に関わるすべての医療スタッフは HIV に限らず HBV，HCV など血液を媒介する感染症に対する対策はきちんとできているはずである．感染防御の基本は「透析施設における標準的な透析操作と感染予防に関するガイドライン（四訂版）」〔参考URL[5]〕に準拠すればよいし，「HIV 感染患者透析医療ガイドライン」〔参考URL[2]〕には具体的方策が示されている．針刺しなどの曝露は絶対に避けなければならないが，HIV は HBV に比し感染力が弱いので，HBV のキャリアと同様，厳密に HD を施行すればなんの問題もない．

そのためにはまず，必要なときにすぐディスポーザブルの手袋を取り出せるよう配備し，医療者自身が体調不良の際には他のスタッフの支援を依頼してリスクを回避するなど，いわゆるフェイルセーフ（fail safe）のルールに則って作業をすることが重要である．

維持 HD 患者の場合，原則として透析ベッドの固定や個室隔離は不要である〔参考URL[5]〕．気になるようなら血圧計やマンシェット，バインダー，筆記具，ベッドなどを専用にしてもよい〔参考URL[2]〕．重症の AIDS 患者ならともかく，通院できる HIV 陽性維持 HD 患者では個室隔離は必要ない．穿刺時には必ず2名で作業を行うが，マスク，手袋はもちろんのこと，フェースシールドマスク，ゴーグルあるいはメガネを着用する．ディスポーザブルのガウンやエプロンは，感染者の血液や粘液の飛散に対する予防策として使用したほうがよい．

穿刺介助者は，間接的介助と装置の操作に専従し，すべての装置操作が終了した後に，血液回路の固定などの直接介助を行う．「HIV 感染患者透析医療ガイドライン」では，通常の生理食塩液置換返血法の場合，1人の返血者がすべて対応するのを前提に書かれているが，不安なら返血者以外に補助者がついて対応してもよい．なお，抜針後の止血は確実に行い，手袋は患者ごとに常に新しいものに交換する．血液回路やシャント肢の処置を行った後に装置の操作を行う場合には，手袋で触れた部位を返血終了後に 0.5％次亜塩素酸ナトリウム液などで消毒する．接続部はロック式の血液回路を使用し，なるべく採血・輸液・輸血時に金属針を用いない．したがって，開始時採血は穿刺と同時に施行し，HD 中の採血や注射などは輸液ラインを利用する．

各論 12

HIV 透析患者ガイドライン

Hemodialysis guideline for HIV-infected patients

はじめに

わが国では，human immunodeficiency virus（HIV）感染が拡大傾向にあり，2014年には新規HIV感染者数が1,091人，新規acquired immunodeficiency syndrome（AIDS）患者数が455人，血液製剤による感染者を除く累計HIV感染者数（外国籍を含む）が24,000人以上となった（**表1**）〔参考URL[1]〕．診断されていない潜在感染者やAIDS患者も多数存在すると思われるため，HIV感染症はある意味で身近な疾患（common disease）になったといえる．HIV感染者の増加，antiretroviral therapy（ART）の普及とそれに伴う腎障害，生命予後の改善，患者の高齢化などによりHIV感染者がchronic kidney disease（CKD）を合併するケースが数多く認められるようになった．ちなみに，デンマークのコホートでは，1995～1996年に平均余命が7.6年だったのが，2000～2005年には32.5年と劇的に改善しており[1]，わが国でも感染がうまくコントロールされ，結果的にCKDを合併するHIV感染者が増加していくであろう．

実際，世界的にみるとend-stage renal disease（ESRD）に至るHIV感染患者が増えてい

表1 HIV/AIDS 患者の報告状況（～2015年3月29日）

	男性	女性	合計（構成比）
日本国籍			
異性間性的接触	4,703	954	5,657 (27.2%)
同性間性的接触	12,142	7	12,149 (58.5%)
静注薬物	66	5	71 (0.3%)
母児感染	25	12	37 (0.2%)
その他	453	62	515 (2.5%)
不明	2,149	199	2,348 (11.3%)
小計	19,538	1,239	20,777
凝固因子製剤	1,421	18	1,439
外国国籍	2,301	1,804	4,105
合計	23,260	3,061	26,321

〔参考URL[1]より改変・引用〕

る．米国では全透析患者の 1.5％が HIV 陽性者であると報告されている[2]．イタリアの報告では，透析患者の 0.13％が HIV 陽性であった[3]．フランスおよびスペインでは，維持血液透析（hemodialysis；HD）と腹膜透析を合わせた HIV 陽性患者の比率がそれぞれ 0.67％および 0.54％であった[4), 5]．

わが国の HIV 感染患者に対する HD の実態調査によると[6]，本アンケート調査の回収率が約 41％だったものの，2011 年 11 月現在，HIV 感染透析患者数は 89 人であった．しかし，過去数年間，筆者の周辺では HIV 感染患者の HD 導入数が 2000 年代前半に比べるとさらに増加しており，この実態調査で把握しきれていない患者数も合わせると，HIV 感染 HD 患者数はすでに 200 人を超えているものと思われる．これだけ HIV 感染 HD 患者が増えると一部の大学病院や感染症拠点病院だけで面倒をみるのは不可能であり，市中の各 HD 施設は HIV 感染に対する理解を深め，いつでも HIV 感染 HD 患者を受け入れられる環境・体制を整備しておかねばならない．

わが国では，HIV 感染患者に対する renal replacement therapy（RRT）がごく限られた医療施設でしか行われていないため，「HIV 感染患者透析医療ガイドライン」〔参考 URL[2]〕は HIV 感染や HIV 感染患者の HD および continuous ambulatory peritoneal dialysis（CAPD）に比較的馴染みのない医師やコメディカルを対象に作成されている．したがって，さらに専門的な内容や詳細な対策については，本稿やほかの成書，マニュアルなどが必要となることもあろう[7), 8]〔参考 URL[3), 4]〕．そこで，「HIV 感染患者透析医療ガイドライン」の内容で実臨床において気になるポイントを概説する．

●ガイドラインの概要・考え方

▶日本透析医会・日本透析医学会「HIV 感染患者透析医療ガイドライン」（2010）〔参考 URL[2]〕

- HIV 感染患者の 1/3 近くが蛋白尿を有する患者であり，将来の ESRD 予備群が多いと記載されている．

実際には，わが国における疫学調査は少なく，蛋白尿の頻度や CKD 合併比率について結論が出ていないのが現状である．最近のデータとしては，東京都立駒込病院と東京医科大学附属病院が合同で調査した報告がある[9]．HIV 感染者 1,482 例を対象に調査したところ，CKD 全ステージの有病率は 12.9％であり，蛋白尿陽性は 8.2％であった．CKD ステージ 3 以上，および蛋白尿の有病率は，いずれも東京都立駒込病院で約 3 倍高値であり（p＜0.001），両施設間の差も認められた．この有意差の原因として，年齢分布や糖尿病，高血圧合併率の違いが関連した可能性が指摘されているが，いずれにしても，糖尿病や高血圧などの CKD のリスクが高まる中高年の HIV 感染者が，ESRD に陥りやすいことは間違いない．

東京都立駒込病院の報告によると，ESRD に陥り HD 導入した 10 例のうち，50％がもともと糖尿病を患っており，ART 開始後，糖尿病は 50％から 70％，高血圧は 30％から 90％，高脂血症は 10％から 60％へ増加していた[10]．

こうした調査結果に普遍性があるかどうかはまだ検討の余地があるが，HIV 感染患者では CKD の合併が多く，かつ腎障害の進行が速いのかもしれない．

なお，上述したように，米国やヨーロッパでは HIV 陽性 HD 患者は想像以上に多いが，わが国ではこれまで HIV 陽性 HD 患者に関する正確な全国統計はない．現在，少数の患者が大都市圏にある感染症拠点病院や特定地域のサテライトなどで HD や CAPD を施行されているものと推定されている．

- 「HIV 感染患者透析医療ガイドライン」には，HD における基本的予防策として，感染防御の基本，洗浄・消毒と廃棄物の取り扱い，血液媒介ウイルス感染防止の盲点と対策などが示されている．

ガイドラインにはある程度具体的な方策が示されているが，感染防御の基本は「透析施設における標準的な透析操作と感染予防に関するガイドライン（四訂版）」〔参考 URL[5]〕に示された内容と大差はない．なぜなら，HIV は消毒薬や熱に弱いうえ〔参考 URL[2]〕，その感染力は HBV ほど強くなく，1 回の単純な針刺し

CQ 3
HIV陽性HD患者の治療はどのようにするのか?

まず，HIV陽性HD患者に対するHDや血液透析濾過(hemodiafiltration；HDF)の方法，条件および考え方は，非感染者やHBV，HCV感染患者とまったく同じである．一般的なHD/HDFの考え方に従って透析処方，条件などを決めればよい．

HIV陽性HD患者に対するARTは感染症の専門家に任せるべきであるが，原則的に米国のDepartment of Health and Human Services(HHS)の治療指針〔参考URL[6]〕や，厚労科研の「HIV感染症及びその合併症の課題を克服する研究班」が作成した「抗HIV治療ガイドライン(2015年3月)」〔参考URL[7]〕に従って行われる．治療開始は末梢血中のCD4値を参考にして決定する．妊婦であればCD4値とは無関係にARTを開始する．

おもなHIV治療薬としては，核酸系逆転写酵素阻害薬，非核酸系逆転写酵素阻害薬，プロテアーゼ阻害薬，インテグラーゼ阻害薬，融合阻害薬があるが，耐性ウイルスの出現を予防するため，異なる分類の治療薬を併用する．多くのHIV治療薬はそれぞれ消化器症状や脂質代謝異常，腎障害，尿路結石などさまざまな副作用を惹起しやすいため，副作用に注意しながら慎重に治療を進めていかねばならない．

非核酸系逆転写酵素阻害薬やプロテアーゼ阻害薬はCYP3A4アイソザイムにより肝で代謝される．したがって，ベンゾジアゼピン系薬物，スタチン系薬物，カルシウム拮抗薬，マクロライド系抗菌薬，経口避妊薬，一部の抗真菌薬など重篤な相互作用をきたす薬物が多いことも念頭におく必要がある．一般に遭遇しやすいおもな併用禁忌(もしくは不適)薬剤を抜粋して表4に示す[16]．ほかにも用量調節が必要な薬剤など注意すべきものが数多くあり，新たに薬剤を投与する際には検討しなければならない．

なお当然のことだが，HDおよびARTを円滑に続けるうえでもっとも重要なことは，HDを担当している医師がHIV感染症の担当医と連絡を密にし，きちんと連携していくことである．

CQ 4
HIV陽性HD患者の予後はどうか?

本来，AIDSを発症せずきちんとARTを継続している患者であれば，HIV感染があってもそれほど予後は悪くない[1]．わが国ではHIV陽性HD患者の予後に関するデータはほとんどないが，都立駒込病院からの報告によれば，HD導入した10例のうち3例が死亡している[10]．2例はHD導入後数カ月で死亡し，他の1例は3年後に死亡した．しかし，われわれの経験も踏まえて予後を類推すると，おそらくCKDが徐々に進行して待機的にHD導入となった場合，ARTが功を奏していれば，それほど生命予後が悪くないという印象である．実際，米国からの報告ではHIV陽性HD患者は1年生存率が95.2％，5年生存率が62.7％となっており，フランスでは1年生存率が93.8％，2年生存率が89.4％と報告されている[17,18]．全体的にHDの成績が良いわが国でも同等かそれ以上の予後が期待できる．

診療のポイント

HIV感染HD患者を受け入れ，HDを継続するために必要なポイントを以下に記しておく[7]．

① HIV感染者を受け入れるためには，医師や各スタッフが最低限の知識を有していなければならない(OP)．HIV感染症の専門書に目を通しておくとよいが，「HIV感染患者透析医療ガイドライン」〔参考URL[2]〕，「透析施設における標準的な透析操作と感染予防に関するガイドライン(四訂版)」〔参考URL[5]〕に示されている内容は頭に入れておかねばならない(GL)．

② サテライトでは普段からHIV感染症を診ている拠点病院や大学病院と医療情報を

表4 抗レトロウイルス薬と併用すべきでない薬剤

薬剤の分類[1,2]	心臓治療剤	脂質低下薬	抗マイコバクテリア薬	胃腸薬	神経遮断薬	向精神薬	麦角アルカロイド（血管収縮薬）	生薬	抗レトロウイルス薬	その他
EFV	（なし）	（なし）	（なし）	（なし）	ピモジド（オーラップ）	ミダゾラム[4]（ドルミカム等）トリアゾラム（ハルシオン等）	ジヒドロエルゴタミン（ジヒデルゴット等）エルゴタミン（クリアミン配合錠）	セイヨウオトギリソウ	他のNNRTI	（なし）
RPV	（なし）	（なし）	リファブチン（ミコブティン）リファンピシン	プロトンポンプ阻害薬（タケプロン、パリエット、オメプラール等）	（なし）	（なし）	（なし）	セイヨウオトギリソウ	他のNNRTI	カルバマゼピンフェノバルビタールフェニトイン
ATV +/- RTV	アミオダロン（アンカロン等）	シンバスタチン（リポバス等）	リファブチン	（なし）*	ピモジド	ミダゾラム[4]トリアゾラム	ジヒドロエルゴタミンエルゴタミン	セイヨウオトギリソウ	ETR NVP	イリノテカン（トポテシン等）サルメテロール（セレベント）シルデナフィル*（レバチオ）
DRV+RTV	アミオダロン	シンバスタチン	リファンピシン	（なし）	ピモジド	ミダゾラム[4]トリアゾラム	ジヒドロエルゴタミンエルゴタミン	セイヨウオトギリソウ	（なし）	サルメテロールシルデナフィル**
FPV +/- RTV	アミオダロンフレカイド（タンボコール）プロパフェノン（プロノン）等	シンバスタチン	リファンピシン	（なし）	ピモジド	ミダゾラム[4]トリアゾラム	ジヒドロエルゴタミンエルゴタミン	セイヨウオトギリソウ	ETR	サルメテロールシルデナフィル**
LPV/r	アミオダロン	シンバスタチン	リファンピシン[3]	（なし）	ピモジド	ミダゾラム[4]トリアゾラム	ジヒドロエルゴタミンエルゴタミン	セイヨウオトギリソウ	（なし）	サルメテロールシルデナフィル**
DTG	（なし）	（なし）	（なし）	（なし）	（なし）	（なし）	（なし）	セイヨウオトギリソウ	NVP	カルバマゼピンフェノバルビタールフェニトイン
EVG/COBI/FTC/TDF	（なし）	シンバスタチン	リファブチンリファンピシン	（なし）	ピモジド	ミダゾラム[4]トリアゾラム	ジヒドロエルゴタミンエルゴタミン	セイヨウオトギリソウ	他のすべての抗レトロウイルス薬	サルメテロールシルデナフィル**

1) ダルナビル、インジナビル、ネルフィナビルおよびリトナビル（単独のPIとして）についてはこの表には含まれていない。ダルナビル、インジナビル、ネルフィナビルおよびリトナビル（単独のPIとして）の薬物相互作用の情報についてはFDA添付文書を参照のこと。

2) 表中の禁忌薬剤の中には、理論的考察に基づいて挙げられたものもある。そのため、治療係数がひろく、CYP450 3A、2D6、または未知の経路が代謝に関与しているのではないかと推測される薬剤も含まれている。患者によって相互作用が認められることもあれば認められないこともある。

3) リファンピシンはCYP3Aの誘導作用を相殺するために、ロピナビル/リトナビルまたはサキナビルに高用量のリトナビルを追加したり、2倍量のロピナビル/リトナビルをリファンピシンとともに投与すると、グレード4の血清トランスアミナーゼ値上昇が高率であることが観察されている。したがって、これらの投与戦略は用いるべきではない。

4) ミダゾラム経口薬との併用は禁忌である。ミダゾラム非経口薬は、単回投与で慎重に用いるならば使用可能であり、鎮静処置のために監視下で投与することは可能である。
*本邦ではATVとPPIは併用禁忌、**肺動脈性高血圧への使用

[服薬アド手帳「お薬・虎の巻」（第6版）. 2014年12月（作成：鳥居薬品株式会社）[16] より改変・引用]

294 | 12. HIV透析患者ガイドライン

共有し連携を深めておく．HIV曝露など想定外の問題にも対応できるよう，そうした専門家がいる病院の緊急時の連絡先・連絡方法を確認しておく（OP）．

③ HIV感染患者の既往歴やウイルスコピー量，CD4細胞数，ARTの内容などを的確に把握し，プライバシーに配慮しつつ患者の生活パターン，連絡先，職業などやHIV感染の事実を承知している親族の有無などを把握しておく（OP）．

④ ガイドラインに示された内容などを参考に，各施設単位で独自の感染防御マニュアルを作成し，スタッフ全員に周知しておく（OP）．

⑤ ガイドラインに示された方法を参考にして医療器具や透析機器，リネン類などの洗浄・消毒の方法，廃棄物処理の仕方を再確認しておく（GL）．

⑥ 万が一のHIV曝露（針刺しなど）に備え各サテライトにおける責任者を決定し，連絡方法も周知徹底しておく（OP）．HIV曝露時には，ガイドラインに則って応急処置をただちに行うが（GL），パニックに陥ることなく冷静かつ迅速に対応する．

⑦ 曝露に備えて，対応マニュアルやフローチャートを作成しておく（OP）．

⑧ 責任者は抗ウイルス薬（予防薬）の保管場所を決定しスタッフに周知徹底する．保管方法や使用期限にも注意する（連休の場合に備えて少なくとも3日分以上を常備）（OP）．

おわりに

最後に，「HIV感染患者透析医療ガイドライン」「透析施設における標準的な透析操作と感染予防に関するガイドライン（四訂版）」に則ってきちんと対応していれば，HIV陽性患者のHDも決して困難なことではない．欧米諸国では，HIV陽性患者のHDは日常的に施行されており，欧米に勝るとも劣らないわが国のHD環境下でできないはずがない．どうか本稿に目を通した医師や透析スタッフの皆さんが，積極的にHIV陽性患者のHDを推進していただくことを切に願う次第である．

文　献

1) Lohse, N., Hansen, A. B., Pedersen, G., et al.：Survival of persons with and without HIV infection in Denmark, 1995-2005. Ann. Intern. Med.　2007；146：87-95
2) Fimelli, L., Miller, J. T., Tokars, J. I., et al.：National surveillance of dialysis-associated diseases in the Unitd States, 2002. Semin. Dial.　2005；18：52-61
3) Barbiano di Belgiojoso, G., Trezzi, M., Scorza, D., et al.：HIV infection in dialysis centers in Italy：A nationwide multicenter study. J. Nephrol.　1998；11：249-254
4) Vigneau, C., Guiard-Schmid, J.-B., Tourret, J., et al.：The clinical characteristics of HIV-infected patients receiving dialysis in France between 1997 and 2002. Kidney Int.　2005；67：1509-1514
5) Trullàs, J. C., Barril, G., Cofan, F., et al.：Prevalence and clinical characteristics of HIV type 1-infected patients receiving dialysis in Spain：Results of a Spanish survey in 2006：GESIDA 48/05 Study. AIDS Res. Hum. Retroviruses　2008；24：1229-1235
6) 秋葉　隆，日ノ下文彦：HIV感染患者における透析医療の推進に関する調査．透析会誌　2013；46：111-118
7) 日ノ下文彦：1．HIVの個別予防策．2．肝炎ウイルスを除く感染症の個別予防策と治療．第II章　感染予防各論．秋葉　隆編：透析医療における感染症予防・治療マニュアル．2005, 110-119, 日本メディカルセンター，東京
8) 日ノ下文彦：② HIV感染―HIV感染症におけるCKDと血液透析．2) 新興感染症．IX 透析患者の感染症―現状と対策．衣笠えり子，緒方浩顕，本田浩一，小岩文彦 編，秋澤忠男 監：変革する透析医学．2012, 医薬ジャーナル社，大阪
9) 村松　崇，柳澤如樹，近澤悠志，他：本邦のHIV感染者における慢性腎臓病の有病率―2施設での調査結果．感染症学雑誌　2013；87：14-21
10) 関谷紀貴，中村裕也，柳澤如樹，他：末期腎不全に至ったHIV患者10症例の臨床的検討．日透医誌　2010；43：581-586
11) Bell, D. M.：Occupational risk of human immunodeficiency virus infection in healthcare workers：An overview. Am. J. Med.　1997；102(Suppl. 5B)：9-15
12) Branson, B. M.：State of the Art for diagnosis of HIV infection. Clin. Infect. Dis.　2007；45(S4)：S221-S225

13) 青木 眞：XVII．HIV 感染症．レジデントのための感染症診療マニュアル．2000，514-541，医学書院，東京
14) 山本善彦：Windows period，偽陽性，偽陰性とは？ 治療 2006；88：2871-2874
15) 木村宗芳，荒岡秀樹：まず最初にする検査．誰もが知っておくべき HIV/AIDS の基礎知識．治療 2011；93：2209-2212
16) 鳥居薬品株式会社：服アド手帖「お薬・虎の巻」（第6版）2014 年 12 月
17) Trullàs, J. C., Cofan, F., Barril, G., et al.：Outcome and prognostic factors in HIV-1-infected patients on dialysis in the cART era：a GESIDA/SEN cohort study. J. Acquir. Immune Defic. Syndr. 2011；57：276-283
18) Tourret, J., Tostivint, I., du Montcel, S. T., et al.：Outcome and prognosis factors in HIV-infected hemodialysis patients. Clin. J. Am. Soc. Nephrol. 2006；1：1241-1247

参考 URL（2016 年 2 月現在）
1) API-Net：日本の状況＝エイズ動向委員会報告
http://api-net.jfap.or.jp/status/index.html
2) 日本透析医会，日本透析医学会，HIV 感染患者透析医療ガイドライン策定グループ：HIV 感染患者透析医療ガイドライン．2010
http://www.touseki-ikai.or.jp/htm/07_manual/doc/20101108_hiv_guideline.pdf
3) エイズ治療・開発研究センター：医療従事者向け情報
http://www.acc.ncgm.go.jp/doctor/index.html
4) Updated U.S. Public Health Service Guidelines for the Management of Occupational Exposures to HIV and Recommendations for Postexposure Prophylaxis
http://www.cdc.gov/mmwr/preview/mmwrhtml/rr5409a1.htm
5) 日本透析医会，日本透析医学会，日本臨床工学士会，他 編：透析施設における標準的な透析操作と感染予防に関するガイドライン（四訂版）．2015
http://www.touseki-ikai.or.jp/htm/07_manual/doc/20150512_infection_guideline_ver4.pdf
6) The united states department of health and human services：Guidelines for the Use of Antiretroviral Agents in HIV-1-Infected Adults and Adolescents. 2011
http://aidsinfo.nih.gov/contentfiles/lvguidelines/adultandadolescentgl.pdf
7) 厚生労働科学研究費補助金エイズ対策研究事業「HIV 感染症及びその合併症の課題を克服する研究班」：抗 HIV 治療ガイドライン（2015 年 3 月）
http://www.heart-support.jp/pdf/guideline2015.pdf

（日ノ下文彦）

各論 13 維持血液透析の見合わせ（非導入と継続中止）に関する提言

Suggestion on the initiation, withholding and withdrawal of maintenance hemodialysis

はじめに

末期慢性腎不全に対する腎機能代替療法としての透析療法は確固たる治療成績を得て，今や日本人の約400人に1人が透析を受けているほどにごく卑近なものになり日常臨床の一角を占めるに至っている．本邦での維持透析療法はおよそ50年の歴史をもつにすぎないが，患者背景は大きく変貌してきている．

表1に提示したように，①既導入患者の透析期間の長期化，②既導入および新規導入患者の高齢化，③基礎疾患として血管障害がすでに存在する糖尿病性腎症の急増，④認知機能障害を合併する透析患者の増加などが近年維持透析療法界を取り巻く深刻な問題である．換言すれば，①介護負担とその経費の増加，②自立性を失ってきた透析患者の入所先や入院先確保の困難化，③重篤な合併症を有しADLやQOLの低い高齢者の透析導入が圧倒的に多い現況に鑑み，透析の医療としての有意性が問われている．つまり，「末期慢性腎不全 即 透析開始」という短絡的図式が再考されるに至っている[1),2)]．

2014年，日本透析医学会が「維持血液透析の開始と継続に関する意思決定プロセスについての提言」（以下，透析の見合わせ提言と略称する）[7)]を公刊した背景はここにあった．

●「提言」概要，考え方

▶日本透析医学会「維持血液透析の開始と継続に関する意思決定プロセスについての提言」(2014)[3)]

提言1：患者への適切な情報提供と患者が自己決定を行う際の援助
1) 医療チームは患者に十分な情報を提供する．
2) 医療チームは患者から十分な情報を収集する．
3) 医療チームは患者が意思決定した過程を共有して，尊重する．

提言2：自己決定の尊重
● 判断能力がある患者が維持血液透析を開始する際には，事前指示書を作成する権利があることを説明する．

提言3：同意書の取得
● 維持血液透析の開始前に透析同意書を取得する．

提言4：維持血液透析の見合わせを検討する状況

表1 維持透析患者背景の変貌

- 全透析患者の平均年齢：30年間で19歳上昇，2013年67歳，2000年61歳，1983年48歳
- 2013年末の導入患者の平均年齢：68.68（前年比0.23歳＋）歳
- もっとも割合の高い導入年齢層：男性75～80歳（16％），女性75～80歳（17％）
- 最高頻度の原疾患：糖尿病性腎不全（主要臓器血管に障害あり）
- 新規および既導入患者に「認知症」が増加

〔日本透析医学会統計調査委員会・わが国の慢性透析療法の現況（2013年12月31日現在），2014〕

1) 患者の尊厳を考慮した時，維持血液透析の見合わせも最善の治療を提供するという選択肢の一つとなりうる．
2) 維持血液透析の見合わせを検討する場合，患者ならびに家族の意思決定プロセスが適切に実施されていることが必要である．
3) 見合わせた維持血液透析は，状況に応じて開始または再開される．

提言5：維持血液透析見合わせ後のケア計画
● 医療チームは維持血液透析を見合わせた患者の意思を尊重したケア計画を策定し，緩和ケアを提供する．

提言1～3は，現代医療における「患者による意思決定」のプロセスのもっとも基本的な理念に言及したものである．提言2（自己決定の尊重）の付加説明文には，以下の記載がある．

「維持血液透析開始あるいは継続によって生命が維持できると推定できる患者が自らの強い意思で維持血液透析を拒否する場合には，医療チームは家族とともに対応し，治療の有益性と危険性を理解できるように説明し，治療の必要性について納得してもらうように努力する．これらの努力を行っても患者の意思決定が変わらなければ，患者の意思決定過程を理解し，その意思を尊重する．」

まだ透析を継続できる患者が透析治療を拒否した場合に，透析スタッフは真摯に命の永続のために透析が必要不可欠であることを説明するが，最終的に患者の意思を尊重することを謳っており，「患者の自己決定」がきわめて重く取り扱われている．

提言4の付加説明文には以下のように，透析を見合わせる具体的な状況が記載されている．

1. 血液透析療法を安全に施行することが困難であり，患者の生命を著しく損なう危険性が高い場合
① 生命維持が極めて困難な循環・呼吸状態などの多臓器不全や持続低血圧など，維持血液透析実施がかえって生命に危険な病態が存在．
② 透析療法実施のたびに，器具による抑制および薬物による鎮静をしなければ，バスキュラーアクセスと透析回路を維持して安全に体外循環を実施できない．

2. 患者の全身状態が極めて不良であり，かつ「維持血液透析療法の見合わせ」に関して患者自身の意思が明示されている場合，または，家族が患者の意思を推定できる場合
① 脳血管障害や頭部外傷の後遺症など，重篤な脳機能障害のために透析療法や療養生活に必要な理解が困難な状態．
② 悪性腫瘍などの完治不能な悪性疾患を合併しており，死が確実にせまっている状態．
③ 経口摂取が不能で，人工的水分栄養補給によって生命を維持する状態を脱することが長期的に難しい状態．

提言4の1）と2）はいずれも透析施行が危険か困難な病態を指すが，2）では患者の意向が明示的に表明されている場合である．既述のように透析を開始する患者ならびに受けている患者の認知症は今後の透析治療で大きな課題の一つであるが，今回の提言では認知症について明記しなかった．その実態を詳らかにすることが重要だとして将来の提言に託したのであるが，提言4の付加説明文2．①にある「重篤な脳機能障害」を慎重に応用解釈すれば，「重篤な認知症で摂食障害・栄養障害などを随伴する慢性腎不全患者」にどのように対応するかは自ずと一定の見解が生まれるものであろう．なお，提言4の3）には「（医療チームが）見合わせた維持血液透析は，状況に応じて開始/再開される」と謳われており，揺れる患者の心理を救うような配慮がなされている．

提言5は当然の成り行きであるが，当該患者をどこで誰が診ていくのかには解決すべき問題や課題が多く残されていると自覚したうえで鋭意努力すべきである．

Clinical Question 1
「ガイドライン」ではなく「提言」とした理由は何か？

診療ガイドラインはいわゆる「エビデンス」

を基に作成されることを基本とするが，確固たるエビデンスに乏しい分野では「専門家の主観的判断」とせざるをえない．透析の見合わせに関する領域は心理・倫理・哲学などにも絡み，医学的なデータだけでは断じえないところが少なくない．このため「提言」と一歩引いた形になったが，将来的にはエビデンスを模索する必要は大きい．

CQ 2
この提言は，誰が読んで活用することを想定して作成されたのか？

原則的に会員である．日本透析医学会・学術委員会は多くの会員の透析見合わせに関連する日常的な困惑や苦慮に供すべく，会員を中心に各界の識者の助言を得てこれを作成した．同提言は公示されており，多くのマスコミから好意的な反応を得ていることはご承知であろう．全腎協からもコメントを頂戴しているが，将来的には識者や患者・家族とのいっそう緊密な話し合いのうえでの改定が必要であろう．提言4に掲げられた具体的な事例は開始または継続が適正か否かを医療側と患者側とで検討するということであり，このような病状であれば短絡的に非開始・継続中止とするという意図ではない．

CQ 3
個々の患者が明確な意思表明をなしえるか？

生死に関わるような重大事項に対して，人は容易には決断を下しがたいものである．

医療者は善意の第三者として，過度の介入を避けつつ家族などと患者の意思決定に参画することが望まれていると考える．「自分の行く末を自分で決める・決めてよい・決めなければならない」という考え方が現代社会の主流であるが，これを実施するには強い自我が要求される．患者側と医療側に，生死を考えることへの煩わしさ・嫌悪感・回避感・寂寞感・重圧感・ストレスを乗り越える気力が必要である．患者には生死を考え語る覚悟と備えが必要であり，関わる医療者には生死を考え語る覚悟と備えのほかに患者を支える力量が求められる．死はその人の個別的事象とのみは断じきれない社会的側面をもつものであり，したがって周囲の人々の迷惑にならない「行く末への意思表明」が必要となる．

CQ 4
患者の意思に従うことが常に正しいのか？

「医学的適正性」の判断が常に患者の意思に左右されるわけではなく，「① 患者の意思に反しても適正と判断される場合もあれば，② 患者の意思に合致しても不当と判断される場合もある」と刑法学者・辰井聡子[4]は述べている．換言すれば，患者の意思はあくまでも医学的妥当性の一内容をなすものであり，患者の自己決定それ自体が治療行為を正当化するわけではないといえよう．つまり，患者の意向にできるだけ添いたいが，「言いなりになる」ことは倫理的にも法的にも常には許容されない．医師の独善が許されるということでは決してなく，誠意ある説明術が求められるということである．医療に従事する者は行う医療の方向性について，倫理的な妥当性を検討できる定見を有すべきであろう．

CQ 5
倫理的判断の根拠はどこにあるのか？

一般的にビーチャム・チルドレスの4原則やベッカーの6原則が，参考にされる（**表2**）[5]．現代の自然科学や技術の基礎の基礎をなしてその発展を支えた「数学」の根拠で自明の理とされる1＋1＝2ですら，成立条件はユークリット空間に限られている．倫理とは「異なった道徳（観）をもつ人々で成立する組織・社会・国が，調和と秩序を保持しつつ存続するための行動に結びつくべき道徳よりも広い社会的規範」であるが，その尺度を絶対的に規定できる基準を私

表2 生命（医）の倫理：原則

- トム・ビーチャム＆ジェイムス・チルドレス（1979年）（ジョージタウン大学・アメリカ，倫理学者）
  1) 自立性（autonomy）
  2) 無害性（non-maleficence）
  3) 慈愛・仁与（beneficence）
  4) 公平性（justice）

  原則主義：個人主義と自律を強調する
  個人主義に基づく自立性尊重の偏重との批判あり（自己主張，排他的，厳密さ）

- カール・ベッカー（1997年）（京都大学倫理学教室，比較宗教学・倫理学研究者）
  1) 自立に対する相互依存の優位
  2) 平等に対する階級の優位
  3) 権利に対する義務の優位
  4) 自己に対する他者の優位（ヒエラルキー）
  5) 対立に対する協調の優位
  6) 変化に対する安定の優位

  アジア的・日本的思考＝他力依存，曖昧さ包容性

共は今のところ持ち合わせていない．広範な良識と経験が時代の要請に添って決断するものだとしか，現時点では言いようがない．

CQ 6
自己決定（権），事前指示（書）や代理判断は法的に有効であるか？

アメリカでは1991年に連邦政府により「患者の自己決定権法」が制定施行されており，自己決定は法的な保護のもとにあるきわめて侵しがたい重要な取り決めである[6]．代理判断についても法的に容認されており，代理人の選定にも優先順位が明確に規定されている．

翻ってわが国を顧みると，日本医師会は患者の自己決定権や代理判断を容認しているがしからざれば日常臨床が円滑に動かないからであろう．代理判断に対しては，日本学術会議や日本尊厳死協会が反対しているが，両者ともに生死を決めうるのは当の本人のみという主義だからである．日本の現行法は自己決定（権），事前指示（書）ならびに代理判断に対して次第に理解を示してきているが，無条件にこれらを容認してはいないし，これらに対する明確な記載が現行法にはないとする見解が法律家に多い．患者の意思決定に関してきわめて重要な三つの要素であるが，わが国では未だに曖昧な状況にとどまっている．

CQ 7
この提言に準拠して透析の非導入や継続中止を決定し実施した場合に，その行為は法的に容認されるか？

本提言の根底には，患者の自己決定（権）・事前指示（書）・代理判断を是認する基本的な立場がある．さらに一歩進めて言及すれば，生命の尊重を基盤に置きつつ「生命の質」を重視し，自己の生命の評価の結果によっては生命の継続か終焉かは自己決定できるという「生命の質（QOL）」重視の立場をとっている．ただし，あらゆる生命を重視尊重するという「生命の神聖主義」を完全に破棄したわけではなく，時ならず両者は鬩ぎ合っている．

非導入や継続中止の決定・実施には，① 複数の医療スタッフが関与したうえでの的確な説明が患者側になされ，十分な質疑応答のうえで，② 患者および家族などの自主的で明確な意思表明の記録，さらに ③ 透析非実施後の医療・ケアの詳細なプラン作成などが最低限要求されるものと考えられる．しかし，前項に記したことからも，本設問には「現行法は常には容認するとは言いがたい」と返答せざるをえない．

多発性骨髄腫末期の患者を薬剤により死に至らしめたとして担当医が起訴された「東海大学事件（1991年4月）」[7]において横浜地裁は「医師による積極的安楽死並びに間接的安楽死が許容される4つの要件」に言及している．しかしこれらは地裁判決の傍論であり前例として後の裁判を拘束する力はないとされており，高裁や最高裁などへ同様の案件が上訴された場合に，高裁や最高裁が横浜地裁の傍論を支持するか否

血液透析濾過（HDF） 275
　　　オンライン—— 275, 281
血管石灰化 183
血管内治療 226
血行再建術 226
血清トランスアミナーゼ 235
血清フェリチン 134
血清補正カルシウム濃度 149
血清リン濃度 149
血栓形成 115
血栓閉塞 99
血栓溶解療法 219
血栓リスク 232
血糖 257
　　　——管理（指標） 43, 255, 256
　　　随時——値 255
　　　遷延性低—— 258
　　　透析前——値 255
血流量（Q_B） 272
顕微鏡的血尿 32

こ
コアグラーゼ陰性ブドウ球菌 76
コリネバクテリウム属による腹膜炎 77
降圧目標値 187
硬化性被嚢性腹膜炎（EPS） 54, 69
高カリウム血症 266
高カルシウム血症 162
抗凝固薬
　　　非ビタミンK阻害経口—— 219
高血圧
　　　——治療 187
　　　——の成因 186
　　　——へのβ遮断薬の使用 230
抗血栓療法 217
高脂血症 233
高度房室ブロック 211
高トリグリセリド（TG）血症 182
高リン血症 163, 167
高齢者の腹膜透析 54
国際腎栄養代謝学会（ISRNM） 267
混合型インスリン製剤 260

さ
サルコペニア 269
再循環率 98
再生不良性貧血 146

再燃性（再発性）腹膜炎 77
三次性副甲状腺機能亢進症 176
残存腎機能と低たんぱく食 64

し
ジギタリス 231
シタグリプチン（ジャヌビア®, グラクティブ®） 260
シナカルセト塩酸塩 150, 152, 161, 174
　　　——導入後の副甲状腺摘出術の適応 175
ジペプチジルペプチターゼ-4（DPP-4）阻害薬 43, 259
シャントトラブルスコアリング 96
自己血管使用内シャント→AVFをみよ
自己決定（権） 300
　　　患者の—— 298
脂質異常症 181
脂質管理（目標） 181, 182
事前指示（書） 300
持続性心室頻拍 210
持続的周期的腹膜透析（CCPD） 56
自動体外式除細動器（AED） 211
自動腹膜透析療法（APD） 56
徐脈性不整脈 211
重症虚血肢（CLI） 223
終末期
　　　——医療 301
　　　——の定義 301
循環血液量モニタリング 193
循環不全
　　　非心臓性—— 199
静注鉄剤 130, 136
静脈圧 97
食塩 265
　　　——摂取量 267
食事摂取基準（2005年版） 263
食欲不振の要因 63
除水速度 194
新9分割図 151
腎移植 35
　　　先行的—— 38
心エコー 205
心胸郭比 188, 199
心筋虚血 204
心筋梗塞
　　　急性—— 206
心筋シンチグラフィ 205

真菌性腹膜炎 79
心室細動 210, 211
　　　——の脳梗塞予防 218
心室粗動 210
心室頻拍
　　　持続性—— 210
心腎連関 45
腎性貧血 119, 133, 134
　　　PD患者の—— 122
心臓性浮腫 198
腎臓専門医 31
身体障害（じん臓機能障害）認定基準 50
腎代替療法 52
　　　——の説明 35
　　　——の選択肢 35
心電図 205
　　　運動負荷—— 210
心不全 198
　　　——に対するジギタリス投与 231
　　　——へのβ遮断薬投与 230
　　　うっ血性—— 198
　　　慢性——治療 232
腎不全症候 39
心房細動（AF）
　　　——に対するワルファリン治療 229
　　　——の治療 232
心房性ナトリウム利尿ペプチド（hANP） 193

す
スタチン 182, 231
　　　——投与と脂質異常症 231
ステント 99
随時血糖値 255
推定糸球体濾過量（eGFR） 38, 52
睡眠時無呼吸症候群（SAS） 60

せ
セベラマー塩酸塩 157, 167, 168
生体腎移植 35
赤芽球癆 144, 146
赤血球造血刺激因子製剤 →ESAをみよ
遷延性低血糖 258
先行的腎移植 38

そ
臓器移植ネットワーク 37

足趾上腕血圧比（TBI） 225
速効型・超速効型インスリン製剤 260
速効型インスリン分泌促進薬 258, 259

た
ダクラタスビル 251
ダルベポエチンα 127
体液量評価 188
体重変化 267
代理判断 300
多人数用透析液供給装置 283
多発性嚢胞症 265
炭酸カルシウム 167, 168
炭酸ランタン 153, 157, 167, 169

ち
チアゾリジン薬 258
致死性心室不整脈 210
致死性不整脈 209
中間型・持効型インスリン製剤 260
長期作用型 ESA 127
　　──と鉄剤 130
　　──と鉄代謝 129
腸球菌による腹膜炎 77
長寿ホルモン 164
超低たんぱく食 265

つ
追加分泌 260

て
テネリグリプチン（テネリア®） 260
低アルブミン血症 193
低栄養 193
低血圧
　透析── 192
低血糖 256
低たんぱく食
　──と腹膜機能 65
　残存腎機能と── 64
　超── 265
　腹膜透析患者における── 62
鉄芽球性貧血 146
鉄過剰 137
　　──のリスク 133
鉄欠乏性貧血 134
鉄剤
　　──禁忌 138

　　──投与経路 135
　　──投与量 136
　経口── 130, 135
　静注── 130, 136
　長期作用型 ESA と── 130
　慢性 C 型肝炎と── 244
鉄
　　──の囲い込み 138, 139
　　──補充 133

と
ドライウエイト（DW） 199, 232
　　──と適正体重 196
　　──の定義 188
トリグリセリド
　高──血症 182
トロポニン 201, 207
銅欠乏症 145
透析アミロイドーシス 275
透析液
　　──混濁 75
　　──清浄化 279
　　──配管の洗浄消毒 285
　　──流量（Q_D） 272
　多人数型──供給装置 283
透析時間 272
透析条件 268
透析前ヘマトクリット値と死亡リスク 121
透析前ヘモグロビン濃度 122
透析前血糖値 255
透析装置の洗浄消毒 285
透析中高カロリー輸液 269
透析低血圧 192, 194
　　──を防ぐ透析方式・薬物療法 195
透析導入基準 38, 39
透析用カプラ 286
透析用監視装置 283
透析用水 280, 283
糖尿病 41
　　──患者の透析導入 46
　　──における腎移植 47
　　──の血糖管理 43
　2 型──の寛解 43
糖尿病性腎症 255, 265
　　──病期分類 42
糖尿病透析患者 255
洞不全症候群 211
洞房ブロック 211
動脈硬化 183
　閉塞性──症 223

動脈表在化 92

な
ナテグリニド 258
難治性腹膜炎 77

に
2 型糖尿病の寛解 43
二重膜濾過血漿交換法 245
日本人の食事摂取基準（2005 年版） 263
乳酸アシドーシス 258
尿素 271

の
脳梗塞 216
　　──急性期 216
　　──に対するワルファリン治療 229
脳出血 214
　　──の二次予防 215
　急性期の── 214
　無症候性微小── 216

は
バイオシミラー 126
バスキュラーアクセス（VA） 83, 89, 95, 101
　　──維持管理 95
　　──カテーテル感染予防 102
　　──カテーテル出口部ケア 103
　　──感染の評価 105
　　──感染予防 101
　　──狭窄 98, 112, 114
　　──血流量 96, 97
　　──作製時期 85
　　──作製部位 89
　　──修復 112
　　──術前の血管評価 86
　　──閉塞 98
バルーン PTA 99
反復性腹膜炎 77

ひ
ビーチャム・チルドレスの4原則 299
ピオグリタゾン 258
ビキサロマー 158, 169
ビグアナイド薬 258
ビタミン C 欠乏症 145
ビタミン D 受容体（VDR） 161

ビタミンE欠乏症　145
ヒト脳性ナトリウム利尿ペプチド
　（BNP）　199
非心臓性
　――循環不全　199
　――浮腫　198
非ビタミンK阻害経口抗凝固薬
　219
皮膚灌流圧　224
肥満症　265
貧血
　――補正　207
　巨赤芽球性――　146
　再生不良性――　146
　腎性――　119，133，134
　鉄芽球性――　146
　鉄欠乏性――　134
　腹膜透析患者の腎性――　122
　溶血性――　146
頻脈　232

ふ

フットケア　226
プライマリーアクセス　84
フレイル　269
腹腔洗浄　71
副甲状腺
　――肥大の確認　174
　異所性　175
副甲状腺機能亢進症　164，173
　三次性　176
副甲状腺摘出術　173
　　　　後のカルシウムの補充療法
　176
副甲状腺ホルモン　149，161
　――管理目標値　163
腹膜炎　73
　――の感染経路　74
　――の初期症状　74
　――の初期治療　75
　――の診断　74
　――発症率　74
　黄色ブドウ球菌――　76
　コリネバクテリウム属による
　　――　77
　再燃性（再発性）――　77
　真菌性――　79
　腸球菌による――　77
　難治性――　77
　反復性――　77
　複数菌による――　78
　連鎖球菌による――　77

腹膜感染におけるカテーテル抜去
　79
腹膜機能検査（PET）　57，68
腹膜障害のマーカー　70
腹膜透析（PD）　35，49，56
　――first　51
　――からの離脱患者数　73
　――患者の腎性貧血　122
　――患者のたんぱく質摂取量
　64
　――患者の目標ヘモグロビン濃
　度　123
　――中止後の腹腔洗浄　70
　――導入開始基準　52
　――における低たんぱく食　62
　――の中止タイミング　68
　――排液の細菌学的培養方法
　75
　assisted ――　59
　automated ――　56，58
　continuous cycling ――　56
　nocturnal ――　56
　tidal ――　56
　血液透析併用――　69
　高齢者の――　54
　持続的周期的――　56
　自動――　56
服薬アドヒアランス　152
浮腫
　非心臓性――　198
不整脈　210
　――へのβ遮断薬の投与　230
　――へのジギタリス投与　232
　徐脈性――　211
　致死性――　209

へ

ベッカーの6原則　299
ヘマトクリット
　透析前――値と死亡リスク
　121
ヘモグロビン
　透析前――濃度　122
　目標――　119
閉塞性血栓性血管炎　223
閉塞性動脈硬化症　223

ほ

ボグリボース（ベイスン®）　259
ホルター心電図　210

ま

マイコバクテリウム属による腹膜
　炎　79
末梢血管疾患（PVD）　223
末梢動脈疾患（PAD）　223
　――の薬物療法　226
慢性肝炎の重症度　240
慢性腎臓病→CKDをみよ
慢性心不全治療　232

み

ミグリトール（セイブル®）　259
ミチグリニド（グルファスト®）
　259
脈波速度（PWV）　183

む

無症候性微小脳出血　216
無症状虚血性心疾患　204
無尿　267

め

メチシリン耐性黄色ブドウ球菌
　（MRSA）　76
メチシリン耐性表皮ブドウ球菌
　（MRSE）　76
メトホルミン　258

や

やせ　264

よ

溶血性貧血　146

り

リナグリプチン（トラゼンタ®）
　260
リムルス試薬　280
リラグルチド（ビクトーザ®）
　262
リン（P）　149，167
　――管理目標値　150
　――摂取量　268
　血清――濃度　149
　高――血症　163，167
　無機――　267
リン吸着薬　167，170，267
　保存期CKDの――使用　170
利害の衝突（COI）　26

307

れ

レニン・アンジオテンシン（RA）系阻害薬　200
レパグリニド（シュアポスト®）259
連鎖球菌による腹膜炎　77

わ

ワルファリン　229

欧　文

A

α₁グルコシダーゼ阻害薬　43, 259
ABI（ankle-brachial systolic pressure index）　225
AIDS（acquired immunodeficiency syndrome）　289
APD（automated PD）　56
　――の適応・予後　58
ASO（arteriosclerosis obliterans）　223
assisted PD　59
AVF（arteriovenous fistula）　85, 89, 97, 114
　――感染予防　101
AVG（arteriovenous graft）　90, 97, 114
　――感染予防　101
　――穿刺部感染対処法　106

B

β₂-M　273
β遮断薬　189, 200, 212, 230
　虚血性心疾患への――　230
　高血圧への――　230
BMI　264
BNP　201
body impedance analysis　193
BOT（basal supported oral therapy）　261
Buerger病　223
BVM（blood volume monitoring）　193, 194

C

C型肝炎ウイルス（HCV）　235, 240, 247
　――感染透析患者の予後　242
　――抗体　236, 243
C型慢性肝炎と鉄剤投与　244
CCPD（continuous cycling PD）　56
CKD　31
　――重症度分類　32
　――ステージ：G3　33
　　　　　　　：G4　34
　　　　　　　：G5　34
　――と糖尿病性腎症病期分類　42
　――に対する食事療法基準2014年版　263
CKD-MBD（CKD-mineral and bone disorder）　149, 161
CLI（critical limb ischemia）　223
clinical questions　25
COI（conflict of interest）　26
CTR（cardiothoracic ratio）　188, 199

D

DAAs（direct-acting antiviral agents）　245, 247
DFPP　245
DPC（diagnosis procedure combination）　27
DPP-4阻害薬　43, 259

E

EBM（evidence-based medicine）　23
eGFR　38, 52
EPO産生阻害　146
ePTFE（expanded-PTFE）　91
ESA（erythropoiesis stimulating angent）　126, 133
　――抵抗性　142
　――低反応性　142
　――誘導性赤芽球癆　144
　長期作用型――　127, 129, 130
ETRF（endotoxin retentive filter）　286
evidence level　25

F

FGF23（fibroblast growth factor 23）　267

G

GA（glycated albumin）　255, 257

GFR（glomerular filtration rate）
　推定――　38, 52
GLP-1（glucagon-like peptide-1）　259
　――受容体作動薬　262

H

HbA1c　256, 257
HCV→C型肝炎ウイルスをみよ
HDF（hemodiafiltration）　275
　オンライン――　275, 281
HIV（human immunodeficiency virus）　289
　――抗体のスクリーニング　291
　――治療薬　293
　――陽性患者に対する維持HD　292

I

IC（intermittent claudication）　223
ISRNM（International Society of Renal Nutrition and Metabolism）　267

M

MIA症候群　194
MRSA（methicillin-resistant *Staphylococcus aureus*）　101

N

NPD（nocturnal PD）　56
NT-proBNP　199, 201

O

order-made medicine　24

P

PAD（peripheral arterial disease）　223
　――の薬物療法　226
PD→腹膜透析をみよ
PD first　51
PEIT　176
PEP（polyolefine-elastomer-polyester）グラフト　91
PEW（protein-energy wasting）　267
plasma refilling rate　193
PRCA（pure red cell aplasia）　144

primary stenting　226
PTA（percutaneous transluminal angioplasty）　86, 98, 108
　——絶対的適応　114
　——相対的適応　114
　バルーン——　99
PTFE（polytetrafluoroethylene）　86
　expanded-——　91
PTH　149, 161
　——管理目標値　163
PT-INR　213, 218, 229, 232
PTx　173
　——後のカルシウムの補充療法　176
PU（polyurethane）グラフト　91
PVD（peripheral vascular disease）　223
PWI（plasma body weight index）　193

R

Ratschow試験　225
RCT　24
REACH study　250
rHuEPO（recombinant human erythropoietin）　126
RO（逆浸透）水タンク　283, 284

S

SEP（sclerosing encapsulating peritonitis）　69
SGLT2阻害薬　258
spKt/V（single-pool Kt/Vurea）　271
SPP（skin perfusion pressure）　224, 225
Staphylococcus aureus　104
SVR（sustained virological response）　248

T

tailor-made medicine　24
TAO（thromboangitis obliterans）　223
TBI（toe brachial pressure index）　225
tcPO2（transcutaneous PO2）　225
TPD（tidal PD）　56
TSAT　134

U

Uカーブ　267

V

VA　→バスキュラーアクセスをみよ
VRAD（virus removal and eradication by DFPP）療法　245

W

WAB（weekly averaged blood pressure）　186

CKD・透析関連領域
ガイドライン2016年版
日常診療にどう生かすか

2016年3月20日　第1版1刷発行

編　　集	鈴木　正司，伊丹　儀友
企　　画	「臨牀透析」編集委員会
発行者	増永　和也
発行所	株式会社　日本メディカルセンター
	東京都千代田区神田神保町1-64（神保町協和ビル）
	〒101-0051　TEL 03（3291）3901（代）
印刷所	シナノ印刷株式会社

ISBN978-4-88875-287-9

©2016　乱丁・落丁は，お取り替えいたします．

本書に掲載された著作物の複製・転載およびデータベースへの取り込みに関する許諾権は日本メディカルセンターが保有しています．

JCOPY ＜(社)出版者著作権管理機構委託出版物＞
本書のコピーやスキャン等による無断複製は著作権法上での例外を除き禁じられています．複製される場合は，そのつど事前に，(社)出版者著作権管理機構（電話 03-3513-6969，FAX 03-3513-6979，e-mail：info@jcopy.or.jp）の許諾を得てください．